The Principles of
Dental Implant Prosthetics

최신 치과 IMPLANT 보철기공

공 저 | 강후원 · 곽종우 · 김남중 · 김부섭 · 김원수 · 김재도 · 김장주 · 민병국 · 박근형 · 박명호 · 변태희 · 손영석 · 윤봉기 · 이재열 · 이종도 · 이청재 · 임병철 · 임시덕 · 정종현 · 차성수 · 최석순 · 최운재 · 최종협 · 한민수 · 한창식
(가나다순)

CHARMYUN

서 문

스웨덴 Gothenburg 치과대학에서 implant 기공과정을 공부하고 돌아올 때 가슴속 깊은 곳에 담아 온 것이 하나 있었습니다. 그것은 내가 겪었던 어려움을 동료나 후배들에게는 경험하지 않게 하겠다는 소망이었습니다.

치기공과 대학에서 implant 보철기공학을 가르치면서, 우리들이 알고 있는 지식을 책으로 정리하면 다른 사람들에게 도움을 줄 수도 있겠구나 하는 생각을 하곤 했습니다. 뜻을 같이 하는 교수님들과 3년여의 준비과정을 거쳐 2004년에 [최신치과임프란트 보철기공학]이 세상에 처음으로 나오게 되었고, 모자람이 많았음에도 많은 분들께서 사랑과 관심을 보여주셨습니다.

책을 쓴다는 것이 무척이나 힘든 과정이고 조심스러운 일이라는 것을 알면서도 그 동안 배우고 실수하고 실패했던 것들을 다시 배우고 원인을 분석하며 연구해 온 것들, 그리고 학생들을 가르치면서 느꼈던 부분들을 보완하여 본 개정증보판에 implant 보철의 이론과 제작방법을 보다 이해하기 쉽도록 충실히 담고자 노력했습니다. 이러한 경험을 토대로 한 본서가 치과 implant 보철에 대한 이해와 지식을 필요로 하는 학생들과 일선의 많은 분들께 작은 디딤돌의 역할을 할 수 있기를 기대해봅니다.

오늘날 implant를 이용한 보철은 기능에서 심미보철에 이르기까지 다양한 증례에서 적용되고 있으며 만족할 만한 결과를 얻고 있습니다. 치과 implant보철에서 골유착은 성공과 실패를 예견할 수 있는 기본사항이라 할 수 있습니다. 그리고 fixture와 bone의 유착만큼 중요한 것은 치과의사와 치기공사, 치위생사 간의 또 다른 유착이라고 할 수 있는 협력일 것입니다. 각자의 영역에서 연구하고 적용했던 이론과 실제들을 올바르게 정리하고 그러한 것들을 바탕으로 서로의 이해를 증진시키며 장기적 보존을 위한 보존적 보철에 중점을 두어 함께 연구하고 논의해나가야 합니다. 이는 implant보철의 지속적인 성공과 발전을 위해 매우 중요한 과제라고 생각합니다.

책이라는 이름이 붙여지기까지 여러 날 동안 노고를 같이 해 오신 교수님 한 분 한 분과 감수를 맡아주신 정창모 교수님, 배움의 기회를 주시고 늘 격려와 관심을 아끼지 않으신 한창식 교수님께 감사드립니다. 겨울밤을 잃어버리고 타이핑과 편집을 도와준 아들 두환이와 윤용규에게 고마움의 마음을 전하며, 새로운 세상을 보여준 도서출판 참윤퍼블리싱 윤미용 대표님, 박광민 과장을 비롯한 직원들, 편집진 여러분들께 감사드립니다.

손 영 석

Contents

목 차

제1부 치과 Implant 보철의 원리

6

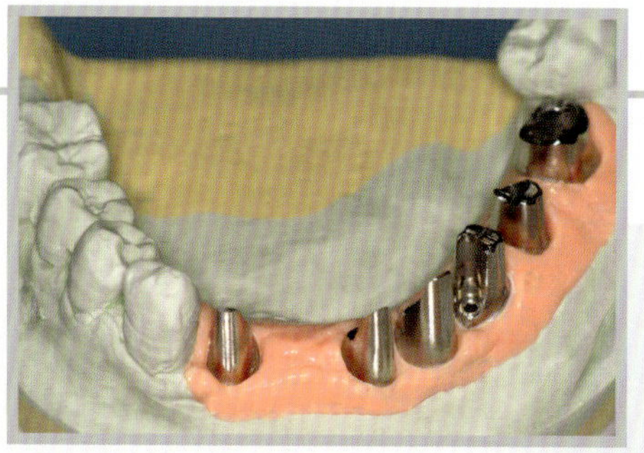

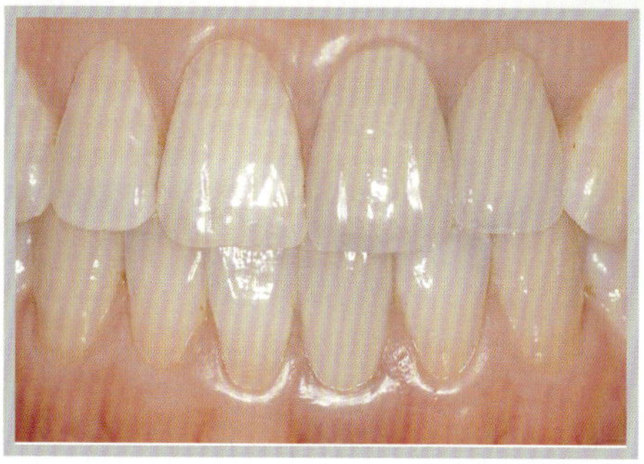

Dental Implant Prosth

치과 Implant 보철의 원리

tics

제 1 장

치과 Implant 개요

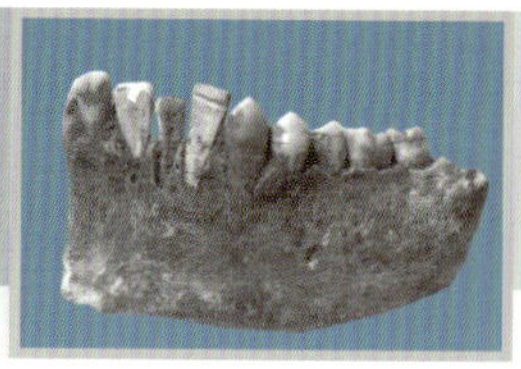

사람은 살아가면서 자연소실이나 질병 혹은 예기치 못한 사고 등으로 치아를 상실한다.
치아는 저작, 발음, 심미적인 관점을 넘어 감정의 표현, 호흡, 얼굴의 형태 및 성격의 변화, 자신감 등에 중요한 역할을 하며, 결손이 많을수록 심리적인 장애를 가질 수 있다.

1. Implant 보철의 정의와 역사

결손된 치아를 수복하기 위한 노력은 다양한 재료와 술식의 개발로 인하여 커다란 발전을 이루어 왔다. 이들 중 빠른 속도로 발전하고 있는 분야가 골유착 임프란트(osseointegrated implant)를 이용한 치아수복 술식이다.

인간의 역사이래 결손된 치아를 대체하기 위한 노력은 기원전부터 동물의 뼈나 돌, 상아 등 자연에서 얻을 수 있는 1차 물질을 사용하여 시도되어 왔다. 또한, 다른 사람이나 자신의 치아를 이식하여 사용하고자 하는 시도가 이루어졌으나 대부분 감염과 면역학적인 한계로 인하여 발전하지 못하였다(그림1-1).

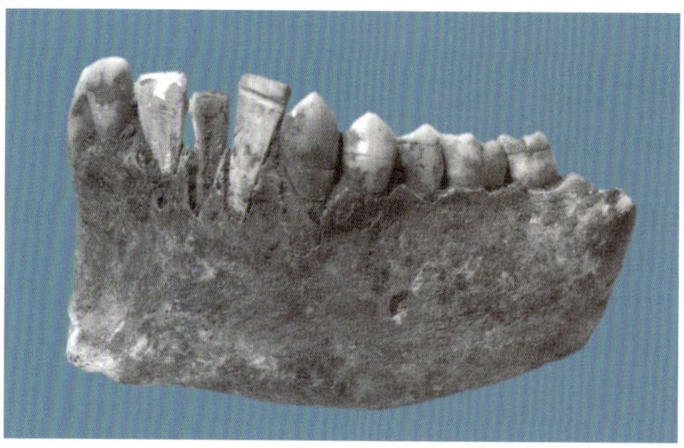

그림 1-1 AD 600년경의 치아 유물. 3개의 조개껍질을 사용한 일종의 implant형 보철수복을 꾀했던 것으로 추정된다(남미 온두라스에서 발견).

1) 골유착(osseointegration)

골유착(osseointegration)이란, 스웨덴의 정형외과 의사인 브로네막(P.I.Brånemark)교수에 의해 처음 사용된 용어로써 골(bone)과 fixture 표면 사이에 구조적 · 기능적으로 골이 직접 유착되어 있는 상태라고 정의하였으며 Adell(1992년) 등은 장기간의 임상적, 방사선 검사에 의한 implant fixture 주위 골의 유착과 재현성에 의한 장기적 안정성을 추가하여 정의하였다.

골유착에 관한 연구는 브로네막 교수가 1952년에 토끼의 비골내 골수강의 상처 치유과정을 연구하면서부터 시작되었으며 성공적인 골유착의 달성은 주의깊은 치료계획, 정교한 외과술식, 능숙한 보철치료 등에 의해 좌우된다. 특히 생물학과 상처치유에 대한 지식이 요구되며, 이러한 개념은 치과보철뿐만 아니라 악안면 보철, 관절의 대치와 인공관절의 부착 등에 광범위하게 적용되고 있다.

그 동안 골유착 연구결과 티타늄이 가장 좋으며, fixture는 나사(screw)형태가 초기고정 등에 우수하다는 것이 확인되었다.

성공적인 골유착의 요구조건은 초기에 하중을 받지 않도록 해야 하고 산화막층이 오염되지 않도록 해야 하며 적절한 온도하에서 식립 수술이 이루어져야 한다.

2) 치과 implant의 발전사

치과 임프란트(dental implant)는 생체적합성(biocompatibility)이 있는 재료를 상 · 하악골에 식립하여 결손치아의 기능과 심미성 회복을 위한 상부구조의 지지를 제공하는 장치이다.

치과 implant는 20세기에 들어와서 본격적으로 연구되기 시작하였으며 초기 implant는 1930년대에 나사(screw)형태와 핀(pin)형태의 implant로 고안되기도 하였다. 1950년대 들어서 다양한 소재와 형태의 implant들이 소개되었으며 1961년 Chercheve가 나선형 implant를 개발하면서 생체친화력이 높은 티타늄이 implant의 소재로 주목받기 시작하였다(그림1-2).

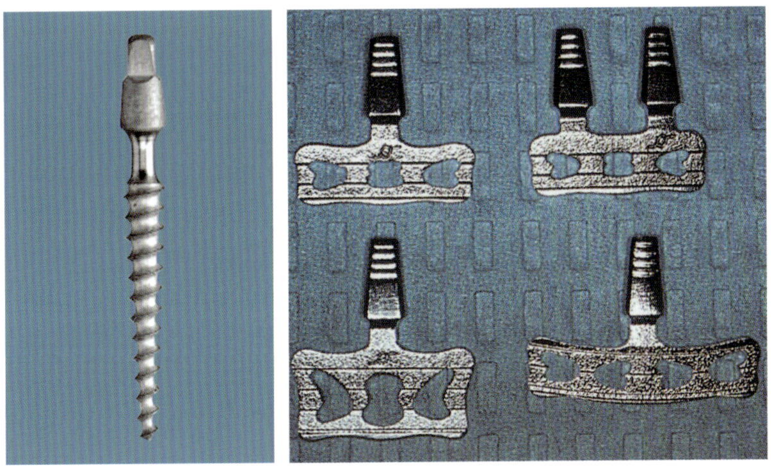

그림 1-2 Chercheve의 나선형 implant와 다양한 형태의 날(blade)형 implant

1952년에 스웨덴의 정형외과 의사인 브로네막(P.I.Brånemark)은 기초과학 실험을 통해 골유착이라는 개념을 발견하였으며, 골유착이란 fixture의 표면에 살아있는 골 조직이 직접적으로 기능적이고 구조적인 결합을 이루는 현상을 가리키는 것으로 implant의 과학적인 임상적용에 커다란 의의를 부여하였다. 현재 치과용 implant에서 가장 보편적으로 사용되고 있는 나사형(screw type)은 1965년에 스웨덴의 브로네막 교수팀이 개발하여 임상에 적용하면서부터 본격적으로 사용되기 시작했다(그림1-3).

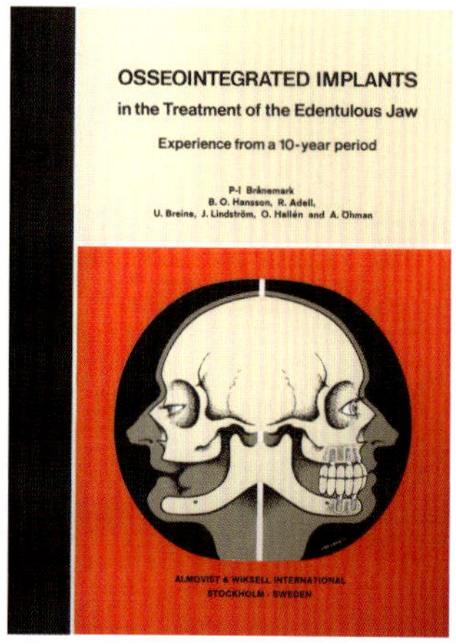

그림 1-3 브로네막(P.I.Brånemark) 교수가 1965년 최초로 골유착 implant에 관해 발표한 논문(신흥 치과역사관 소장)

이후 1968년에 Linkow가 티타늄을 이용한 날(blade)형 implant를 개발하였고, 1972년에 Kirsch가 원주(cylinder)형 implant를 개발하였으며, 1974년에는 Stutter가 hollow basket 형태의 ITI implant를, 1976년에는 Schulte가 단일치아 수복을 위한 Tübingen implant를 개발하였다.

이처럼 implant의 개발에 맞추어 다양한 implant 상품이 시장에 쏟아져 나오고 이에 대한 임상연구 결과가 속속 발표되자 치과 implant 치료술식이 공식적인 임상 분야로서 평가받게 되었다.

특히 1982년 Toronto conference 이후 치의학 분야에서 골유착 implant가 보편화되면서 치과 implant를 이용한 보철수복이 급성장하였다. 이에 따라 1988년 미국의 NIH(National Institute of Health)와 하버드 대학에서 수 차례 implant에 관한 논의를 통해 임상 효율성을 공식적으로 인정하면서 implant는 기존 보철 처치술의 문제점인 자연치아의 삭제에 대한 심리적 불안감을 최소화 할 수 있게 되었다. Implant는 인류의 수명이 늘어남에 따라 점차 증가하는 치과치료에 대한 기대와 요구에 부응할 수 있는 치료술식으로써 과학적 원리규명 및 관련 기술의 개발로 계속적인 발전을 이룰 것으로 기대되고 있다.

3) 치과 implant의 종류

치과 implant는 성공적인 시술을 위해서 다양한 형태와 작용기전으로 발전해 왔으며, fixture의 재료, 형태, 표면처리 등 보다 빠른 골유착을 유도하고, 적절한 보철수복에 적용 가능한 implant system이 개발되어 왔다.

표 1-1 다양한 형태와 유형으로 발전되어온 치과 implant 발전사 개요

시대	기본 형태	소재 및 특징	시대별 주요 발전사
1930년대 ~	나사형	금속류 핀형의 등장	1933 Screw type implant 등장(Dog) 1934 Endodontic pin implant(Abel)
1950년대	나사형, 핀형, 나선형 원주형, 날형 등 다양한 형태	금속류, Cr-Co 합금, 스테인레스 등 다양한 재료 시도	~
1960년대	나사형 나선형 날형 등	티타늄 등장	1961 Spiral implant(Chercheve) 1965 골유착 개념 소개(Brånemark) 1968 Bladevent(Linkow)
1970년대	나사형 원주형	TPS, Al_2O_3, Saphire, Cr-Co합금 등	1972 IMZ(Kirsch) 1974 ITI(Stutter) 1976 Tübingen(Schulte) 1978 1차 NIH conference
1980년대	나사형 원주형	여러 형태의 IMPLANT 등장 임상 효율성의 인정	1982 Toronto conference 1982 Core-Vent(Niznick) 1985 Integral 1986 Steri-Oss 1988 2차 NIH conference 1989 Astra
1990년대	나사형 원주형	다양한 IMPLANT의 발전 및 표면 처리술의 다양화	1990 Frialit 1992 Brånemark MK II, Endopore 1997 Replace
2000년 이후	나사형, 조합형		Brånemark MK IV 다양한 국산 IMPLANT의 본격적인 등장

(1) 식립유형에 따른 분류

Implant는 식립 위치에 따라 골막과 치조골 사이에 식립하는 골막하 임프란트(subperiosteal implant)와 하악골을 관통하여 식립하는 골관통 임프란트(transosseous implant), 그리고 골내에 위치하여 사용하는 골내 임프란트(endosseous implant) 등으로 구분된다. 현재 사용하고 있는 치과 implant는 대부분 골내 implant로 상 · 하악에 모두 사용될 수 있으며 골유착의 개념을 토대로 발전하여 가장 많이 사용되고 있다. 또한 단일치아 결손이나 부분 무치악 또는 완전무치악 등 다양한 수복에 사용되며, 티타늄을 포함한 다양한 재질과 형태로 발전하고 있다(그림 1-4~6).

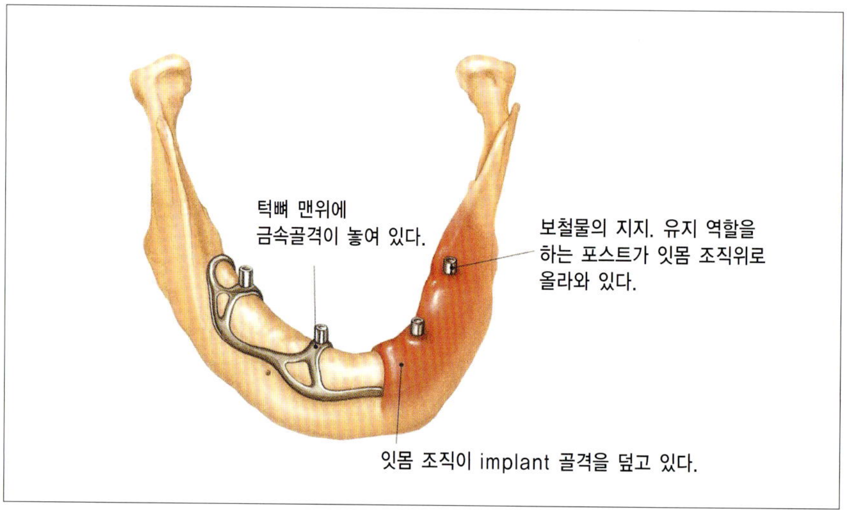

그림 1-4 골막하 임프란트(subperiosteal implant)
골 위에 얹혀놓은 구조물에 의해 지지된다.

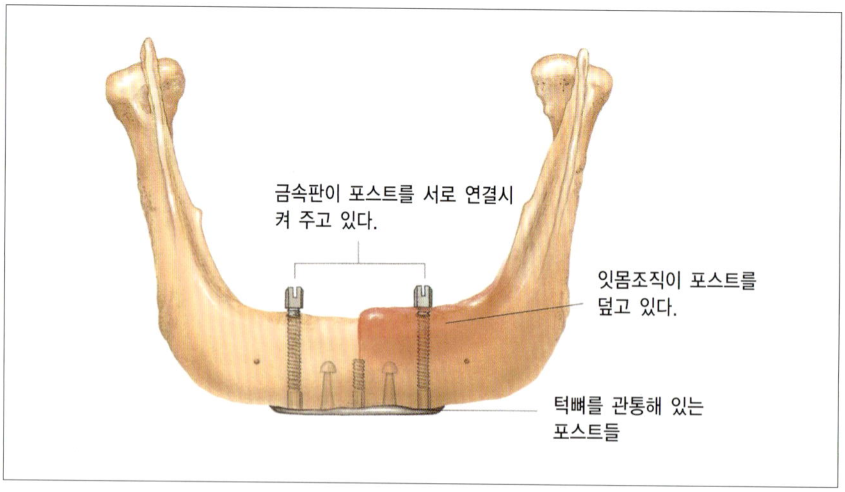

그림 1-5 골관통 임프란트(transosseous implant)
하악 전치부의 골을 관통하여 포스트에 의해 지지된다.

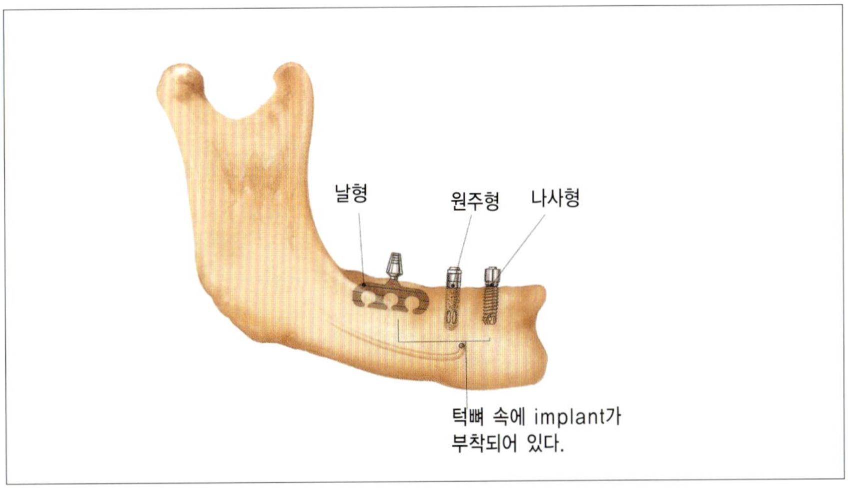

그림 1-6 여러 형태의 골내 임프란트(endosseous implant)

(2) 디자인에 따른 분류

외형적인 디자인은 판형(plate type) 및 날형(blade type)과 치근의 형태에 가까운 나사형(screw type), 원주형(cylinder type) 및 조합형(combination type) 등으로 분류할 수 있다. 현재 대부분의 fixture는 치근 형태에 기반을 둔 나사형을 중심으로 발전하고 있다(그림 1-7).

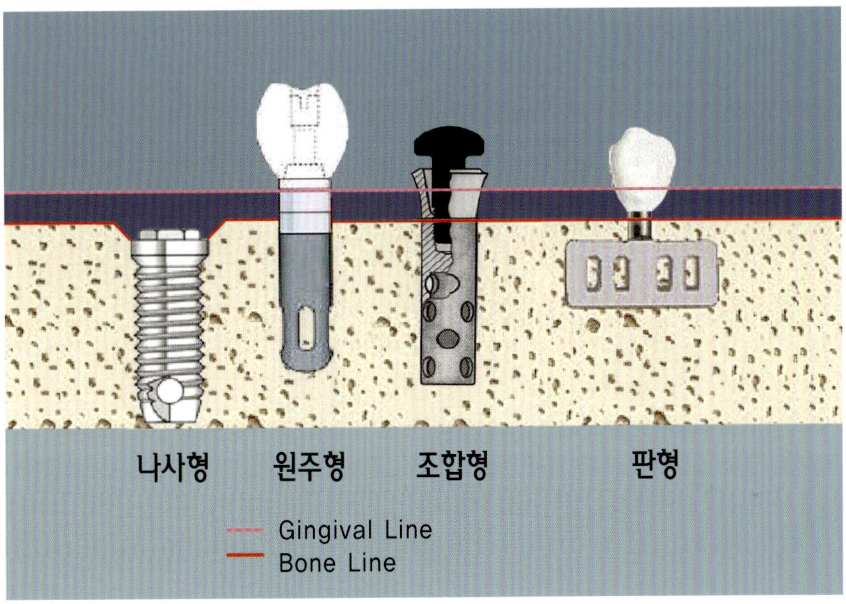

그림 1-7 Implant 디자인에 따른 식립유형

(3) 표면처리 방법에 따른 분류

안정적이고 효과적인 골유착을 돕기 위한 다양한 시도는 fixture의 표면처리에서 커다란 발전을 가져왔다. Fixture와 골(bone)의 직접적인 골유착을 높이기 위해 기계를 이용한 삭제나 코팅처리, 또는 산(acid)처리 등의 다양한 방법으로 fixture의 표면적을 넓히기 위한 노력들이 시도되어 왔다. 표면처리 기술은 크게 표면을 삭제하는 방식과 물질을 첨가하거나 산(acid)처리하는 방식으로 분류할 수 있다.

기계가공 표면처리법(machined surface)은 선반 가공으로 fixture 표면에 규칙적인 나선형의 홈을 형성하는 것으로 표면의 거칠기는 약 0.5~0.8㎛이다(그림 1-8 a).

TPS(Titanium Plasma Spraying) surface는 미세한 티타늄의 분사를 통해 fixture표면에 티타늄 층을 도포하여 표면적을 증가시키는 방법으로 증가된 표면적은 약 6배에 달하지만 티타늄 입자가 탈락하여 골(bone) 주위에 잔존함으로써 복합적인 문제를 일으키며 상대적으로 거친 표면은 금속이온을 미세누출시켜 골유착 저하의 요인이 될 수도 있다(그림 1-8 b).

HA(Hydroxy Apatite) coating surface는 수산화인회석의 입자를 분사하는 것으로써 초기 골유착이 우수하나 장기적인 예후에서는 HA의 흡수와 파괴가 발생함에 따라 골유착의 저하가 나타나고 있어 초기의 골유착을 유지하고자 하는 다양한 연구가 시도되고 있다(그림 1-8 c).

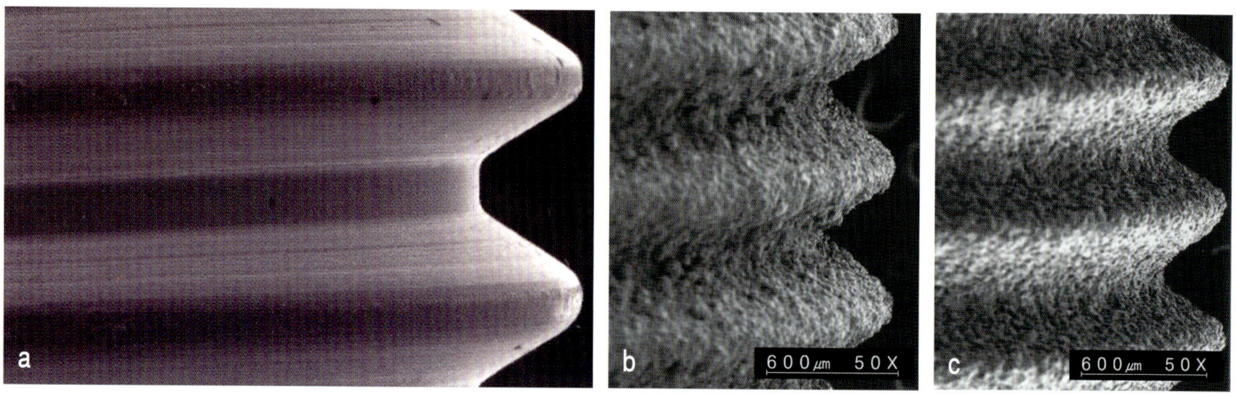

그림 1-8 a. 기계가공 처리 b.TPS 처리 c. HA 처리

산 표면처리법(acid etching surface)은 산 용액으로 fixture의 표면을 처리하여 표면 거칠기를 조성하는 방법이고, SLA(Sandblasted Large grit and Acid-etched)법은 분사입자로 분사한 후 산 처리하여 골 재생 및 유착을 돕기 위한 표면구조를 형성하는 방법이다(그림 1-9 a).

산화법(oxidation)은 고온이나 전류를 통해 티타늄 표면의 산화막을 증가시켜 표면 거칠기를 증가시키는 방법으로 초기 골 형성을 촉진하여 우수한 골 재생을 얻을 수 있어 최근에 많은 연구가 진행되고 있다(그림 1-9 b).

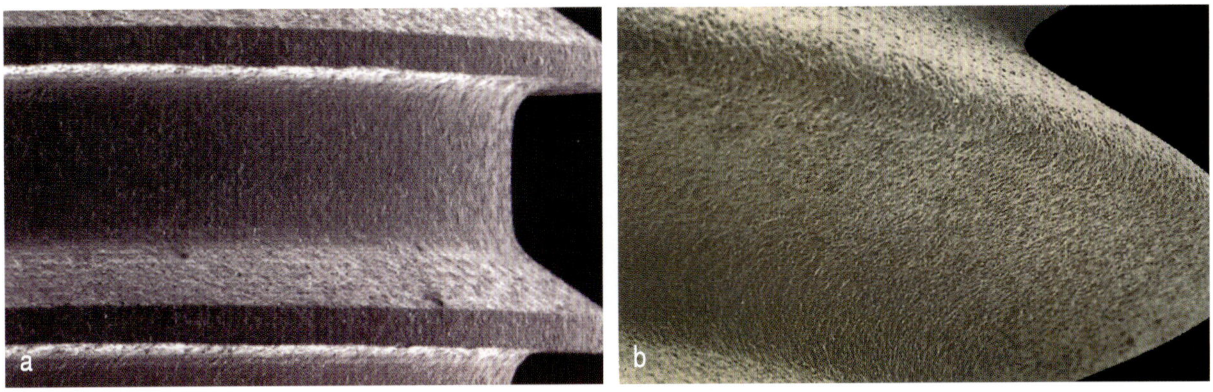

그림 1-9 a. 산처리 b. 산화법 처리

4) 치과 implant의 재료

치과 implant와 고정성 보철물은 환자나 시술자에게 매력적인 선택임에는 틀림 없으나 성공적인 보철물 제작을 위해서는 implant 자체가 생체적합성은 물론 충분한 기계적 강도와 제작상의 용이성 등을 갖추고 있어야 한다.

치과 implant에 사용되는 재료는 구강내에서 장기간 장착되어야 하기 때문에 인체내의 부식에 대한 저항성이 높아야 하며, 세포에 미치는 독성이 적고, 저작시 발생하는 교합력 등에 대한 기계적인 안정성을 가지고 있어야 한다.

현재 구강내에서 사용되는 다양한 재료는 귀금속과 비귀금속으로 구분해 볼 수 있으며, 치과 implant의 경우는 순수한 티타늄을 포함한 티타늄 합금이 사용되고 있다. 티타늄은 용융점이 높고 산화되기 쉬우며 매몰재나 주형재와의 반응성이 높은 문제점을 가지고 있으나 그 자체의 무게가 가볍고 표면에 산화피막을 형성하여 뛰어난 부식 저항성과 생체 적합성을 가지고 있다. 또한 골과 fixture의 경계면에서 응력 분산에 유리하며 물리적, 기계적 성질이 우수하여 치과용 및 의료용 implant에 가장 적합한 재료로써 널리 사용되고 있다.

티타늄은 스스로 산화층을 형성하여 산화티타늄으로 전환되고, 이 산화표면막은 plasma protein에 의해 피복되는 초기 50~100Å두께의 반응표면을 제공한다. Implant가 생체 적합성을 나타내는 것은 이러한 산화표면막의 생물학적 불활성에 의해서이다(그림1-10).

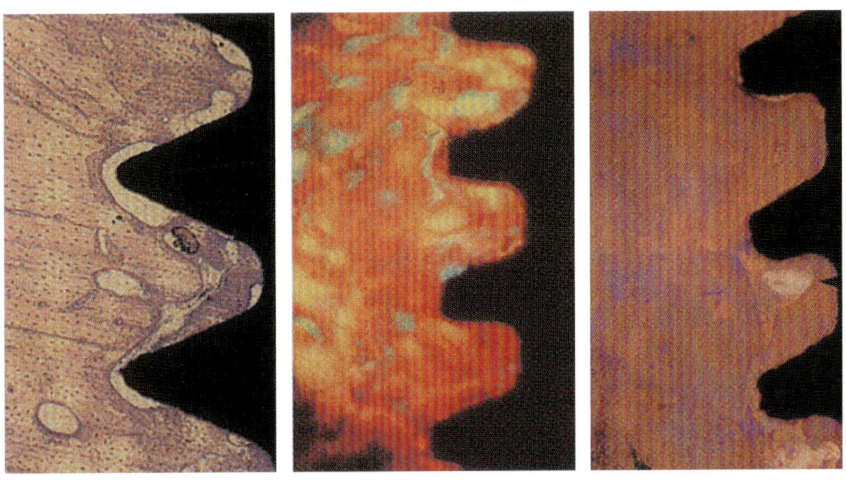

그림 1-10 Fixture와 골유착

5) Implant의 골유착 원리

골유착은 생물학적인 개념으로 생체의 일부인 골(bone)과 금속간에 직접적인 결합이 이루어진 상태를 의미하는 것으로써 implant 보철의 가장 중요한 요건이 되고 있다. 1952년 스웨덴의 브로네막교수는 정형외과 수술 시 티타늄을 사용하여 부러진 뼈를 고정한 후, 티타늄을 제거하려 하였으나 티타늄과 뼈의 유착으로 인해 이를 완벽하게 분리하는 것이 불가능하다는 사실을 발견하고 이를 턱뼈에 적용하여 임상실험에 성공하였다.

1965년 이후 스웨덴을 중심으로 시술되던 골유착 implant가 1982년부터 미국 등 북미지역에서도 광범위하게 시술이 이루어지면서 치과 implant의 발전에 중대한 영향을 불러오게 되었다. 브로네막에 의해 발견된 골유착 즉, implant와 살아있는 골 조직간의 직접적인 결합의 발견은 골내 implant의 임상적 성공에 가장 중요한 조건이 되었다.

1965년부터 1982년까지 17년간 20세부터 77세 사이의 성인 남녀 600명을 대상으로 한 4,100개의 implant 시술에서 5~10년간의 성공률은 상악에서는 81%, 하악에서는 91%였고 implant 상부구조로써의 안정적인 기능성은 상악에서는 90%, 하악에서는 100%에 달하는 성공률을 나타냈다.

그러나 장기적인 성공률에 있어서는 5~12년간의 자료 분석 결과, 상악 implant는 하악보다 성공률이 낮은 것으로 나타났다. 즉, 상악의 초기 성공률은 식립 후 1년이 경과한 후 88%를 기록했으나 5~12년 이후에는 약 84%로 낮아진 반면, 하악의 경우에서는 식립된지 1년 후 94%의 성공률이 나타났으며, 같은 기간 후에도 93%의 높은 성공률을 유지하고 있는 것으로 나타났다.

브로네막은 티타늄과 골 간의 부착기전에 대한 중요성을 인지하고 이에 대한 이론적인 골유착 기전을 수립하였다. 아울러, fixture에 살아있는 골이 유착 되는데 필요한 환경과 조건을 다음과 같이 제시하였다.

- 티타늄 표면은 멸균상태이어야 한다.
- 표면에 오염물질이 없어야 한다.
- Fixture가 들어갈 골은 최소한의 손상만 가하여야 한다.
- 골과 fixture간에 긴밀한 접촉이 일어나야 한다.
- 골이 fixture 표면의 산화막 위에 성장하여 일체가 되는 치유기간 동안 방해 받지 않아야 한다.

이러한 브로네막 연구는 생체와 금속성의 물질이 골내에 식립되었을 때 골에서 일어나는 자연적 치유기전을 규명한 것이다. 즉, implant 식립을 위해 골내에 형성된 부분은 일종의 상처(wound)로 여겨지며, 이때 티타늄의 특성 중 부식 저항성과 생체 적합성이 중요하게 작용하여 필요한 모든 조건이 갖추어지면 생체는 티타늄을 더 이상 이물질로 인식하지 않게 된다는 점이다.

성공적인 골유착 implant는 살아 있는 골과 티타늄 사이에 직접적인 골유착이 있어야 하며, 주변에는 섬유조직이 없어야 한다.

6) Implant시술의 개요와 절차

Implant 시술은 치료뿐 아니라 올바른 유지가 환자의 구강건강과 implant 보철의 수명에 중요한 역할을 수행하므로, 환자에게 충분한 의학적인 정보를 제공하여야 한다. 따라서 환자 상담시 implant 시술에 의한 장점 뿐만 아니라 우발증이나 합병증 등에 관하여도 사전에 미리 알려주는 것이 필요하며 환자의 적극적인 협조를 이끌어 낼 필요가 있다.

1단계 환자 상담

- 환자의 주요 불편사항을 파악하고, 진료목표 등의 사항을 확인하여야 한다.
- 아울러 implant 치료의 장점과 부작용 등에 대한 안내를 한다.
  특히, 외과수술로 인한 영향, implant 식립후의 감염의 우려, 골흡수, implant의 동요, 연조직 퇴축, implant의 상실 등 여러가지 가능성에 관한 정보를 환자에게 제공한다.

2단계 임상검진

- 의학적 병력사항과 전신건강, 정신건강 상태, 위생 유지 능력의 정도 등을 검사한다.
- 적응증, 금기증을 살핀다.
- 방사선 촬영 및 진단모델과 치료계획을 수립하기 위한 검사를 실시한다.

3단계 진단과 치료계획

- 치주, 외과, 보철 부문에 대한 진단 및 치료계획을 수립한다.
- 보철물에 대한 지지를 확인하고 implant의 유형을 선택한 후 환자의 치료방향에 대한 동의를 구한다.

4단계 수술전 처치와 수술

- 수술에 사용할 implant를 선택하고 스텐트를 제작한다.
- 골의 양이 부족한 경우, GBR이나 sinus lift 등의 외과처치술을 시행한다.
- 1차 implant 수술 후 골 치유기간을 갖는다(2회법 수술시).
- 수술후 관찰을 통해 2차 수술을 실시하며 이때 지대주를 장착한다.

5단계 보철물 제작 및 치료

- 보철물 제작을 위한 인상채득을 한다.
- 교합채득을 통해 최종 보철물을 제작한다.
- 보철물을 제작한 후 장착한다.

6단계 유지 관리

- 보철물에 대한 관리방법과 환자 스스로 관리 능력을 유지할 수 있도록
  교육과 주기적인 검진을 실시한다.

Implant 치료의 흐름도

환자 상담
- 환자의 주요 불편사항과 진료 목표 등의 확인
- Implant 치료의 장 · 단점 안내

↓

임상 검진
- 의학적 병력 사항
- 방사선 촬영 및 진단
- 치료계획 수립

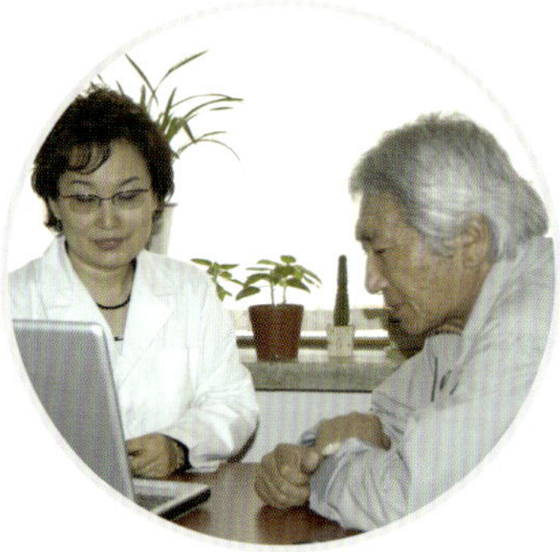

↓

진단과 치료계획
- 치주
- 외과
- 보철

  ↓

  보철방식에 대한 평가

  식립부위 골의 평가 — 양(quantity), 질(quality)

  ↓

  Implant 유형의 선택

↓

수술전 처치와 수술
- Implant 수술 — 골 치유기간

↓

보철물 제작 및 치료
- 치과 및 기공소간의 유기적인 협력체계 구축

↓

유지 관리
- 전문적인 관리
  - 리콜 검진 및 예방처치
  - 초기 검진 및 가역적인 복합질환에 대한 치료
  - 환자 교육
- 환자의 개인관리

7) Implant보철의 장점

일반적인 보철에서는 인접치아를 삭제하여 지지와 유지를 얻거나, 후방구치 결손 시에는 가철성 국소의치로 결손된 치아의 기능을 회복시키는 보철을 적용하게 된다. Implant 보철치료에서는 고정성 보철물의 지대치로 사용할 수 있으며, 인접 치아의 삭제가 필요치 않다. 아울러 결손 부위의 치조골 흡수를 예방하고, 치주조직을 자연치열에서와 같은 정도로 유지할 수 있다. 자연치와 유사한 기능과 심미성을 회복할 수 있으며 교정치료를 위한 고정원으로도 사용한다.

8) Implant 보철치료를 위한 치료 전 평가 사항

잔존해 있는 치아의 건강 상태(우식이나 치주병 등)와 기능을 검사하고, 방사선을 이용한 골의 형태와 골의 양을 파악하여야 하며, 교합평면과 보철물 수복을 위한 적절한 대합치와의 수직적 공간과 인접치 또는 인접 implant와의 수평적 공간을 평가하여야 한다. 아울러 수복될 보철물이 일반적인 보철치료에서 보다 효과적으로 대체될 수 있는지의 여부와 전신적 및 치과적 병력(당뇨, 급성간염, 심장병, 고혈압 및 악성종양 등)을 검사하여야 하며, 치료기간이 다른 보철치료보다 오래 걸리고 환자의 내원 횟수가 많으므로 환자의 이해와 협조도를 확인해야 한다.

9) 직접검사

치아결손의 원인(외상, 우식, 치주질환 등)은 보철물의 설계에 중요한 요소라 할 수 있다. 외상에 의한 결손은 골의 손실이 있을 수 있으며, 특히 치주질환에 의한 결손은 implant보철치료 후 치주질환으로 인하여 실패를 가져 올 수 있다. 혀 또는 협점막이 너무 크거나 타액의 분비가 많으면 구강내에서 수술을 해야 하므로 수술에 어려움이 있을 수 있다. 교합평면과 보철물 수복을 위한 적절한 대합치와의 수직적 공간과 인접치 또는 인접 implant와의 수평적 공간 역시 확인하여야 한다.

치조제의 상태와 점막의 두께는 보철물의 심미와 청소성에 매우 밀접한 관계가 있으며, 구강위생 관리능력, 치료후 환자의 기대치, 이갈이, 악기능장애(악관절증, 교합부전증 등) 등의 사항도 검사하여야 한다.

10) 방사선 진단

Fixture를 식립할 부위의 골의 협설적 폭경과 형태, 수직 수평적 골량, 매복치, 낭포 등의 골질환, 치조골정과 상악동저와 이공과의 거리, 골질의 상태(피질골의 두께, 골의 밀도, 골소주의 방향 등), 잔존치아의 골조직 상태, 골절 등을 X-ray를 이용하여 진단한다.

11) 모형을 이용한 진단

교합평면과 보철물 수복을 위한 적절한 대합치와의 수직적 공간과 인접치 또는 인접 implant와의 수평적 공간을 평가하고, 잔존치아와 대합치의 정출 정도, 중심교합위와 측방 · 전방 운동시의 조기접촉 등의 교두간섭과 잔존치의 경사등을 검사하여야 한다. 결손부위 치조정의 폭경과 치조골 정상부의 형태를 진단하고, 대합치와 보철물과의 교합압을 fixture의 장축으로 향하도록 위치와 방향을 설정하며, 수술 시 사용할 기구를 선택한다.

12) 적응증

Implant 보철을 적용하기 위해서는 implant 식립에 적합한 질과 양의 골이 있거나 골이식 수술이 가능하여야 하며, 수술을 감당할 수 있는 건강상태 유지와 구강 위생을 스스로 관리할 수 있는 환자이어야 한다.

또한 종래의 보철방법에 불만이 있거나 기존 보철물로도 최소한의 필요한 기능을 할 수 없었던 환자, 가철성 의치에서 발음과 발성에 불편을 느끼거나 고정성 의치를 필요로 하는 환자, 또는 심리적으로 가철성 의치를 사용할 수 없는 환자로 무치악이거나 다수치 결손, 단일치 또는 발치 직후 등의 다양한 임상 상황에서 implant를 이용한 보철치료술식을 적용할 수 있다.

13) 금기증

Implant 보철은 일반 보철과는 달리 골 결합이라는 인체내 변화를 필요로 한다. 따라서 초기 진단시 면밀하게 환자의 상태를 평가하여야 한다. 전신적, 정신적 요인으로는 대사계 질환(당뇨병 등), 내분비 기능장애(갑상선기능저하증, 갑상선기능 항진증, 부갑상선기능장애, 부신피질질환 등), 순환기 질환(협심증, 심근경색, 울형성 심부전, 만성심장 판막증, 부정맥, 고혈압, 저혈압증 등), 호흡기 질환(기관지, 천식 등), 골질환(골다공증, 골연화증, Behcet's병, 대리석골병 등), 신장 및 혈액질환 등을 들 수 있다. 그 외에 임산부나 알코올 중독자, 마약 중독자나 알레르기성 질환, 에이즈 혹은 중상의 간염환자 등을 들 수 있으며, 뼈가 성장기에 있는 어린이 역시 금기증으로 분류한다.

국소적인 요인으로는 구강내에 치료불량의 염증질환이 있거나 낭포, 종양 등이 있는 환자, 치조골이 적은 경우(협설경과 수직방향 등)와 치조골의 골질이 좋지 않은 경우(골다골증, 골연화증, Behcet's병 등)이며, 각화 치조점막의 폭이 충분하지 않거나 개선이 불가능한 이갈이(bruxism)환자 역시 금기증으로 한다.

14) Implant system 선택시의 고려사항

Implant를 이용한 보철수복이 일반화되면서 implant를 생산하는 회사들이 속속 생겨나고 다양한 수술기법과 보다 간편한 보철방법들이 소개되고 있다.

Implant system의 선택에 있어 고려해야 할 사항으로는 장기간의 임상결과와 ADA 등 공인기관의 인증 여부 등을 확인하여야 하며, 구성품의 품질과 다양한 적용성을 비롯한 편리성, 사용자를 위한 연수 프로그램과 보철물 제작의 용이성 및 타사 제품과의 보철부품의 호환성 등과 함께 생산업체의 신뢰도를 고려하여야 한다.

치과 implant의 성공 평가기준

① **동 요 도** : 임상적으로 동요도가 없어야 한다.

② **방사선 검사** : 모든 implant는 각각 검사하여 과도한 골 유착의 소실이 없어야 한다.

③ **골 흡 수** : 첫해에는 1mm 이내, 그 후 매년 0.2mm 이내여야 한다.

④ **주위조직** : 비가역적인 증상 및 심각한 부작용이 없어야 한다.

⑤ **실패의 정의** : Implant 제거

⑥ **잔존의 정의** : 식립한 implant 검사

⑦ **장기적 성공** : 조사되지 않은 것이 25% 이내여야 하고, 기능 후 5년간 10% 이하의 실패와 80% 이상의 성공을 보여야 한다.

15) 치조골의 평가

X-ray를 이용하여 implant가 식립될 부위의 골의 양과 질에 대한 평가를 하며 implant 시술을 위한 골의 양과 질에 대한 진단이 이루어 진다. 아울러 잔존치아 주위의 골을 평가하고 인접치아의 치근방향 등의 정보를 얻을 수 있다.

Misch에 의한 골에 대한 질적 평가(1~4단계로 구성)

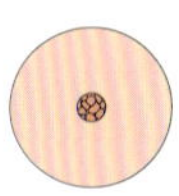

D1 주로 하악 전치부에 해당되며 전체 악골의 대부분이 균일한 치밀골로 구성되어 있어 implant 식립시 초기고정이 우수하고 교합력의 분산효과가 좋다.

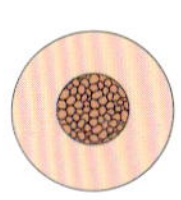

D2 단단한 내부 망상골과 두터운 외부 치밀골로 구성되어 있다. Implant 초기 고정이 우수한 편이며 하악 전치부, 구치부 및 상악 전치부가 해당된다.

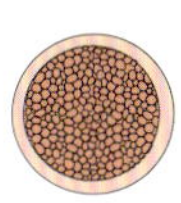

D3 상악 전치부 및 일부 구치부로 적절한 강도를 지닌 내부 망상골과 얇은 외부 피질골로 구성되어 있다. 골질이 비교적 약하여 6개월 정도의 치유기간을 필요로 한다.

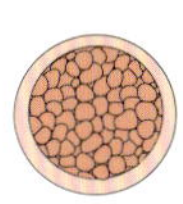

D4 낮은 밀도의 내부 망상골과 외부의 얇은 피질골로 구성되어 있다. 가장 낮은 예후의 골질로 장기간 무치악 상태로 방치된 상악 전치부에서 볼 수 있다.
Implant의 초기고정이 불량하므로 식립시 약 8개월 이상의 충분한 치유기간이 필요하다.

16) Implant 시술을 위한 기타 술식

치조골 확장술(ridge expansion osteotomy procedure)은 골조직이 치밀하지 못한 골을 다져줌으로써 implant가 식립되는 부위의 골 밀도를 치밀하게 만들어 주는 술식이다. 이는 implant의 초기 고정에 도움을 주어 전체적인 예후에 좋은 영향을 미치게 한다.

치조능 부분 분절술(ridge split technique)은 치조골 부위의 폭을 넓혀 implant 술식을 위한 협설 폭경을 증가시키는 술식으로 치조골의 폭을 넓히면서 동시에 implant를 식립할 수 있도록 하고 치조돌기의 순측 외형을 회복시키고 유지함으로써 심미성을 회복시킬 수 있다.

상악동 거상술(maxillary sinus lift)은 상악의 치조골 높이가 낮은 경우, implant 시술을 위해 상악동 점막을 거상시키고 형성된 공간 내부를 자가골이나 동종골, 또는 합성골 등으로 채워 implant 시술을 위한 신생골을 형성하는 방법이다.

인레이 graft는 치조골 결손을 동반한 한 개의 치아상실이나 수직적 골 소실로 인한 치조골 결손시에 사용하며, 온레이 graft는 가용물의 넓이는 충분하나 고경이 부족한 경우에 사용되는 술식이다.

골유도 재생술(GBR, guided bone regeneration)이란, 발치 후 즉시 implant를 식립하는 경우, 또는 천공과 같은 골 결손을 수반하는 implant 식립부위에서 새로운 골 형성을 유도하기 위해 사용되는 술식이다.

상악동 거상술을 이용한 Implant 술식

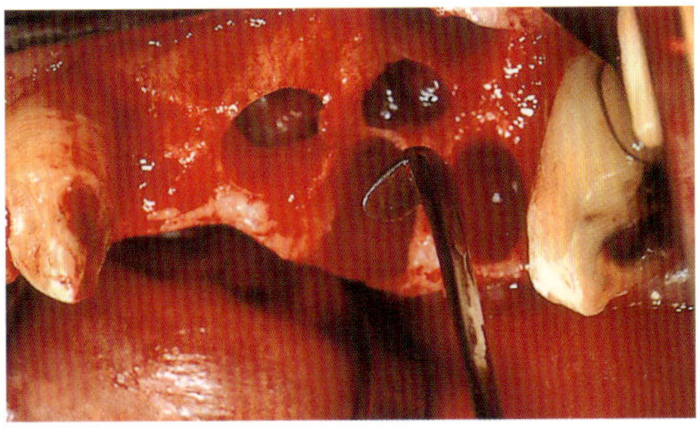

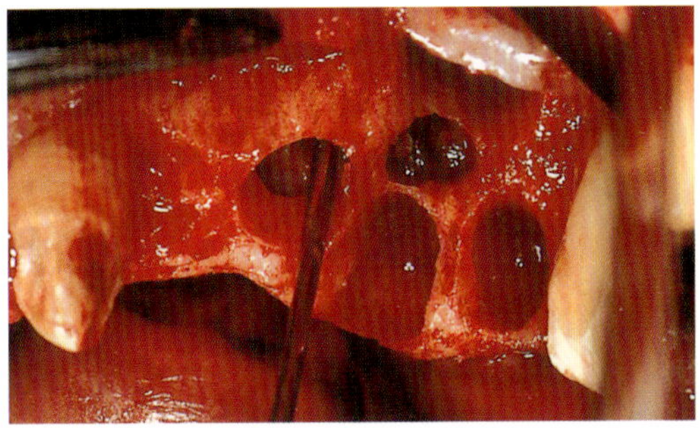

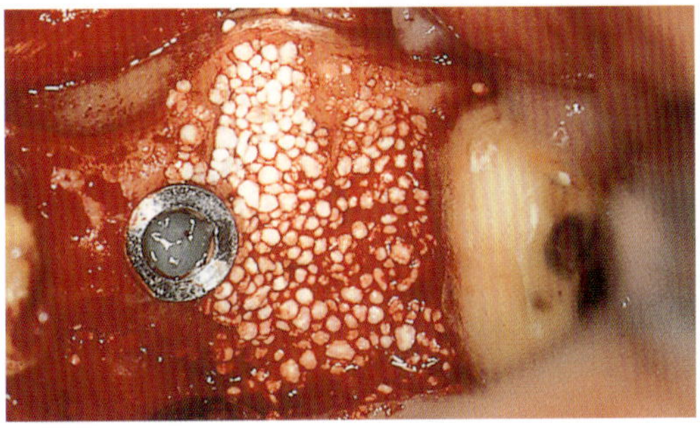

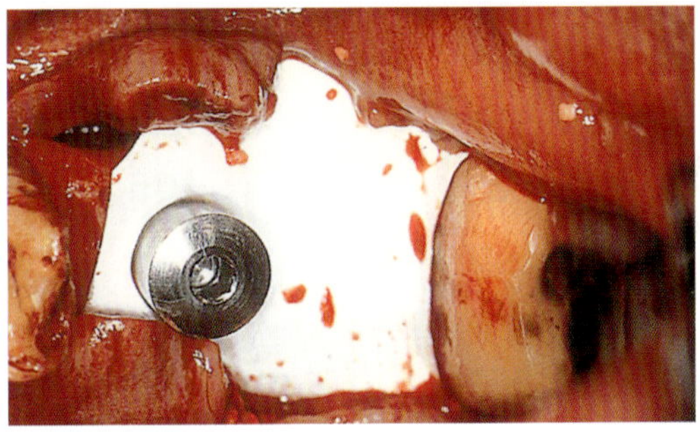

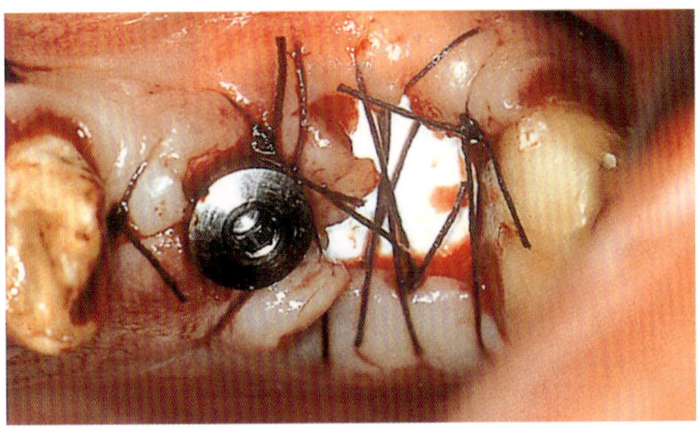

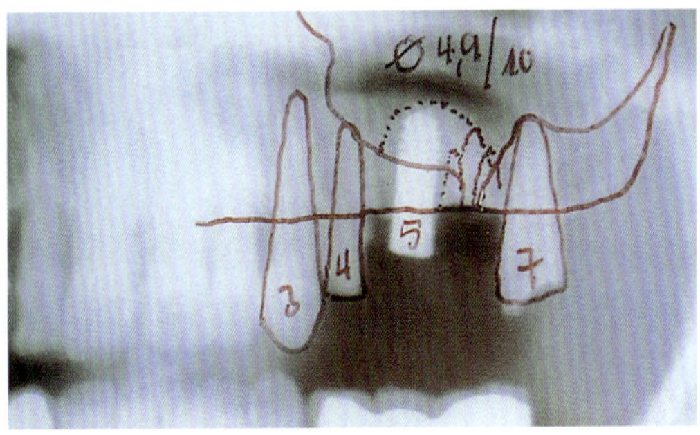

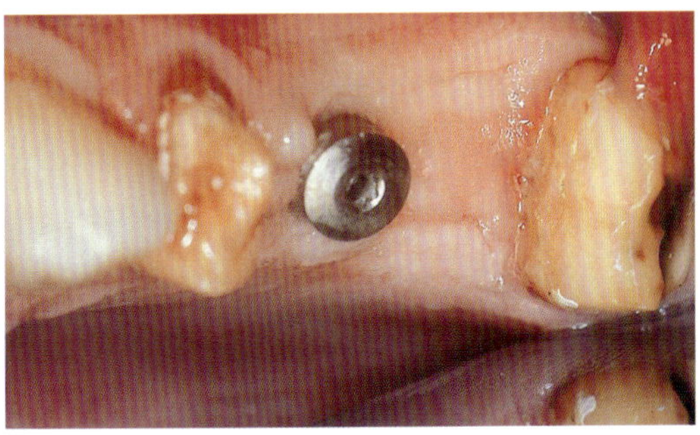

제 2 장

Implant 보철치료과정

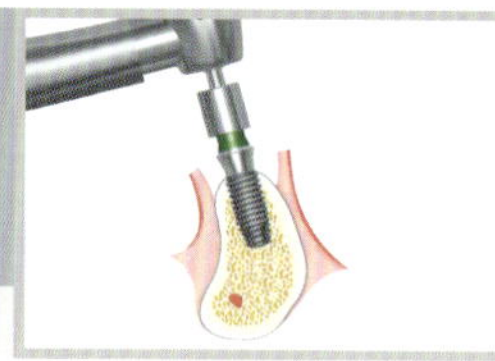

골유착 implant 보철이란 생체친화성이 좋은 티타늄(titanium)으로 제작된 나선형 fixture를 치아의 치근 역할을 할 수 있도록 골내에 식립하여 상부 보철구조물의 유지와 지지 · 안정을 얻는 보철방식을 말하며 1회법 수술과 2회법 수술이 있다.

1. 수술전 환자에게 주지시켜야 될 사항

Implant 보철을 위해서는 수술 과정을 거쳐야 하므로 환자의 이해와 협조가 필요하다. 다음은 implant 수술전 환자에게 주지시켜야 하는 주요사항이다.

① Implant를 이용한 치료가 모든 경우에 적용할 수 있는 만능의 방법이 아니기 때문에 과잉된 신뢰를 가져서는 안됩니다.

② 수술 중 발생할 수 있는 출혈이나 신경손상 등 돌발적이거나 피하기 어려운 부작용 또는 예기치 못한 국소적 원인으로 인하여 식립이 불가능한 경우도 있습니다.

③ 수술후 염증으로 인하여 실패의 가능성과 골유착이 일어나지 않는 경우도 있을 수 있습니다.

④ 1차 수술후 기대했던 골 유착이 지연되면 2차 수술 또는 상부보철물을 올릴 수 있는 기간이 연장될 가능성도 있습니다.

⑤ 보철치료가 끝난 후에도 최소한 6개월마다 정기적인 검진과 방사선학적 검사가 반드시 필요합니다.

⑥ 시멘트가 녹거나 나사의 풀림이 나타나면 대개는 간단하게 수리할 수 있는 문제이므로 즉시 내원하셔야 합니다.

⑦ Implant의 효율적인 사용과 수명은 환자 자신의 관리 능력에 달려 있음으로 철저한 구강 위생관리가 이루어지도록 노력해야 합니다.

⑧ 너무 딱딱한 음식이나 질긴 음식을 오래 씹는 것은 보철물이나 fixture에 과도한 압력을 주므로 좋지 않습니다.

⑨ 전신질환이나 골 소모성 질환 등이 생기면 implant의 기능이나 수명에 나쁜 영향을 미칠 수 있습니다.

⑩ 수술 전후 최소 3주정도는 흡연과 음주를 철저히 금해야 합니다. 그 후에도 흡연과 음주는 implant에 지속적으로 나쁜 영향을 미칠 수 있습니다.

2. Implant 시술시 지켜야 할 사항

Implant 수술에 앞서 다음과 같은 사항을 확인해야 한다.

① 환자의 전신건강 상태 평가

② 수술부의 골질이나 해부학적 구조, 잔존 치조골의 양에 대한 임상 및 방사선학적 평가

③ 수술시 발생 가능한 출혈이나 쇼크 등에 대한 대비

④ 감염방지와 동통조절을 위한 수술 전 투약이나 환자의 안정을 유도하는 등의 필요한 수술전 처치

⑤ 방사선 진단에서 평가된 골질의 변화 등을 염두에 두고 차선책으로 선택할 수 있는 직경이나 길이를 갖춘 여분의 fixture 또는 수술 도구나 부품 등을 준비

⑥ 잔존치조골의 양이나 식립 위치, 각도 등을 계측하기 위한 스텐트 준비

⑦ 모든 기구와 비품은 철저한 소독과정을 거친 후 사용하기 편리하게 준비

⑧ 술자와 보조자의 업무를 분담하여 일사불란하고 체계적인 수술질서를 유지

⑨ 적절한 항생제 및 소염진통제를 투여하여 동통과 염증반응을 억제하고 자연스러운 치유를 도모

⑩ 환자에게 수술 후의 주의사항을 숙지시킴으로써 철저한 수술후 관리를 유지

3. 2회법 implant 수술과정(surgical procedure)

Implant 수술은 크게 1회법 수술과 2회법 수술이 있다.

1) 2회법 수술과정

2회법 수술방법에 사용하는 fixture의 직경에 따라 다음과 같은 술식으로 수술한다.

① Ø3.3mm fixture

- D4 bone : Ø2.0 drill ⇒ Ø2.5 osteotome ⇒ fixture
- D3 bone : Ø2.0 drill ⇒ 2.0/2.7 pilot drill ⇒ fixture
- D2 bone : Ø2.0 drill ⇒ 2.0/2.7 pilot drill ⇒ Ø2.7 full depth ⇒ (If need, tapping) ⇒ fixture
- D1 bone : Ø2.0 drill ⇒ 2.0/2.7 pilot drill ⇒ Ø2.7 full depth ⇒ fixture

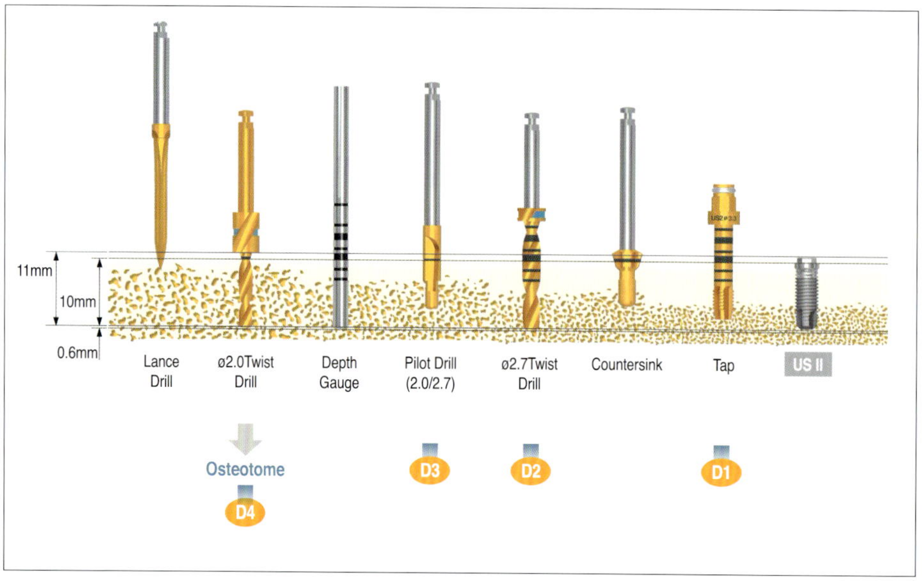

② Ø3.75mm fixture

- D4 bone : Ø2.0 drill ⇒ Ø2.5 osteotome ⇒ Ø3.0 osteotome ⇒ fixture
- D3 bone : Ø2.0 drill ⇒ 2.0/3.0 pilot drill ⇒ fixture
- D2 bone : Ø2.0 drill ⇒ 2.0/3.0 pilot drill ⇒ Ø3.0 full depth ⇒ (If need, tapping) ⇒ fixture
- D1 bone : Ø2.0 drill ⇒ 2.0/3.0 pilot drill ⇒ Ø3.0 full depth ⇒ tapping ⇒ fixture

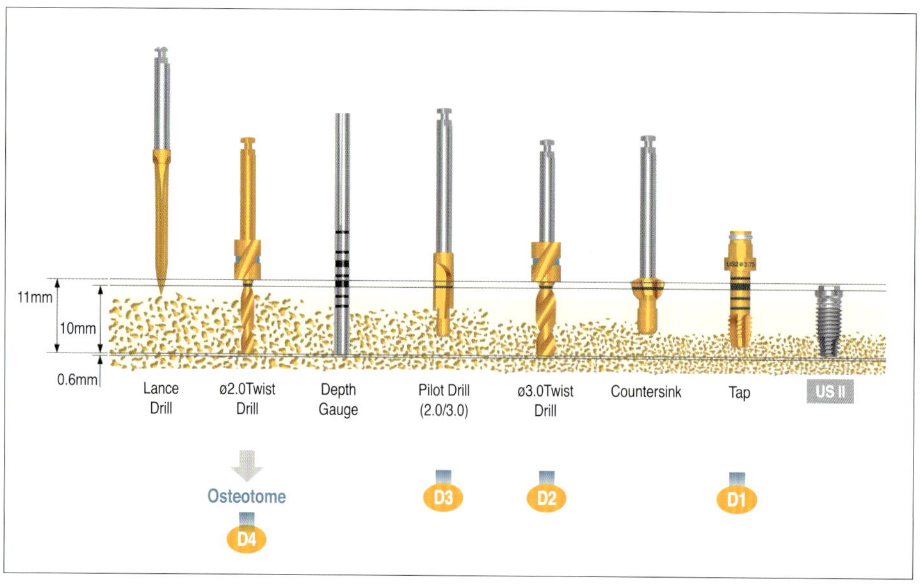

③ Ø4.0mm fixture

- D4 bone : Ø2.0 drill ⇒ Ø2.5 osteotome ⇒ Ø3.0 osteotome ⇒ fixture
- D3 bone : Ø2.0 drill ⇒ 2.0/3.0 pilot drill ⇒ Ø3.0 full depth ⇒ fixture
- D2 bone : Ø2.0 drill ⇒ 2.0/3.0 pilot drill ⇒ Ø3.0 drill⇒ Ø3.3 full depth ⇒(If need, tapping)⇒ fixture
- D1 bone : Ø2.0 drill ⇒ 2.0/3.0 pilot drill ⇒ Ø3.0 drill ⇒ Ø3.3 full depth ⇒ tapping ⇒ fixture

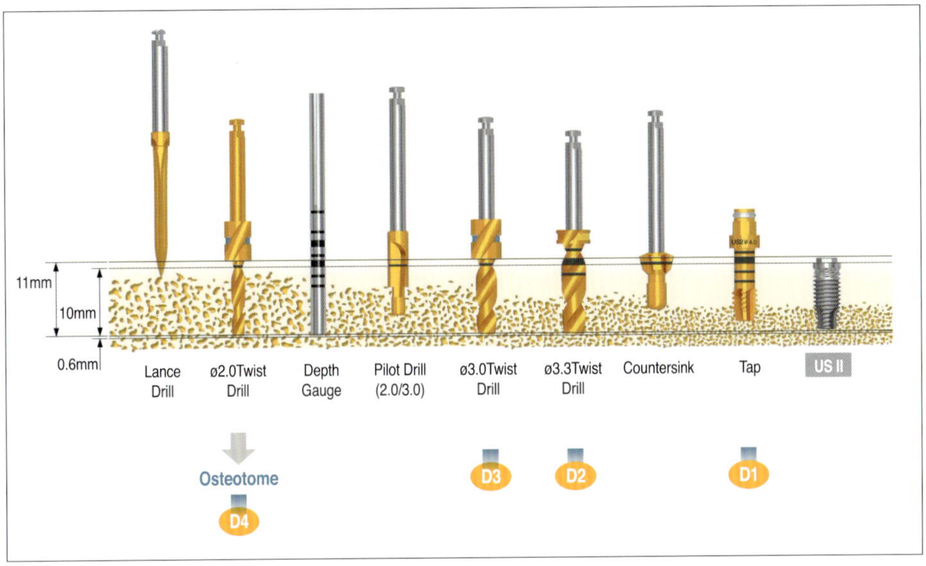

④ Ø5.0mm fixture

- D4 bone : Ø2.0 drill ⇒ Ø2.5 osteotome ⇒ Ø3.0 osteotome ⇒ Ø3.5 osteotome ⇒ (Ø4.0 osteotome) ⇒ fixture
- D3 bone : Ø2.0 drill ⇒ 2.0/3.0 pilot drill ⇒ Ø3.0 drill ⇒ 3.0/3.8 pilot drill ⇒ Ø3.8 drill ⇒ fixture
- D2 bone : Ø2.0 drill ⇒ 2.0/3.0 pilot drill ⇒ Ø3.0 drill ⇒ 3.0/3.8 pilot drill ⇒ Ø3.8 drill ⇒ Ø4.3 full depth ⇒ (If need, tapping) ⇒ fixture
- D1 bone : Ø2.0 drill ⇒ 2.0/3.0 pilot drill ⇒ Ø3.0 drill ⇒ 3.0/3.8 pilot drill ⇒ Ø3.8 drill ⇒ Ø4.3 full depth ⇒ tapping ⇒ fixture

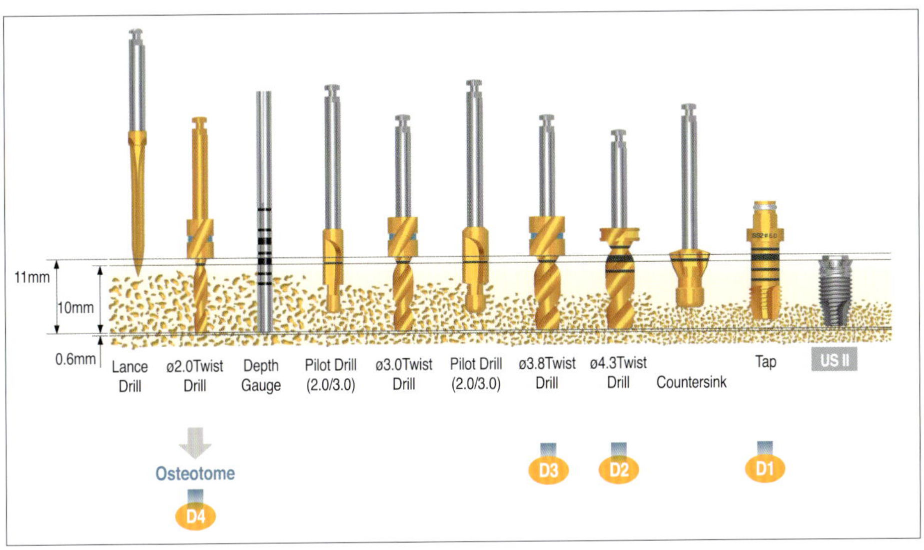

2) 2회법 수술방법

Two stage fixture중 Ø4.0mm, 길이 11.5mm fixture를 bone density가 D1 bone에 식립할 때의 술식을 살펴보면 다음과 같다.

Lance drill 혹은 round drill 을 사용하여 피질골(cortical bone)을 뚫어서 implant의 식립위치를 정한다. 드릴 속도는 800~1200rpm으로 한다(그림 2-1). 드릴링 과정에서 피질골의 두께와 골밀도를 가늠할 수 있다.

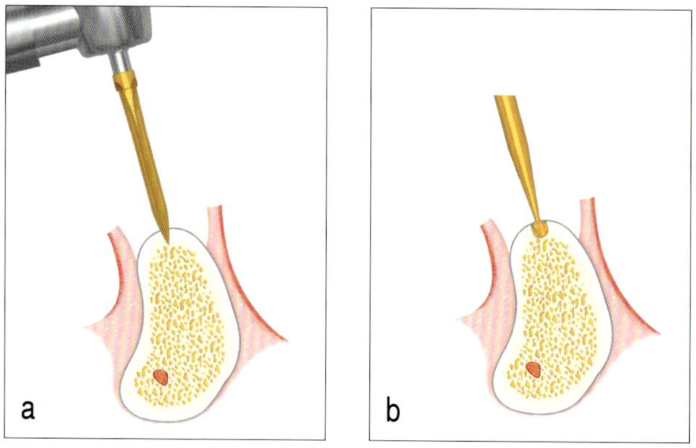

그림 2-1 Guide drill

드릴의 길이는 fixture의 호칭치수와 동일한 길이를 선택하고 fixture를 얕게 식립하고자 할 때는 laser marking의 상단까지 드릴링한다. Fixture를 깊게 식립하고자 할 때는 stopper의 끝단까지 드릴링하며, 인접치아가 장애가 될 경우에는 drill extension을 연결하여 사용한다.

구치부에서는 long stopper drill을 사용할 경우 drill extension을 연결없이 시술이 가능하며, 무치악이나 인접치아가 없을 경우에는 short stopper drill을 사용하면 편리하다. 드릴링시 회전속도는 bone density에 따라 800~1200rpm 범위에서 술자가 선택하여 사용하며, 마찰열 발생 억제를 위해 충분한 식염수를 pumping motion으로 drilling한다(그림 2-2).

Ø2.0mm 드릴링 후 구멍 깊이와 바닥의 상태를 확인한다. Laser marking은 하단이 기준선이며, 길이 구분을 용이하게 하기 위하여 10mm와 13mm의 marking 선은 굵은 선으로 표시되어 있다(그림 2-3).

Parallel pin을 삽입하여 구멍의 위치와 방향이 올바른지 확인하고 대합치와의 교합관계가 fixture 장축으로 설정되었는지를 검사한다. Ø2.0mm 드릴링 후에는 직경이 작은 쪽(Ø2.0)을 구멍에 삽입하고, Ø3.0mm 드릴링 후에는 직경이 큰 쪽(Ø3.0)을 구멍에 삽입하여 사용한다. 중간부분의 직경이 Ø4, Ø5, Ø6이 있어 fixture 최종 식립 후의 위치관계를 가늠할 수 있다. Ø4는 하악중절치나 측절치 시술에, Ø5는 상악의 측절치, 견치, 소구치 그리고 하악의 견치 및 소구치에, Ø6은 상악의 중절치 및 상 • 하악의 대구치에 주로 사용한다. 길이는 8.0mm, 10mm로 구멍에 넣고 X-ray를 찍어 식립 깊이를 정할 때 사용된다(그림 2-4).

주의 : Pin을 삼키지 않도록 중간 부분에 형성되어 있는 구멍에 dental floss silk를 연결하여 사용한다.

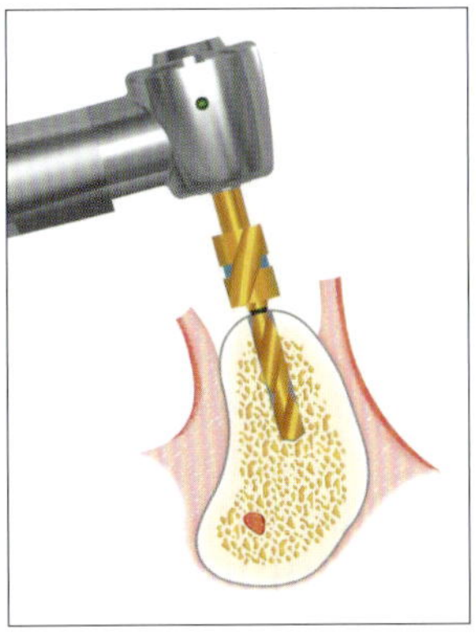

그림 2-2 Ø2.0mm twist drill

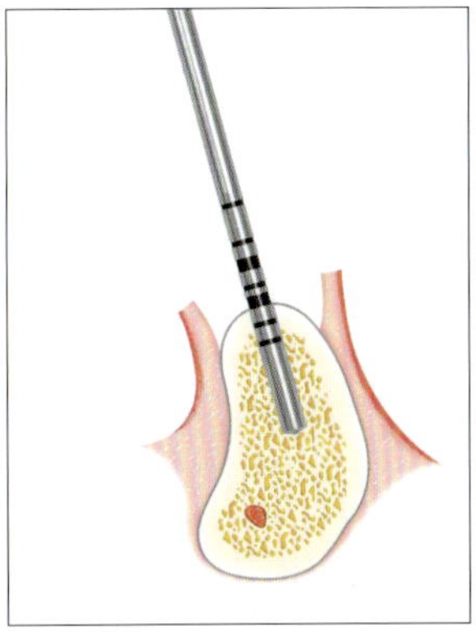

그림 2-3 Depth gauge

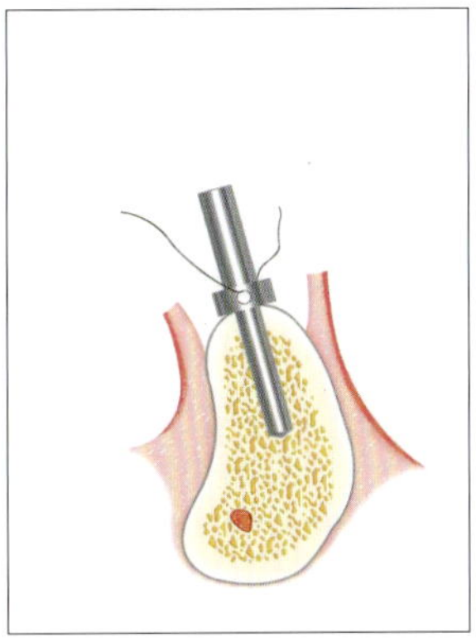

그림 2-4 Parallel pin

Pilot drill은 Ø2.0/Ø3.0을 사용한다. 다음 단계 드릴의 진입을 쉽게 하며 방향이 바뀌는 것을 막아주기 위해 피질골을 넓히는 용도로 사용한다.

Long shank design으로 extension을 연결하지 않아도 인접치아의 장애 없이 드릴링이 가능하다. 드릴링 깊이는 laser marking 된 부분까지 드릴링한다. 회전속도는 골질에 따라 800~1200rpm내에서 사용한다(그림 2-5).

중간 드릴링 과정으로 Ø3.0 drill을 사용한다. 드릴의 길이, 드릴링 깊이, stopper의 길이 선택, drill extension 사용 기준, 회전속도, 식염수 pumping motion 등은 Ø2.0 드릴링 시와 동일하다(그림 2-6).

마지막 드릴링은 Ø3.3 drill을 fixture 치수와 동일하게 full depth로 한다. Hanaro kit의 최종 드릴은 marking drill(L:11.5mm,15mm)로 구성되어 있으므로, 마지막으로 드릴링 전에 fixture 치수와 동일한 marking 선을 고려하여 시술한다. 드릴의 길이, 드릴링 깊이, stopper의 길이 선택, drill extension 사용 기준, 회전속도, 식염수 pumping motion 등은 Ø2.0 드릴링 시와 동일 하다(그림2-7).

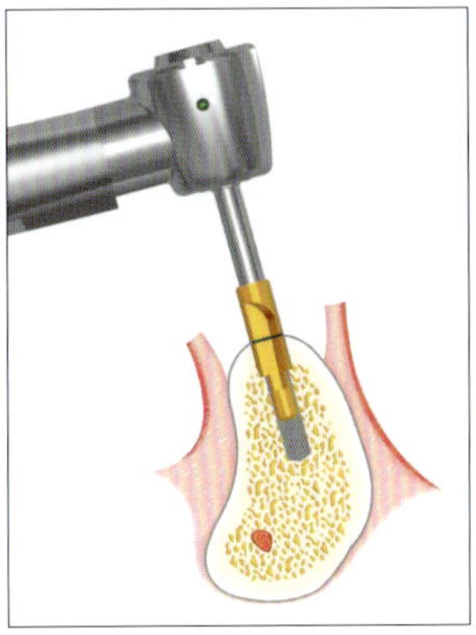

그림 2-5 Ø2.0/Ø3.0 pilot drill

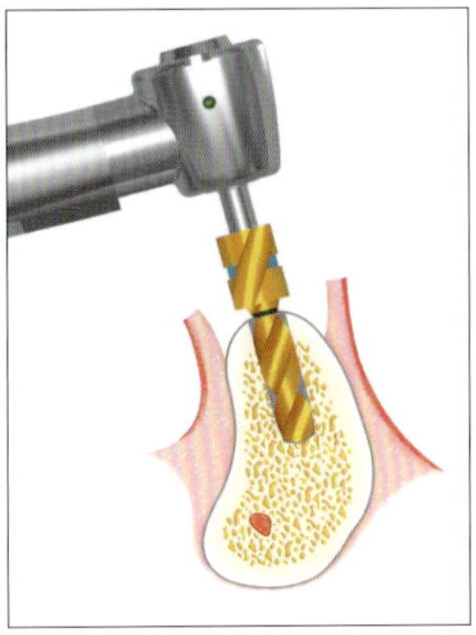

그림 2-6 Ø3.0 twist drill

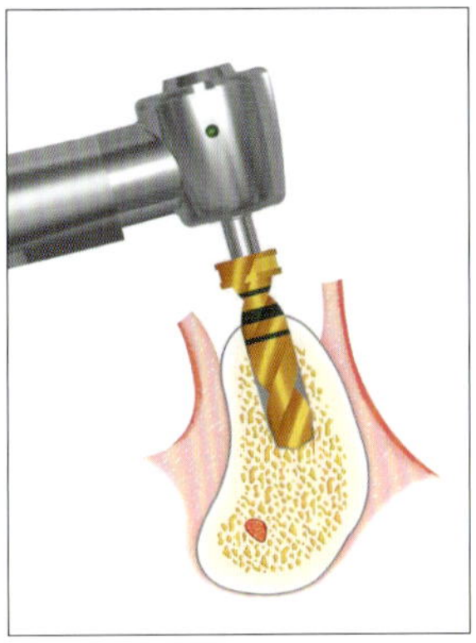

그림 2-7 Ø3.3 marking drill

Ø3.0/Ø4.1로 countersinking 한다.

D1~D2 bone은 countersink 하는 것을, D3~D4 bone은 생략하는 것을 기본으로 하지만, 술자의 경험에 따라 선택할 수 있다. D1, D2 bone의 경우도 얕게 식립할 때는 countersink과정을 생략한다. 깊게 식립 시는 날의 끝부분까지 드릴링을 하며, 얕게 식립 시는 laser marking의 하단까지 드릴링을 한다. 회전속도는 800~1200rpm이며, 충분한 식염수하에서 시행한다(그림 2-8).

Bone density가 D1인 경우는 tapping을 하며, D2인 경우에는 술자의 판단에 따른다. D3 및 D4 bone의 경우 생략한다. 토크렌치로 tapping을 권장하며, 필요에 따라 mount driver를 사용하여 엔진으로 tapping을 할 수도 있다. 엔진 사용시의 tapping 속도는 20rpm 이하로 하고, tap이 bone에 끼어 멈출 경우 hand tapping을 시행한다(그림 2-9).

Pre-mounted 제품은 fixture mount에 mount driver를 연결하여 fixture를 꺼낸다.

마운트가 되어있지 않은 제품은 fixture만 앰플에 들어 있는 상태이므로 fixture mount를 별도로 조립하고 mount driver를 연결한 후 fixture를 꺼낸다(mount screw 체결 시 6~8Ncm). Fixture를 구강내로 이동할 때에는 fixture가 떨어지지 않도록 그림과 같이 fixture를 위로 하여 이동한다(그림 2-10a,b).

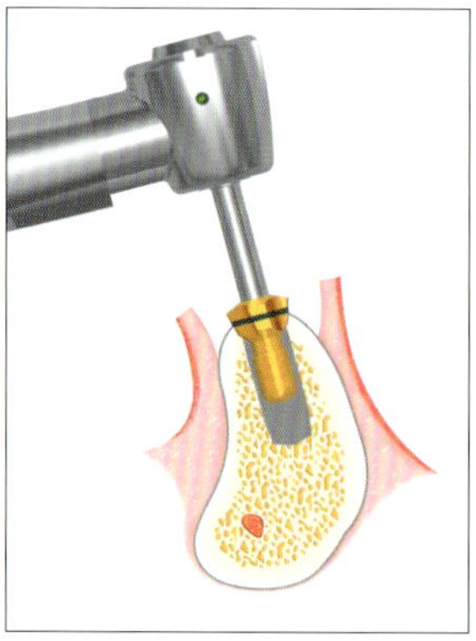

그림 2-8
3.0/Ø4.1 countersink

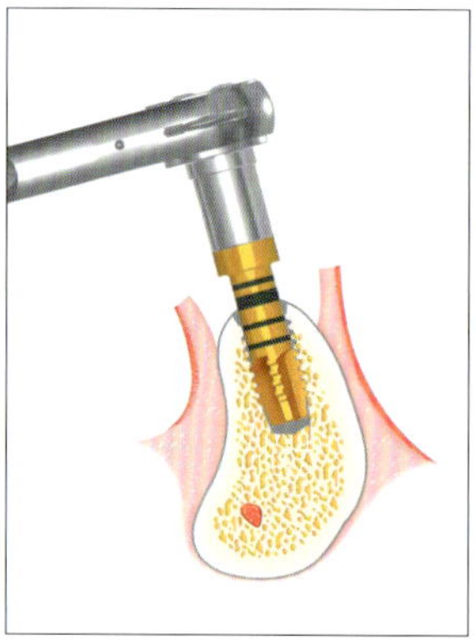

그림 2-9
Ø4.0 surgical tap

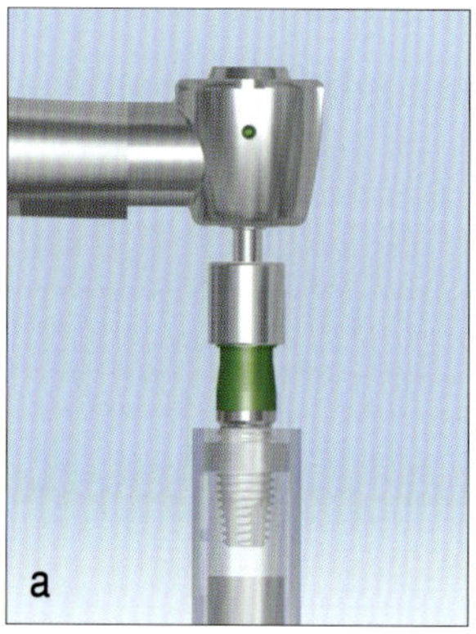

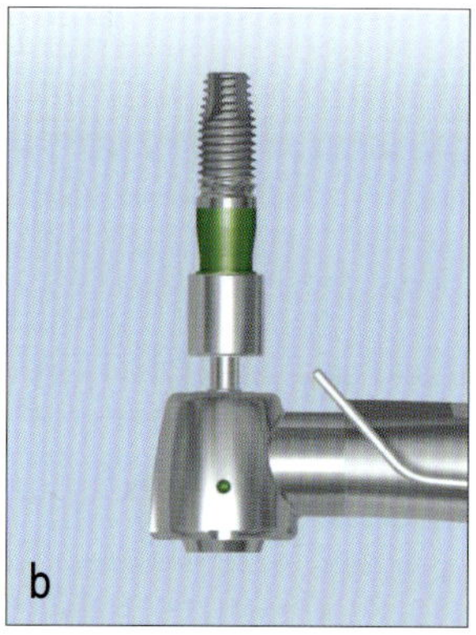

그림 2-10 Ampule에서 fixture 분리
(pre-mounted, mounted 되어있지 않음)

Fixture를 마운트 드라이버에 연결하여 엔진으로 식립하고(15~20rpm), 마무리는 토크렌치로 한다. 토크렌치로 fixture를 식립할 때에는 over torque가 가해지지 않도록 주의하여야 한다. 만약 식립시 너무 강한 힘이 걸리면 fixture를 돌려 빼내고 추가로 골을 삭제하고 재식립을 시도한다. 길이 연장이 필요할 경우에는 drill extension 또는 mount extension을 연결하여 사용한다(그림 2-11).

주의 : 식립토크가 55Ncm 이상일 경우 과도한 압력에 의해 bone necrosis가 발생할 수 있으며 mount가 분리되지 않을 수도 있다.

1.2hex 핸드 드라이버를 이용하여 마운트 스크류를 분리한다. 이때 스크류가 분리되지 않으면 1.2 토크드라이버와 토크렌치를 사용하거나, 1.2 머신드라이버와 핸드피스를 사용하면 screw를 보다 쉽게 분리할 수 있다. Fixture의 초기고정이 좋지 않을 때는 mount screw를 풀 때 fixture가 따라 도는 것을 방지 하기 위해 open wrench로 mount octa를 잡고 screw를 풀어야 한다.

마운트스크류를 분리후 마운트가 분리되지 않을 경우에는 오픈렌치를 끼우고 역방향(반시계 방향)으로 돌려 제거를 시도하거나 removal tool을 사용하여 분리한다(그림 2-12a, b).

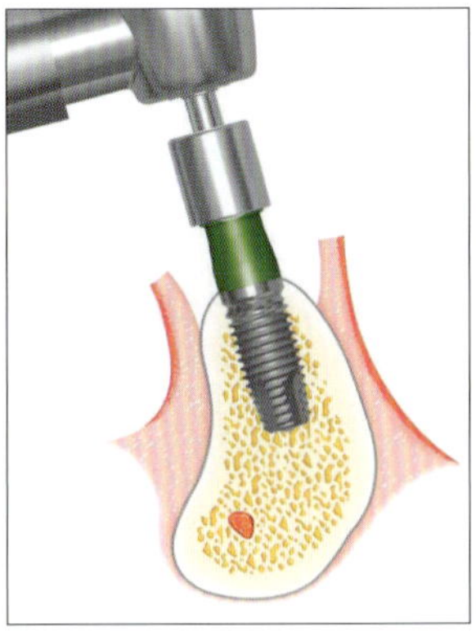

그림 2-11 Ø4.0 fixture 식립 (pre-mounted)

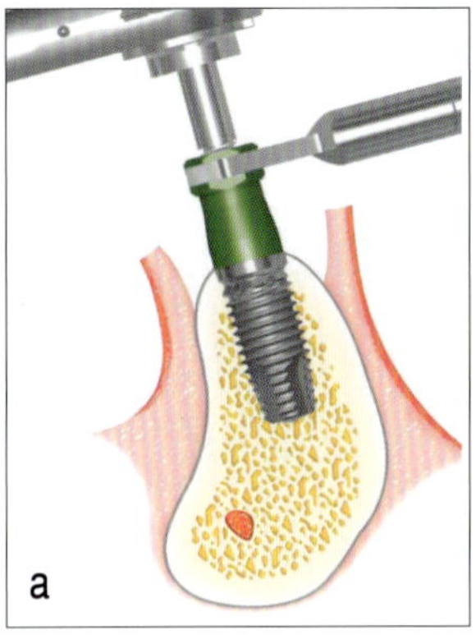

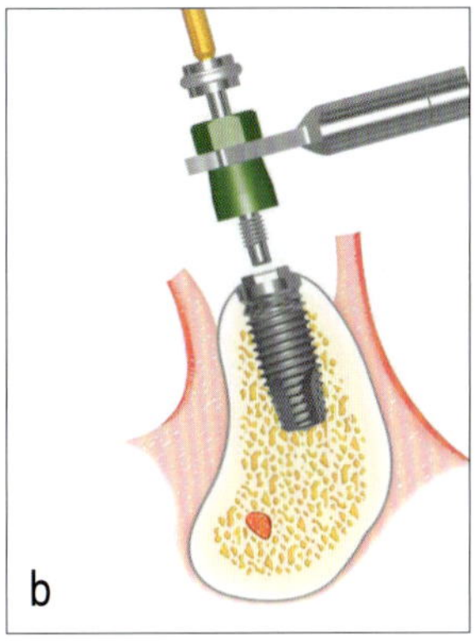

그림 2-12 a,b. Fixture mount 분리

Fixture 앰플 뚜껑에 있는 커버 스크류를 0.9 헥스 드라이버로 연결하여 꺼낸다. 이때 나사산에 바세린을 바르면 유지력(holding)이 증가된다. 드라이버에서 커버 스크류가 떨어질 수 있으므로 커버 스크류를 거꾸로 해서 구강내로 이동하여 커버 스크류를 5~8Ncm로 고정한다(그림 2-13).

※ 성인남자가 gloves를 끼고 손가락 힘만으로 조일 경우 약 12~18Ncm정도의 힘을 낼 수가 있다 (여자 : 8~12Ncm정도).

4-0 silk나 nylon으로 치은을 봉합한다(그림 2-14).

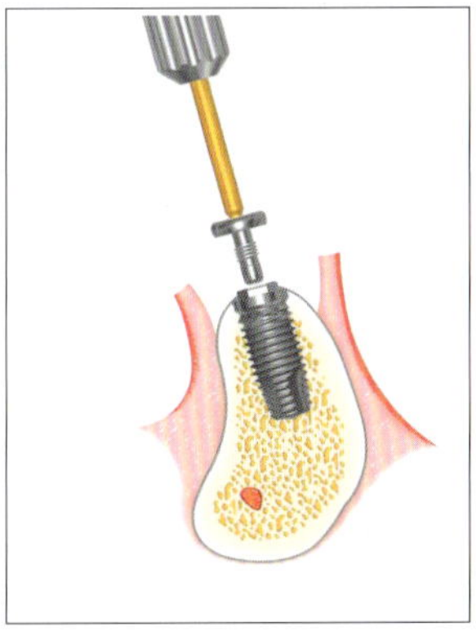

그림 2-13 커버 스크류 체결

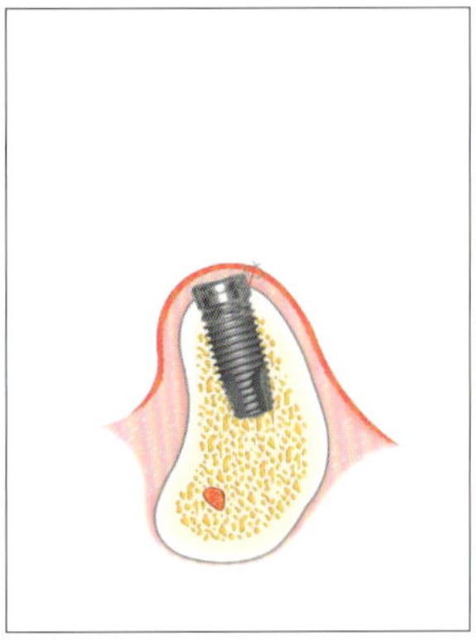

그림 2-14 봉합

3) 2차 수술

2차 수술에 필요한 기구 및 재료는 다음과 같다.

- 수술기구(surgical instrument): mouth mirror, mass holder, periosteal elevator, curette(surgical, periodontal), tissue forcep, needle holder, suture material
- Implant 기구: tissue punch, bone profiler with guide, driver for cover screw, driver for healing abutment

Fixture가 식립되어 있는 부위를 mass 또는 tissue punch를 사용해서 절개하여 커버 스크류를 노출시킨다(그림 2-15).

0.9 hex 핸드 드라이버를 사용하여 커버 스크류를 제거한다. 커버 스크류가 잘 움직이지 않을 때는 무리하게 힘을 가하지 말고 원인을 찾아본다. 커버 스크류 주변에 골이 차서 돌아가지 않을 경우 #15번 mass를 이용해서 골을 제거하고 커버 스크류를 돌려 뺀다(그림 2-16).

Fixture flange top 주변에 골이 과도하게 존재하여 healing abutment가 잘 장착되지 않거나 fixture 상부에 연조직이 존재하여 시야가 좋지 못할 때, 이를 제거하기 위해 bone profiler를 사용한다(그림 2-17). Fixture의 hex부위를 보호하기 위해 먼저 guide screw를 fixture에 체결한다. 토크렌치를 연결하여 사용하는 것을 권장하며, 마운트 드라이버를 연결하면 엔진을 사용할 수도 있다.

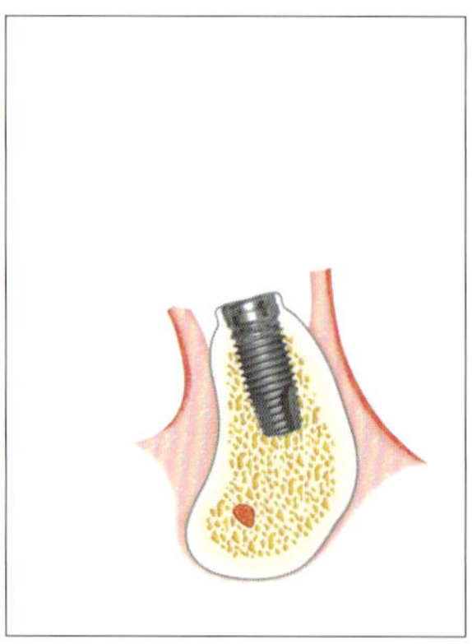

그림 2-15 절개

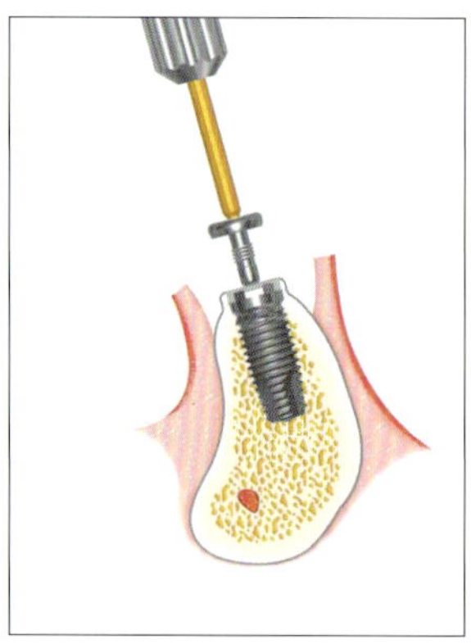

그림 2-16 Cover screw 제거

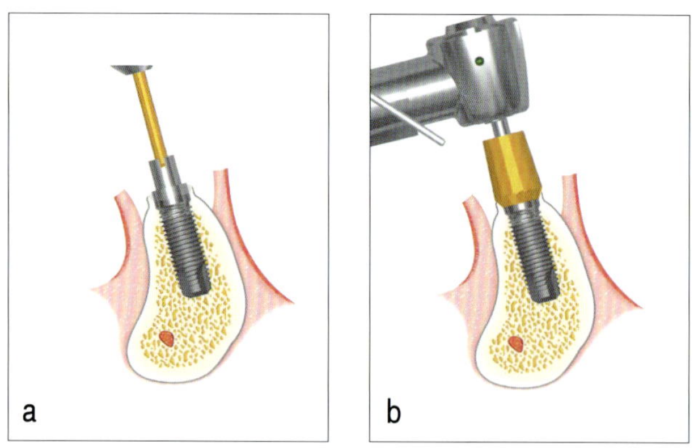

그림2-17 5.0 bone profiler

Healing abutment의 collar 높이와 직경을 선택하여 fixture에 체결하며 1~2mm가 치은상방으로 노출되도록 healing abutment를 fixture에 체결할 때에는 1.2 hex 핸드 드라이버를 사용한다(5~8Ncm)(그림 2-18).

Flap이 벌어지지 않도록 healing abutment의 양 옆을 4-0 silk나 nylon으로 봉합한다(그림 2-19).

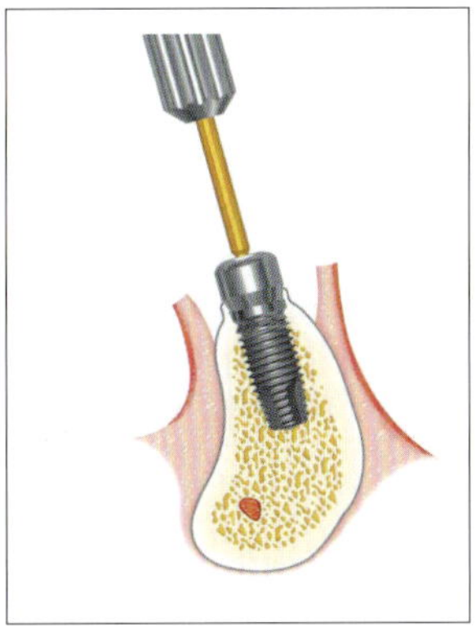

그림 2-18
Healing abutment 체결

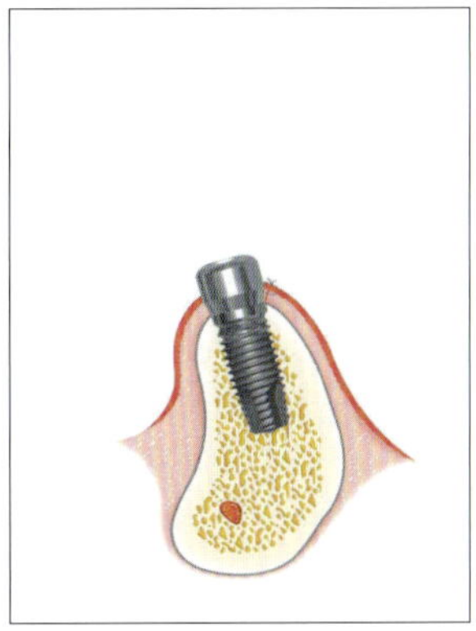

그림 2-19 봉합

4. 1회법 implant 수술과정(surgical procedure)

1) 1회법 수술과정

1회법 수술을 위해 SSⅡ fixture를 통해 수술과정을 살펴본다.
Fixture의 직경에 따라 술식은 다음과 같다.

① Ø4.1mm fixture(SS II fixture)

- D4 bone : Ø2.0 drill ⇒ Ø2.5 osteotome ⇒ Ø3.0 osteotome ⇒ fixture
- D3 bone : Ø2.0 drill ⇒ 2.0/3.0 pilot drill ⇒ Ø3.0 full depth ⇒ fixture
- D2 bone : Ø2.0 drill ⇒ 2.0/3.0 pilot drill ⇒ Ø3.0 drill ⇒ Ø3.6 full depth ⇒ (If need, tapping) ⇒ fixture
- D1 bone : Ø2.0 drill ⇒Ø2.0/3.0 pilot drill ⇒ Ø3.0 drill ⇒ shaping drill ⇒ tapping ⇒ fixture

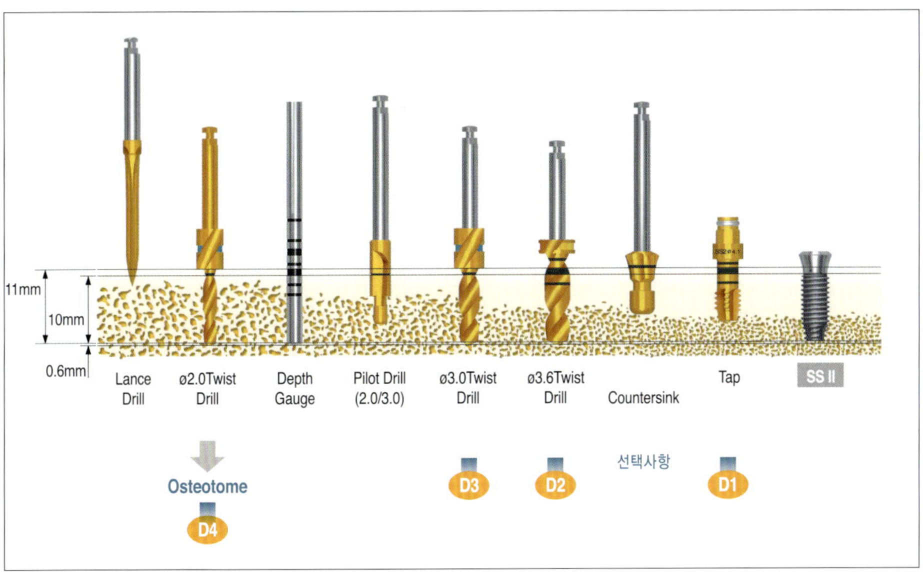

② Ø4.8mm fixture(SS II fixture)

- D4 bone : Ø2.0 drill ⇒ Ø2.5 osteotome ⇒ Ø3.0 osteotome ⇒ Ø3.5 osteotome(Ø4.0 osteotome) ⇒ fixture
- D3 bone : Ø2.0 drill ⇒ Ø2.0/3.0 pilot drill ⇒ Ø3.0 drill ⇒ 3.0/3.8 pilot ⇒ Ø3.8 drill ⇒fixture
- D2 bone : Ø2.0 drill ⇒ Ø2.0/3.0 pilot drill ⇒ Ø3.0 drill ⇒ 3.0/3.8 pilot ⇒ Ø3.8 drill ⇒ Ø4.3full depth ⇒ (If need, tapping)⇒fixture
- D1 bone : Ø2.0 drill ⇒ Ø2.0/3.0 pilot drill ⇒ Ø3.0 drill ⇒ 3.0/3.8 pilot shaping drill ⇒ Ø3.8 drill ⇒ Ø4.3 full depth ⇒tapping ⇒ fixture

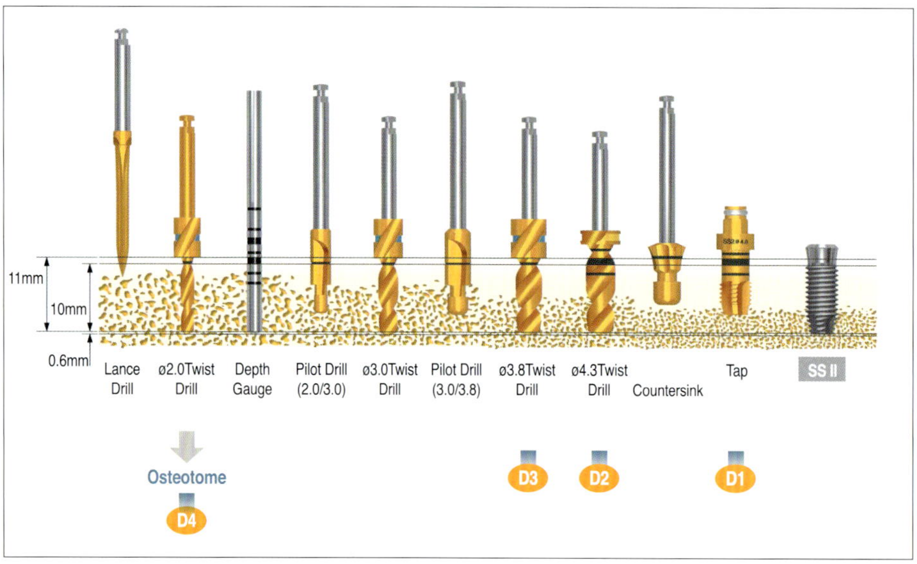

③ Ø4.0mm fixture(SS III fixture)

- D4 bone : Ø2.0 drill ⇒ Ø2.5 osteotome ⇒ Ø3.0 osteotome ⇒ fixture
- D3 bone : Ø2.0 drill ⇒ Ø2.0/3.0 pilot drill ⇒ Ø3.0 full depth ⇒ fixture
- D2 bone : Ø2.0 drill ⇒ Ø2.0/3.0 pilot drill ⇒ Ø3.0 drill ⇒ shaping drill ⇒ fixture
- D1 bone : Ø2.0 drill ⇒ Ø2.0/3.0 pilot drill ⇒ Ø3.0 drill ⇒ shaping drill ⇒ tapered tap fixture

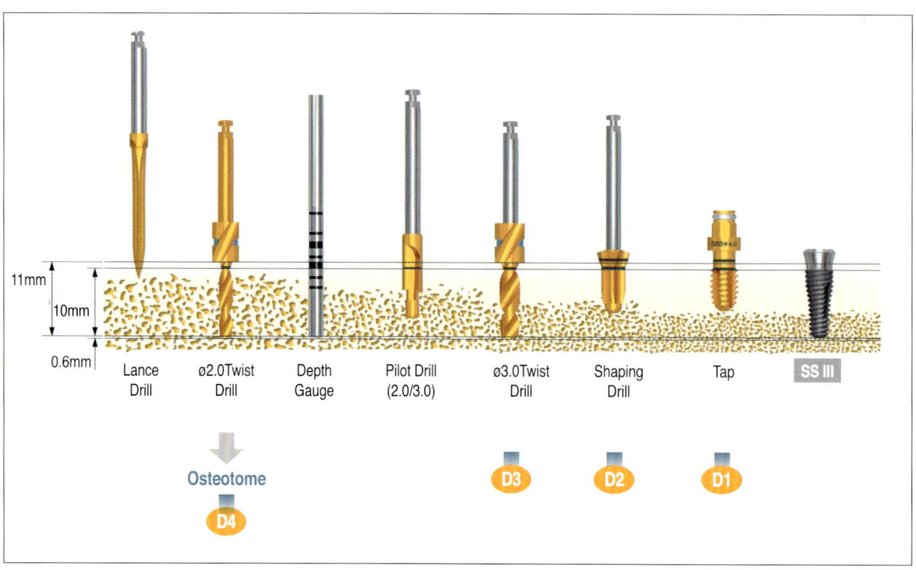

④ Ø5.0mm fixture(SS III fixture)

- D4 bone : Ø2.0 drill ⇒ Ø2.5 osteotome ⇒ Ø3.0 osteotome ⇒ Ø3.5 osteotome(Ø4.0 osteotome) ⇒ fixture
- D3 bone : Ø2.0 drill ⇒ Ø2.0/3.0 pilot drill ⇒ Ø3.0 drill 3.0/3.8 pilot ⇒ Ø3.8 drill ⇒fixture
- D2 bone : Ø2.0 drill ⇒ Ø2.0/3.0 pilot drill ⇒ Ø3.0 drill 3.0/3.8 pilot ⇒ Ø3.8 drill shaping drill ⇒ fixture
- D1 bone : Ø2.0 drill ⇒ Ø2.0/3.0 pilot drill ⇒ Ø3.0 drill 3.0/3.8 pilot shaping drill ⇒ Ø3.8 drill ⇒ shaping drill ⇒tapered tap ⇒ fixture

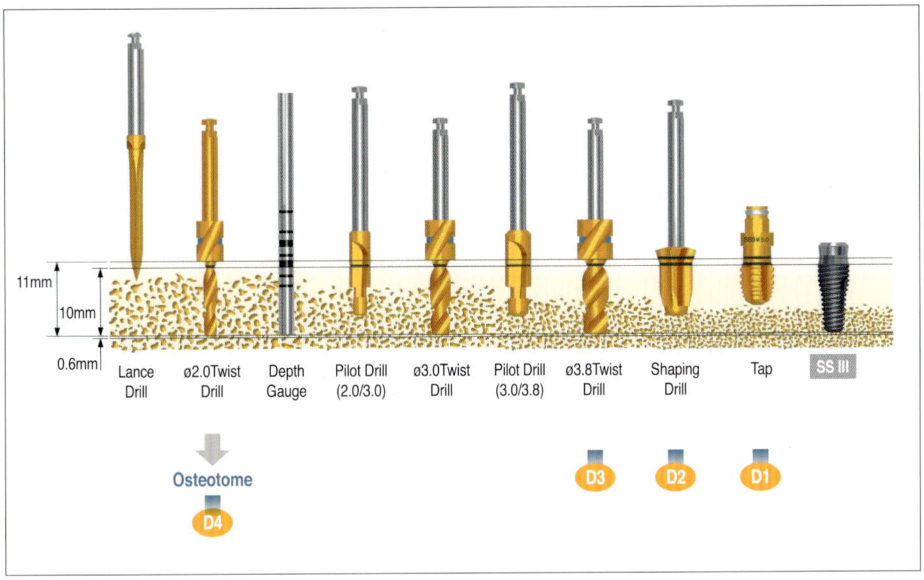

2) 1회법 수술과정

One stage fixture중 Ø4.1mm, 길이 11.5mm fixture(US II)를 bone density가 D1 bone에 식립할 때의 술식을 살펴보면 다음과 같다.

Lance drill 혹은 round drill을 사용하여 피질골(cortical bone)을 뚫어서 implant 식립 위치를 정한다. 드릴 속도는 800~1200rpm으로 한다. 드릴링 과정에서 느낌으로 피질골의 두께와 골밀도를 가늠할 수 있다(그림 2-20 a,b).

드릴의 길이는 fixture의 호칭치수와 동일한 길이를 선택한다. Fixture를 얕게 식립하고자 할 때는 laser marking의 상단까지 드릴링한다. Fixture를 깊게 식립하고자 할 때는 stopper의 끝단까지 드릴링하며, 인접치아가 장애가 될 경우에는 drill extension을 연결하여 사용한다.

구치부에서는 long stopper drill을 사용할 경우 drill extension 연결없이 시술이 가능하며, 무치악이나 인접치아가 없을 경우에는 short stopper drill을 사용하면 편리하다. 드릴링시 회전속도는 골밀도에 따라

800~1200rpm 범위에서 술자가 선택하여 사용하며, 마찰열 발생 억제를 위해 충분한 식염수를 펌프하듯이 뿌려주며 드릴링을 한다(그림2-21).

Ø2.0mm 드릴링 후 구멍 깊이와 바닥의 상태를 확인한다.
Laser marking은 하단이 기준선이며, 길이 구분을 용이하게 하기 위하여 10mm와 13mm의 marking 선은 굵은 선으로 표시되어 있다(그림 2-22).

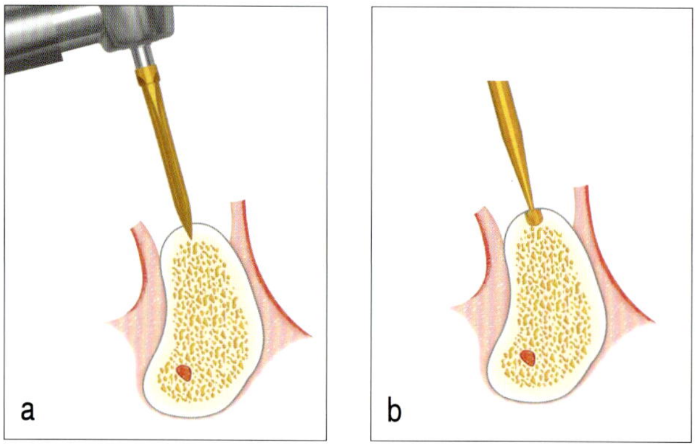

그림 2-20 a,b. Guide drill

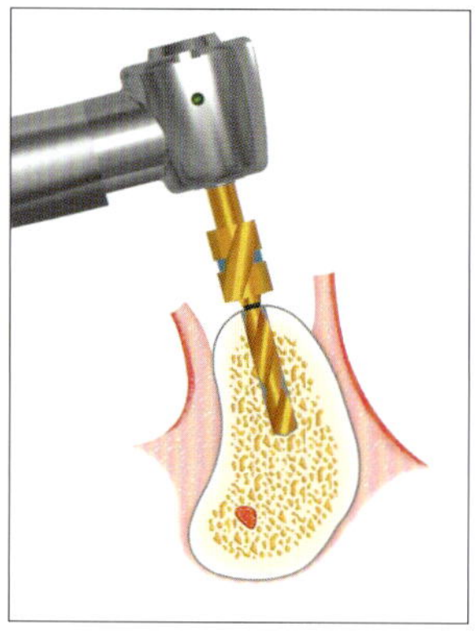
그림 2-21 Ø2.0mm twist drill

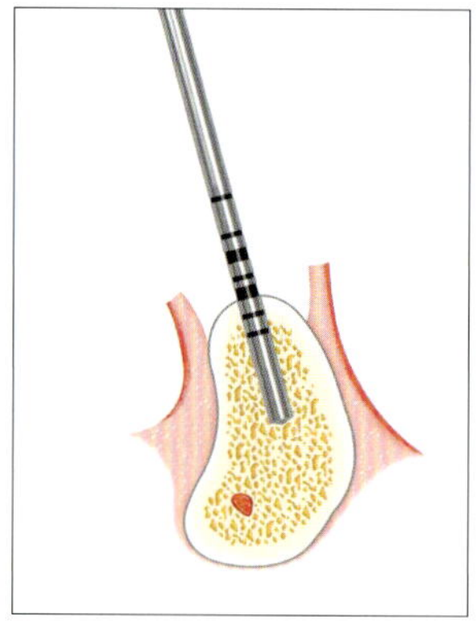
그림 2-22 Depth gauge

구멍의 위치와 방향이 정확한지 확인하기 위한 용도로 parallel pin을 삽입한 후 대합치와의 교합관계를 확인하기도 한다. Ø2.0mm 드릴링 후에는 직경이 작은 쪽(Ø2.0)을 구멍에 삽입하고, Ø3.0mm 드릴링 후에는 직경이 큰 쪽(Ø3.0)을 구멍에 삽입하여 사용한다. 중간부분의 직경이 Ø4, Ø5, Ø6이 있어 fixture 최종 식립 후의 위치 관계를 가늠할 수 있다. Ø4는 하악 중절치나 측절치 시술시에, Ø5는 상악의 측절치, 견치, 소구치 그리고 하악의 견치 및 소구치에, Ø6은 상악의 중절치 및 상•하악의 대구치에 주로 사용한다.
길이는 8.0mm, 10mm로 수술 중 구멍에 넣고 X-ray를 찍어 식립깊이를 정할 때에 사용된다(그림 2-23).

Pilot drill은 Ø2.0/3.0을 사용한다.
다음 단계 드릴의 진입을 쉽게 하며 방향이 바뀌는 것을 막아주기 위해 피질골을 넓히는 용도로 사용한다. Long shank design으로 extension을 연결하지 않아도 인접치아의 장애 없이 드릴링이 가능하다. 드릴링 깊이는 laser marking된 부분까지 드릴링한다. 회전속도는 골질에 따라 800~1200rpm 내에서 사용한다(그림 2-24).

중간 드릴링 과정으로 Ø3.0 drill 을 사용한다.
드릴의 길이, 드릴링 깊이, stopper의 길이 선택, drill extension 사용 기준, 회전속도, 식염수 pumping motion 사용 등은 Ø2.0 드릴링시와 동일하다(그림 2-25).

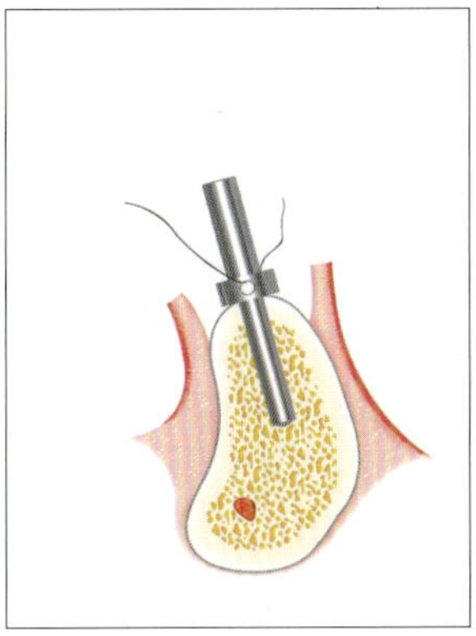

그림 2-23 Parallel pin

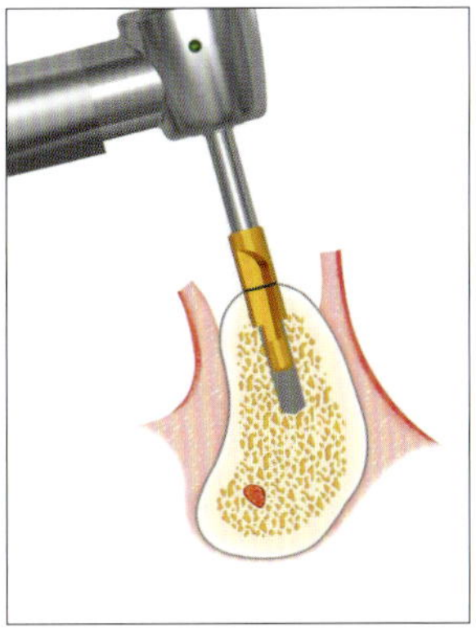

그림 2-24 Ø2.0/Ø3.0 pilot drill

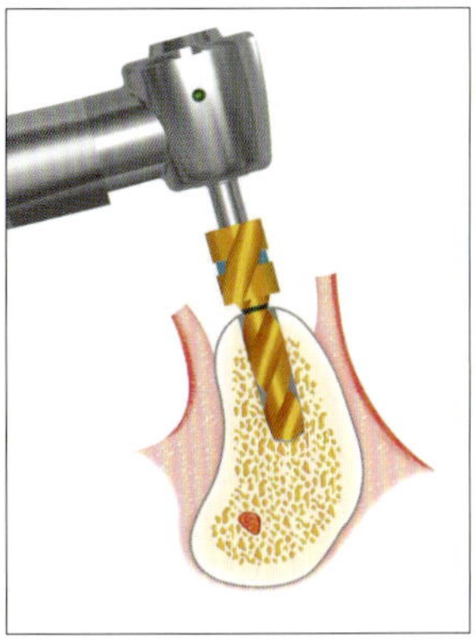

그림 2-25 Ø3.0 twist drill

최종 드릴링은 Ø3.6 drill을 fixture 치수와 동일하게 full depth로 한다.

Hanaro kit의 마지막 드릴은 marking drill(L:11.5mm,15mm)로 구성되어 있으므로, 최종 드릴링 전에 fixture 치수와 동일한 marking 선을 고려하여 시술한다. 드릴의 길이, 드릴링 깊이, stopper의 길이 선택, drill extension 사용 기준, 회전속도, 식염수의 펌프식 사용 등은 Ø2.0 드릴링시와 동일하다(그림 2-26).

일반적인 경우 생략할 수 있지만 fixture를 smooth collar까지 골내로 깊이 심을 경우 laser marking의 하단까지 countersinking을 시행한다. Countersink의 날 부분은 fixture의 collar 부분과 동일한 형상이다.

권장 회전속도는 800~1200rpm이며, 충분한 식염수를 펌프질하듯 공급하면서 시행한다(그림 2-27).

골밀도가 D1인 경우는 tapping을 행하며, D2인 경우에는 술자의 판단에 따라 행한다. D3 및 D4 bone의 경우 생략한다. 토크렌치로 tapping을 하는 것을 권장하며, 필요에 따라 마운트 드라이버를 사용하여 엔진으로 tapping을 할 수도 있다. 엔진 사용 시의 tapping 속도는 20rpm 이하로 하고, tap이 bone에 끼어 멈출 경우 hand tapping을 시행한다(그림 2-28).

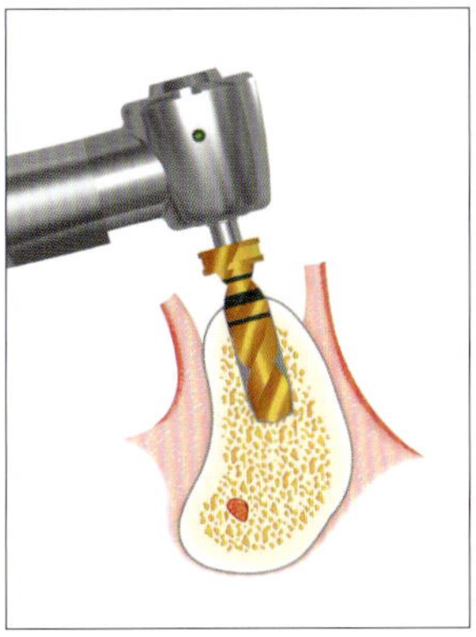

그림 2-26 Ø3.6 twist drill

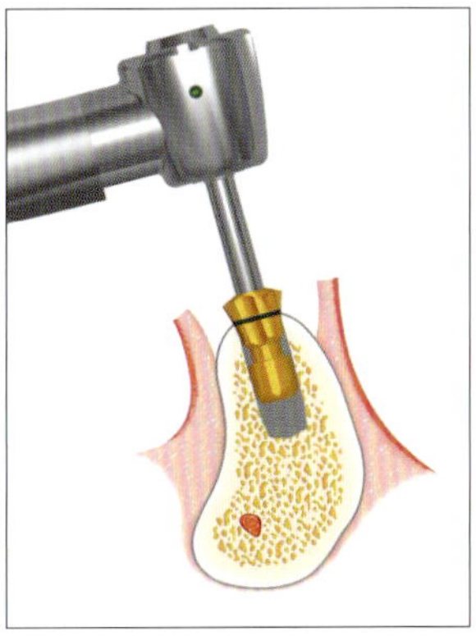

그림 2-27 Ø4.1/Ø4.8 countersink

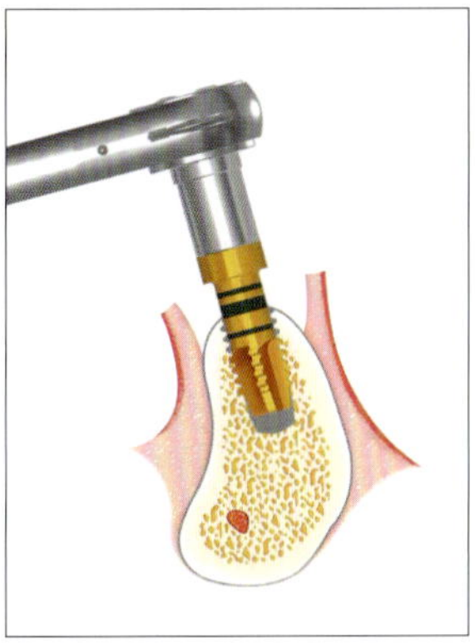

그림 2-28 Ø4.1 Surgical tap

Pre-mounted 제품은 fixture mount에 mount driver를 연결하여 fixture를 꺼낸다.
마운트가 되어있지 않은 제품은 fixture만 앰플에 들어 있는 상태이므로 fixture mount를 별도로 조립하고 마운트 드라이버를 연결한 후 fixture를 꺼낸다(mount screw 체결 시 권장 토크는 : 6~8Ncm). Fixture를 구강내로 이동할 때에는 fixture가 떨어지지 않도록 그림과 같이 fixture를 위로하여 이동한다(그림 2-29).

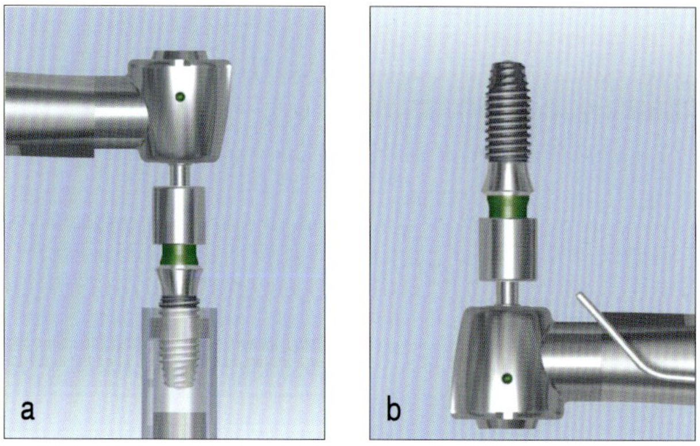

그림 2-29 a,b. 앰플에서 fixture 분리(pre-mounted, 마운트되어있지 않음)

Fixture를 마운트 드라이버에 연결하여 엔진으로 식립하고(15~20rpm), 마무리는 토크렌치로 한다. 토크렌치로 fixture를 식립할 때에는 over torque가 가해지지 않도록 주의하여야 한다. 만약 식립 시 너무 강한 힘이 걸리면 fixture를 돌려 빼내고 추가로 골을 삭제하고 재식립을 시도한다.
길이 연장이 필요한 경우에는 drill extension 또는 mount extension을 연결하여 사용한다.

주의 : 식립 토크가 55Ncm 이상일 경우 과도한 압력에 의해 bone necrosis가 발생할 수 있으며 mount가 분리되지 않을 수도 있다(그림 2-30).

먼저 1.2 hex 핸드 드라이버를 이용하여 마운트 스크류를 분리한다. 이때 스크류가 분리되지 않으면 1.2 토크렌치를 사용하거나, 1.2 machine driver와 핸드피스를 사용하면 스크류를 보다 쉽게 분리할 수 있다. Fixture의 초기고정이 좋지 않을 때는 마운트 스크류를 풀 때 fixture가 따라 도는 것을 방지하기 위해 오픈 렌치로 mount octa를 잡고 스크류를 풀어야 한다.
마운트 스크류 분리 후 마운트가 분리되지 않을 경우에는 오픈 렌치를 끼우고 역방향(반 시계방향)으로 돌려 제거를 시도하거나 removal tool을 사용하여 분리한다(그림 2-31 a,b).

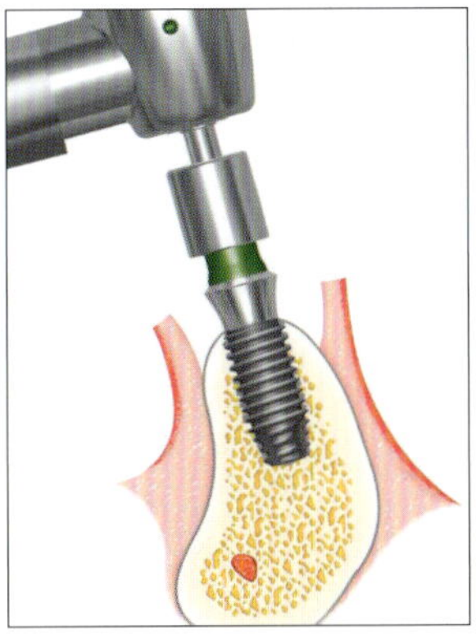

그림 2-30 4.1 fixture 식립 (pre-mounted)

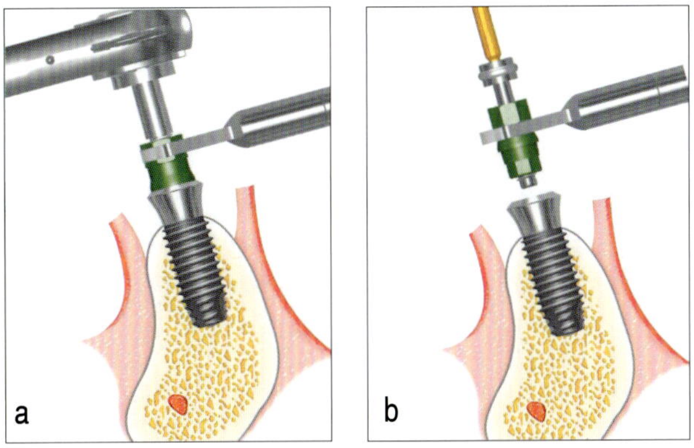

그림 2-31 a,b. Fixture mount 분리

Fixture 앰플 뚜껑에 있는 커버 스크류를 1.2 hex 드라이버로 연결하여 꺼낸다. 이때 나사산에 바세린을 바르면 유지력이 증가된다. 드라이버에서 커버 스크류가 떨어질 수 있으므로 커버 스크류를 거꾸로 해서 구강내로 이동하여야 하며 cover screw를 5~8Ncm로 고정한다(그림 2-32).

4-0 silk나 nylon으로 치은을 봉합한다(그림 2-33).

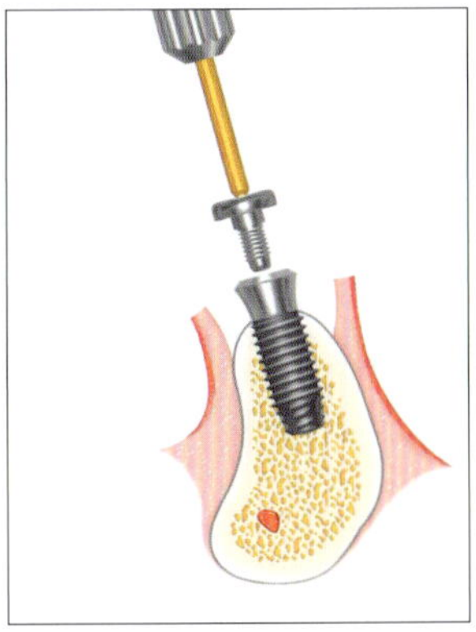

그림 2-32 커버 스크류 체결

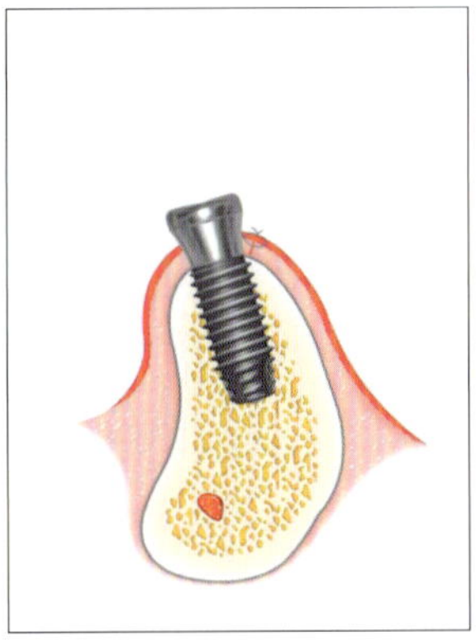

그림 2-33 봉합

제 3 장

골유착 Implant의 구성

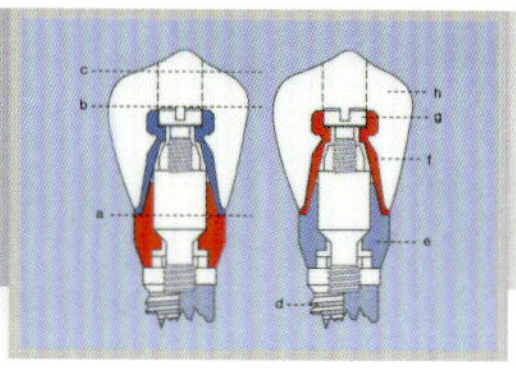

Implant 치료를 성공적으로 이끌기 위해서는 implant 보철물을 이루고 있는 구조물의 구성과 형태 및 특징, 개별적인 기능 등을 이해하는 것이 필요하다.

1. Fixture

치과 implant fixture는 fixture와 abutment간의 연결 방식에 따라 external hexagon connection type과 internal connection type으로 분류할 수 있다. 또한, implant의 식립방식에 따라 fixture 식립부터 보철물 완성까지 두 번에 걸쳐 수술을 하는 2회 수술법(two stage type)과 수술을 한번만 하는 1회 수술법(one stage type)으로 구분해 볼 수 있다.

아울러 fixture를 점막 내부에 완전히 묻어버리는 submerged type(그림 3-1 a)과 fixture의 일부를 치은선 외부로 노출시키는 non submerged type(그림 3-1 b)으로 구분한다.

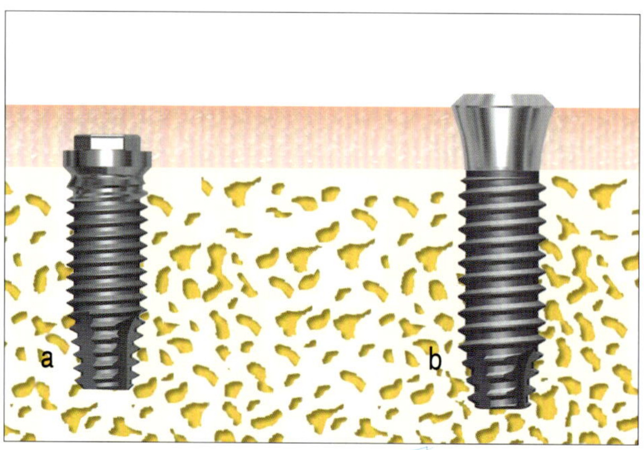

그림 3-1 a. Submerged type fixture b. Non submerged type fixture

2. 덮개나사(cover screw)

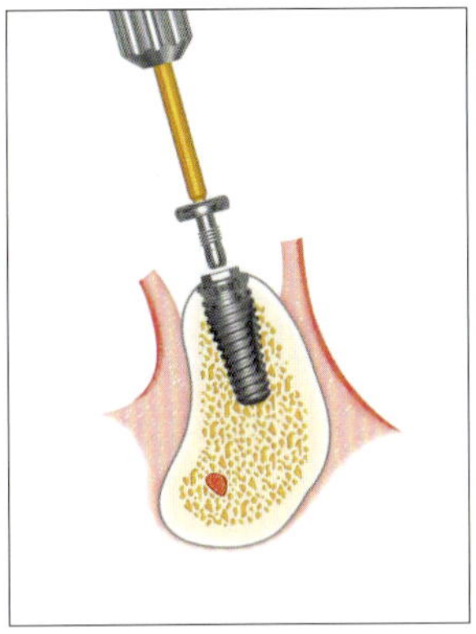

Fixture 식립후 fixture와 지대주가 접합되는 부위에 골침범을 방지하기 위해 fixture 상부를 닫아주는 cap이다(그림 3-2).

그림3-2 Cover screw

3. 치유지대주(healing abutment)

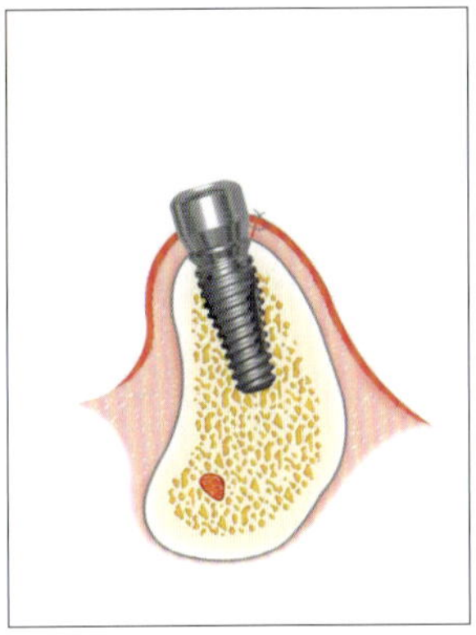

지대주는 fixture와 상부구조의 연결통로를 형성하며 지대주 주위의 각화치은을 확보하고 심미적인 치은형태로 치유를 유도하며 인접치간 치간유두 확보 등을 위하여 사용한다.

2차 수술을 시행하여 커버 스크류를 분리하고 치유지대주를 결합시킨다.
길이는 치은연보다 1.0~2.0mm정도 긴 것을 사용하여 치은연 위로 노출시켜야 하며 1회법으로 수술한 implant에서도 fixture에 결합한 덮개나사가 치은에 묻힐 경우 치유지대주를 사용한다(그림 3-3).

그림3-3 Healing abutment

4. 지대주(abutment)

지대주는 fixture와 결합하여 상부구조의 형태와 심미성을 확보하는 기반이 된다. 3층 구조에서는 중간구조가 되며, 2층 구조에서는 치관과 일체형이 된다.

상부구조의 형태와 방식(고정성, 가철성)은 진단과 치료계획에서 결정되지만 지대주는 주로 보철과정에서 선택된다. 적절한 지대주의 선택은 가장 기능적이고 심미적인 상부구조물을 제작할 수 있는 중요한 요건이 된다.

1) 지대주 선택시 고려해야 할 사항

① 식립되어 있는 fixture와 접합부가 동일한 지대주를 선택한다.
② 점막의 두께와 높이에 따라 지대주의 collar 높이를 선택한다.
③ Fixture의 식립각도와 인접치와의 수평적 거리를 고려하여 angled 지대주를 사용하거나 UCLA 지대주를 맞춤 지대주로 전환해야 할지를 결정하여야 한다.
④ 단일치 보철에서는 회전방지 구조가 있는 지대주를 사용해야 하고 각도가 서로 다른 크라운이 하나의 브릿지로 연결될 때에는 회전구조각이 없는 지대주를 선택한다.
⑤ 상부구조의 고정방식(나사고정, 시멘트고정)과 주조금속에 따라 적용 가능한 지대주를 선택한다(주조금속이 귀금속일 때에는 귀금속 지대주를, 비귀금속일 때에는 플라스틱 지대주를 사용해야 한다).
⑥ 지대주는 심미적인 보철의 기반이 되므로 인접치은의 형태와 높이, 치간유두의 유무에 따라 그 크기와 형태를 선택하여야 한다.
⑦ 환자의 심미적 요구정도에 맞춰 산화지르코늄, 세라믹, 산화알루미늄, customized ceramic like abutment 등의 지대주를 선택할 수 있으며 대합치와의 악간거리를 고려하여 선택한다.

지대주의 선택은 치료실에서 구강상태의 확인으로 이루어지지만 다각적인 점검이 필요한 경우, 작업모형을 교합기에 장착하여 선택하는 것이 보다 효과적이다. 따라서 전체적인 implant system을 이해하고 있어야 하며 경우에 따라 응용과 호환이 가능한지를 파악하고 있어야 한다.

주의 : gold 지대주의 용융점은 1,450℃~1,500℃이다.
주조금속은 지대주의 용융점보다 최소 200℃이상 낮아야 한다.

2) 식립각도

상악 전치부에 식립된 fixture의 대부분은 순측의 vestibular deepening으로 인해 labioversion하게 식립되는 경우가 많다. 이러한 경우에는 angled abutment의 사용여부를 생각해 볼 수 있다.

Angled abutment의 각도는 각 implant system에 따라 15°에서 25°까지 있으며 각도를 형성해주는 위치(internal connection, external hexagon connection)는 implant system에 따라 6개와 12개의 position으로 이루어져 있다.

12개의 position을 갖는 system은 30°씩 회전시켜 가면서 위치를 정할 수 있으므로 6개의 position을 갖는 system 보다 정확한 각도 선정면에서 유리하다.

15° 이하의 각도에서는 주로 시멘트 고정방식으로 사용되는 지대주를 밀링하여 각도를 조정하고, 30° 이상에서는 UCLA abutment를 기공과정을 통해 맞춤 지대주로 제작하여 각도를 조정할 수 있다.

3) 점막의 높이(mucosa depth)

Fixture 상부에서 치은연까지를 높이라 하며 fixture 상부에서 순 · 협 치은까지를 두께라 한다. 심미를 요구하는 전치부 보철에서 변연은 일반적으로 치은연하 1~1.5mm 정도에 위치시킨다. Implant 보철에서는 점막의 높이에 따라 지대주를 선택하여 적절한 변연의 위치를 결정하게 된다.

(1) 점막의 높이가 큰 경우

점막의 높이가 5mm 이상일 경우, 지대주 선택방법을 다음과 같이 적용할 수 있다.

① Gingival collar가 높은 시멘트 고정방식의 지대주를 선택한다.
심미수복을 위한 전치부 보철에서 emergence profile형태를 얻기 어려우며 지대주의 변연이 너무 깊은 곳에 위치하게 되면 보철물 셋팅후 시멘트 제거가 어려운 단점이 있다. UCLA abutment에 기공과정을 통해 출현윤곽(emergence profile)을 확보하여 변연위치를 설정한 다음 맞춤 시멘트 고정방식의 지대주로 제작한다. 단일 치관일 경우에는 기공과정을 통해 출현윤곽을 형성하여 나사고정방식으로 제작할 수 있다.

② Fixture에 abutment를 결합하고 cylinder와 상부구조를 일체형으로 제작한다.
주로 bar를 이용한 overdenture 또는 internal connection type fixture를 식립하여 여러 개의 implant를 하나의 bridge로 연결하는 상부구조의 경우, external hexagon type으로 전환하여 bone anchored hybrid에 주로 적용하며 심미수복을 위한 전치부 보철에서는 emergence profile형태를 얻기가 어렵다.

(2)점막의 높이가 낮은 경우

Gingival height가 1mm이하인 경우, 지대주의 collar가 노출되거나 비춰 보이게 된다. UCLA abutment는 fixture 바로 위에서부터 변연을 설정할 수 있는 장점이 있으나 일부 implant회사에서는 internal connection system에 적용하는 UCLA abutment가 없다는 것을 알고 있어야 한다.

4) 지대주의 재질

지대주의 재질은 귀금속과 티타늄 등이 있으며 심미보철을 위해 산화지르코늄, ceramic, 산화알루미늄, customized ceramic like abutment 등이 있으며 비귀금속 주조를 위한 플라스틱 지대주와 임시치관 제작에 사용하는 비귀금속 지대주가 있다.

5) 악간공간과 지대주의 높이

Implant 보철에서 크라운을 제작할 수 있는 최소한의 악간 공간은 약 3.8~4.0mm이다.
Abutment의 collar 높이는 점막의 높이에 따라 선택이 가능하지만 나사의 높이는 제한되어 있기 때문이다. 따라서 악간 공간을 얻지 못할 시에는 진단과정에서 대합치의 선택삭제나 보철치료를 통해 공간을 확보하는 설계가 이루어져야 한다.

Internal connection type중 가장 낮은 solid abutment의 높이가 4.0mm인 것도 cement 유지 고정에 필요한 최소한의 높이이기 때문이다.

지대주의 종류	나사 체결 후 나사의 높이
① Cemented abutment	3.7mm
② Angled abutment	external : 3.7mm internal : 1.0mm
③ UCLA abutment	3.7mm
④ Esthetic abutment	7.3mm
⑤ Esthetic-low abutment	5.5mm
⑥ Standard abutment	6.3mm
⑦ O-ring abutment	3.35mm
⑧ Octa abutment	3.7mm
⑨ ComOcta abutment	1.8mm
⑩ ComOcta plus abutment	1.8mm
⑪ Hanaro mount abutment	1.8mm
⑫ Transfer abutment	3.65mm
⑬ Freeform abutment	3.5mm
⑭ Goldcast abutment	2.9mm
⑮ Convertible abutment	3.2mm

*** 지대주의 높이**

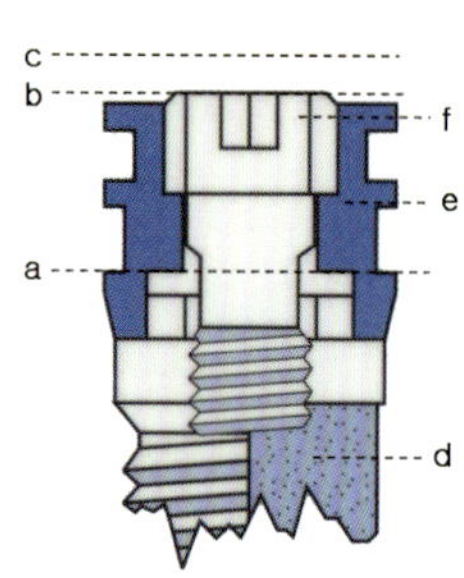

(1) UCLA abutment

a. Collar height – 점막두께에 따라 높이조정 가능

b. Screw height – 3.5mm, 변경할 수 없는 높이

c. Screw 윗부분의 보철물 높이 – 0.5mm

a+b+c=최소 높이 4.0mm

d. Fixture

e. Abutment

f. Abutment screw

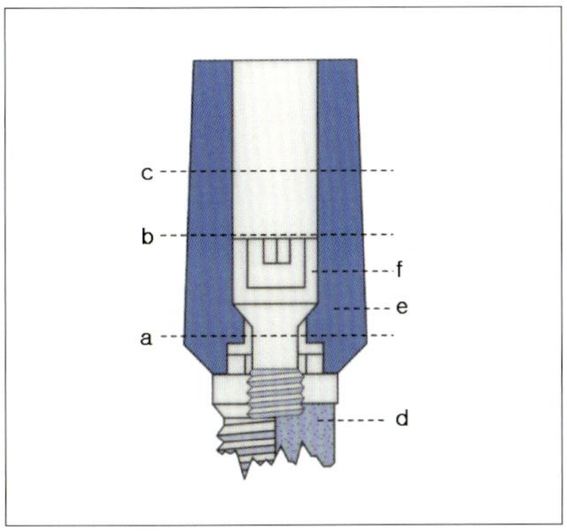

(2) Cemented abutment

a. Collar height - 점막두께에 따라 높이조정 가능
b. Screw height - 3.5mm, 변경할 수 없는 높이
c. Inner crown의 높이 - 4.0mm 이상
 a+c=outer crown이 들어갈 inner crown의 최소 높이 4.0mm 이상
d. Fixture
e. Abutment
f. Abutment screw

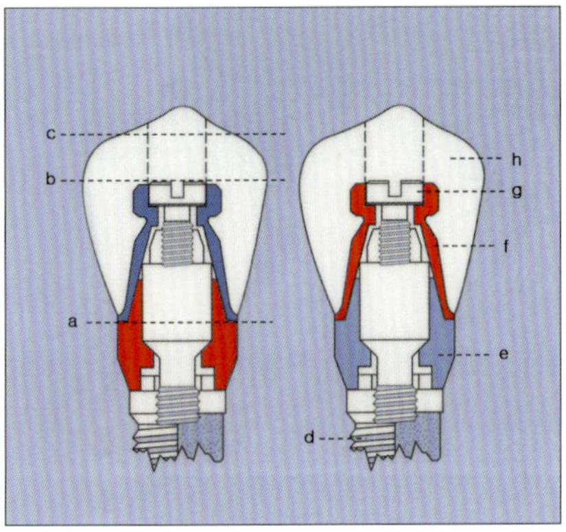

(3) Conical abutment

a. Collar height - 최소 1.0mm, 점막두께에 따라 높이조정 가능
b. Gold cylinder screw height - 5.5mm, 변경할 수 없는 높이
c. Screw 윗부분의 보철물 높이 - 0.5mm
 a+b+c=최소 7.0mm
d. Fixture
e. Abutment
f. Cylinder
g. Cylinder screw
h. Crown

6) External hexagon connection fixture에 사용하는 지대주의 종류

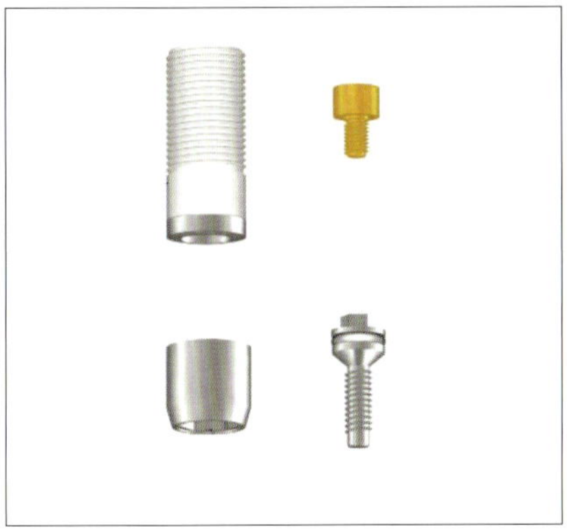

(1) Standard abutment

보철물을 나사로 고정하는 지대주로 주로 무치악에서 다수의 지대주를 하나로 연결하여 사용하는 지대주이다. 지대주의 collar 높이는 3, 4, 5.5, 7, 8.5mm가 있으며 치은의 두께에 따라 선택하여 사용한다.

상부구조와 일체형이 되는 cylinder의 collar 높이는 1mm로 일정하고 지대주 나사 조임 토크는 30Ncm, cylinder titanium screw는 20Ncm, cylinder gold screw는 10Ncm 이다.

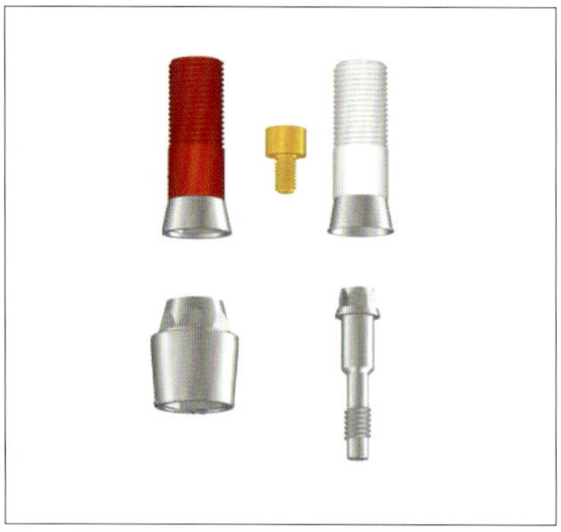

(2) Esthetic abutment

보철물을 나사로 고정하는 지대주로 지대주의 conical 부위가 15° 로 경사져 있어 path를 30° 까지 보정할 수 있으며 지대주와 cylinder 간의 접촉면적이 넓어 측방압에 대한 내구성이 좋은 장점이 있는 반면 cylinder의 높이로 인하여 대합치와의 간격이 7.5mm 이상일 때만 사용 가능하다는 단점이 있다. Collar의 높이는 1, 2, 3, 4mm로 치은 높이에 따라 선택한다.

Cylinder는 hex와 non hex가 있으며 cylinder screw는 gold, titanium이 있고 일반적으로 driver hole은 hex로 되어있는 것을 사용하지만 교합관계가 긴밀한 경우 slot을 사용한다.

지대주의 조임 토크는 30Ncm이고 cylinder titanium screw는 20Ncm, cylinder gold screw는 10Ncm이다.

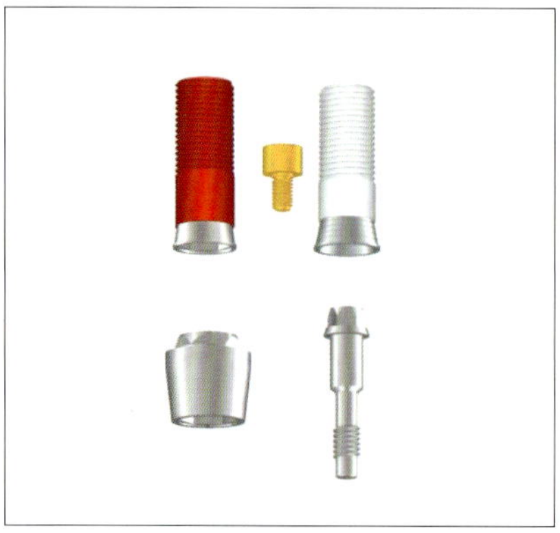

(3) Esthetic-low abutment

보철물을 나사로 고정하는 지대주로 conical 부위의 높이가 1.8mm이고 교합간격이 5.7mm까지 보철이 가능하며 conical 부위가 24° 로 경사져 있어 path를 48° 까지 보정할 수 있다.

Cylinder는 hex 와 non hex가 있으며 cylinder screw는 gold, titanium이 있고 일반적으로 driver hole은 hex로 되어있는 것을 사용하지만 교합관계가 긴밀한 경우 slot을 사용한다. 지대주 조임 토크는 30Ncm이고, cylinder titanium screw는 20Ncm, cylinder gold screw는 10Ncm이다.

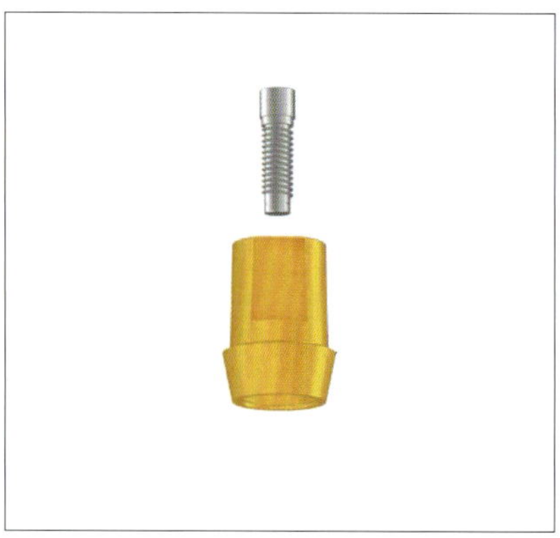

(4) Cemented abutment

Inner crown의 형태가 갖추어져 있으며 보철물을 치과용 시멘트로 고정하는 지대주로 fixture와 연결부는 hex이며 지대주 나사 조임 토크는 30Ncm이다.

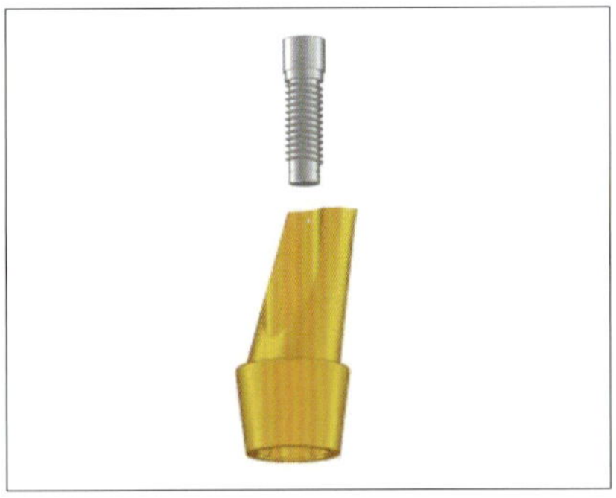

(5) Angled abutment

치과용 시멘트로 고정하는 지대주로 fixture와의 연결 부위는 원주 방향의 re-positioning이 가능해야 하므로 hex만 있다. 각도조정이 편리하도록 double hexagon으로 구성되어 있고 지대주가 기울어진 각도에 따라 15°에서 25°까지 있으며 지대주 나사 조임 토크는 30Ncm이다.

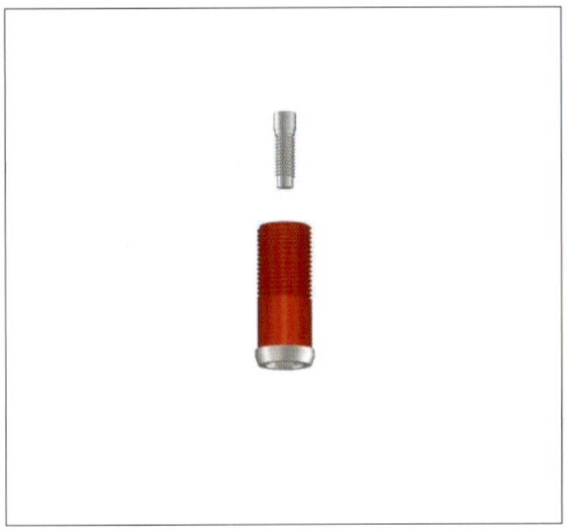

(6) UCLA abutment

지대주와 크라운을 일체형으로 제작하여 나사로 고정하는 2층 구조와 지대주에 wax up, milling 등을 통해 inner crown을 제작하여 나사로 fixture에 고정하고 outer crown을 제작하여 치과용 시멘트로 고정하는 3층 구조로 사용할 수 있다. 대합치와의 높이가 최대 4mm까지 나사고정 방식의 보철물 제작이 가능한 장점이 있다.

Fixture와의 연결부는 hex와 non hex가 있으며 나사 조임 토크는 30Ncm이다.

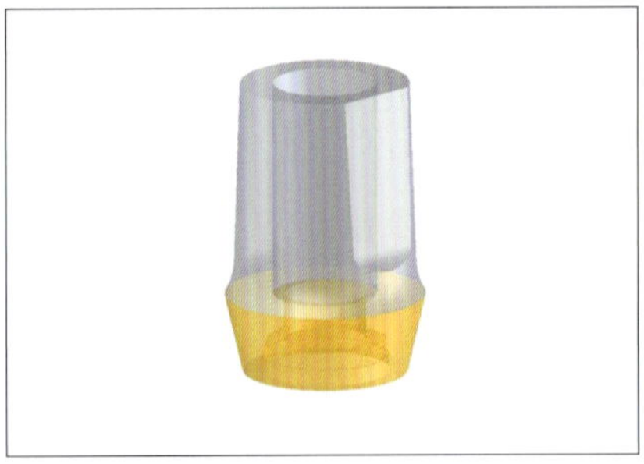

(7) ER(Easy Retrievable) abutment

복합고정에 사용하는 지대주로 60° 이상의 삽입과 철거의 각도를 부여하고 회전각은 2° 이하이며 회전저항은 128.0Ncm이다. Inner crown의 높이는 4.0, 5.5, 7.0mm가 있으며, 지대주 나사조임 토크는 30Ncm이다. 복합고정방식에 사용하는 abutment는 UCLA EZ post와 conical EZ post가 있으며 non hex 구조이다.

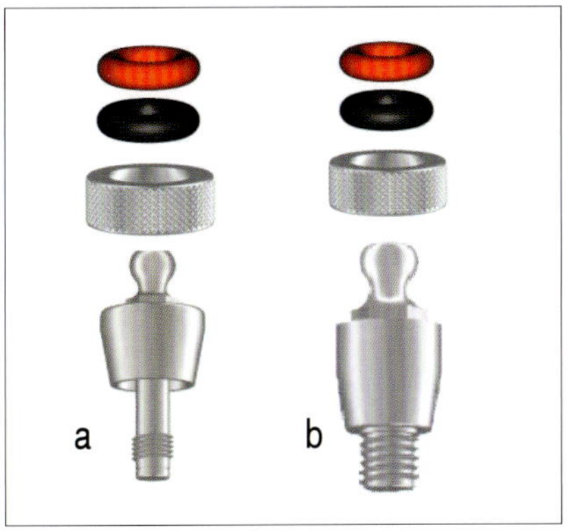

(8) O-ring attachment abutment

Tissue supported overdenture 제작시 사용되며 fixture에 나사로 고정하는 지대주이다.

External hexagon connection fixture용(a)과 internal connection fixture용(b)이 있다. 지대주에 attachment patrix가 부착되어 있으며 ball attachment matrix도 적용이 가능하다. 지대주 조임 토크는 30Ncm이고 전용 driver가 있다.

7) Intenal connection fixture에 사용하는 지대주의 종류

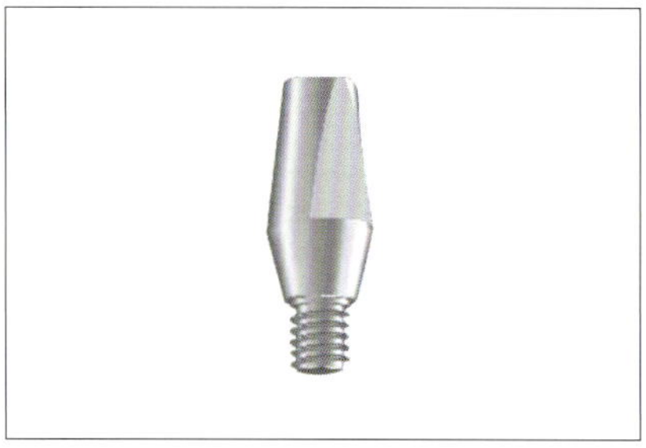

(1) Solid abutment

치과용 시멘트로 보철물을 고정하는 지대주로서 지대주와 나사가 일체형이다. Fixture에 체결할 때마다 공학적인 공차에 의해 원주의 방향이 달라지므로 fixture에 완전체결 후 outer crown을 제작해야 한다. 지대주의 조임 토크는 30Ncm이다.

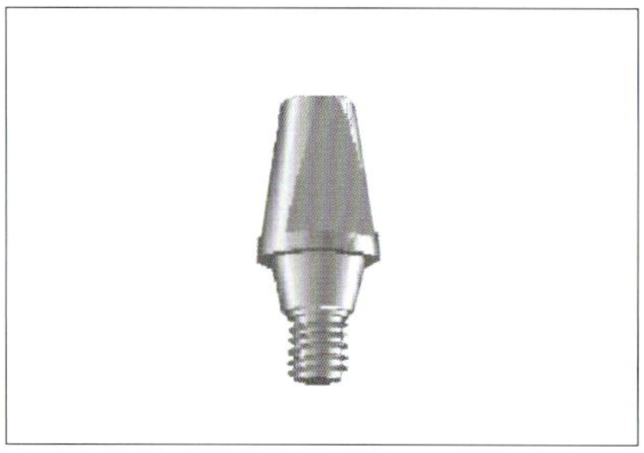

(2) Excellent solid abutment

Solid abutment에서 체적을 키운 지대주로 excellent abutment는 wing이 있다. Fixture에 안착시 morse taper 부위에 항상 접촉되게 하기 위하여 wing과 fixture의 45° 경사부 사이에 0.001~0.1mm gap이 항상 존재하게 설계되어 있으며 지대주의 조임 토크는 30Ncm이다.

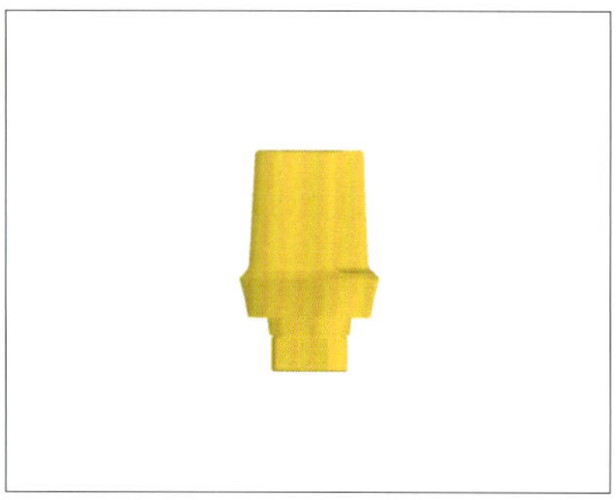

(3) ComOcta plus abutment

시멘트 고정 방식의 지대주로 outer crown과 접합되는 margin이 지대주상에 형성되어 있다. Fixture가 치은 깊은 하방에 위치하고 있을 때 사용하며 margin의 높이를 조정하기 위한 지대주이다. Wing은 있으나 ComOcta abutment와는 다르게 morse taper 부위는 항상 떨어지고 wing과 fixture의 45° 경사부가 항상 contact되게 설계되어 있다. 지대주 나사 조임 토크는 30Ncm이다.

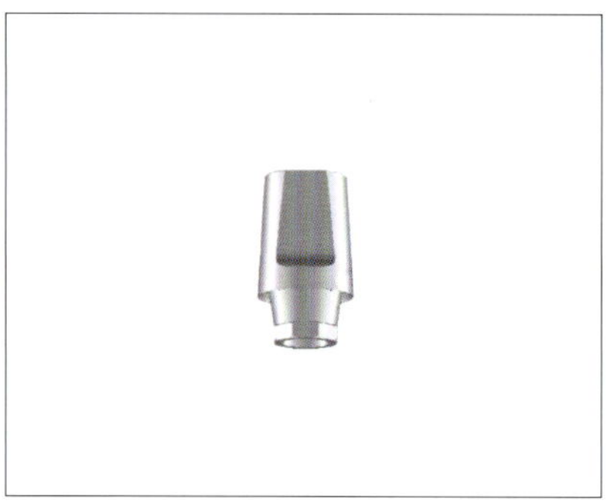

(4) ComOcta abutment

시멘트로 보철물을 고정한다. 지대주와 나사가 분리되어 있어 지대주를 reposition시키는 것이 가능하여 fixture level에서 인상채득하여 기공과정에서 지대주의 높이와 삽입로 조정이 가능하다. 지대주 하방에는 reposition이 가능하도록 octagon이 형성되어 있다. 지대주에 wing이 있으며 fixture의 45° 경사부 사이에 0.01~0.1mm의 gap이 항상 존재하게 설계되어 있다. 나사 조임 토크는 30Ncm이다.

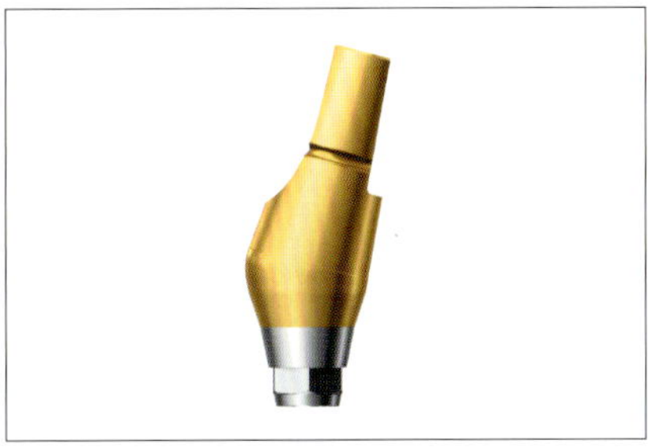

(5) Angled abutment

Hex와 non hex가 있으며 external hexagon connection fixture와 internal connection fixture용이 있다. 시멘트에 의해 보철물을 고정하는 지대주이며 지대주가 기울어진 각도는 15°에서 20°까지 있다. 나사 조임 토크는 30Ncm이다.

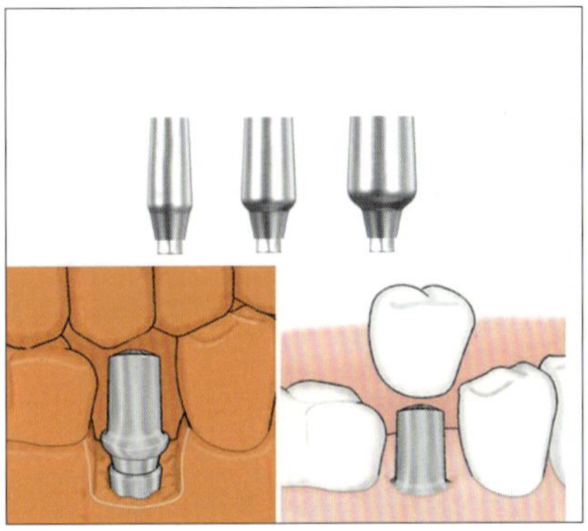

(6) Profile abutment

Hex와 non hex가 있으며 원통형으로 되어있고 inner crown의 형태로 milling하여 사용한다. 원통의 폭경은 4.5, 5.5, 7.0mm가 있다.

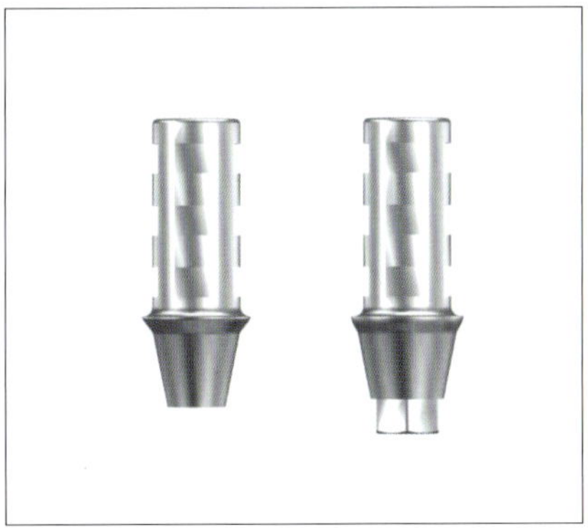

(7) Cast to abutment

Hex와 non hex가 있으며 지대주를 inner crown으로 전환하여 시멘트 고정방식(3층구조)으로 사용할 수 있다. crown을 지대주와 일체형(2층구조)으로 제작하여 나사로 고정할 수 있으며, 방향이 서로 다른 두 개 이상의 crown을 하나의 bridge로 연결하는 나사고정방식은 적용에 한계가 있다. Fixture와의 연결부는 직경이 3.5, 4.0, 4.5mm ST가 있다.

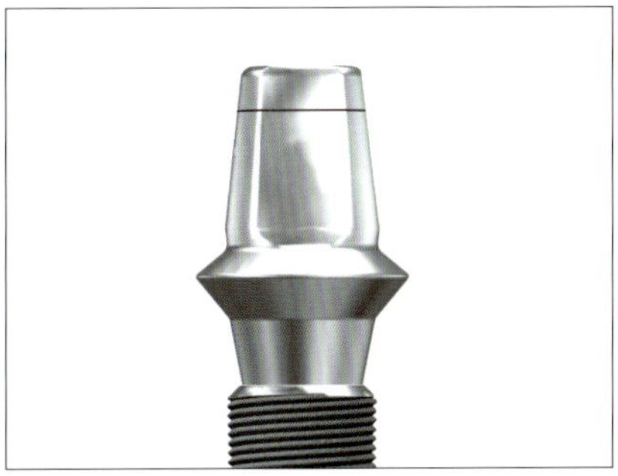

(8) Direct abutment

Inner crown의 형태가 형성되어 있으며 시멘트로 고정하는 지대주이다. Impression coping은 plastic으로 되어 있으며 collar의 폭경은 0.5, 1.0, 2.5, 4.0mm이고 fixture와 치은연과의 거리에 따라 적용가능 하도록 0.5, 1.25, 2.55, 3.85mm의 높이가 있다.

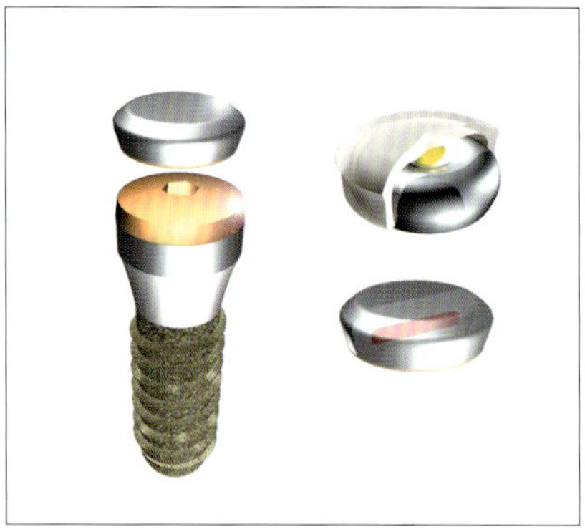

(9) Magnetic attachment abutment

지대주에 magnetic keeper가 부착 되어 있는 지대주로 피개의치에 사용하며 fixture와의 연결부 폭경은 3.75, 3.8, 4.0, 4.1, 4.5mm로 구성되어 있다.

유지력이 600gf 인 dome type과 유지력이 700gf이며 ball이 삽입되어 있어 수직으로 0.2mm, 좌우로 6° 의 움직임이 허용되는 cushion type이 있으며 유지력이 750gf 인 plate type이 있다. External hexagon connection fixture용과 internal connection fixture용이 있다.

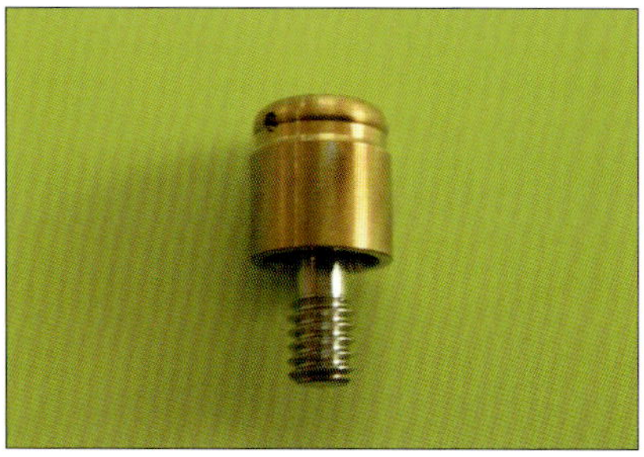

(10) Locator attachment abutment

Patrix가 부착된 지대주로 collar의 높이는 0.73, 2.0, 3.0, 4.0, 5.0 mm가 있다. External hexagon connection fixture용과 internal connection fixture용이 있다.

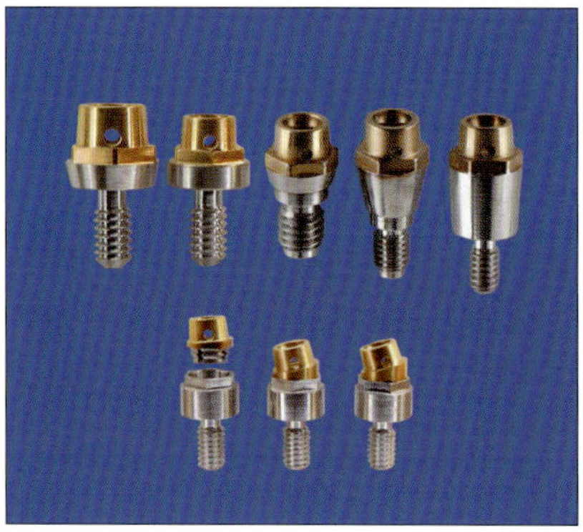

(11) ERA attachment abutment

Matrix가 부착된 attachment abutment이다. 각도에 따라 조정할 수 있는 angled가 있으며 external hexagon connection fixture용과 internal connection fixture용이 있다.

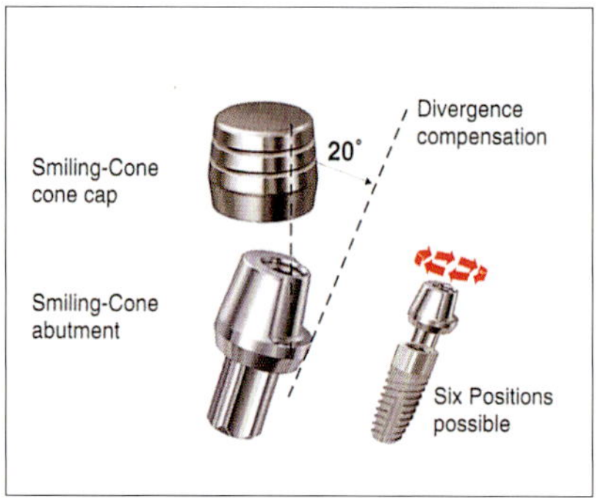

(12) Smiling Cone

Konus type과 유사한 attachment abutment로 fixture의 식립각도가 서로 다른 증례에서도 20° 까지 수동적 적합이 자유로우며 유지력 조절이 쉽다.

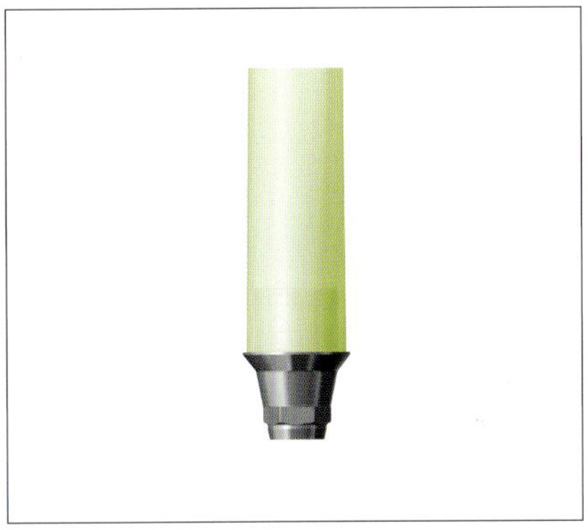

(13) Direct casting abutment

지대주와 crown을 일체형으로 제작하여 나사로 고정하는 나사고정방식과 지대주에 wax up, milling 등을 통해 inner crown으로 제작하여 나사로 fixture에 고정하고 outer crown을 제작하여 치과용 시멘트로 고정할 수 있다.

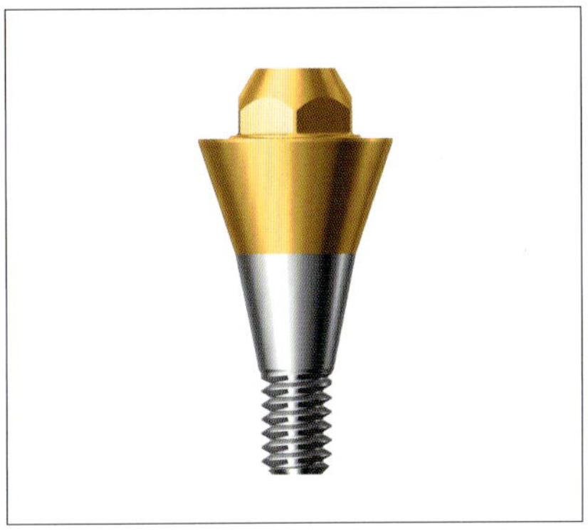

(14) Screw abutment

Internal connection fixture에 지대주를 체결하여 external hexagon type으로 전환 후 cylinder와 상부구조를 일체형으로 제작하여 나사로 고정하는 지대주이다.

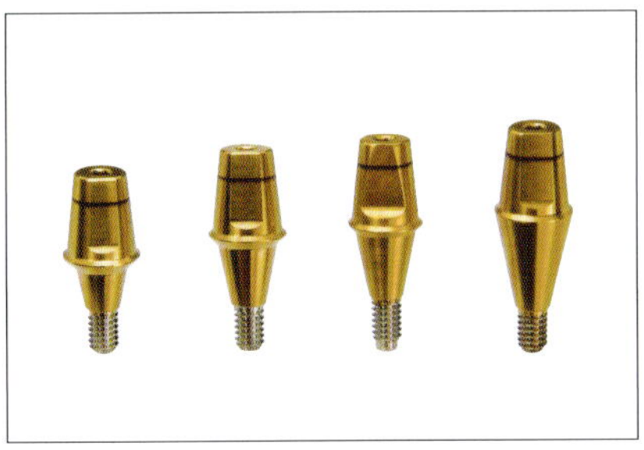

(15) Rigid abutment

Crown을 시멘트로 고정하는 지대주로 abutment 외부 경사는 6° 이며 tapered한 회전방지면이 있다. Abutment의 laser marking line은 최상단에서 1.5mm 하단에 있으며, 삭제시 한계 line인 driver hole의 1/2 위치이다.

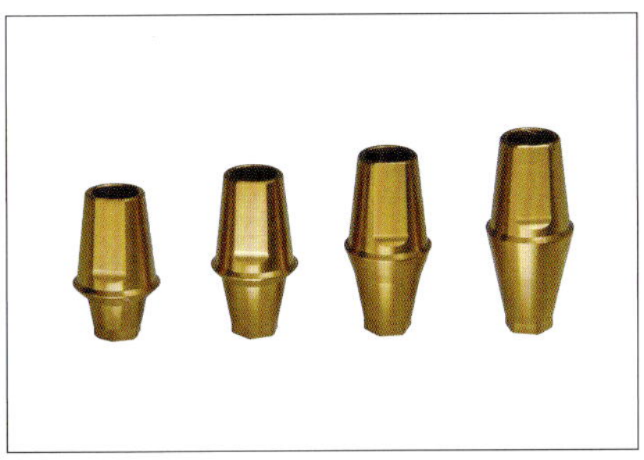

(16) Transfer abutment

Crown을 시멘트로 고정하는 지대주이다. Abutment의 외부 경사는 6° 이며 tapered한 회전방지면이 있고 hex와 최대 22° 까지 착탈이 가능한 non hex가 있다.

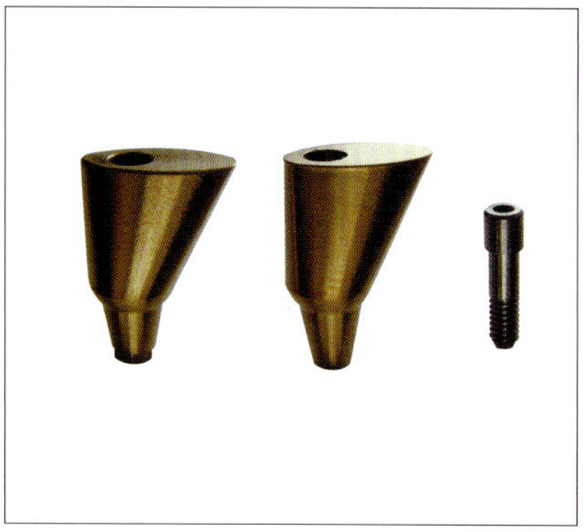

(17) Freeform abutment

25° 의 각도를 가지고 있어 식립된 fixture의 path 보정에 유리하다. 특히 큰 body 폭경으로 심미적인 margin의 재현과 다양한 체적의 custom abutment 제작이 유리하다. Hex와 착탈이 최대 22° 까지 가능한 non hex가 있다.

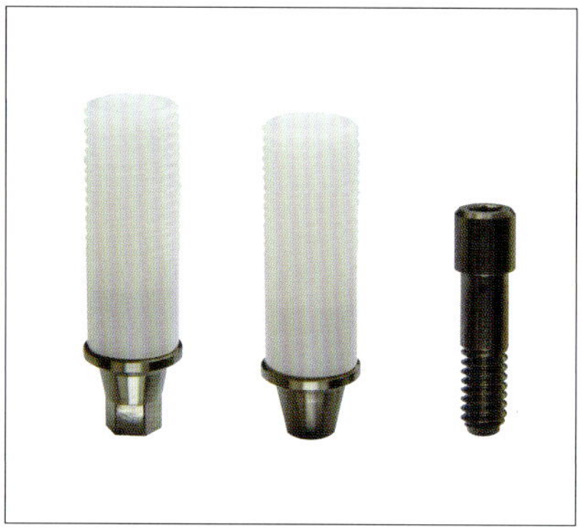

(18) Gold cast abutment

지대주와 크라운을 일체형(2층 구조)으로 제작하여 나사로 고정하는 나사고정방식과 지대주에 wax up, milling등을 통해 inner crown으로 제작하여 나사로 fixture에 고정하고 outer crown을 제작하여(3층 구조) 치과용 시멘트로 고정할 수 있다.

장점으로는 대합치와의 높이가 최소 3.8mm까지 나사고정 방식의 보철물 제작이 가능하다.

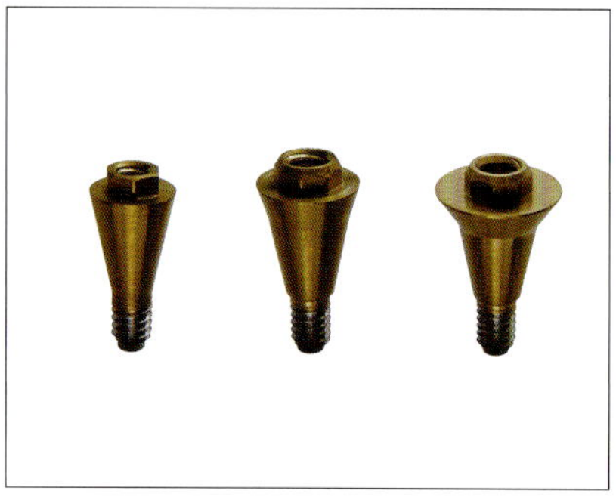

(19) Convertible abutment

Combination, combination angled, gold cast의 세가지 종류로 cylinder가 있어 cement type, screw type, combination type의 다양한 보철 술식이 가능하다.

Combination angled cylinder는 17° 의 각도를 가지고 있어 fixture의 path 보정에 유리하다.

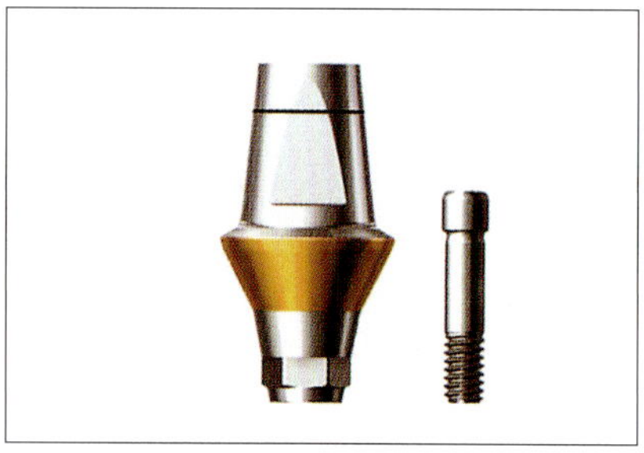

(20) Dual abutment

Inner crown의 형태가 형성되어 있으며 시멘트로 고정하는 지대주이다. Impressin coping은 plastic으로 되어 있으며 collar의 높이는 1.0, 2.0, 3.0, 4.5mm가 있다.

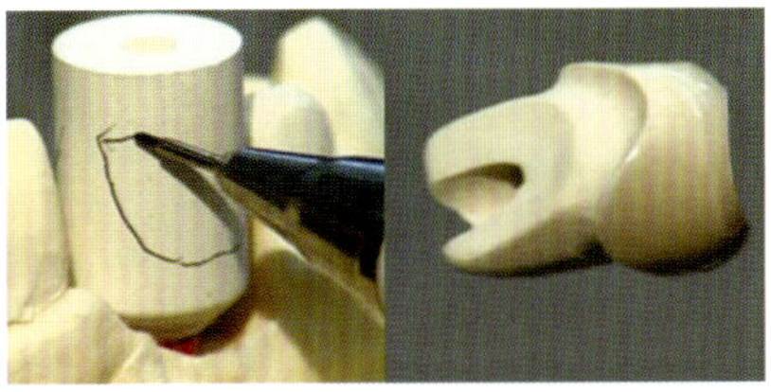

(21) Ceramic abutment

Ceramic으로 되어 있으며 심미를 위한 전치부 보철에 주로 사용한다.

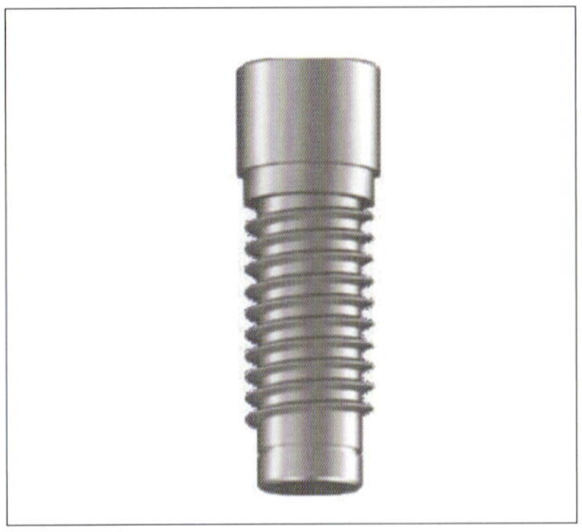

(22) Abutment screw

지대주를 fixture에 고정시켜주는 나사이다.

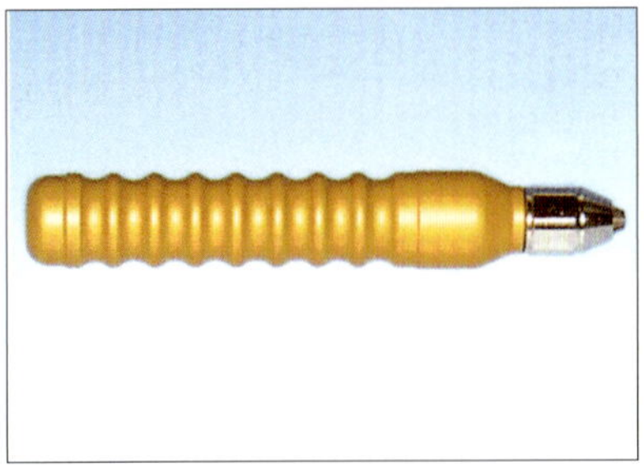

(23) Abutment grinding handle

Lab analog를 abutment grinding handle에 고정하고 그라인딩을 하면 안정된 조건에서 쉽게 작업할 수 있어 만족스럽고 정확한 결과를 얻을 수 있다.

특히 abutment의 높이나 형태를 조정하기 위하여 disk나 bur을 이용해 자르거나 다듬을 때 또는 inner crown의 margin이나 인접면을 수정할 때 매우 손쉽게 작업할 수 있다.

제 4 장

고정성 보철의 구성과 설계

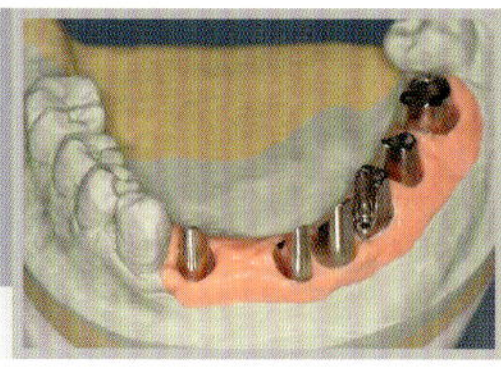

Implant 보철의 목적은 자연치아의 기능과 심미성을 대신하기 위함이나 근본적으로 인체의 구조와 그 원리를 완벽하게 대체하기에는 아직 많은 한계가 남아있으므로 자연치아와 implant 보철의 구조에 대한 차이점을 이해하고 그 역할에 대한 면밀한 인식이 필요하다.

1. 자연치아와 implant의 특징

자연치아는 치근에서 지지를 받는 반면 implant는 골(bone)내에 식립되어 치근역할을 하는 fixture에서 지지를 받는다. 자연치아는 치근에 완충역할을 하는 치주인대가 있고(그림 4-1a), implant fixture에는 유착되어 있는 주위의 골이 있다(그림4-1 b). 따라서 implant fixture는 움직임이 거의 없고 약간의 동요는 골조직의 탄성에 의한 것이며 자연치아의 1/10정도에 불과하다. 그러므로 상부구조에 의해 전달되는 모든 교합력은 fixture의 주위 골조직으로 바로 전달된다.

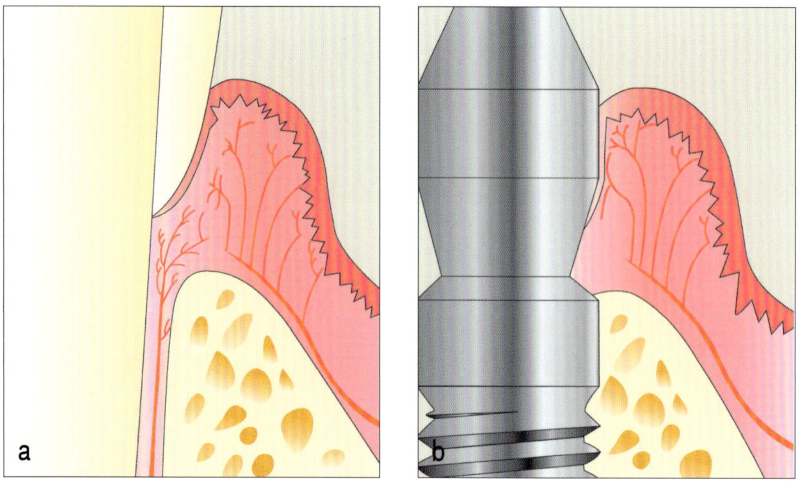

그림 4-1 자연치아와 implant

자연치아의 치주인대에서 비롯되는 고유 수용성 반사도 거의 존재하지 않음으로 자연치아에서 보이는 교합간섭에 대한 인지능력도 낮은 편이다. 따라서 과부하에 의한 증상이 fixture와 관련되어 있는 주위 골조직에 나타나게 된다.

자연치아에서의 과부하에 의한 임상적인 증상은 치주인대강의 증가, 동요도 증가, 교합면 마모, 동통 등이 있으며 implant 보철에서는 나사 풀림(screw loosening), 나사 파절(screw fracture), 심지어는 implant fixture가 파절되기도 한다. 따라서 고정성 보철에서 상부구조의 수동적 적합(passive fit)과 교합관계 설정 등은 implant보철의 장기적 보존에 매우 중요한 요소라고 할 수 있다.

2. Implant 보철의 구조

Implant 보철의 정확한 이해를 돕기 위해 다음과 같이 층별로 구분해 볼 수 있다.

● Implant 보철의 층별 분류

① Fixture + 지대주와 일체형인 crown = 2층 구조
② Fixture + 지대주 + cylinder와 일체형인 crown = 3층 구조
③ Fixture + 지대주 + outer crown = 3층 구조
④ Fixture + bar joint + overdenture = 3층 구조
⑤ Fixture + attachment 지대주 + overdenture = 3층 구조

1) 2층 구조

지대주에 크라운을 일체형으로 제작하여 치근역할을 하는 fixture에 나사로 고정한다.

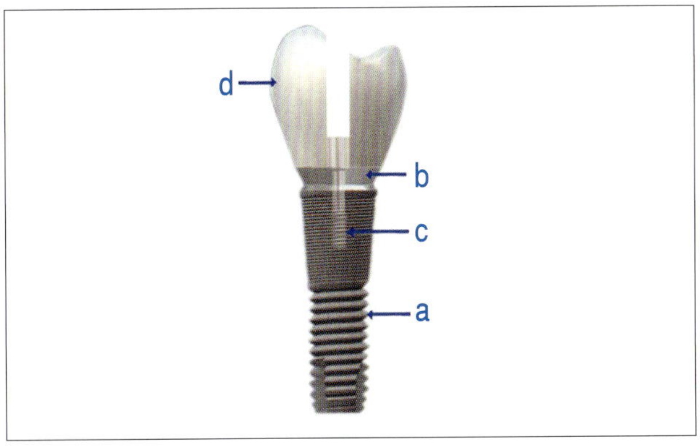

그림 4-2
a. fixture
b. abutment
c. abutment screw
d. abutment와 일체형 크라운

2) 3층 구조

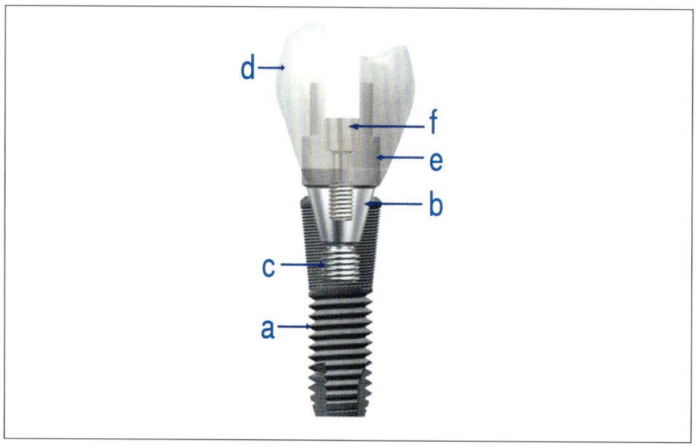

① 치근역할을 하는 fixture에 지대주를 나사로 고정하고 cylinder에 크라운을 일체형으로 제작하여 나사로 고정한다

그림 4-3
a. fixture　b. abutment　c. abutment screw
d. cylinder와 일체형 크라운　e. cylinder
f. cylinder screw

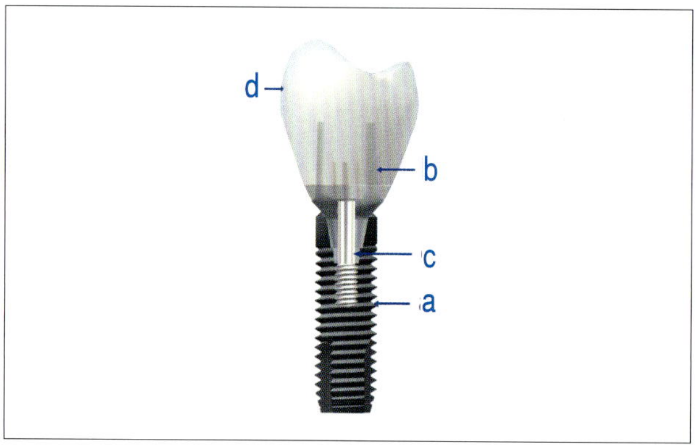

② Inner crown 의 형태가 형성되어 있는 지대주를 치근역할을 하는 fixture에 나사로 고정하고 outer crown을 제작하여 치과용 시멘트로 고정하는 방식

그림 4-4
a. fixture　b. cemented abutment
c. abutment screw　d. outer crown

③ 지대주에 wax up, casting, milling 등 기공작업을 하여 맞춤 지대주(custom abutment)를 제작하여 치근역할을 하는 fixture에 나사로 고정하고 outer crown을 제작하여 치과용 시멘트로 고정하는 방식이다(그림 4-5).

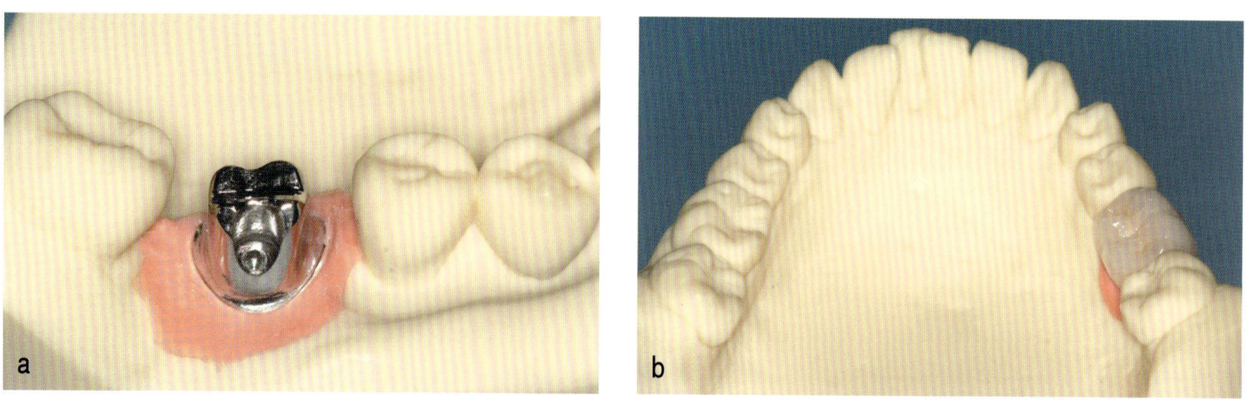

그림 4-5 UCLA abutment를 이용하여 inner crown을 제작하여 outer crown 제작

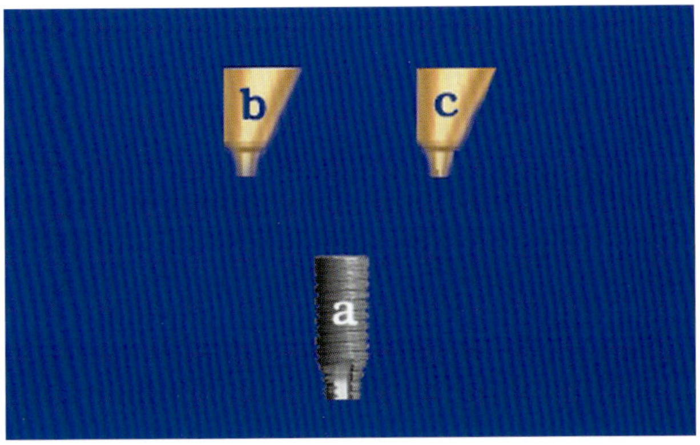

④ 원통형 또는 역삼각 타원형의 지대주를 milling을 통해 맞춤 지대주로 제작하여 치근역할을 하는 fixture에 나사로 고정하고 outer crown을 제작하는 방식이다.

그림 4-6
a. fixture b. freeform abutment non hex
c. freeform abutment hex

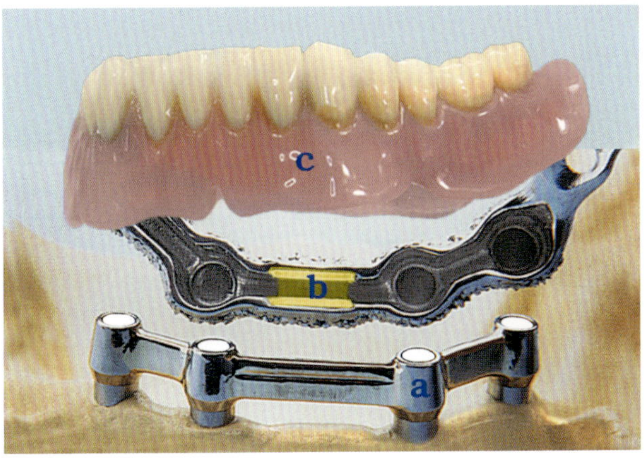

⑤ 치근역할을 하는 fixture에 지대주를 나사로 고정하고 cylinder에 유지, 지지, 보상을 할 수 있는 bar joint를 일체형으로 제작하여 나사로 지대주에 고정하고 가철성 의치를 제작하는 피개의치

그림 4-7
a. cylinder b. hader bar matrix c. overdenture

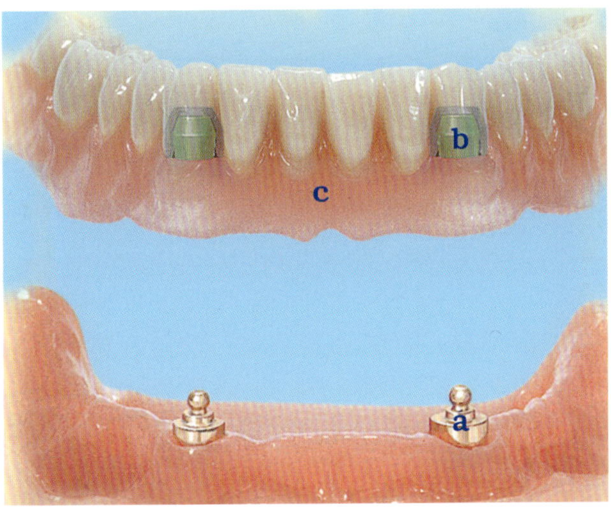

⑥ 피개의치 제작용 attachment가 부착되어 있는 지대주를 치근역할을 하는 fixture에 나사로 고정하고 제작하는 가철성 피개의치

그림 4-8
a. attachment가 부착된 지대주
b. attachment matrix
c. overdenture

3. Implant 보철의 분류

Implant 보철의 결합방식에 따라 나사 고정(screw fixation), 시멘트 고정(cementation fixation), 복합 고정(combination fixation, SCRP, SRCP) 및 측방 나사고정(side screw fixation) 방식으로 분류해 볼 수 있다.

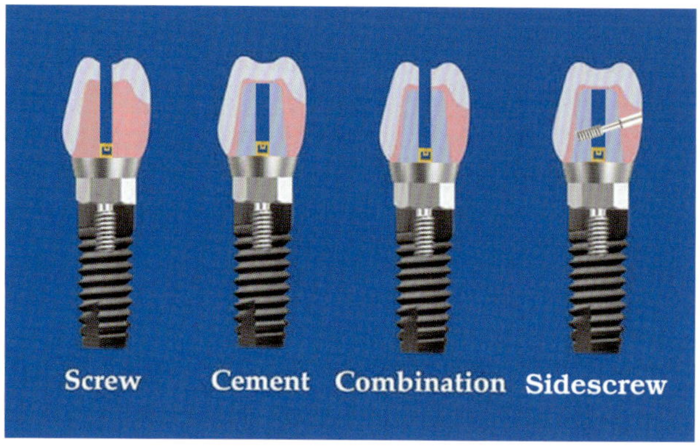

그림 4-9

1) 나사 고정(screw fixation)

보철물을 나사로 고정하는 방식이다. 보철물을 구강내에 체결 후 환자의 부주의, 교합관계 불량, 사고 등으로 보철물이 파손되어 수리를 해야할 때 탈착이 쉬운 장점 등을 가지고 있는 반면, 다수의 크라운이 하나의 브릿지로 연결될 때 수동적 적합(passive fit)이 어렵고 교합조정시 나사를 풀고 조이는 반복과정이 복잡하며 screw access hole로 인한 심미성이 떨어지는 등의 단점이 있다.

(1) 장점

① 수리를 위한 탈착이 쉽다.
② 악간거리가 짧을 때에도 보철물 제작이 가능하다(최소 3.8mm까지 가능).

(2) 단점

① 높은 정확도가 요구된다.
② Passive fit이 어렵다.
③ Screw access hole로 인하여 심미성이 떨어진다.
④ 교합조정 과정이 불편하다.

2) 시멘트 고정(cementation fixation)

시멘트 고정방식은 지대주에 치과용 시멘트로 크라운을 고정하는 방식이다.
고도의 정밀도를 요구하는 나사 고정방식에서의 부적합성을 시멘트 고정방식에서는 지대주와 크라운 사이에 시멘트가 들어가는 공간으로 조절이 가능하여 수동적 적합이 나사고정 보다 쉬운 장점 등이 있다.

따라서 fixture에 가해지는 응력이 적어짐으로 인하여 나사풀림 현상이 감소하고 나사 홀이 없어 심미적이고 교합면 형태형성이 자유롭다. 또한, implant가 위치를 벗어나 식립되어 있는 경우에도 기공과정을 통해 맞춤 지대주를 제작하여 각도를 조정할 수 있는 등의 장점이 있다. 그러나 시멘트 고정방식의 가장 큰 단점은 보철물 수리 시 고정되어 있는 보철물의 탈착이 어렵다는 것이다.

다수의 크라운이 하나의 브릿지로 연결되어 있는 경우 어느 하나의 지대주라도 나사가 풀리거나 시멘트가 용해되면 모두 탈착시켜야 하는데, 다수의 지대주에 의해 유지력이 증가하여 제거가 어려우며 무리한 힘을 가하게 되면 나사산이나 보철물이 손상될 수 있다. 또한 시멘트 고정시에 사용하는 시멘트가 연조직 부위에 유입될 수 있는 단점 등이 있다.

(1) 장점

① Passive fit이 쉽다.
② 위치를 벗어나 식립되어 있는 경우에도 custom inner crown으로 각도조정이 용이하다.
③ Screw access hole이 없어 심미적이고 교합면 형태의 형성이 자유롭다.

(2) 단점

① 수리시 탈착이 어렵다.
② 다수의 크라운이 하나의 브릿지로 연결된 경우 어느 하나의 지대주라도 나사가 풀리거나 시멘트가 용해되면 모두 탈착시켜야 한다.
③ 연조직 부위에 시멘트가 유입될 수 있다.

(3) 시멘트 고정의 맞춤 지대주(custom abutment) 제작시 고려해야 할 사항

지대주의 치관길이는 최소 4mm 이상 되어야 시멘트가 용해되지 않고 유지될 수 있다.
따라서 치관길이가 짧거나 긴 경우 milling으로 치관의 각도를 조절하여 시멘트 고정방식이 유지되도록 해야 하며 일반적으로 solid abutment는 6° + 6° =12° 이다.

전치부 보철에서 마진의 위치는 심미에 많은 영향을 준다. 대부분의 증례에서 점막의 높이가 낮거나 특히 얇은 경우 전치부 순측 치은선의 변화가 일어난다. 따라서 inner crown을 제작하여 구강내에 시적한 다음 마진의 위치를 확인하거나 필요에 따라서는 재설정하는 과정을 거쳐 outer crown을 제작하여야 한다. Base metal과 plastic abutment hex를 이용하여 inner crown 형태로 wax-up하여 milling 하였다(그림 4-10). 전치부 순면의 마진은 치은선 하방 약 1.5~2.0mm 정도에 설정하였고 설측은 시멘트가 점막으로 유입되는 것을 예방하기 위하여 치은선과 같게 하였다.

(4) Customized transfer key to inner crown

Milling이 끝나면 분리제는 사용하지 않고 자가중합레진을 이용하여 제작한다. Inner crown을 작업모형에서 분리시켜 구강 내에 결합시킬 때에 guide역할을 하며, 작업모형의 변위 확인을 하고자 할 때에는 margin에서 상방으로 약 1~1.5mm는 0.3mm정도의 두께로 제작한다. 작업모형의 lab analog가 fixture의 위치와 일치하지 않을 경우 margin부위에서 "딱"하는 소리와 함께 transfer key가 터지게 된다(그림 4-10a, b).

Internal connection system에서는 식립각도가 서로 다른 경우 인접치 또는 인접 inner crown에서 지지를 얻도록 transfer key를 제작한다(그림 4-11a~c).

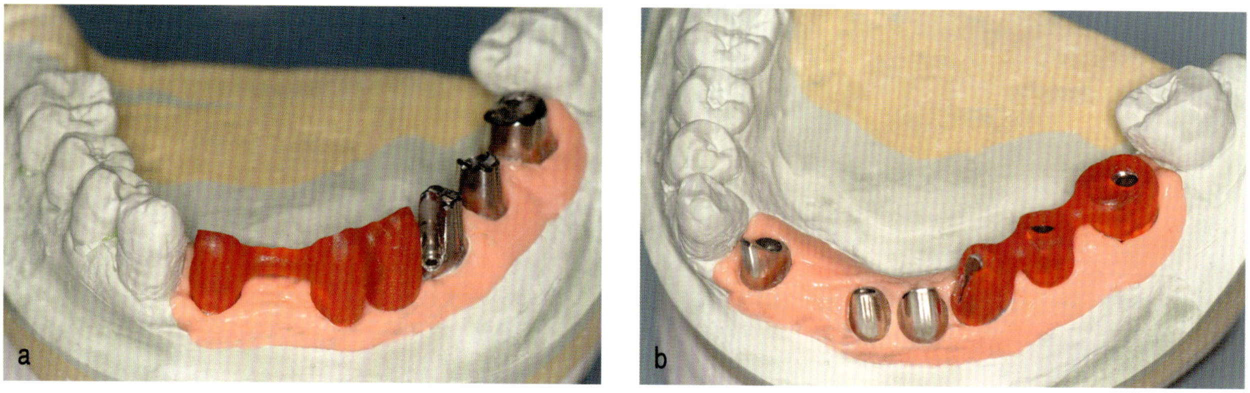

그림 4-10

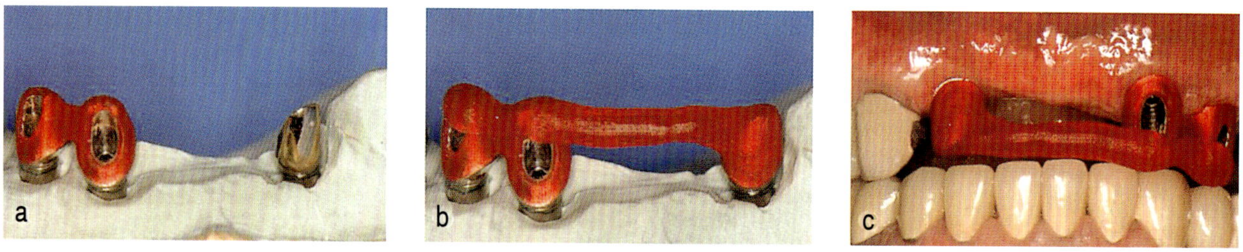

그림 4-11

(5) 악간관계 기록을 위한 customize transfer key

교합제가 놓일 부위는 넓게 하고, 교합력에 의해 파절되지 않도록 적절한 강도를 부여하여 제작한다(그림4-12 a, b).

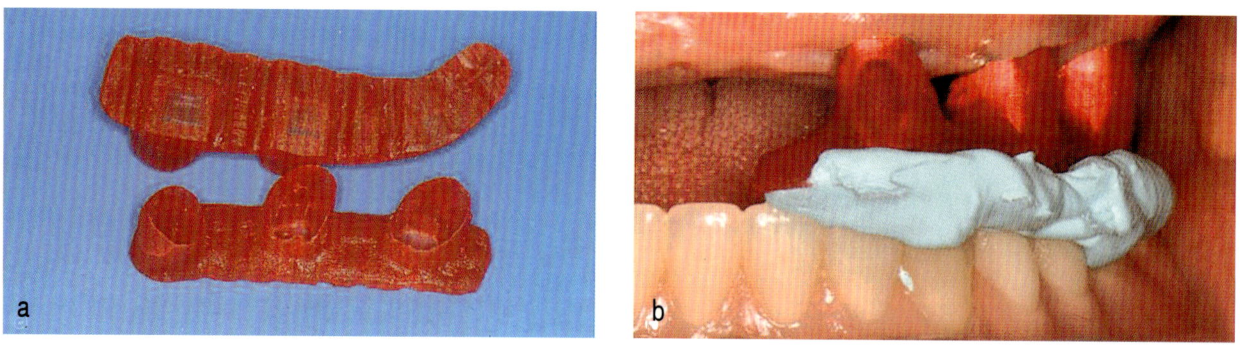

그림 4-12

(6) customize transfer impression cap

인상재의 체적변화, 석고의 팽창 등으로 인하여 작업모형이 변형되었거나 치은의 변화로 인하여 inner crown의 margin 또는 삽입로를 재설정하기 위하여 인상채득할 때 사용한다.

Inner crown을 fixture에 고정시킨 후 transfer impression cap을 사용하면 안전된 상태에서 작업모형을 제작할 수 있어 매우 효과적인 결과를 얻을 수 있다. 분리제는 도포하지 않는 상태에서 자가 중합레진으로 제작하며, 외면에는 인상체내에서의 변위를 방지하기 위하여 유지부를 형성해 준다. 아울러 순면이나 협면에 번호를 기록하여 진료실 작업에 도움이 되도록 한다(그림 4+13a~d).

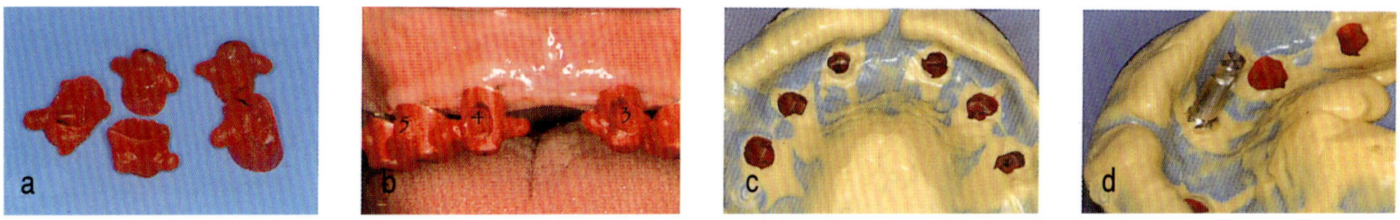

그림 4-13

(7) Abutment grinding handle

abutment가 부착된 lab analog를 손으로 잡고 grinding을 하면 열에 의해 작업이 어렵고 다칠 우려가 있다. 하지만 lab analog를 abutment grinding handle에 고정하고 grinding을 하면 안정된 조건에서 쉽게 작업할 수 있어 만족스럽고 정확한 결과를 얻을 수 있다. 특히 abutment의 높이나 형태를 조정하기 위하여 disk나 bur을 이용해 자르거나 다듬을 때 또는 inner crown의 margin이나 인접면을 수정할 때에 매우 손쉽게 작업할 수 있다(그림4-14a~d).

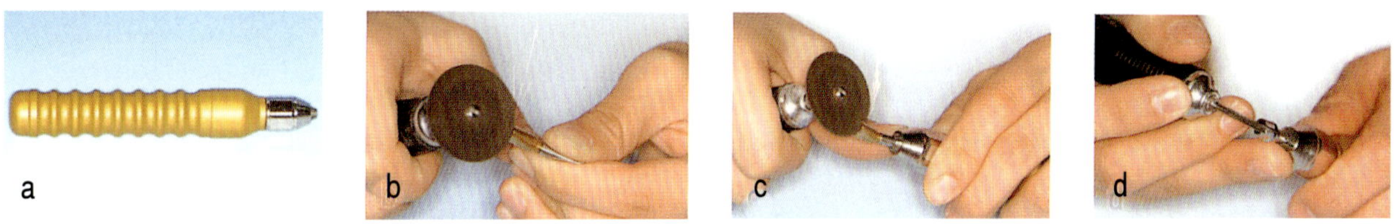

그림 4-14

(8) 시멘트고정 inner crown 제작

Base metal과 plastic abutment hex를 이용하여 inner crown형태로 wax-up하여 milling하였다. 전치부순면의 마진은 치은선 하방 약 1.5~2.0mm 정도에 설정하였도 설측은 시멘트가 점막으로 유입되는 것을 예방하기 위하여 치은선과 같게 하였다.

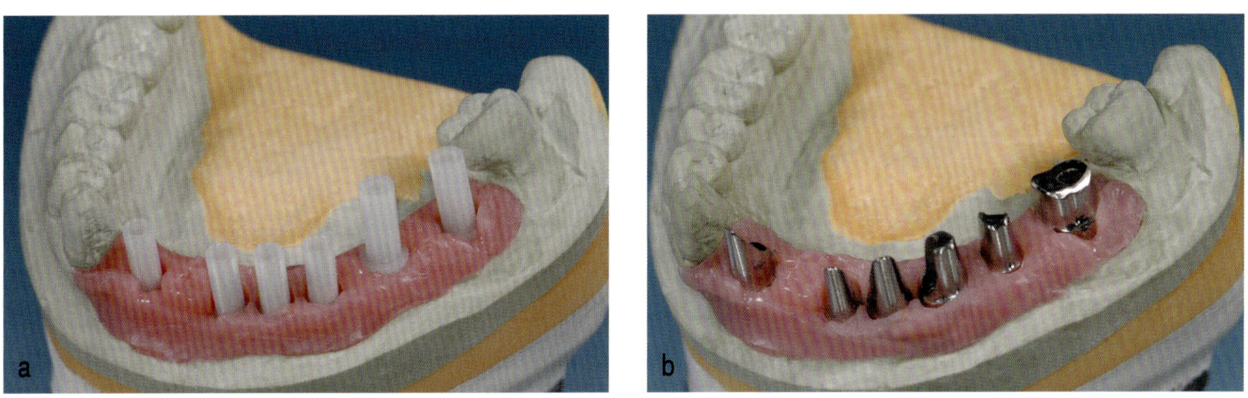

그림 4-15 비귀금속을 이용하여 Inner crown을 제작 하였다.

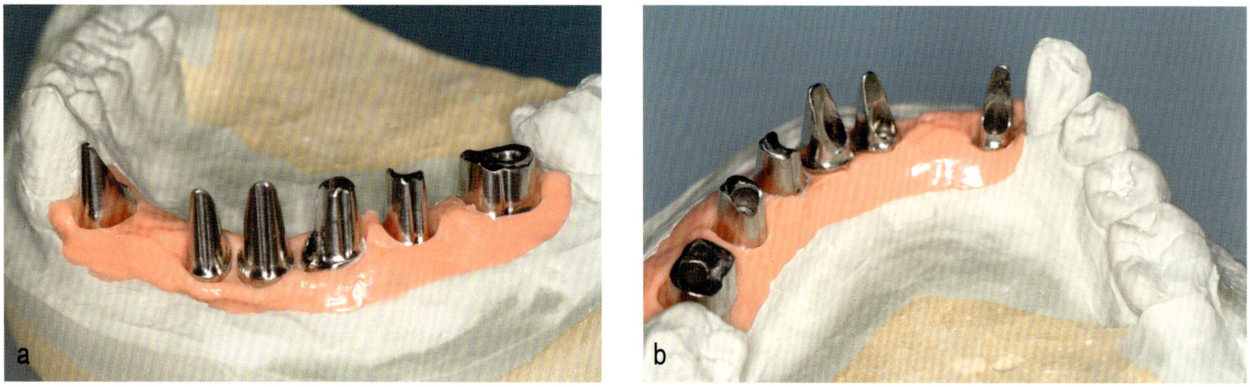

그림 4-16 Inner crown을 구강내에 시적하고 impression하였다. 전치부의 #32, #33, #34의 순 협측 margin이 치은위로 노출되어 있으며 비교적 점막이 두꺼운 설측은 거의 변화가 없다.

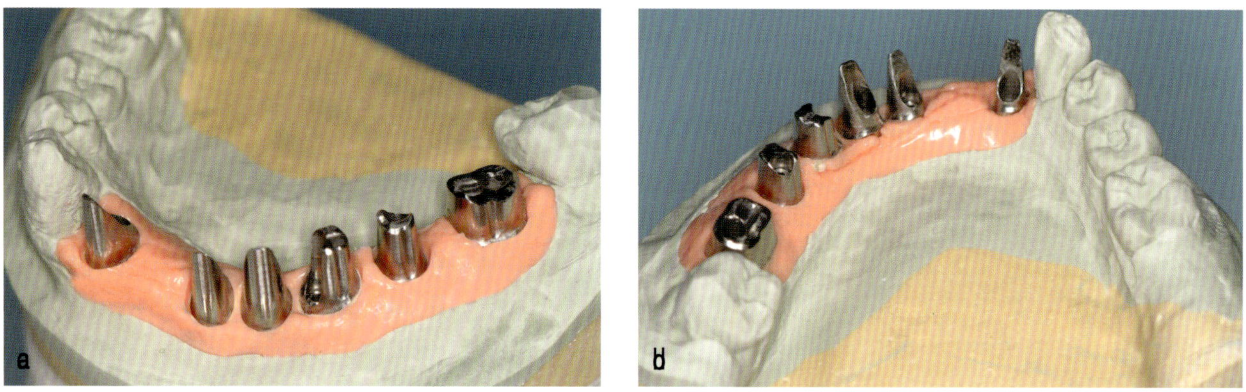

그림 4-17 전치부 순면과 소구치부 협면 margin을 치은선 약 1.0~1.5mm하방에 재설정하고 삽입로를 수정하여 milling하였다.

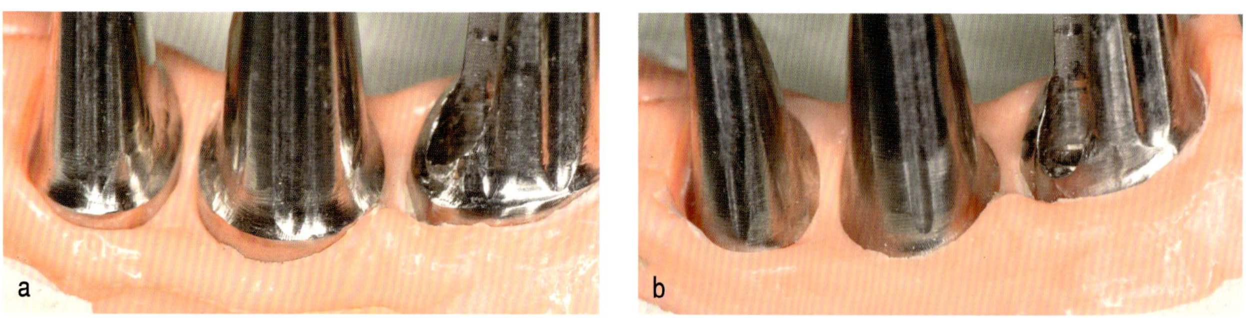

그림 4-16 수정 전과 후를 확대한 그림이다.

3) 복합 고정(combination fixation, SCRP, SRCP)

복합 고정방식(combination fixation)은 SCRP(screw cement retained prostheses), SRCP(screw retained cement prostheses)라고 하며 나사 고정과 시멘트 고정의 장점을 혼합한 방식이다.

전용 지대주를 나사로 고정하고 시멘트 고정방식의 outer crown을 제작한 다음 나사 고정방식에서와 같이 screw access hole을 형성한다. 지대주를 나사로 fixture에 고정하고 outer crown을 시멘트로 지대주에 결합시킨다.

Outer crown에 형성해 놓은 screw access hole을 이용하여 지대주 나사를 풀면 지대주와 outer crown이 일체형이 되어 fixture에서 분리된다. 이 방법은 연조직으로 유입된 시멘트 제거가 쉽고 치은연하에 위치한 크라운의 over contour 수정이 자유로우며 보철물 수리를 위한 탈착이 쉬운 장점이 있다. 그러나 각도가 서로 다른 internal connection fixture에서는 적용이 어려우며 fixture에 지대주를 나사로 고정하고 그 위에 보철물을 제작해야 한다. Screw access hole로 인하여 심미성이 떨어지고 교합면 형성 등의 어려운 단점 등이 있다.

(1) 장점

① Passive fit이 쉽다.
② 연조직에 유입된 시멘트 제거가 용이하다.
③ 보철물 수리를 위한 탈착이 쉽다.

(2) 단점

① 각도가 서로 다른 internal connection type fixture에서는 적용이 어렵다.
② Screw access hole로 인하여 심미성이 떨어지고 교합면 형성이 어렵다.

(3) 복합 고정방식 지대주와 시멘트 고정방식 지대주의 차이점

복합고정방식의 지대주는 60° 이상의 path보상각도를 부여하고 회전각은 2° 이하이며 회전저항은 128.0Ncm이다. 복합고정 방식의 지대주로는 ER abutment와 EZ post 등이 있다. 시멘트 고정방식의 지대주는 hex 또는 octa와 같은 회전방지각이 있다.

4) 측방나사 고정(side screw fixation)

위치를 많이 벗어난 fixture에서 심미적 회복이 어렵거나 유지력을 보강하기 위해 설측에 나사를 형성하여 고정하는 방식으로 주로 상악 전치부 설측에 많이 적용하며 지대주와 custom inner crown을 일체형으로 제작하여 설측에 matrix screw를 형성하고 outer crown에 screw access hole을 만들어 나사로 고정한다.

이 방식은 교합면 확보와 심미성 회복에 장점을 가지고 있는 반면 제작과정이 복잡하고 숙련을 요하며 나사를 설정하고자 하는 부위에 필요한 clearance가 확보되어야 한다.

또한 inner crown과 outer crown이 정확한 접합을 이루지 못하면 치태(plaque)가 침입할 수 있고 구취의 원인이 될 수 있다.

4. Fully bone anchored bridge에서의 extension

완전무치악에서 전방영역에 하악에는 5~6개, 상악에서는 6개 정도를 식립하여 주로 제1대구치까지 제작하는 고정성 보철이다.

Extension부분은 지렛대의 원리에 의해 fixture에 장력이 발생한다. 전방 fixture는 lever arm의 비율에 따라 인장응력을 받으며 후방 fixture에는 fulcrum이 되므로 교합력에 저항하는 인장응력으로 인해 압축응력이 가해진다(그림 4-19). 따라서 fixture에 가해질 수 있는 cantilever force를 줄여주는 설계가 이루어져야 하며 cantilever force가 커지게 되면 bending moment가 증가하여 과부하가 걸리게 되므로 교합되는 치아의 중심교두와 교합되는 범위내에서 협 · 설측 교합면을 가능한 줄여주고 양측성 균형교합양식을 적용해야 한다.

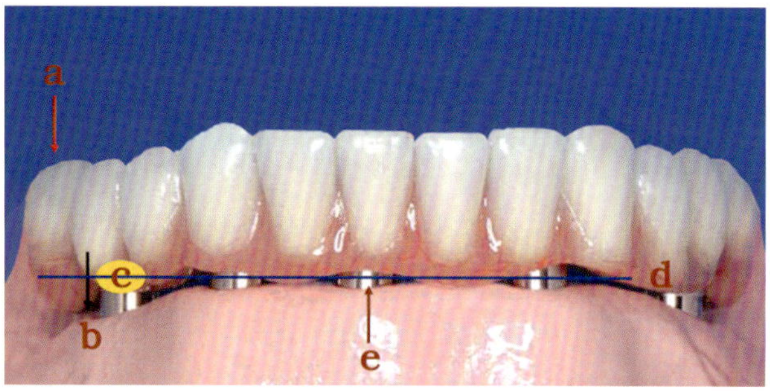

그림 4-19
① a : 교합력 ② b : 압축력
③ c : 지점(지렛대 받침점) ④ e : 장력

일반적으로 extension의 길이는 상악은 10mm, 하악은 18mm를 적용하지만 후방 implant에 fulcrum line(b)을 표시하고 전방 implant(a)와의 거리를 측정하여 extension(c)를 결정하게 된다. 역학적으로 문제가 없는 lever arm의 비율은 c와 b의 거리가 a와 b의 거리의 1/2을 넘지 말아야 한다(그림 4-20 a).

Extension되는 부위와 교합되는 대합치아는 implant보철, 고정성 보철, 자연치아, 가철성 국소의치, 가철성 총의치, 이갈이가 심한 사람, 교합력이 큰 사람, 식립된 implant의 수와 폭경, 골량과 골질, 골유착 정도 등을 고려하여 적용하며 하악에서 제2대구치가 없어 혀가 밖으로 빠져 나가려고 한다거나 상악의 제2대구치가 없어 심미적으로 볼이 들어가 보이는 환자에게는 제2대구치까지 연장(extension)하되 기능교두는 제작하지 않고 비기능교두만을 제작한다(그림 4-20 b).

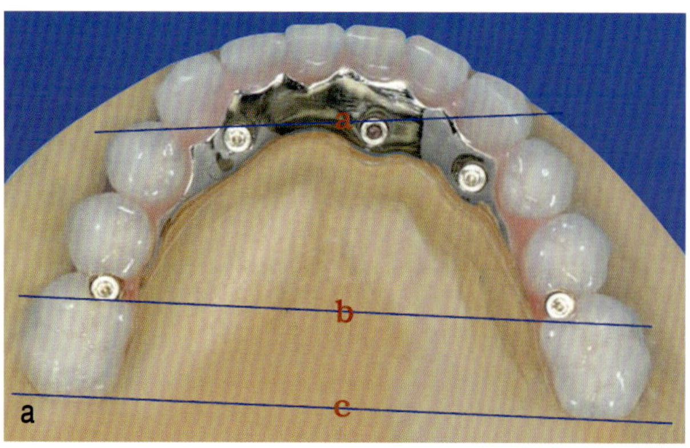

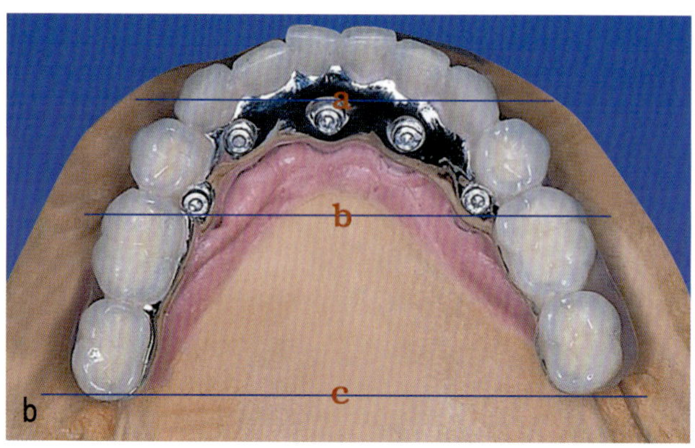

그림 4-20 Fully bone anchored bridge에서의 extension

5. 자연치아와 implant의 연결

자연치아와 implant를 연결하지 않으면 안되는 증례가 있을 수 있다. 치주인대가 있는 자연치아는 50~200㎛ 정도의 동요도를 보이고 implant fixture는 골탄성에 의해 단지 10㎛정도의 동요도를 보인다. 따라서 자연치아는 기능하는 동안 implant fixture와는 다른 비율과 거리만큼 움직이므로 one piece 또는 soldering하는 방식의 연결은 적절치 못하다.

자연치와 implant 연결시 사용되는 attachment는 다음과 같다.

- key & keyway attachment
- Precision, screw retained tubelocks
- A-splints

Key & keyway attachment로 연결할 때에는 intrusion을 완전히 제어할 수는 없지만 그 가능성을 최소한 줄이기 위하여 2개 이상의 자연치아를 연결해야 한다. Implant의 지지는 fixture의 길이와 직경, fixture의 표면처리, 골질, 저작력이나 교합하는 대합치가 자연치인지 가철성 의치인지 등의 요소에 의해 설계가 이루어져야 하며 one piece에서 2~4개 이상의 splinting은 하지 말아야 한다.

1) 수동적 적합(passive fit)

보철물과 abutment, abutment와 fixture 간의 결합은 passive fit이어야 한다.

Implant는 자연치근과 달리 periodontal ligament가 없다. 따라서 수직력에 대해서는 강하지만 수평력에 대해서는 완충할 수 있는 능력이 약하다. 과도한 수평력은 implant fixture 인접골의 흡수를 촉진하고 implant의 수명을 단축시킬 수 있다. 그러므로 보철물 제작시에 수평력을 최소화하도록 설계해야 하고 보철물 결합시에도 반드시 passive fit을 확인하여야 한다.

임상적으로 허용되는 적합도를 얻기 위해 기공과정에서 soldering, spark erosion, laser welding 등의 기법이 사용되고 있다(그림 4-21 a~f).

이외에 고정방식을 시멘트 또는 복합고정 방식으로 전환하는 것도 하나의 방법이다.

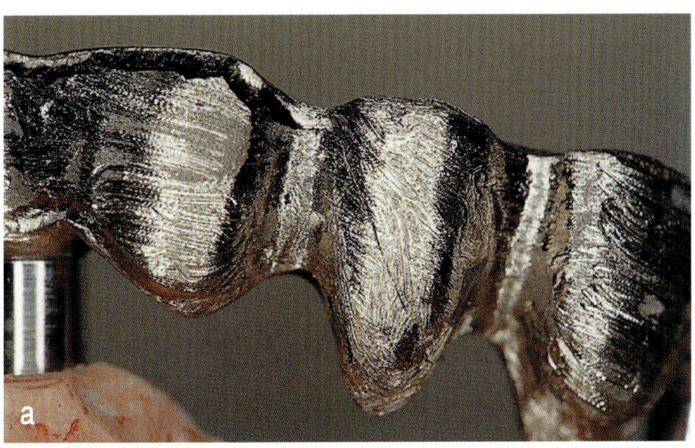
a

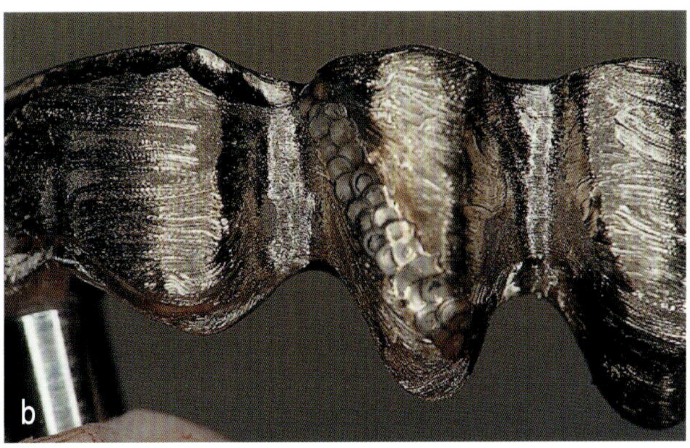
b

그림 4-21 a,b. Laser welding(*계속*)

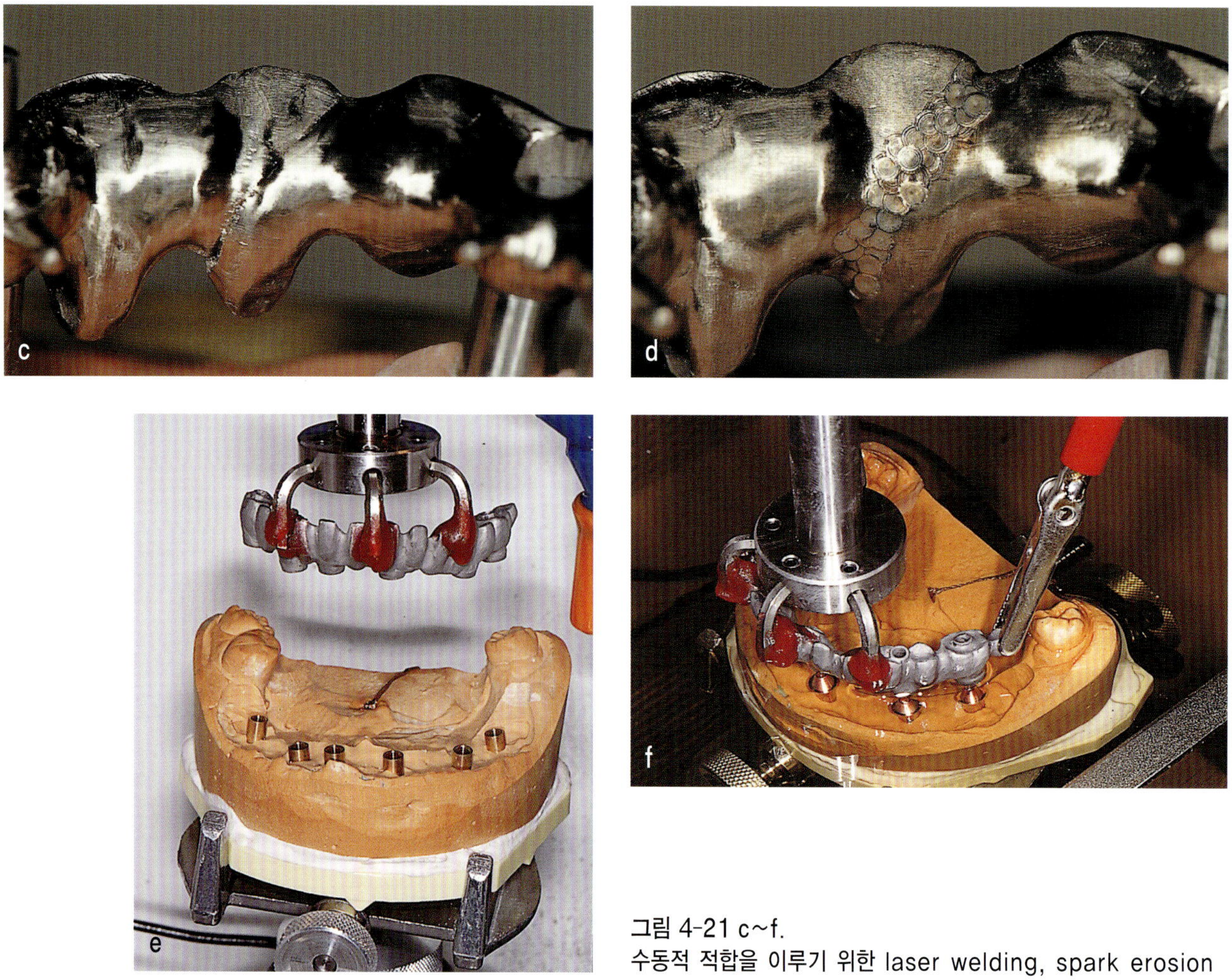

그림 4-21 c~f.
수동적 적합을 이루기 위한 laser welding, spark erosion

2) Passive fit이 부적절할 때 나타나는 현상

치아는 치근막(periodontal ligament)에서 기능에 대한 stress를 보상하고 지지하며 적응해 가는 능력을 가지고 있다. 그러나 fixture는 골과 유착되어 있어 기능에 대한 stress는 골의 탄성에 의해 0.002~0.005mm정도 진동이 관측될 뿐이다.

따라서 보철물이 정확한 접합을 이루지 못하면 수직적으로 작용하는 힘이 측방압으로 작용하게 되어 screw loosing, screw fracture, 나아가 치조골의 소실이나 fixture가 부러지는 원인이 될 수 있다. 그림 4-19는 상부구조가 수동적 적합을 이루지 못해 작업모형상에 나사로 고정되어 있는 상태에서 금속의 내부응력에 의하여 lab analog주위의 석고에 crack이 형성되어 있다(그림 4-22).

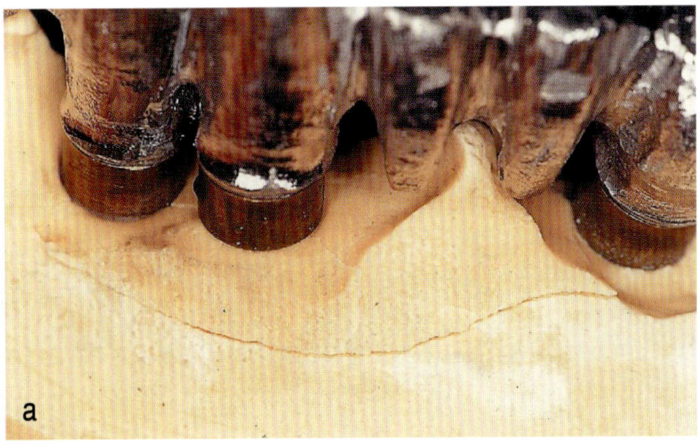
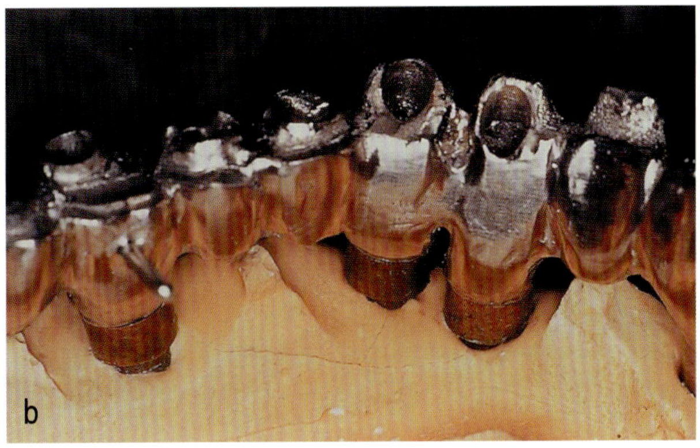

그림 4-22 Lab analog 주위의 crack

3) Passive fit이 잘 안되는 원인

인상재의 체적변화, 석고의 팽창, 매몰재의 체적변화, 금속의 수축, 레진의 수축, 솔더 과정에서의 변화 등 보철물 제작과정 중 내재적인 요인에 기인한다.

다수의 크라운이 하나의 브릿지로 연결되거나 bar joint의 길이가 늘어남에 따라 금속구조물이 가지고 있는 응력이 더욱 커지게 되고 따라서 부적합과 과부하의 원인이 된다. 과부하는 크라운의 크기, 교합접촉점의 조정 등 상부구조의 형태에 영향을 미치므로 상부구조 설계시 고려하여야 한다

6. Implant의 나사

상부구조물을 abutment 또는 fixture에 고정하기 위해 나사를 조일 때 나사에 인장의 초기하중인 preload가 발생하며 나사에 발생된 이 인장력은 결과적으로 fixture와 지대주 사이에서 압축력으로 작용된다. 나사결합부는 적용된 잠금력보다 이개력이 크지 않았을 때 단단하게 고정된 채로 남아있게 된다. Abutment screw는 잠금력을 최대화하고 이개력을 최소화함으로써 고정된 상태로 유지된다.

최대 잠금력과 관련된 요소로는 적용된 토크, 표면침하, 나사의 재질, 나사의 형태, 건조윤활제, 연결부의 정밀적합도, 나사의 크기와 나사 head의 크기 등에 의해 잠금력이 유지된다.

1) 적용된 토크(applied torque)

일차적인 전하중(preload)의 결정요소는 적용된 토크이다. 일반적으로 더 많은 토크가 적용되면 더 많은 하중이 발생된다. 그러나 나사 강도의 기계적인 제한, 골유착의 파괴방지 및 토크가 적용되는 방법에 의해 토크는 제한된다. 즉 최적의 조이는 토크는 나사가 파절될 수 있는 토크의 75%로 산정된다.

토크의 적용시 골과 implant 계면간 결합강도와 관련된 생물학적 한계를 고려해야 한다. 나사를 꽉 조이겠다는 생각으로 이러한 생물학적 고려없이 나사를 "꽉" 조이다 보면 fixture가 "휙" 돌아가 결국은 골유착이 파괴되어 버린다.

2) 마찰(friction)

나사잠김 상태를 유지시키는 힘은 나사산(thread)사이, 볼트의 머리와 지대주 사이, fixture와 지대주 사이의 마찰력이며 나사를 조일 때 이러한 부위에서 마찰에 의하여 조임을 저지한다. 마찰력의 크기는 재료간 조합, 표면 질감, 오염, 윤활의 정도이다.

전하중은 조그마한 간격이 생기게 되면 이를 가깝게 접근시키도록 표면을 밀어부친다. 따라서 전하중과 마찰력의 감소를 초래하게 된다. 그리하여 상부구조의 고정의 감소로 측방력이 쉽게 걸리며 이러한 순환과정이 반복되면 나사가 이완되고 고정의 감소와 나사를 굴곡(bending)시키거나 피로마모(fatigue wear)에 의해 파절되기도 한다(그림 4-23).

나사를 조일 때 최초에 가해진 토크의 약 90%는 마찰을 극복하는데 사용되고 오직 10%만이 전하중을 유발한다. 따라서 나사연결의 안정성(joint stability)을 얻기 위해서는 전하중을 최대화 해야 하고 마찰에 의해 가해진 토크의 손실을 최소화 해야 하므로 나사를 조일 때 마찰을 줄여주는 것이 중요하다.

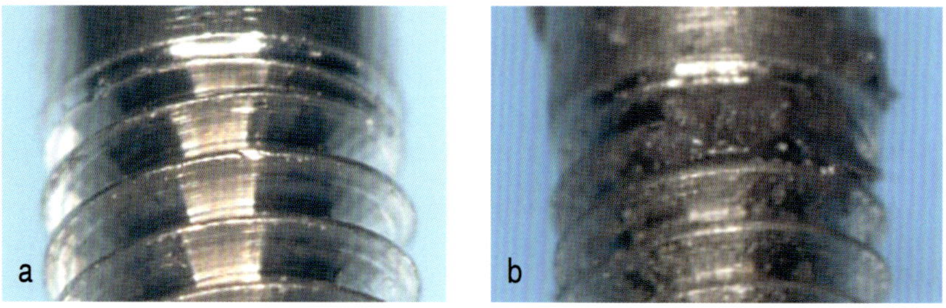

그림 4-23 보철물 제작 중 나사손상

3) 탄성계수(modulus of elasticity)

나사의 잠김상태가 신장되는 정도는 탄성계수(modulus of elasticity)와 연관되어 있다. 조임과정을 계속하면, 탄성한도 내에서 나사가 신장함에 따라 전하중이 증가하다가 재료의 물성에 따라 전하중의 증가도 한계점에 달한다.

일반적으로 금나사는 티타늄나사보다 항복강도가 더 크며 더 잘 늘어나는 성질이 있다. 따라서 어느 정도 굴성을 허용하는 금나사의 경우 torque는 32Ncm로써 조임력이 20Ncm인 강성의 티타늄나사보다 더 조일 수 있어 생성되는 preload의 양이 많게 된다.

4) 수동적 적합과 나사

상부구조물이 수동적으로 적합될 때 나사로 인한 압축응력과 인장응력이 전하중을 야기하는 것을 피할 수 있다. 2층 구조에서 상부구조물과 fixture, 3층 구조에서 상부구조물과 지대주 사이에 부적합한 상태에서 기능하중이 가해지면 나사결합체(screw joining)내에서 미세한 운동이나 이동이 발생되어 적합부 사이에 부가적인 운동을 허용함으로써 더욱 불안정한 나사결합관계가 되고 상부구조물의 불량한 계면적합으로 나사의 풀림 현상이 반복된다. 상부구조물과 어떠한 응력도 존재하지 않는 수동적인 접촉을 이루지 못한 상태에서 나사를 조임으로써 발생하는 전하중은 지대주나 cylinder 나사에 전체적으로 하중을 가하게 되며 이러한 하중은 부분적으로만 접촉되어 있던 상부구조물을 완전히 접촉시키기 위해 상부구조물을 당겨 구조물들의 전하중과 변형을 야기시키게 된다.

7. 나사(screw)의 공차

기계공학적인 측면에서 모든 나사부품들은 기계적인 오차(공차)가 반드시 존재한다. 약 ±0.01mm정도의 공차를 가진 부품들은 매우 양호한 나사부품이라 할 수 있다. Implant보철에 사용되는 나사에도 나사의 공차가 존재한다. 구강내의 fixture와 모형상에 존재하는 lab analog의 나사산의 형태 사이에 서로 ±0.01mm정도의 공차가 존재하며 이것을 360° 회전각에 적용해보면 약 3.6° 의 공차가 있다는 것이다. 나사와 일체형인 abutment나 impression coping은 이러한 내재적인 원인을 가지고 있는 것이다. Fixture에서 나사산이 시작하는 위치와 stop되는 위치, lab analog에서 나사산이 시작하는 위치와 stop되는 위치가 다르다는 것이며 이러한 원인 때문에 나사와 일체형인 지대주나 인상용 코핑은 약 3.6° 정도의 error가 발생할 수 있다. 따라서 나사와 일체형으로 되어있는 transfer impression coping을 예비인상용 코핑 (primary impression coping)이라 하는 이유도 상부구조를 제작하기 위한 최종인상을 채득할 때 사용하는 것이 아니라 최종인상을 채득하기 위한 전 단계로 사용해야 한다는 전제로 "primary impression coping"이라 한다.

나사와 일체형인 지대주 중 대표적인 것은 solid abutment이다. Fixture level에서 impression하여 작업모형상에 solid abutment를 체결하고 path of insertion 조정을 위해 milling을 하여 상부구조를 제작했다면 구강내에서는 맞지 않는다.

그 첫째는 abutment를 체결하는 토크의 크기가 구강내와 작업모형상에서 다를 수 있으며 토크의 크기를 같게 했다 할지라도 위에서 설명한 공차에 의해 구강내에서의 지대주 위치와 작업모형에서의 위치가 일치하지 않기 때문이다(그림 4-24).

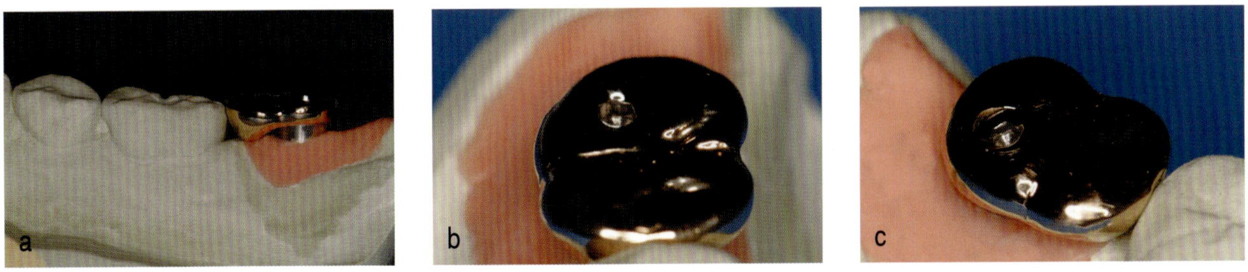

그림 4-24 나사공차의 현상

1) 나사고정방식에서의 나사공차

악간거리가 낮은 상태에서 나사고정방식의 크라운 제작시 나사의 head부위가 교합면 쪽으로 나와서 나사의 head만 교합되는 경우가 있다. 드라이버 hole의 기능을 할 수 있는 최소 범위 내에서 screw head부위를 삭제하고 크라운을 제작하게 되는데 기공과정에서 잘 맞춰진 교합면의 screw head는 구강내에서는 작업모형상과 일치하지 않는다. 이것은 기공사의 잘못이 아니고 나사의 공차에 의한 것이다. 따라서 구강내에서 크라운을 완전 체결한 후 screw head부위를 조절해야 한다.

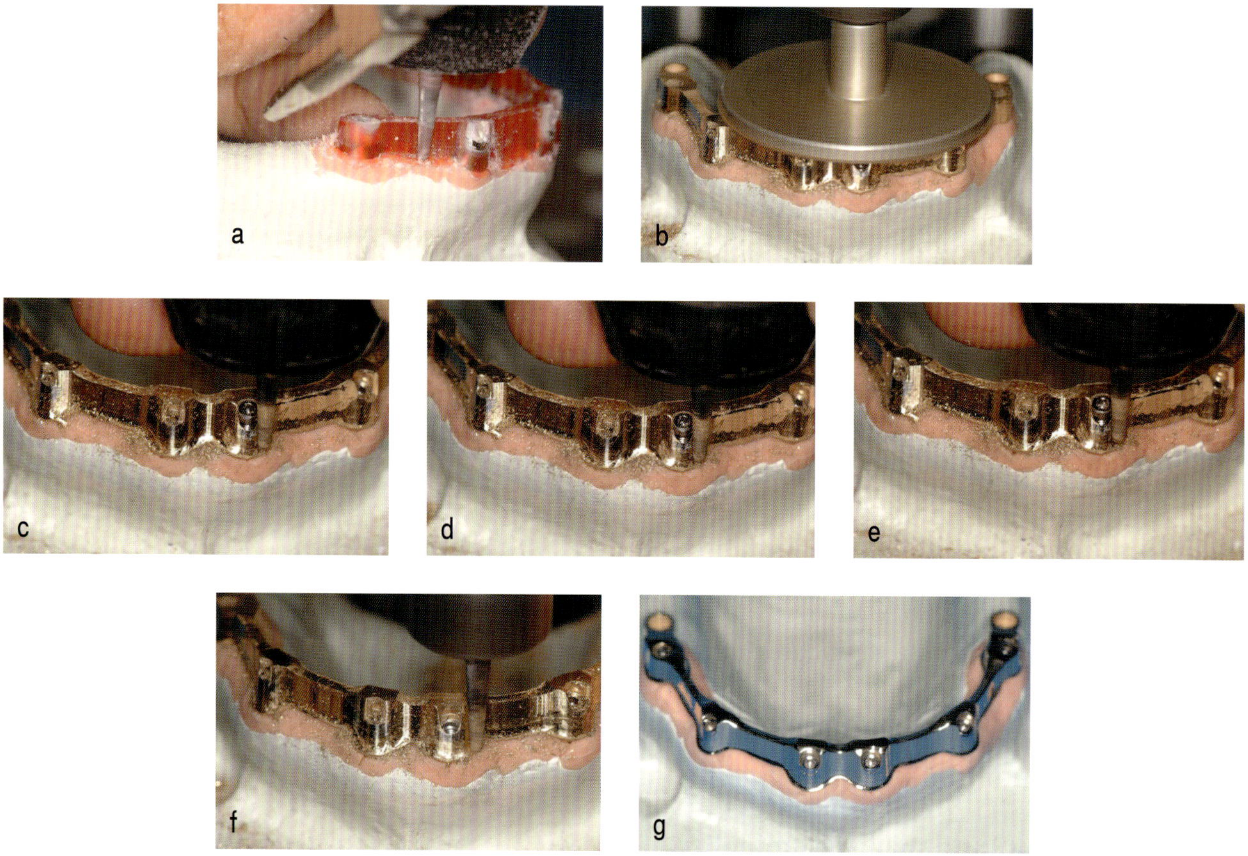

그림 4-25 상악 순측 milling시 나사 head가 삭제되는 과정

2) Milling에서의 나사공차

Implant식립 위치가 순측으로 기울어져 있는 상악에서 순측을 bur로 milling하다 보면 그림 4-25와 같이 전치부의 abutment screw head도 함께 milling이 되는 경우가 있다. 기공과정에서 나사를 풀고 잠그는 반복 과정에서 삭제된 screw head부위는 동일한 위치로 오는 경우는 거의 없다. 이 또한 나사의 공차 때문이다. 따라서 이러한 경우 기공과정 중에 진료실에서 사용하는 screw의 head부위를 조정하여서는 안되며 구강내에서 완전 체결하고 순면으로 나와있는 screw head부위를 조절해야 한다.

3) 시멘트 고정에서의 나사공차

Abutment와 나사가 따로 되어있는 시멘트 고정방식에서 악간거리가 충분하지 못하여 abutment 상부를 삭제하는 경우가 있는데 이때 나사의 head부위도 함께 삭제될 수 있다. 여기에 시멘트 유입공간만을 부여하고 outer crown을 제작했다면 구강내에서는 잘 맞지 않는다. 그러므로 나사의 공차를 감안하여 screw head 부위를 적당량 blockout하여 outer crown을 제작해야 한다.

Screw loosening이 일어날 수 있는 요인과 방지책

Screw loosening이 일어날 수 있는 요인		방지책 또는 대처 방법
각 implant system에서 추천하는 torque를 적용하지 않을 경우	1. Preload의 부족(불충분한 torque) 2. Torque를 불균등하게 적용할 경우 3. 더 조임, 다시 조임의 실패	1. Torque controller device를 이용하여 각 system에서 추천한 torque로 조여준다. 2. Screw를 조이고 난 후 수 분 정도 기다린후 다시 한번 조여 준다.
상부 구조물의 적합 정밀도	1. Passive fit의 결여 - 기계 가공이 아닌 component의 사용 (plastic abutment, cylinder) - 연마 과정 중에 접합면의 손상 - Casting distortion 2. Abutment와 gold coping의 접합성 결여 3. 부적절한 components의 사용	1. 정확한 모형 제작, 주조 과정의 오차를 최소화 2. Gold abutment, cylinder 사용 3. 연마시 protector를 연결한 상태로 작업 4. 상부 구조물의 적합성을 다양한 임상적 검사 방법으로 측정 5. 적절한 components의 사용
Component 상호간의 적합 불량	1. 제품간의 규격, 정밀도 차이 2. Bevel 부위, 평면부, taper 부위 등의 엇갈림에 의한 부적합 3. 타사 제품과의 호환성, 정밀도가 불충분	1. 제품의 quality가 높은 system을 사용 2. 적합 정밀도가 높은 호환성 component를 선택
Overload	1. 교합력을 견딜 수 있기에는 불충분한 implant의 수 2. 교합 설계의 문제 -교합 접촉, 교두 경사각, 교합 양식, 교합 조정 3. Premature contact 4. Parafunctional habit (Bruxism, Clenching)	1. Top-down treatment planning 2. 기능합에 견딜 수 있도록 충분한 수의 implant를 식립 (Restoration-driven implant placement) 3. Horizontal offset의 감소 4. 적절한 교합면 설계
Screw setting	1. 나사 감합부 형상 2. 나사 표면의 부적절한 요철과 상처	1. 반복적인 나사 사용에 대한 주의 2. 상부 구조 나사 조임 부분의 배려
Screw design	1. 나사 체결부의 인장 및 항복 강도가 낮다. 2. 나사 길이, 직경, 경부의 design이 부적절 3. 나사 재질상의 문제	1. Gold screw의 사용(Preload)증가 2. 유한 요소 분석과 광탄성을 기준으로 한 나사 선택
Bone의 탄성	1. 기능시에(특히 상악의 경우) 해면골에 의한 영향으로 implant의 수가 부족할 경우 나사부에 응력이 집중될 수 있다. 2. 하악골의 전치부와 구치부에 있어 골 탄성의 차이	1. Top-down treatment planning 2. 기능압에 견딜 수 있도록 충분한 수의 implant를 식립 3. Horizontal offset의 감소, Wide diameter implant 선택

제 5 장

가철성 보철의 구성과 설계

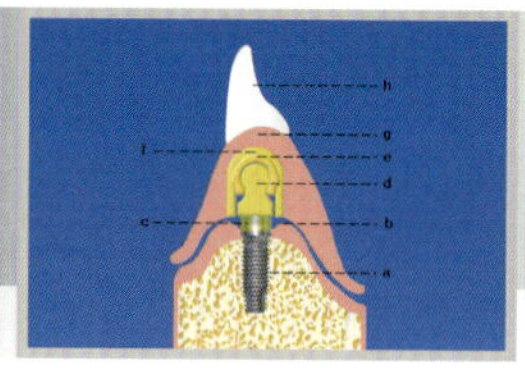

가철성 보철은 유지와 안정, 지지를 얻을 수 있는 장치물을 fixture에 나사로 고정하고 그 위에 착탈이 가능하도록 제작하는 피개의치(overdenture, overlay denture, onlay denture, telescopic denture)이다. 발음과 심미성의 회복이 우수하며 환자 스스로 장착과 철거를 할 수 있다.

가철성 보철의 장점

(1) 환자 스스로 위생 관리가 쉽다.
(2) 점막에서 지지와 유지를 얻는 가철성 총의치보다 교합기능, 발음기능, 유지와 안정 등이 향상된다.
(3) Fixture 주위 골(bone)의 퇴축을 예방한다.
(4) 교합고경을 유지할 수 있다.
(5) 저작근의 안면표정 유지로 심미성이 증가되고 정신적 건강과 자신감이 향상된다.

1. Bar & clip attachment overdenture 설계

Bar와 clip을 사용하여 피개의치 상부구조를 제작하고자 할 때 clip이 위치할 수평적 거리와 수직적 공간을 예측하여 fixture를 식립하여야 한다.

1) 수평적 공간

Clip이 들어갈 fixture간의 공간은 20mm 정도가 가장 이상적이다. 직경이 4mm인 fixture를 식립했다면 fixture의 반경이 2mm×2이고 bar를 연결하여 보강하는 부위가 약 2mm×2 정도되며 clip은 5mm이다.

따라서 최소 약 13mm의 수평적 공간이 있어야 한다(그림 5-1).

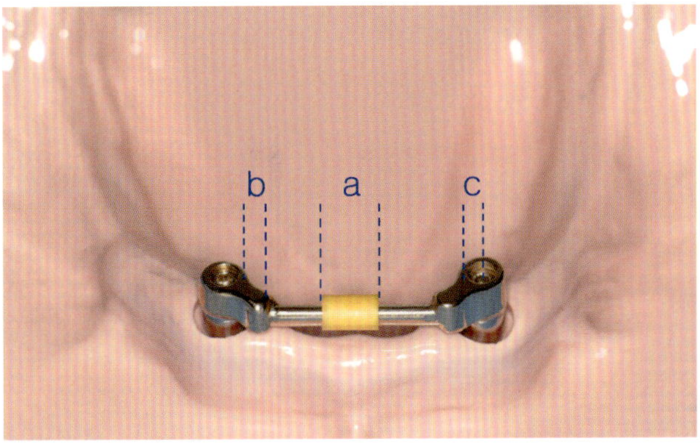

그림 5-1 수평적 공간
a. retention clip 5.0mm
b. 지대주와 bar 보강부위 2.0mm×2 c.Ø4.0 fixture의 반경 2.0mm×2
a+b+c=13mm

하악골의 형태는 대부분 ovoid나 U자 형태이다(그림 5-2).

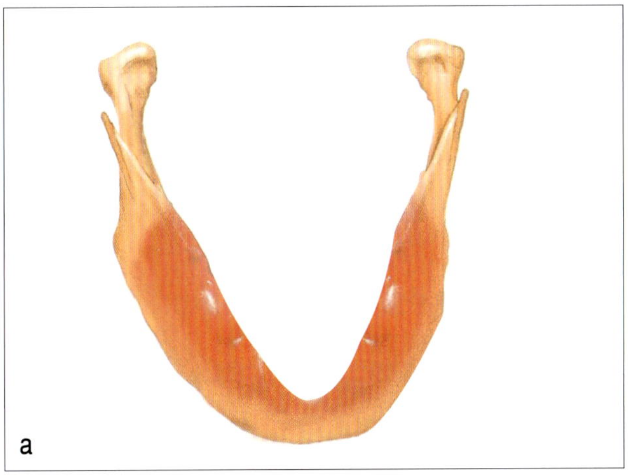

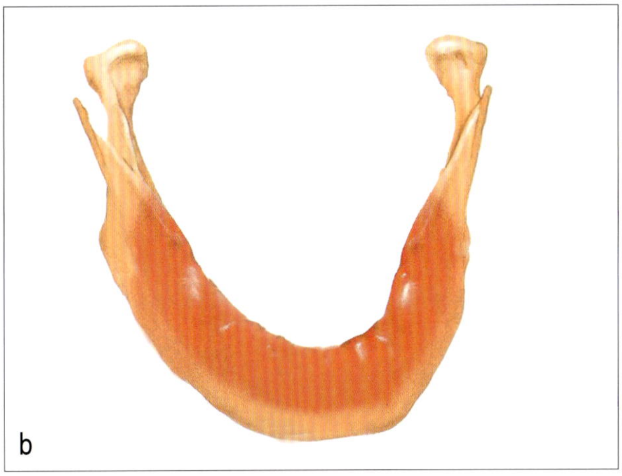

그림 5-2 악궁의 형태

Fixture와 fixture사이의 수평적 공간확보 또는 clip이 위치할 공간을 확보하다보면 ovoid형태의 하악에서는 (그림 5-3 a)과 같이 후방으로 식립될 수 있다.

이러한 증례에서는 bar의 구조물이 설측에 치우쳐 있어 혀의 공간을 침해하게 되고 이를 피하기 위해(그림 5-3 b)과 같이 bar를 순측으로 extension하여 연결하면 fixture에 cantilever force가 증가하는 위험성을 갖게 되며 순측에 치우쳐져 있어 수직적 공간을 얻지 못해 인공치아가 위치할 공간을 얻지 못할 수 있다.

따라서 이와 같은 증례에서는 resilient attachment가 부착된 지대주를 fixture에 결합하여 피개의치를 제작하는 것이 더 유리하다.

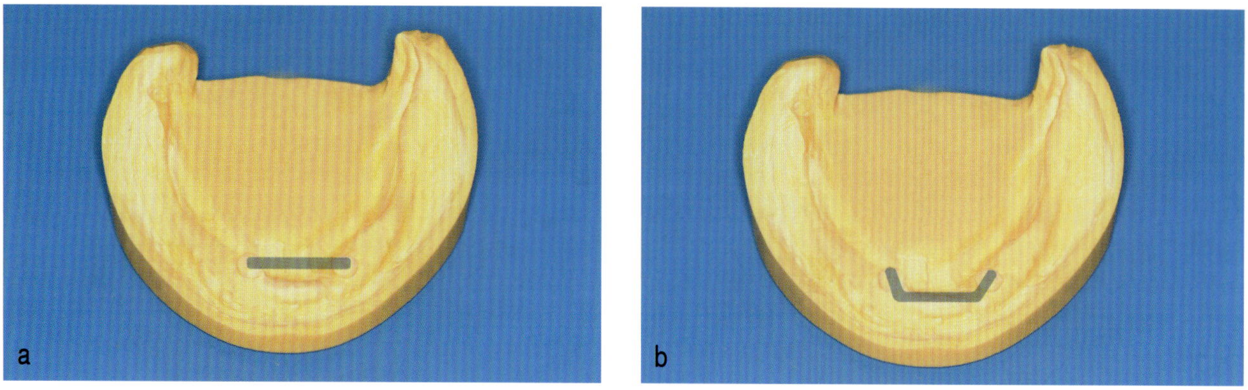

그림 5-3 수평적 공간을 얻지 못하였을 때 bar의 형태

2) 수직적 공간

수직적 공간이란 전치부의 인공치아 incisal edge에서부터 점막까지의 거리이며 구치부에서는 대합치의 교합면에서 점막까지의 거리를 말한다.

Bar attachment를 사용한 피개의치 설계시 최소한의 수직적 공간은 그림 5-4와 같다.

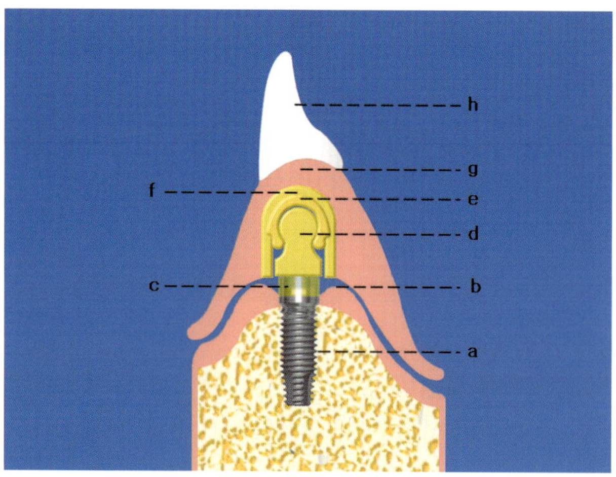

그림 5-4 수직적 공간
a. fixture b. 점막 c. abutment d. bar e. retention clip f. clip housing
g. 레진의치상 h. 인공치아

- b~d : 청소성(hygiene)을 위한 점막 윗부분과 bar 하부와의 공간은 1.5mm정도
- d: bar의 높이 약 4.5mm
- e~f : retention clip과 clip housing의 두께 2.0mm
- g : 레진의치상의 최소두께 약 3.0mm
- h : 설측 치은선부터 인공치아가 들어갈 설측공간 약 3.0mm

※ 청소성 공간 1.5mm+bar의 높이 4.5mm+clip과 housing의 두께 2.0mm+레진의치상의 최소두께 3.0mm+인공치아가 들어갈 설측공간 3.0mm=수직적 공간은 최소 14mm가 필요하다.

3) 응력 분산 요소

Fixture의 응력을 분산시키는 주된 요소는 다음과 같다.
(1) 골의 양과 높이
(2) Fixture의 수와 길이
(3) 대합치의 교합능력
(4) Fixture 배열관계
(5) 상부구조의 형태 및 교합전달방식
(6) Bar attachment의 연결방식
(7) 환자의 교합력 및 식습관

2. 무치악 implant 보철에서의 교합양식

무치악 implant 보철에서는 양측성 균형교합(bilateral balanced occlusion)을 적용한다.
중심교합에서 하악이 측방으로 이동했을 때 작업측에서는 상 · 하악 구치부의 협 · 설측교두끼리 서로 접촉하고 균형측에서는 상악 구치부의 설측교두와 하악 구치부의 협측교두가 접촉을 한다. 전방으로 이동했을 때에도 상 · 하악 구치부의 접촉과 전치부의 접촉이 일어난다.

1) 구성

(1) Fixture 지지(fixture supporting) overdenture
(2) Fixture 와 점막지지(fixture mucosa combined) overdenture
(3) 점막지지(mucosa supporting) overdenture
(4) 부착장치(attachment) overdenture

3. Fixture 지지 피개의치(fixture supporting overdenture)

모든 교합력이 fixture에 의해 지지되며 저작기능시 상부구조의 움직임이 없기 때문에 고정성 상부구조와 같다고 볼 수 있다.

① Bar는 2°로 단면이 U자 형태이어야 하며 평행면으로 마찰력에 의해 유지를 얻을 수 있어야 한다(그림 5-5).
② 중간 구조물인 bar attachment는 교합력에 저항할 수 있도록 충분한 압축강도를 가져야 한다.
③ Bar는 교합평면과 평행하게 설치되어야 한다.
④ 상악은 최저 6개, 하악은 4개 이상의 fixture가 구치부까지 적절하게 분산, 식립되어 있어야 한다.

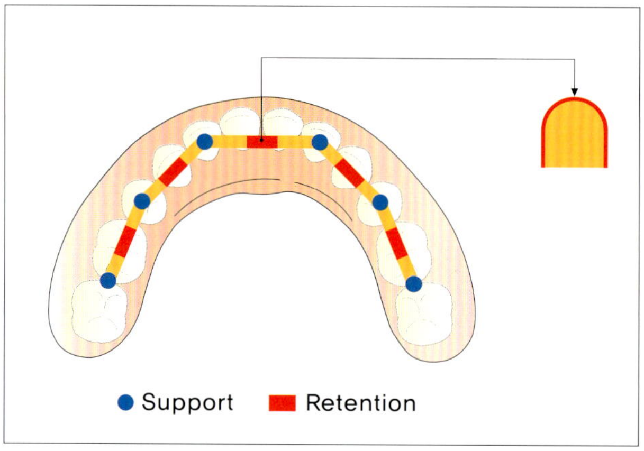

그림 5-5 Fixture 지지 피개의치

4. Fixture와 점막지지 피개의치 (fixture mucosa combined supporting overdenture)

Fixture와 점막에서 교합력이 지지되는 피개의치이다.

① Bar의 단면은 ovoid 또는 원형이어야 한다(그림 5-6 a).
② 중간구조물인 bar attachment는 교합력에 견딜 수 있는 충분한 압축강도를 가져야 한다(그림 5-6 b).
③ 유지장치인 clip은 절치부 치조정의 이등분선에 직각으로 전방영역 bar에만 설치 한다. 회전축은 과두간거리의 축에 평행해야 하며 그림 5-6 c의 a선 근심을 지나야 한다(그림 5-6 c).
④ Bar는 교합평면과 평행하게 형성해야 한다(그림 5-6 d).
⑤ 유리단의 과잉하중이 fixture에 전달되지 않도록 응력분산을 위해 fixture 후방에 탄성이 있는 attachment를 부착하기도 한다. 이때 최후방 fixture에서 attachment까지의 거리는 7mm 이내로 한다(그림 5-6 e).
⑥ Fixture가 설측으로 치우쳐 있다 하여 bar를 원형으로 연결해서는 안된다(그림 5-6 f).

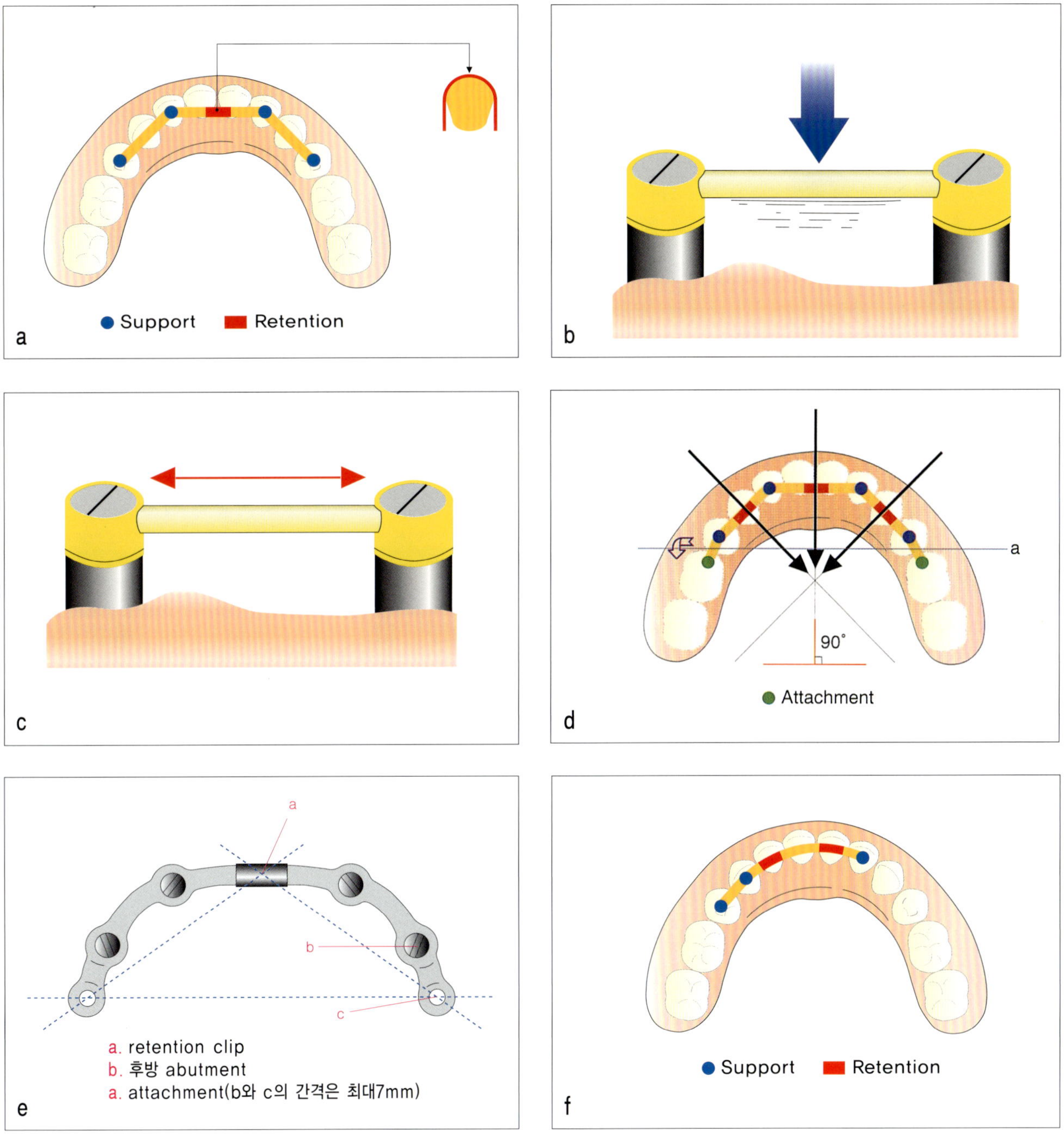

그림 5-6 Fixture와 점막지지 피개의치의 설계

5. 점막지지 피개의치(mucosa supporting overdenture)

Implant에서는 유지력만 얻고 대부분의 지지는 점막에서 얻는 피개의치이다.

① Bar의 단면은 원형이어야 한다(그림 5-7 a,b).
② 모든 교합력이 점막에 의해 지지되므로 유지장치에는 수직력에 대한 침하량을 감안하여 여유공간을 두어야 한다.
③ 중간구조물인 bar attachment는 교합력에 견딜 수 있도록 충분한 압축강도를 가져야 한다.
④ Attachment는 유지력을 추가하는 보조적인 목적으로만 설치한다.
⑤ 의치가 기능운동을 할 때 fixture에 측방압이 가해지지 않도록 abutment의 설면에 약 30gauge로 blockout 하여 완충공간을 부여한다.(그림 5-7 c).
⑥ 유지와 지지를 얻기 위해 후방 fixture에 bar를 연장(extension)해서는 안된다(그림 5-7 d).
⑦ Bar는 교합평면과 평행하게 설치해야 한다.

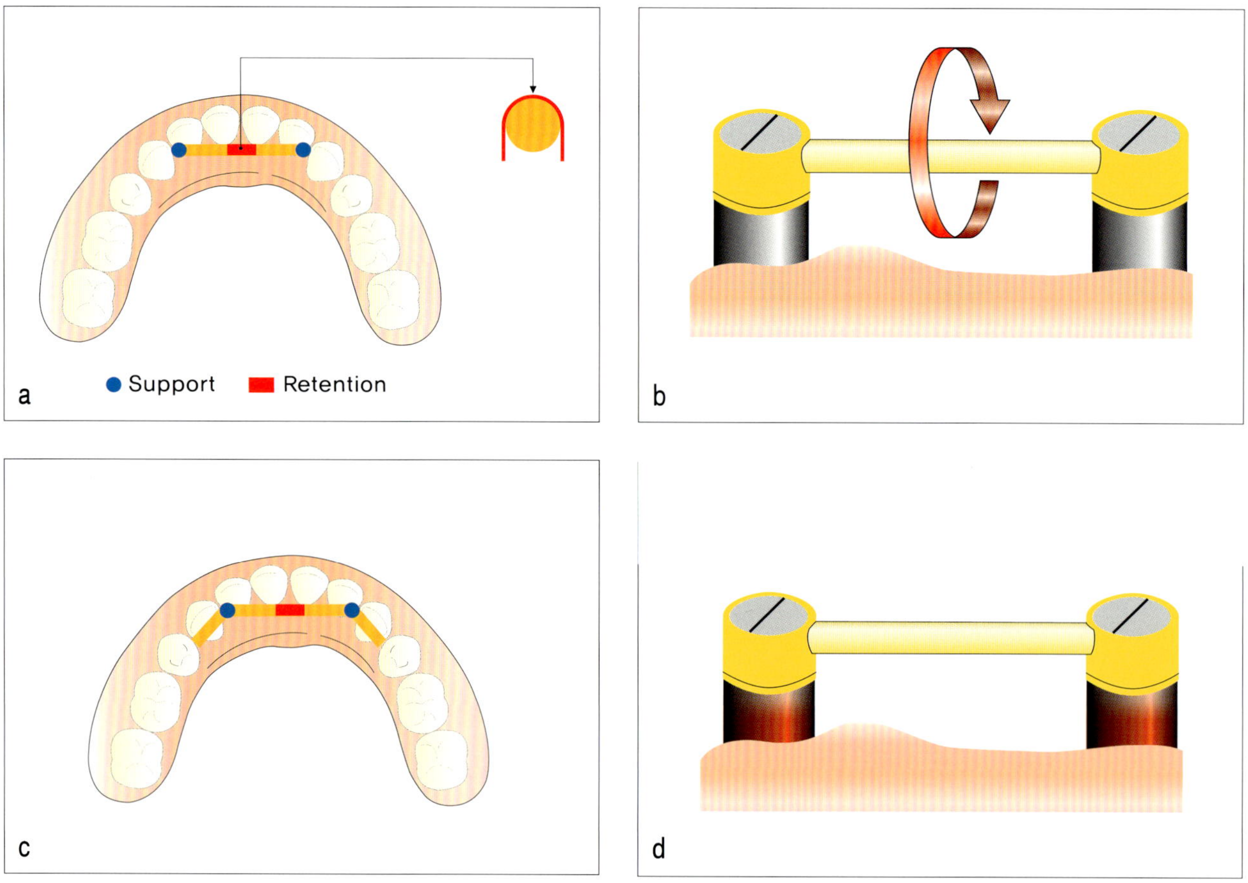

그림 5-7 점막지지 피개의치의 설계

6. Attachment retainer assembly 부착

Retainer assembly는 작업모형에서 부착하는 간접법과 구강내에서 부착하는 직접법이 있다. O-ring, ball, dalbo, ERA, magnetic, locator 등은 직접법으로 부착하는 것이 더 좋은 결과를 가져온다. 그러나 대부분 undercut을 적절히 제거하는데 어려움이 있어 간접법을 선호하게 된다.

가철성 총의치를 사용하는 환자이다. 하악에 2개의 Ø4.0 implant fixture를 식립했다. O-ring attachment가 부착된 지대주를 fixture에 체결하고 old denture에 attachment retainer assembly를 직접법으로 부착하려고 한다.

두 개의 implant를 식립하고 O-ring attachment abutment를 체결하여 환자가 수술 전 사용하던 의치에 부착하려고 한다. 기공용 matrix는 검정색상이고 구강내에 장착되는 matrix는 흰색 또는 핑크색상이다(그림 5-9).

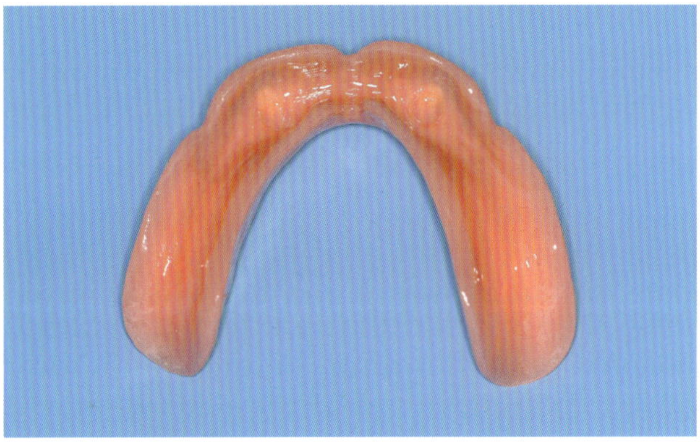

그림 5-8 환자가 implant 수술전 사용하던 의치의 점막면

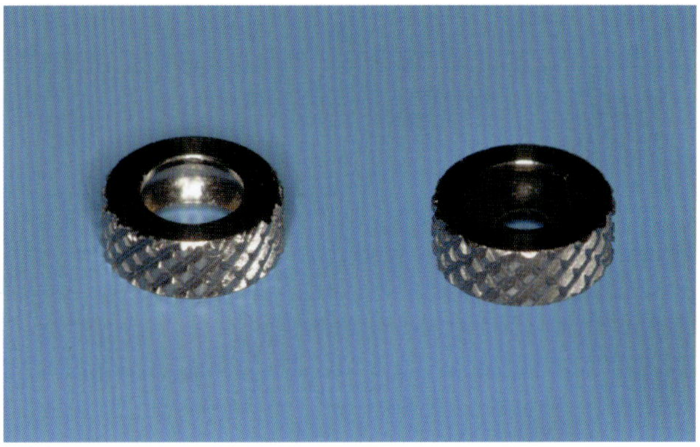

그림 5-9 O-ring attachment assembly

Ball portion에 die spacer 등을 도포하고 denture를 구강내에 시적하여 의치상 점막면에 abutment의 위치를 인기한다(그림 5-10). 인기된 부위를 retainer의 크기를 고려하여 의치를 시적해 보면서 삭제한다.

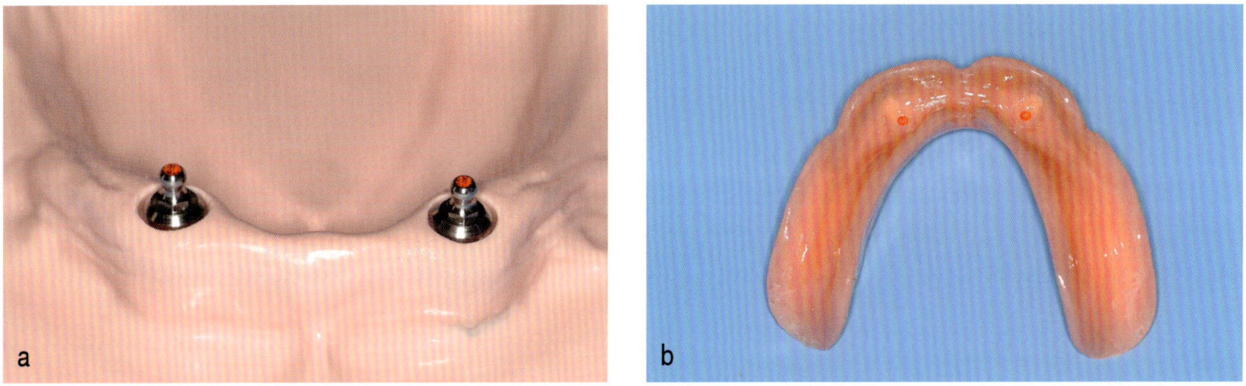

그림 5-10 Ball부에 die spacer 도포하여 의치상 내면에 위치 인기

과잉된 레진이 점막면으로 밀려 들어가지 않고 빠져나올 수 있도록 설측에 #4 round bur로 구멍을 뚫어준다(그림 5-11).

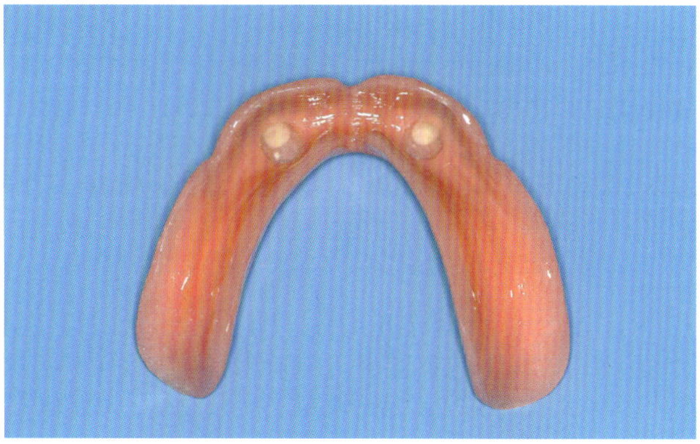

그림 5-11　Retainer부위에 hole형성

Abutment와 점막사이에 레진이 밀려 들어가면 제거가 매우 어렵다. 따라서 지대주와 점막 사이에는 blockout을 하게 되는데 대부분 rubber dam을 이용한다(그림 5-12~14).

Retainer 하방에 레진이 들어가 중합되면 의치가 잘 빠지지 않아 당혹스러움을 겪게 된다. 그렇다고 레진이 중합되기 전에 의치를 제거하게 되면 retainer가 제 위치에 부착되지 못해 기능이 떨어지게 된다. Retainer 위로 노출된 ball portion에 blockout을 하지 않을 경우 matrix와 patrix 사이에 레진이 유입될 우려도 있으나 중요한 것은 ball portion과 의치상이 긴밀한 접합관계를 유지하게 된다는 것이다.

의치가 기능운동을 할 때 완충을 보상해주지 못하고 ball portion에서 브레이크 역할을 하게 되어 의치가 "딱" 소리와 함께 튀어 올라오게 된다. 따라서 ball portion부에는 완충공간을 허용하는 적절한 blockout이 필요하다(그림 5-15~17).

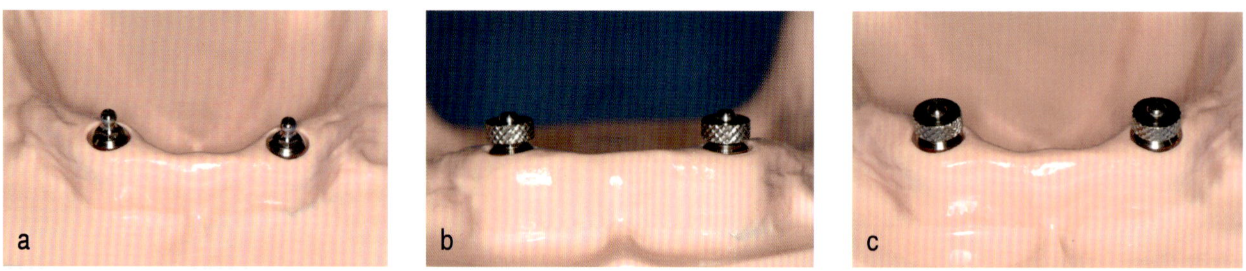

그림 5-12　Block out을 해야 하는 곳

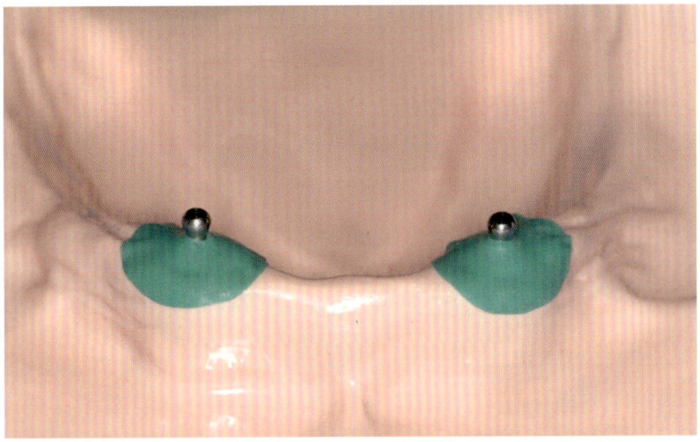

그림 5-13 Rubber dam을 적절한 크기로 잘라 abutment에 끼워 넣는다. 바세린을 바르면 점막과의 접착이 용이하다.

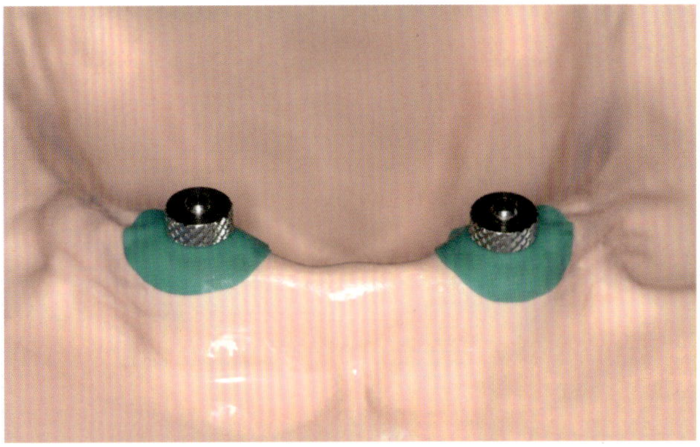

그림 5-14 Retainer를 위치시킨다. Rubber dam에 의하여 retainer 하방에는 undercut이 많이 해소되었다.

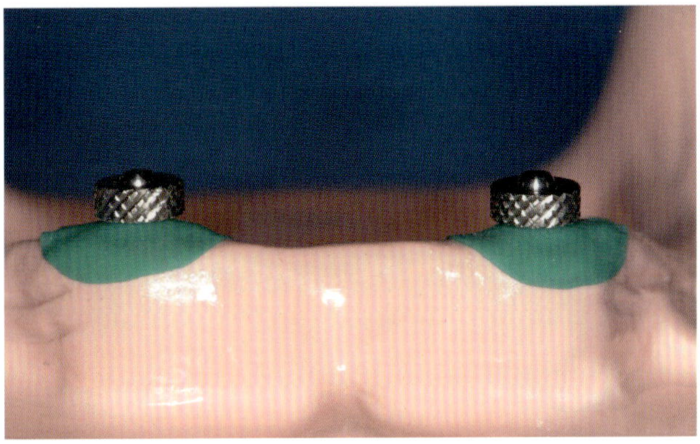

그림 5-15 Ball portion이 retainer위로 많이 올라와 있음을 볼 수 있다.

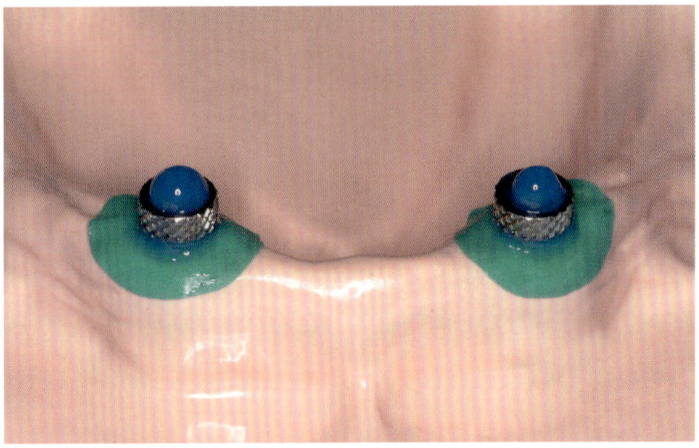

그림 5-16 Retainer 하방과 ball portion 부위에 blockout용 광중합 레진을 사용하여 blockout 한다.

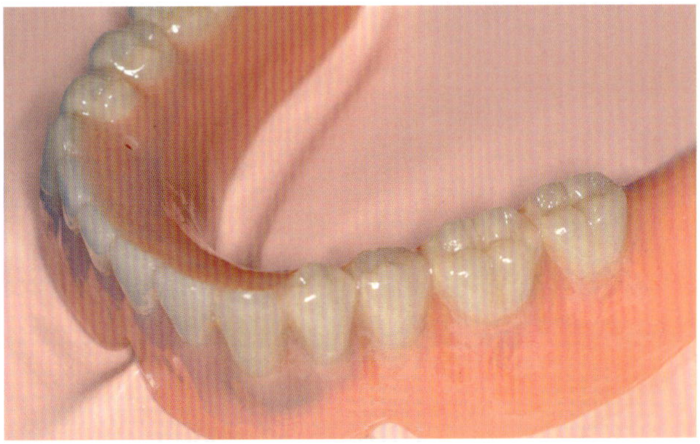

그림 5-17 의치를 구강내에 삽입시켜 retainer와 blockout부위에 레진이 들어갈 공간을 확인한다. 설측에는 과잉된 레진이 빠져나올 수 있도록 형성한 hole이 있다.

의치상 점막면에 바세린을 바른 다음 자가중합레진을 retainer가 위치할 부위에 적당량을 넣고 구강내에 장착한다. 이때 손으로 의치를 누르고 있어서는 안된다.

의치는 수직과 수평으로 움직일 수 있기 때문에 힘이 더 가해지는 쪽으로 치우쳐 부착되게 된다. 따라서 정확한 교합관계를 설정한 다음 centric occlusion 교합관계를 유지한 상태에서 중합을 유도한다. 의치의 점막면에는 분리제를 바르는 것보다 바세린을 바르는 것이 더 효과적이다.

바세린은 분리제 역할도 하지만 끈적거림으로 접착성이 좋아 의치의 안정을 유지시켜주며 점막면에 공간을 폐쇄시켜 과잉된 레진이 점막면과 의치상 사이로 진입되는 것을 차단시켜준다(그림 5-18).

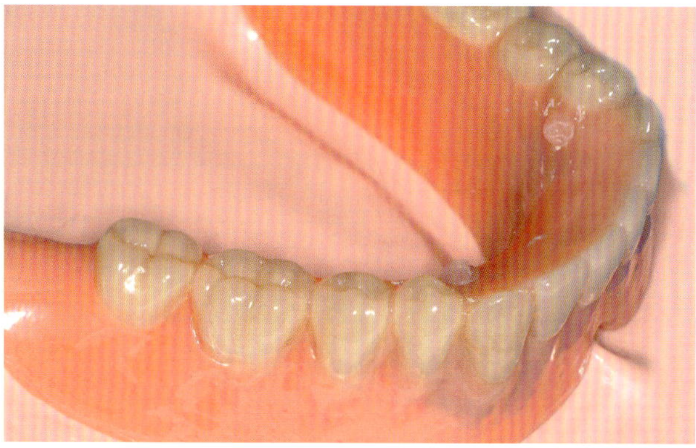

그림 5-18 Attachment assembly 부착

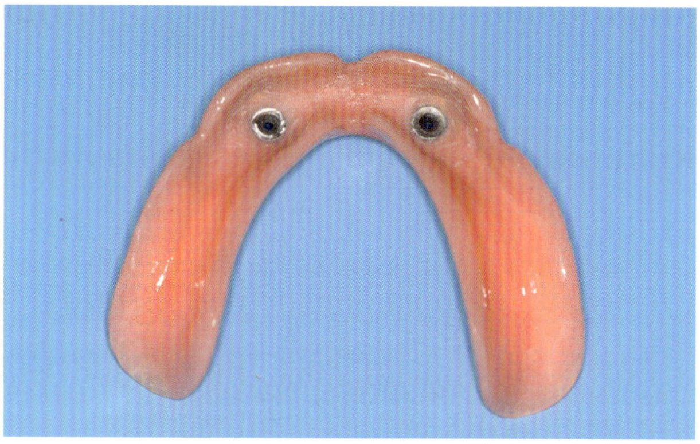

그림 5-19 중합이 완료된 의치의 점막면

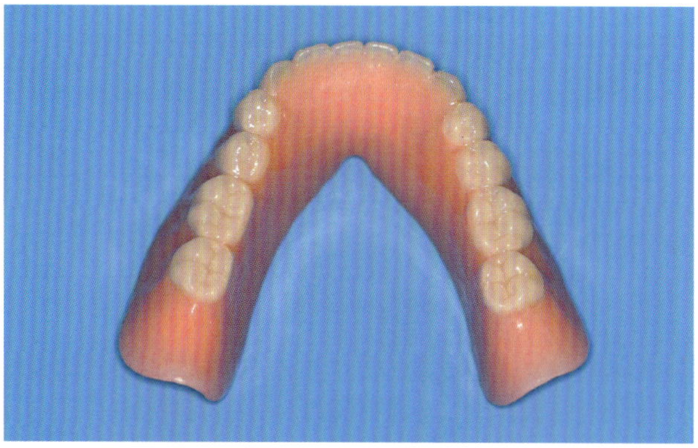

그림 5-20 완성된 의치의 교합면

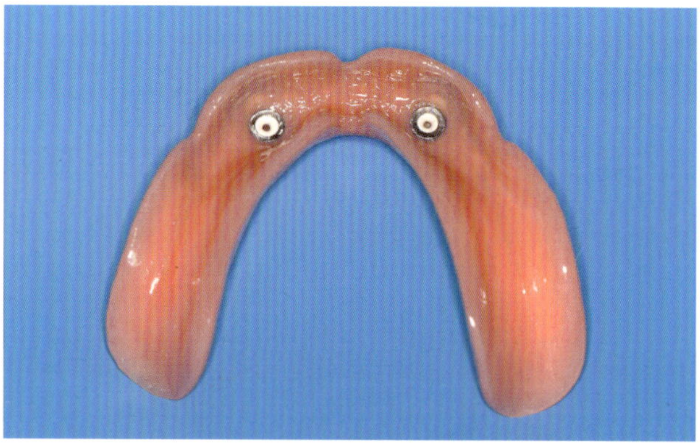

그림 5-21 Final용 matrix로 교체된 점막면

7. Overdenture relining과 attachment retainer assembly 부착

골(bone)과 점막의 흡수로 인하여 기능이 떨어진 bar joint 피개의치는 소실된 골과 점막을 의치상 레진으로 보상해야 한다.

Bar joint 하방의 undercut을 적절히 제거하지 못하면 의치상에 레진이 들어가게 되고 중합후 의치는 잘 빠지지 않는다. 그렇다고 레진이 중합되기 전에 의치를 제거하면 중합시 일어나는 물리적 변형으로 인하여 그 효과를 기대하기 어렵다.

Hader bar에 주로 사용하는 acrylic clip은 housing에 의해서 의치상에 부착되어 있다. Housing은 상품화되어 있는 금속과 기공과정을 통하여 제작되는 custom housing, 그리고 레진 의치상이 있다. 유지력 소실로 clip을 몇 차례 교환하게 되면 레진의치상 housing은 유지부가 파손되어 그 기능을 할 수 없게 된다.

이때에도 직접법으로 clip을 부착하게 된다.

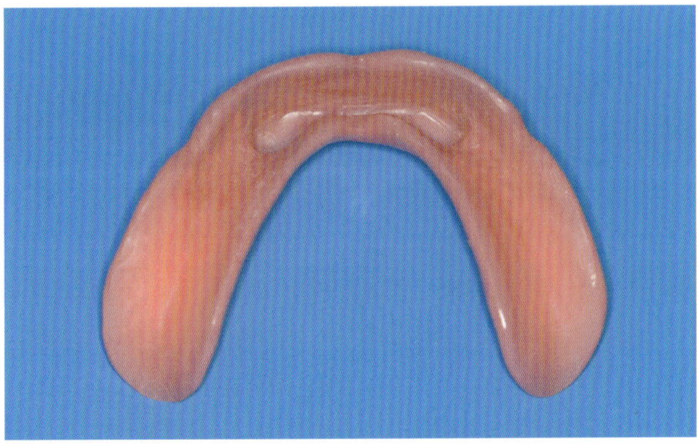

그림 5-22 Clip이 떨어진 점막면이다. Clip 부착과 동시에 소실된 골과 점막을 의치상 레진으로 보상하려 한다.

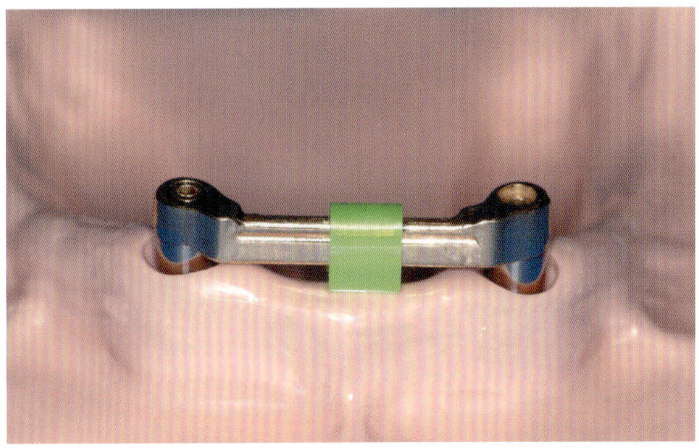

그림 5-23 Fabricating rider를 구강내에 위치시킨다.

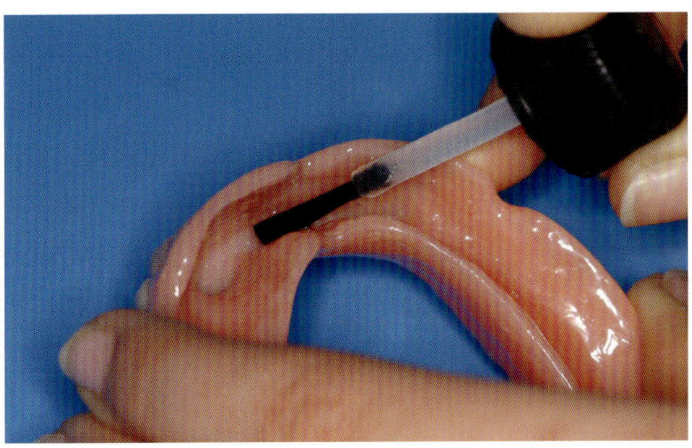

그림 5-24 고무인상재가 붙지 않도록 점막면에 분리제를 바른다.

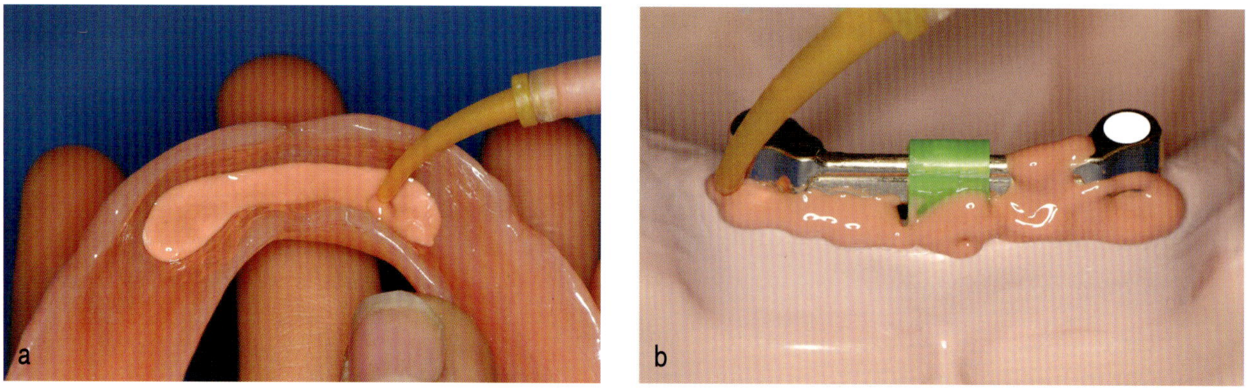

그림 5-25 점막면과 Bar joint 하방에 light body impression material을 넣는다. Tissue conditioner, fit checker 등을 사용하기도 한다.

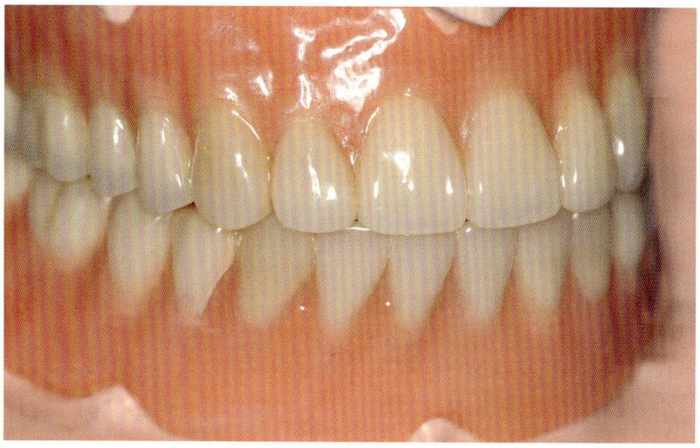

그림 5-26 의치를 구강내에 장착하여 centric occlusion을 유지하는 상태에서 중합을 유도한다. 인상재가 setting되면 의치를 분리한다.

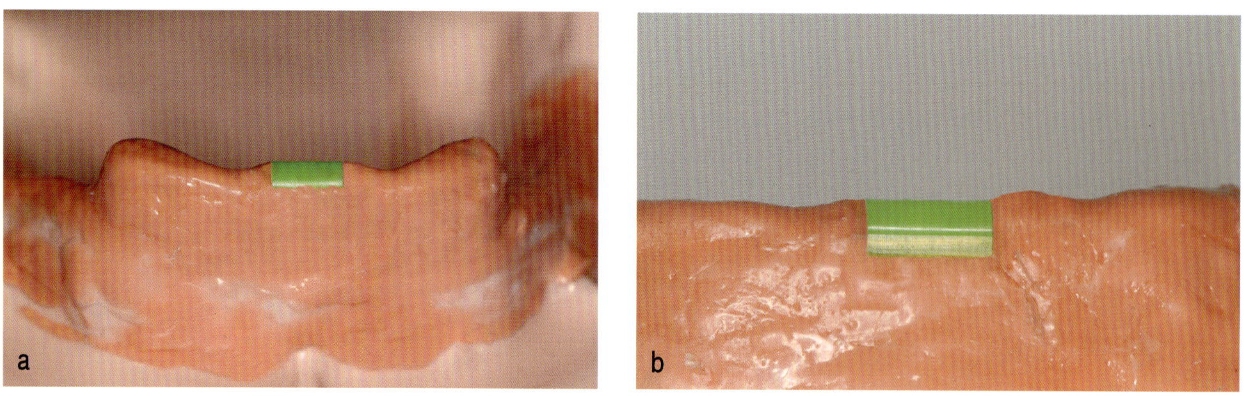

그림 5-27 Fabricating rider의 유지부와 점막부의 인상재를 제거한다.

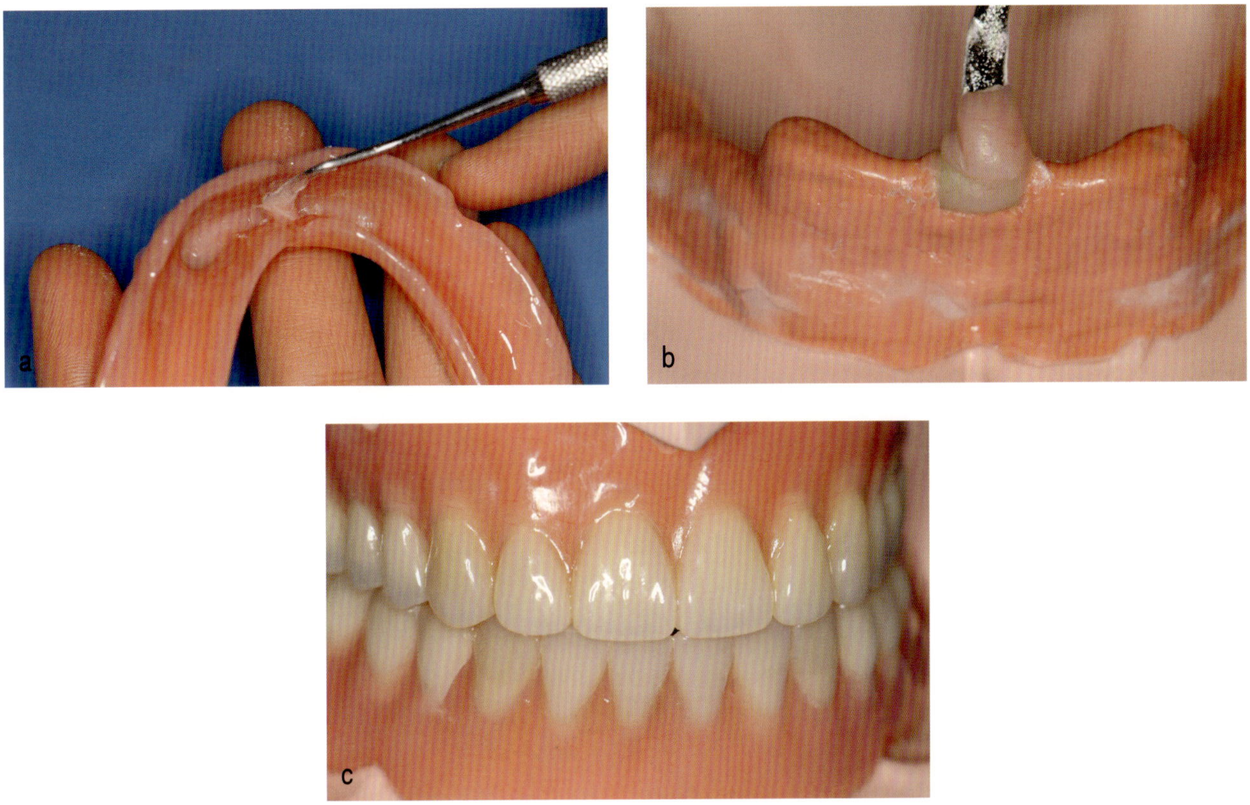

그림 5-28 자가중합레진을 fabricating rider 와 점막면에 넣어 구강내에 장착한다. Clip만을 부착할 때는 과잉의 레진이 점막면으로 밀려들어가지 않고 빠져 나오도록 설측에 구멍을 뚫지만 relining을 겸할 때 에는 구멍은 뚫지 않는다. 이때 손으로 의치를 누르고 있어서는 안된다. 의치는 수직과 수평으로 움직일 수 있기 때문에 힘이 더 가해지는 쪽으로 치우쳐 부착되게 된다. 따라서 정확한 교합관계를 설정한 다음 centric occlusion 교합관계를 유지한 상태에서 중합을 유도한다.

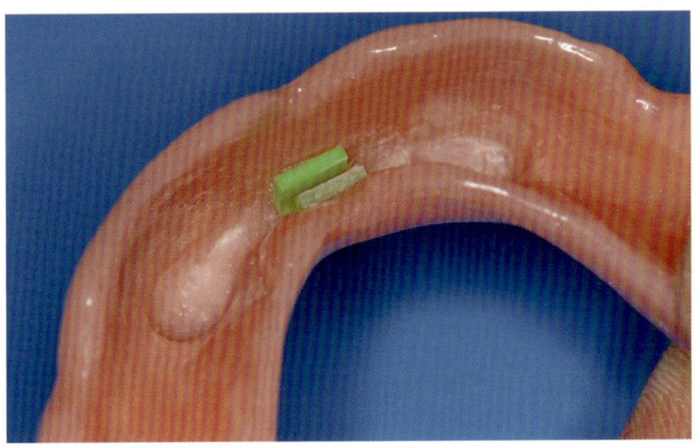

그림 5-29 중합이 완료되면 의치를 분리하며 기공용 fabricating rider를 빼낸다.

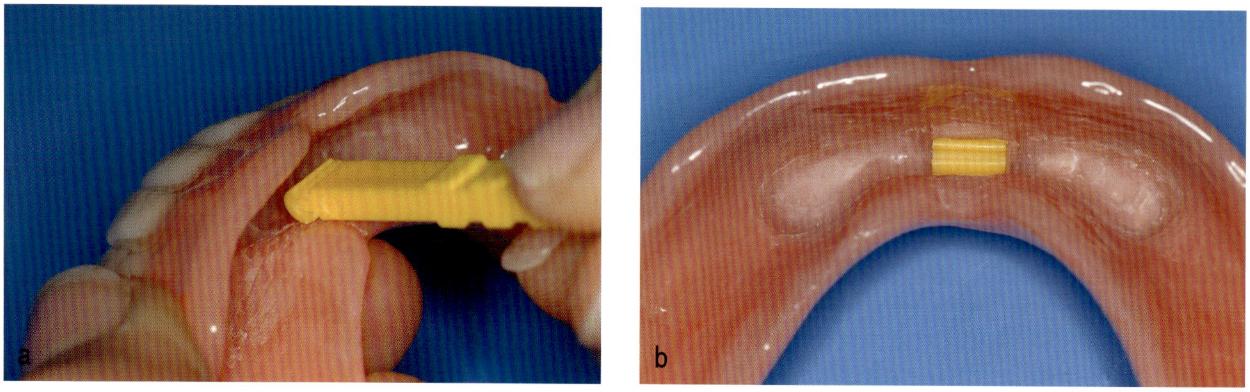

그림 5-30 Setting tool에 acrylic clip을 끼우고 밀어 넣으면 "딱"소리와 함께 끼워진다.

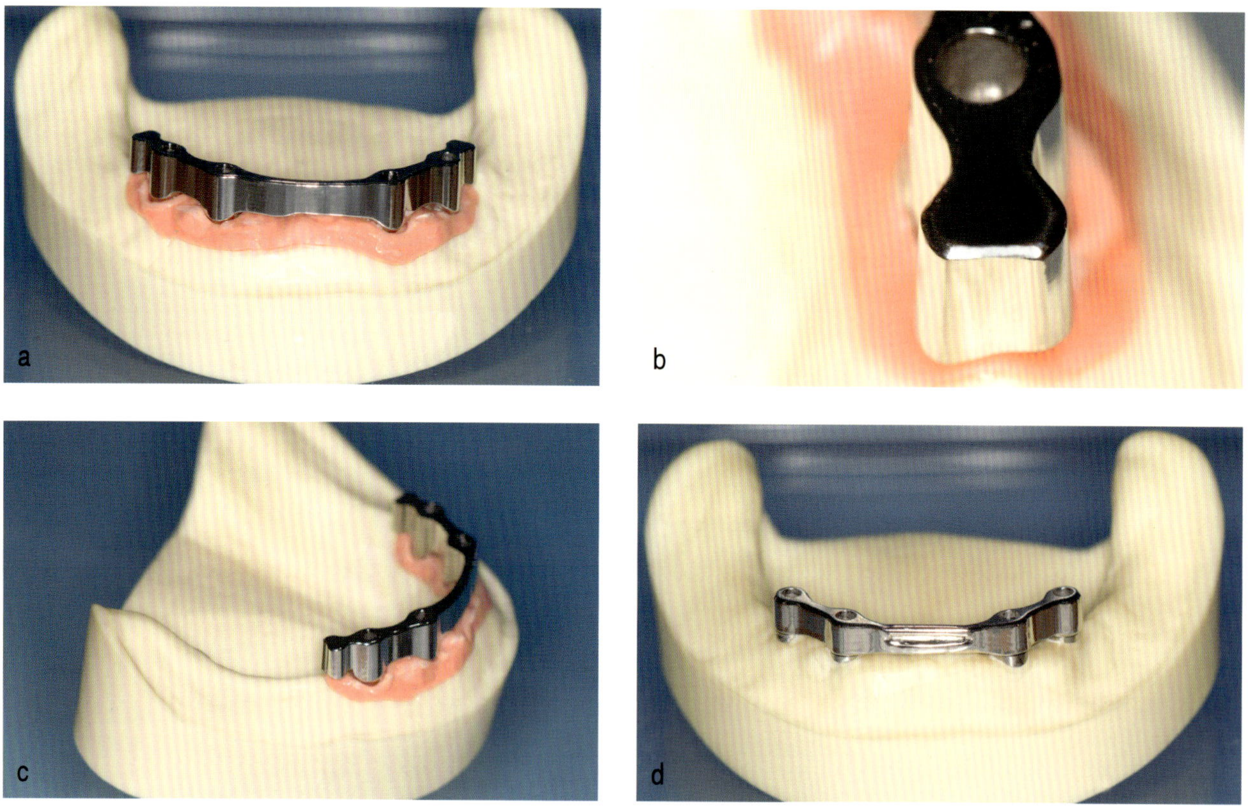

그림 5-31 a~d. 피개의치의 bar joint*(계속)*

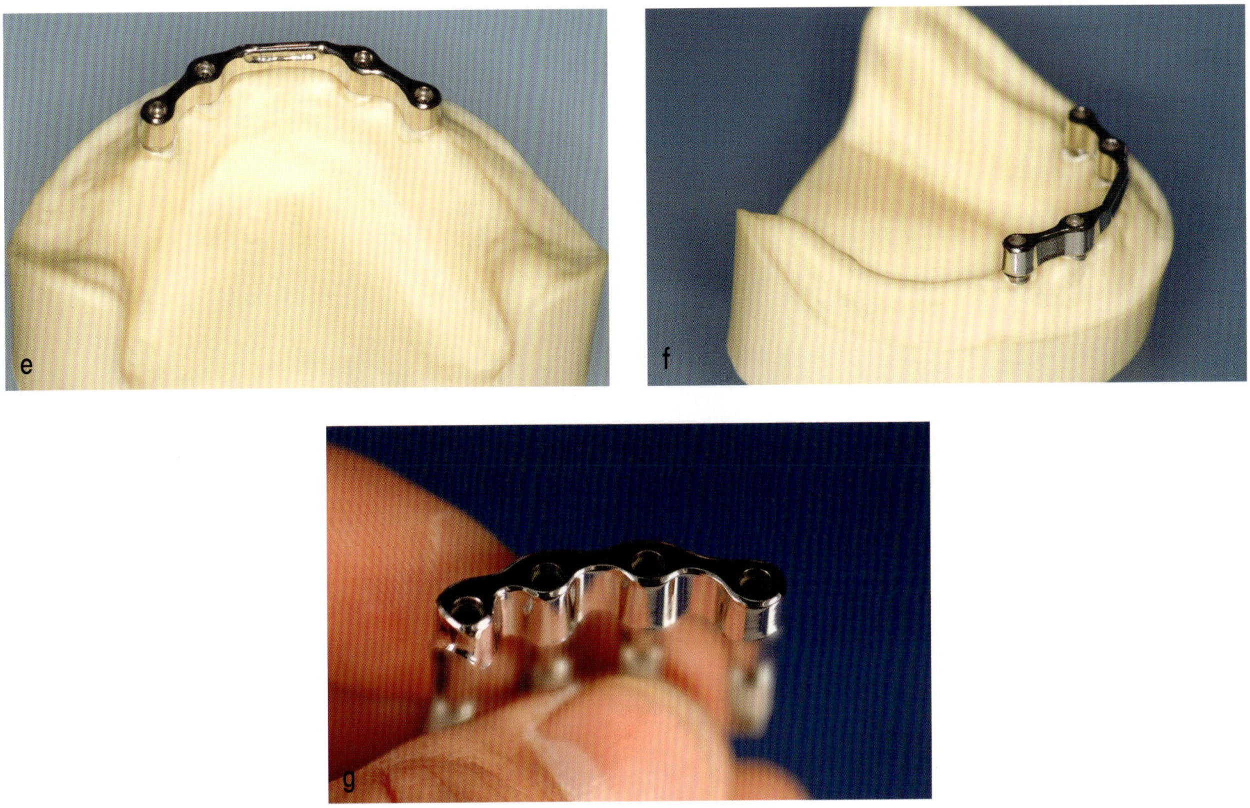

그림 5-31 e~g. 다양한 구조와 형태의 fixture와 점막지지 피개의치의 bar joint들이다,

8. Implant와 attachment

Attachment는 patrix와 matrix로 구성되며 key와 keyway, ball과 socket, bar와 rider, plunger와 slot, inner crown과 outer crown 등으로 나눌 수 있다.

Attachment의 기본원리

- 고정(fixation)
- 유지(retention)
- 안정(stabilization)

1) 유지력 조절과 비조절 attachment

(1) 조절 어태치먼트(adjustable attachment)

보철물 사용으로 인하여 attachment가 마모되어 유지력이 상실되었을 경우 유지력을 보강시켜 주거나 유지력이 너무 강한 경우 감소시켜줄 수 있으며 가철성 의치에 사용된다.

Attachment로 고정성 부분(fixed part)보다 가철성 부분(removable part)에서 마모도가 높기 때문에 유지력을 조절할 수 있는 부분이 가철성 의치에 위치되어야 한다.

(2) 비조절 어태치먼트(non-adjustable attachment)

유지력 조절이 불가능한 attachment로 fixed part에 주로 사용되며 removable part에서는 보조적으로 사용한다.

2) 기능(function)

비완압과 완압의 차이점은 매우 중요하다. Fixture에 의해 보철물이 지지, 유지되는 상부구조에는 비완압 attachment를 사용하고 fixture와 잔존치조제에 의해 지지되는 상부구조에서는 완압 attachment를 사용한다.

(1) 비완압 어태치먼트(rigid attachment)

삽입, 철거의 기능운동 외에 다른 운동이 허용되지 않는 attachment이다.

(2) 완압 어태치먼트(resilient attachment)

보철물의 기능시 implant에 과도한 하중이 가해지는 것을 막기위해 잔존치조제로 의치상의 기능운동이 허용되는 attachment이다.

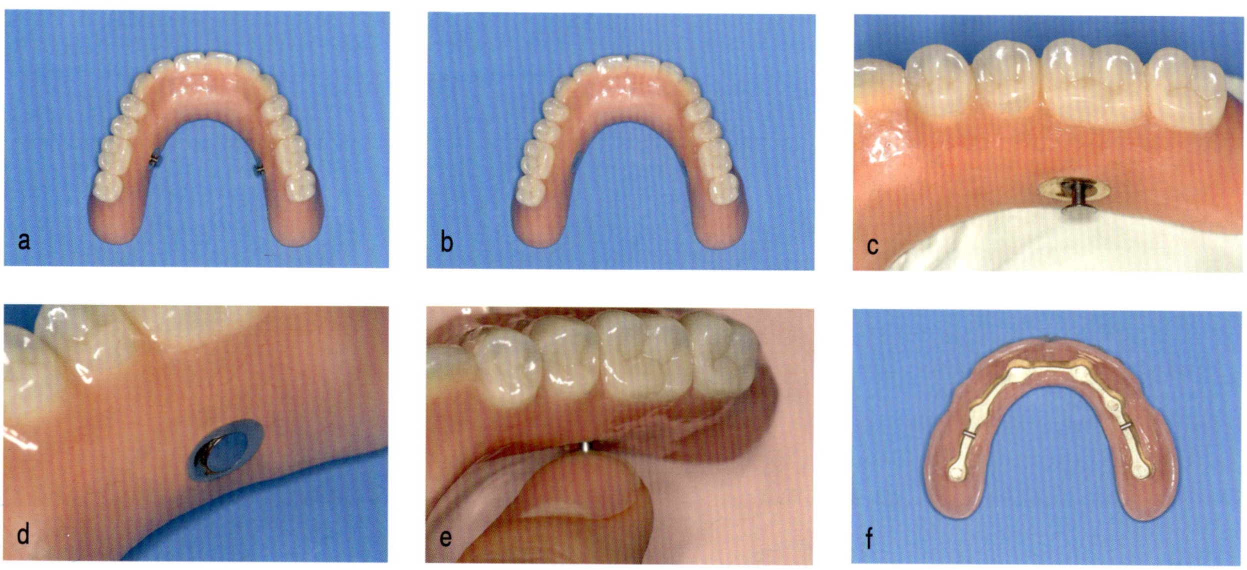

그림 5-32 Locking pin snap E attachment를 이용한 피개의치

3) 유지(retention)

(1) 마찰력(frictional retention)

Patrix와 matrix의 면이 둘 또는 그 이상의 면에 정밀하게 접촉하여 발생되는 마찰력에 의한 유지력을 말한다.

(2) 기계력(mechanical retention)

물리적인 undercut에 의하여 둘 또는 그 이상의 표면 움직임에 대한 저항에 의해 발생되는 유지력을 말한다.

(3) 마찰력+기계력(frictional+mechanical retention)

마찰력과 기계력이 복합적으로 작용하여 얻어지는 유지력을 뜻한다.

(4) 자석력(magnetic retention)

원자의 배열이나 움직임에 의해 주위에 생성된 자기력으로 자성체를 끌어당겨 자석에 의해 일어나는 움직임에 대해 저항하는 유지력을 의미한다. 자석력을 이용한 보철물을 측방압이 없어야 하고 정밀도가 좋아야 자석력과 흡착력을 최대로 얻을수 있다.

(5) 흡인력(suction retention)

단단한 물체의 표면에 접착하여 진공에 의해 발생되는 힘에 의한 유지력이다.

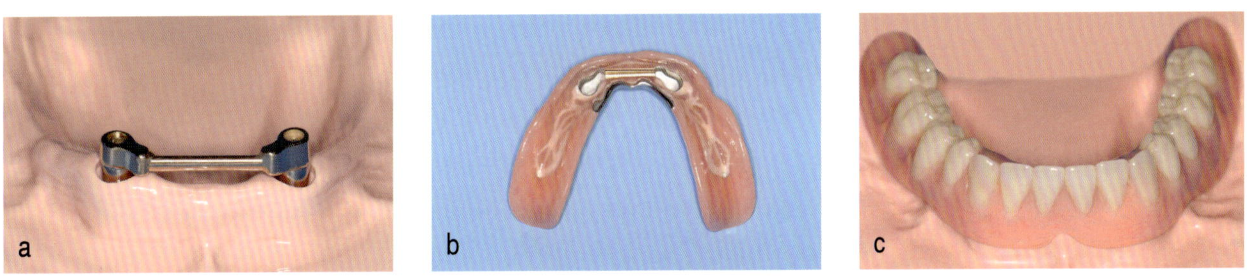

그림 5-33 Dolder bar attachment를 이용한 피개의치

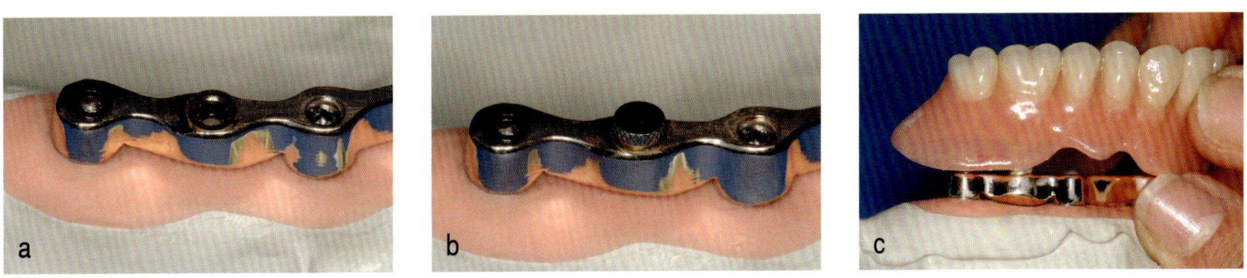

그림 5-34 Ceka attachment를 이용한 피개의치

제 6 장

상악 전치부 심미보철

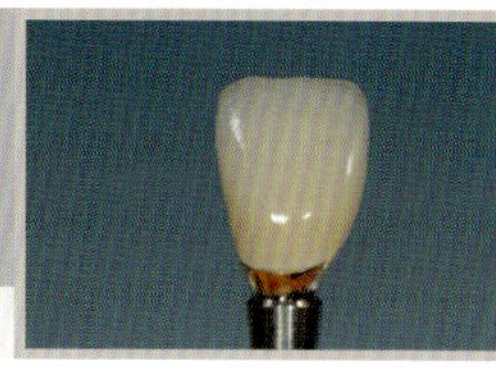

초기 implant 보철은 무치악 환자의 기능회복을 위주로하는 치료가 대부분 이었으나 전치부 영역에 적용되면서 심미적인 면이 강조되고 있다.

심미는 주관적인 경향이 강한 부분이라 어떤 사람들에게 아름답다고 느끼는 것들도 다른 사람들에게는 전혀 아름답지 않을 수도 있다. 그러나 잘 정돈된 치아와 조화를 이루는 핑크색 치은을 환한 미소와 함께 만날 때의 기분 좋은 느낌은 거의 모든 사람들에게 공통적일 것이다.

1. 상악 전치부 심미보철의 요건

치은변연의 위치는 최대로 웃었을 때 윗입술의 vermilion border에 위치하고 측절치의 치은변연은 중절치와 견치보다 1~2mm 더 낮게 위치한다. 치은변연만곡의 정점은 중절치와 견치는 distal line angle부위에 위치하고 측절치는 치관부 가운데에 위치한다.

소구치와 대구치의 경우, 치은변연의 정점은 뒤로 갈수록 점진적으로 교합면으로 내려간다. 치은변연 scallop 정도는 치은의 형태학적 양상(periodontal morphotype)에 달려있다. 두꺼운 형태의 치은은 평평한 모양을 가지고 얇은 치은형태는 scallop한 모양을 가지며 자극에 대한 염증반응과 치주치료에 대한 반응이 다르게 나타난다. 따라서 scallop한 얇은 치은형태를 가진 환자는 implant 치료시 자극에 의해 치은퇴축이 쉽게 일어날 가능성이 높다.

개개 치아의 심미성은 치은과 치간유두의 모양과 윤곽, 색조와 건강 정도에 의해 결정된다. 변연부위의 치은은 산호빛 핑크색을 띄면서 치경부를 둘러싸고 있는 옷깃 모양의 치은으로 좁고 매끄러워야 한다. 부착치은에서 연속되는 부분으로 단단하고 탄력성이 있어야 하고 하부 치조골에 견고하게 부착되어 있어야 하며 충분한 양의 폭을 유지하면서 점몰상태를 띄고 있어야 한다.

치간유두는 변연치은중 치아와 치아사이의 삼각형의 치간공극을 채우고 있는 피라미드 형태의 치은을 말하며 변연치은과 부착치은과는 달리 표면이 각화되어 있지 않으므로 외부자극에 대하여 민감하게 반응한다. 치간유두의 외형은 치아간 접촉관계, 인접 치아면의 폭경, 치간골의 상실정도에 의해 좌우된다(그림 6-1).

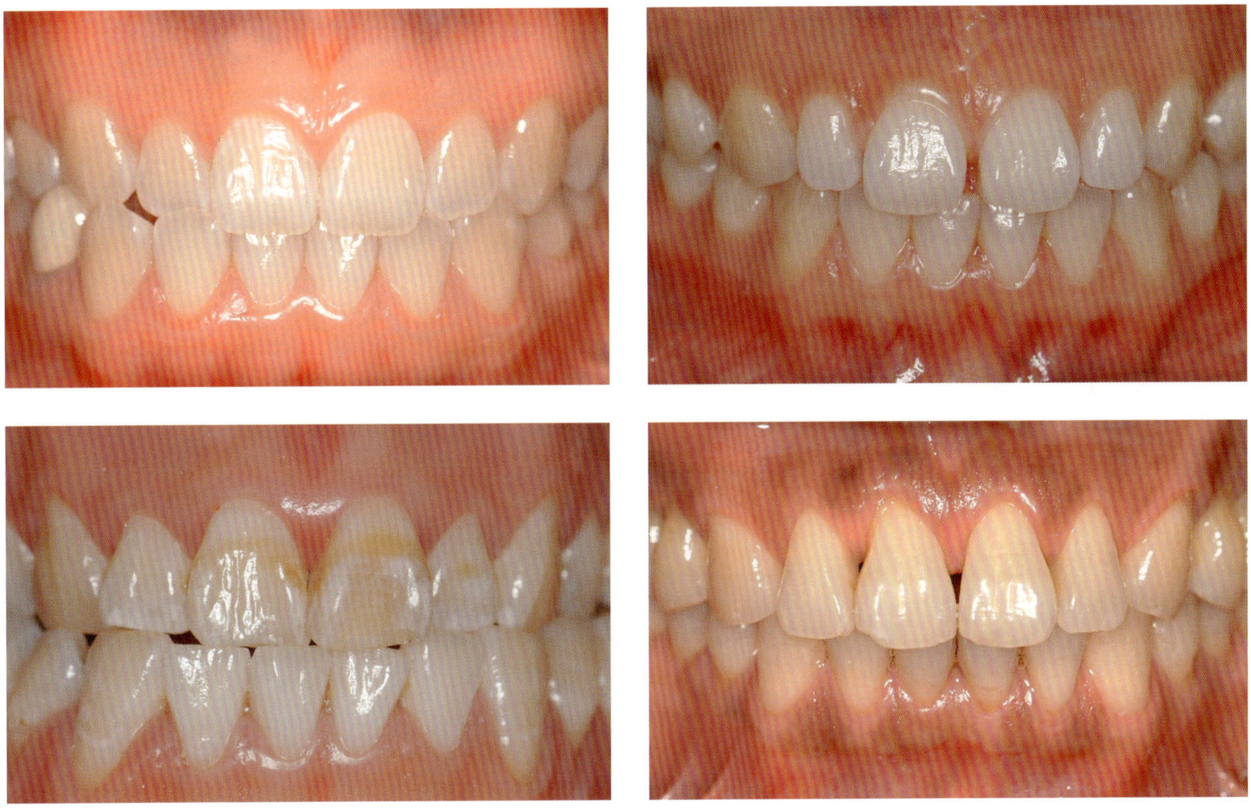

그림 6-1 자연치아에서 심미성 비교

2. 전치부에서의 심미적인 보철물 제작

전치부에서 심미적인 보철물이라 함은 치경부에서 출현윤곽(emergence profile)을 확보하여 보철물이 자연치아와 같이 잇몸속에서 자연스럽게 나오는 형태이어야 하며 결손으로 인하여 소실된 치간유두를 확보하고 인접치아와의 조화로운 색조와 크라운의 형태 및 표면질감 등이 인접자연치아와 유사하여야 한다.

1) 치경부의 자연스런 출현윤곽(emergence profile)
2) 치간유두 확보
3) 인접치아와의 조화로운 색조
4) 형태 및 표면질감

3. 전치부에서 심미적이지 못한 보철물

전치부 implant 보철물에 있어 심미성을 갖추지 못하는 경우는 여러 원인이 있을 수 있다. 특히, 근본적으로 implant fixture의 식립위치와 방향이 올바른 위치에서 벗어나 있는 경우, 치은의 형태와 인접 치은의 높이의 차가 심한 경우와 같은 근본적인 문제와 아울러, 치과기공사의 심미성에 대한 이해 정도의 차로 인해 심미성의 결여가 나타날 수 있다.

제작된 implant 보철물이 다음과 같은 현상이 있는 경우, 심미성이 떨어지는 보철물이 될 가능성이 높다.

1) 출현윤곽(emergence profile)을 얻지 못하였을 경우
2) 안모와 구순과의 조화를 이루지 못한 경우
3) 치경선의 부조화
4) 치은퇴축
5) 크라운의 metal shadow현상
6) 크라운과 인접치아 사이에 나타나는 black triangle

4. 심미적이지 못한 요인

1) 외과적 요인

치아가 상실되면 치조골은 흡수되기 마련이다. 수복할 크라운이 조화를 이루기 위해서는 인접치아의 치은과 조화를 이루어야 하고 치은, 즉 연조직이 조화롭기 위해서는 하방에서 지지하고 있는 치조골의 상태가 적절해야 한다. 하방치조골이 받쳐주지 못하면 심미적인 치은의 형태는 장기간 유지될 수 없다. 심미적인 관점에서 치조골의 상태를 "yellow esthetics"이라고 부르기도 한다. 심미적인 상부구조물이 되기 위해서는 먼저 치조골의 상태를 진단하여 수술전에 미리 골이식을 해야할지, 1차 수술과 동시에 시행할지, 아니면 수술시 추가적으로 할지 등에 대해 진단과 치료계획이 우선되어야 한다(그림 6-2).

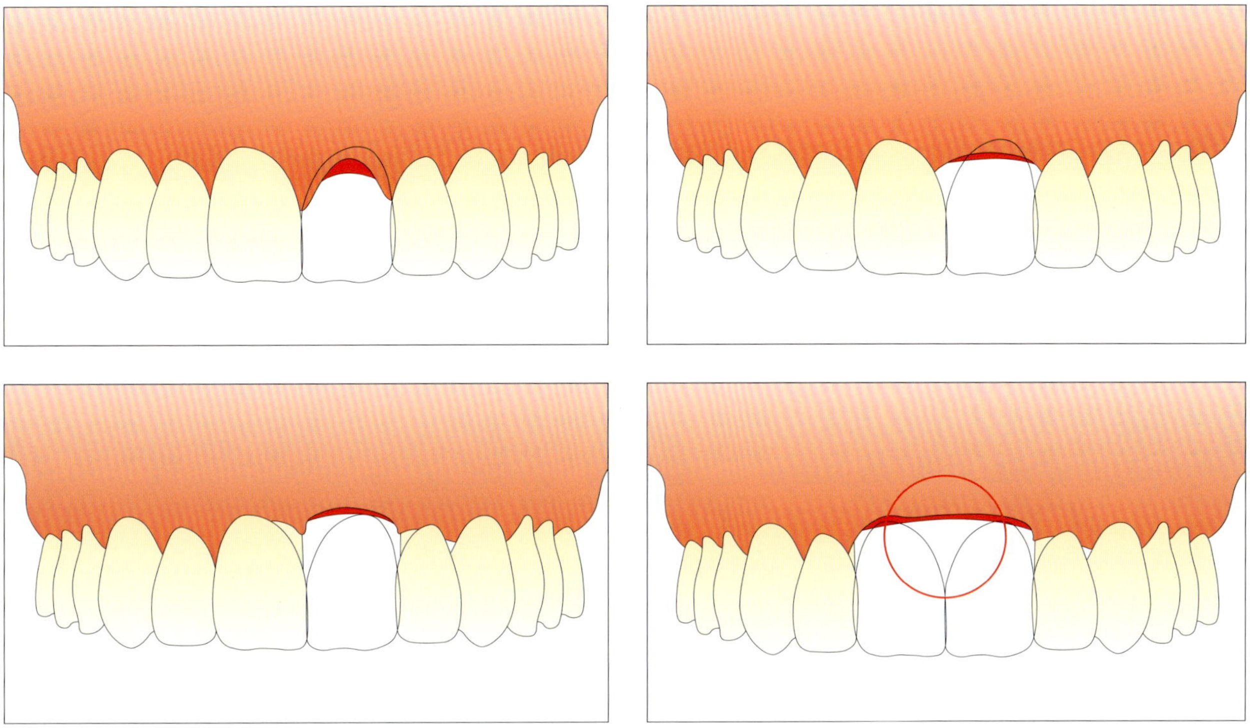

그림 6-2 결손된 부위의 수직과 수평의 골 손실

(1) 자연치아에서의 gingival scallop

① High scallop ② Normal scallop ③ Flat scallop

이들 gingival scallop은 high scallop, normal scallop, flat scallop의 세 가지 형태로 존재하며, 평균 scallop의 양은 4.5mm 정도로 하방의 bone scallop에 비해 약 1.5~2.0mm가 높다.

① High scallop
발치 후 빠른 골 흡수로 인하여 치은 퇴축량이 크고 치간유두 소실 등 black triangle이 발생하기 쉽다.

② Normal 또는 flat scallop
치은퇴축이 느리게 진행되어 심미적 회복이 유리하다.

치은조직의 biotype도 두 가지로 생각해 볼 수 있는데 thick dense biotype을 보이는 치은은(그림 6-3) 퇴축 경향이 적고, thin gingival biotype(그림 6-4)은 치은퇴축이 비교적 잘 일어난다.

대부분 high scallop을 보이는 치은이 thin gingival biotype양상을 보이고 flat scallop의 치은이 thick dense biotype인 경우가 많다.

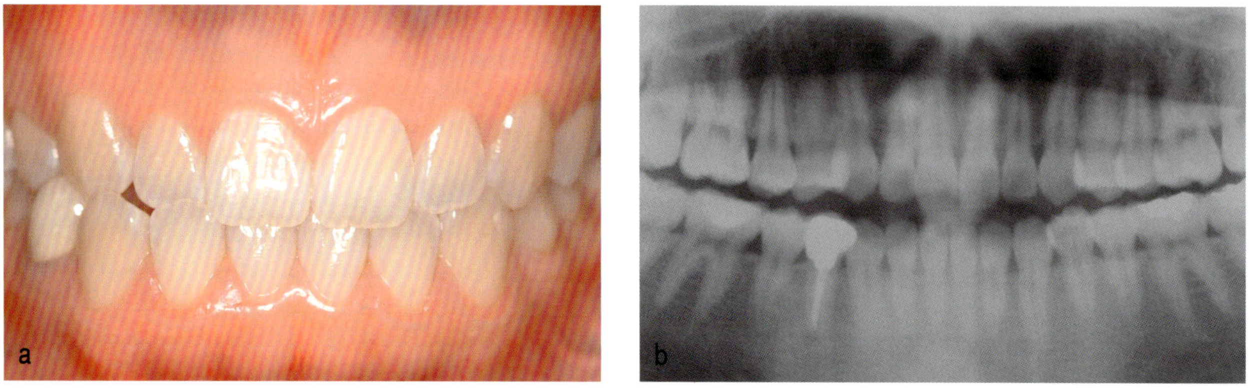

그림 6-3 Thick dense biotype

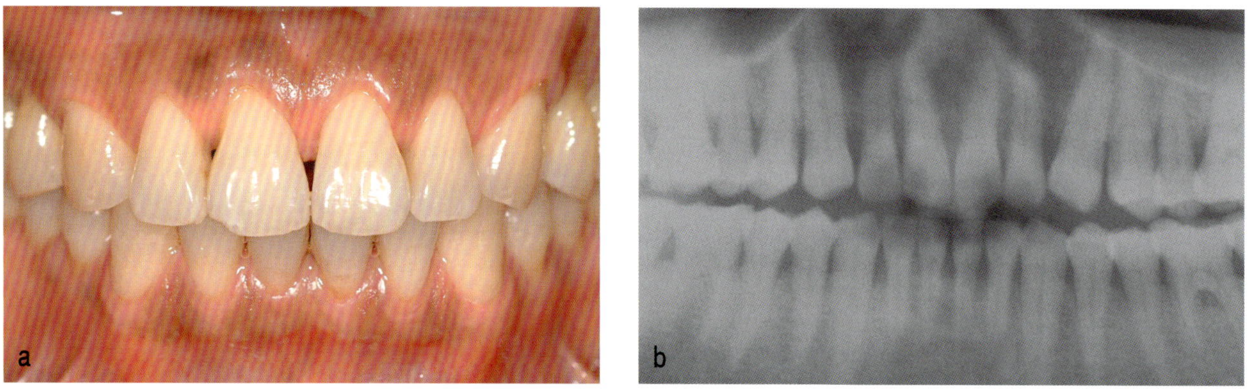

그림 6-4 Thin gingival biotype

(2) Implant의 식립위치

① 너무 순측에 위치한 경우

Implant fixture가 너무 순측에 위치한 경우 순측 치조골 두께가 얇으므로 순측골의 흡수가 일어날 수 있으며 치은의 퇴축량이 많아진다(그림 6-5).

② 너무 설측에 위치한 경우

너무 설측에 위치한 경우에는 ridge lab 형성으로 청소성에 문제가 있다.

③ 너무 근원심적으로 접근한 경우

너무 근원심적으로 접근한 경우는 interproximal bone이 얇고 높기 때문에 치조골의 흡수가 빨리 진행되고 크라운이 근심쪽으로 경사져 있는 경우도 접촉점이 incisal쪽으로 치우쳐져 있어 마치 high scallop과 비슷한 현상을 보인다.

1992년 Dr. Tarnow는 치조정골과 크라운 contact area 하방까지의 거리가 치간유두의 유무에 미치는 영향이라는 논문을 발표하였는데 이 논문이 심미치과에 있어서 전 세계적으로 가장 많이 인용되는 논문중의 한편이라고 할 수 있다.

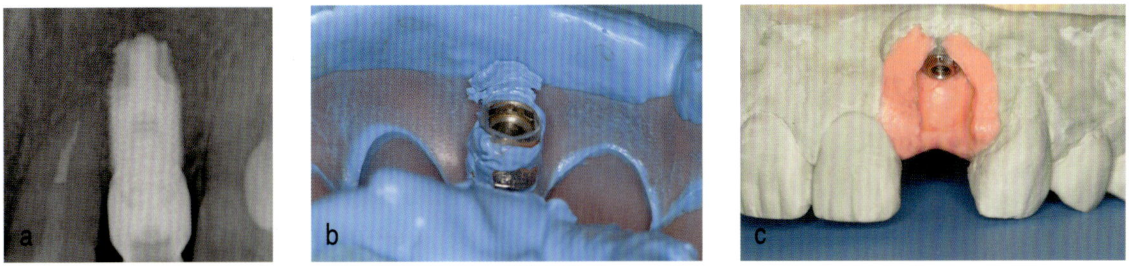

그림 6-5 Implant fixture가 너무 순측에 위치하여 순측골을 흡수

(3)Contact point에서 치조정골(crestal bone)까지의 거리가 치간유두에 미치는 영향

① 5.0mm이하면 100% 치간유두 존재

② 6.0mm가 되면 56%로 감소

③ 7.0mm가 되면 27%로 치간유두 존재확률이 매우 낮다.

5mm에서 7mm사이의 site가 전체의 86%를 차지하고 있으며 1mm 차이로 치간유두 유무가 결정되므로 심미적 영향을 미치는 임상적 의의가 크다고 할 수 있다(그림 6-6).

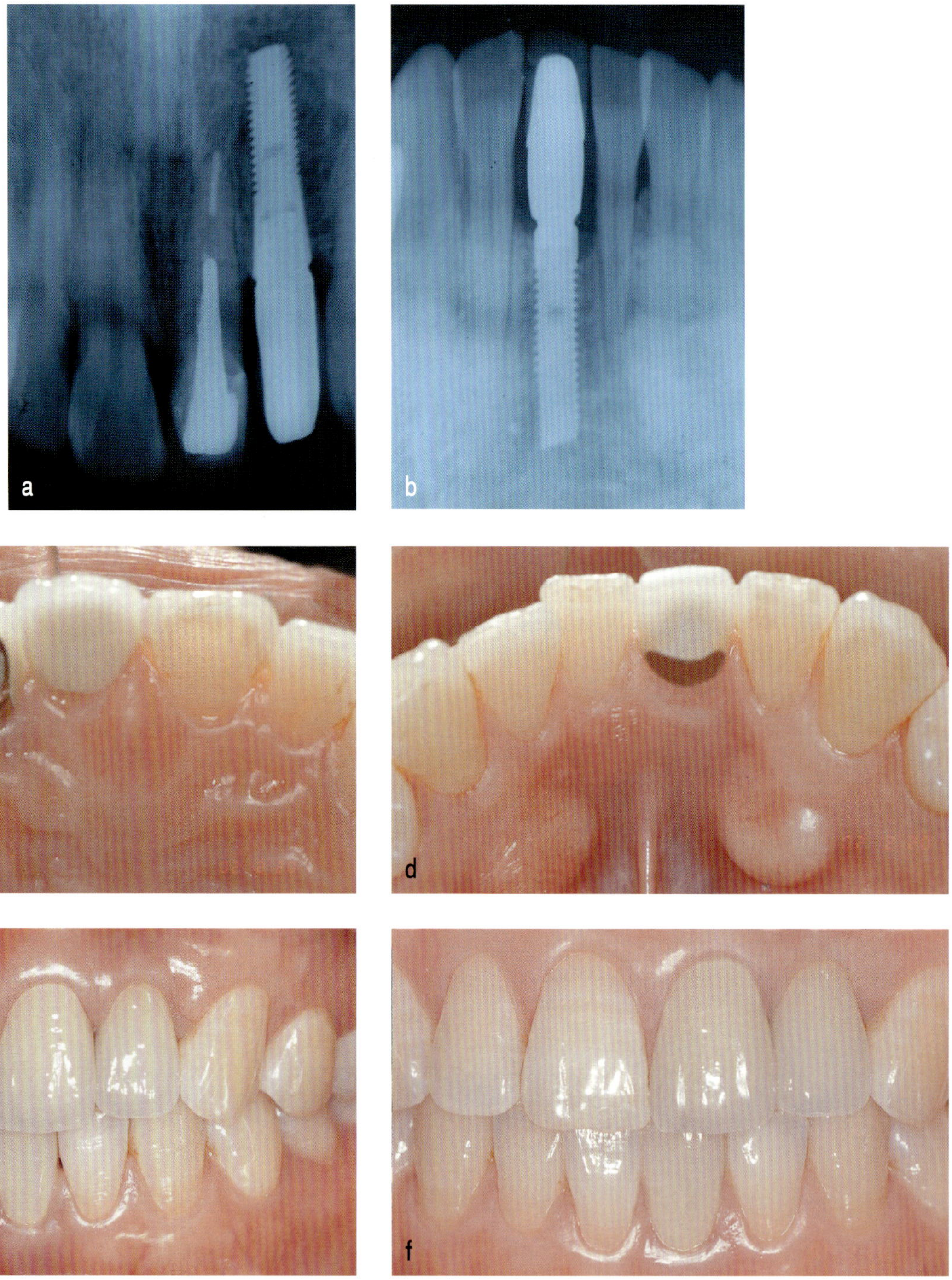

그림 6-6 자연스러운 출현윤곽과 치간유두를 확보한 보철

(4) Biologic width

1962년 Walter에 의해 명명된 'biologic width'는 치주보철분야에 가장 빈번히 사용되는 용어이다. 치아나 implant 주위에서 underlying bone을 보호하기 위하여 bone상부에 항상 골막(periosteum)과 결체조직(connective tissue)으로 덮여있고 그 위에는 두께가 약 2mm 가량의 상피조직이 존재하는데 이를 biologic width라 한다.

골조직이 외부에 노출되거나 인위적으로 침범되는 경우 인체는 이를 보호하기 위하여 치조골을 흡수시키는 반응을 보이며 soft tissue 또한 이에 맞도록 일정비율의 biologic width를 형성한다. 이는 신체 어느 부위에서나 항상 일어날 수 있는 현상이며 자연적 치유과정과 방어기전으로 외부에 대한 barrier 역할을 해주는 것이다.

(5) Implant와 근원심적 위치

Implant fixture와 인접치아 사이는 2mm 이상 간격을 주어야 하며 implant와 implant 사이는 3~4mm정도 사이를 두어야 한다. 너무 가까우면 치조골의 흡수를 야기시켜 치간유두의 재생을 기대하기 어렵다. 2000년 Dr. Tarnow는 implant top 사이의 거리가 3mm 이하일 때 약 1.04mm의 crestal bone loss를 보인다는 논문을 발표하였다. 이러한 현상은 자연치아의 하악 전치부에서 주로 확인할 수 있다. 하악 전치부는 대개 4전치가 한꺼번에 흔들리는 경우가 있는데 치아와 치아사이의 bone량이 적어 일어나는 현상이다.

2) 구조적인 요인

(1)자연치아와 fixture의 형태학적 차이

상악중절치의 치근단면과 fixture 상부를 비교해 보면 형태적으로 많은 차이를 가지고 있다.

상악중절치의 치근은 굵은 원추형이며 치근중앙 단면은 순설로 넓은 난원형의 형태를 띄는 반면 fixture의 상부나 지대주와 cylinder의 접합부는 대부분 원형이다(그림 6-7).

점막의 두께가 2~3mm인 경우 원형이거나 그에 가까운 fixture 또는 지대주에서 출현윤곽을 얻기란 쉽지가 않다. 크라운을 over contour시켜 ridge lab형태로 치은선이나 치관의 길이를 인접치와 같게 하려는 방식은 장기간 유지되지 못하고 점막에 위치한 크라운에 청소성의 결여로 프라그가 쌓일 수 있으며 fixture 주위골을 파괴시킬 수 있다(그림 6-8).

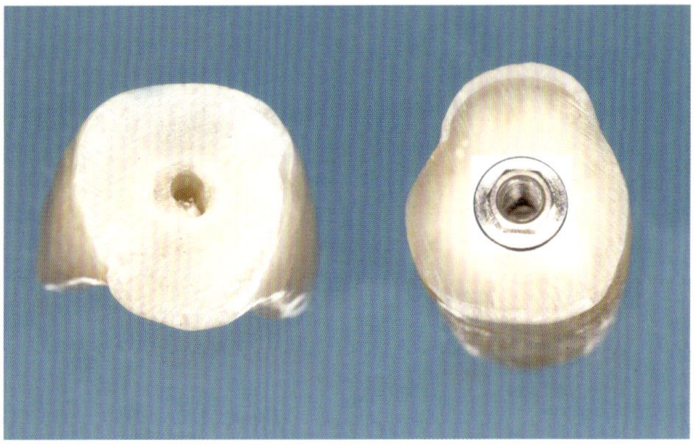

그림 6-7 중절치의 cervical 단면

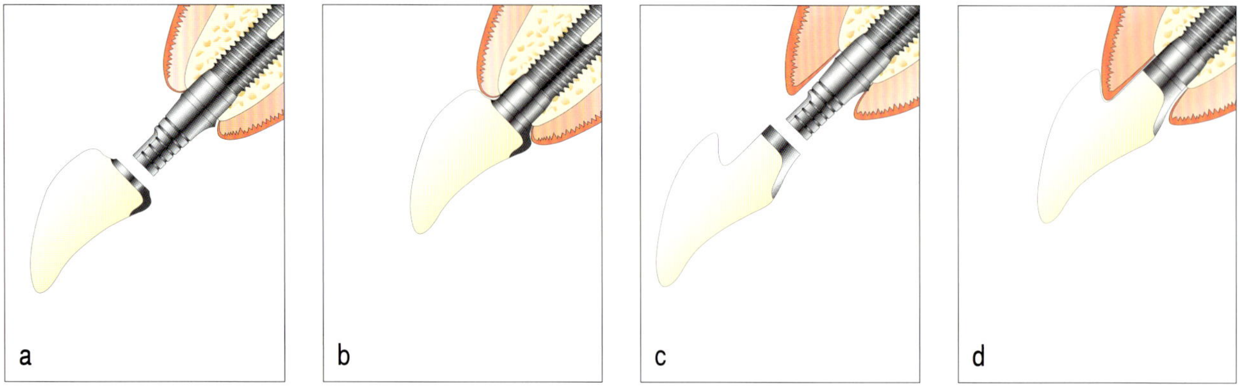

그림 6-8 출현윤곽을 얻지 못하여 ridge lap 형태가 된 크라운

(2) 임시수복물(provisional restoration)

출현윤곽(emergence profile)을 얻기 위한 방법으로 가장 많이 적용하는 방법이다. Implant crown의 심미적인 결과는 주위 연조직과 조화로운 출현윤곽(emergence profile)에 있다. Implant crown이 잇몸 속에서 자연스럽게 나오는 것처럼 보일 수 있도록 2차 수술시에 치근의 형태와 유사하게 제작한 임시수복물을 치유지대주로 사용한다.

임시수복물을 이용한 출현윤곽 확보는 진단모형상에서 이미 제작된 임시수복물을 초기고정이 이루어진 후 또는 2차 수술시에 부착하는 것이 가장 좋은 결과를 가져온다. 점막이 치유되는 과정에서 임시수복물에 형성되어 있는 치근의 형태와 동일하게 치유되어지므로 자연스러운 출현윤곽을 얻을 수 있다.

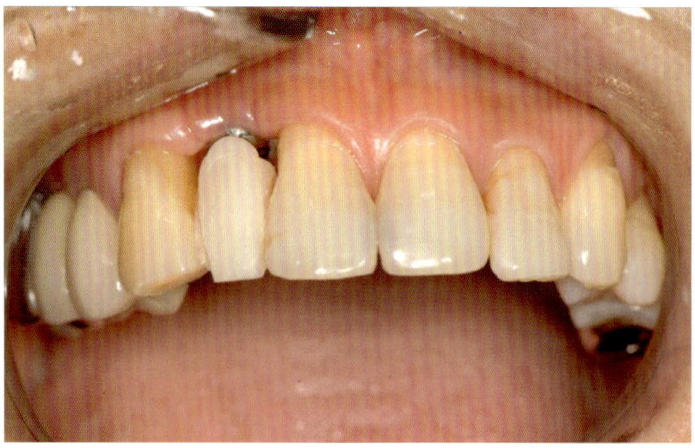

6-9 Implant 식립하고 2주일이 지난 구강상태이다. 임시치관을 인접치의 인접면에 광중합 레진으로 부착되어 있다.

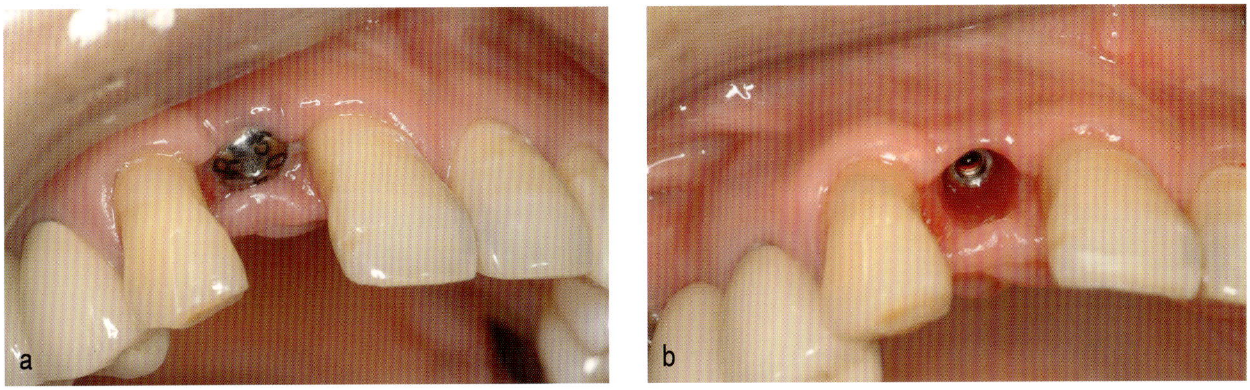

6-10 임시치관을 제거하고 치유지대주를 분리한 상태

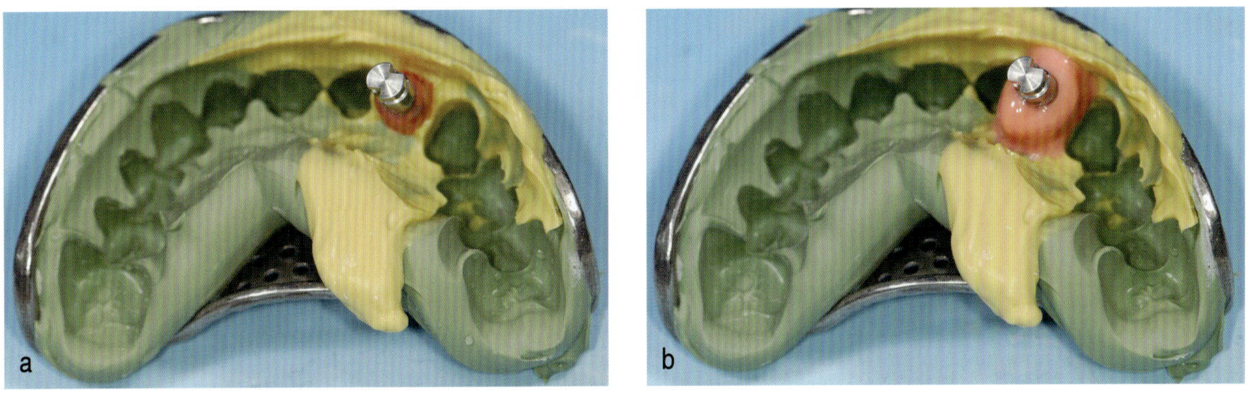

6-11 인상채득하여 gum gingival 제작

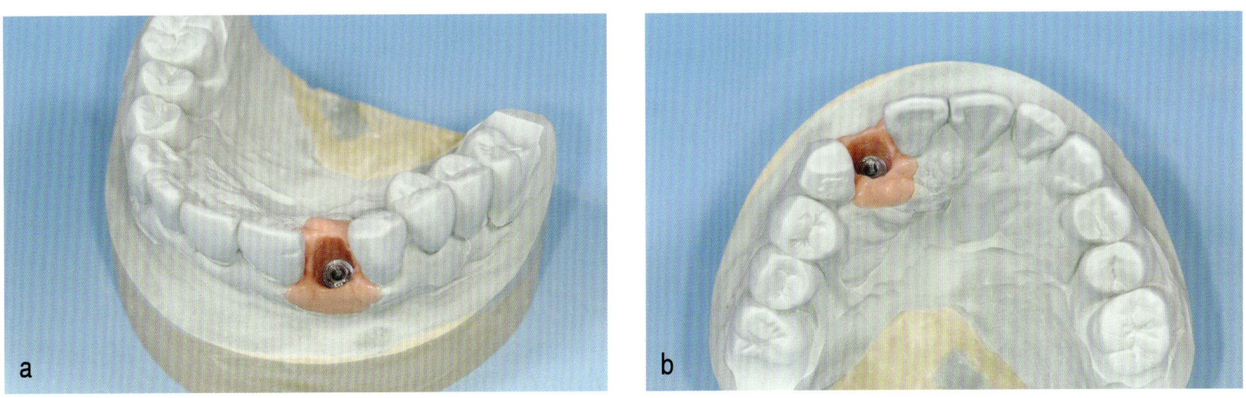

6-12 임시 수복물 제작을 위한 작업모형

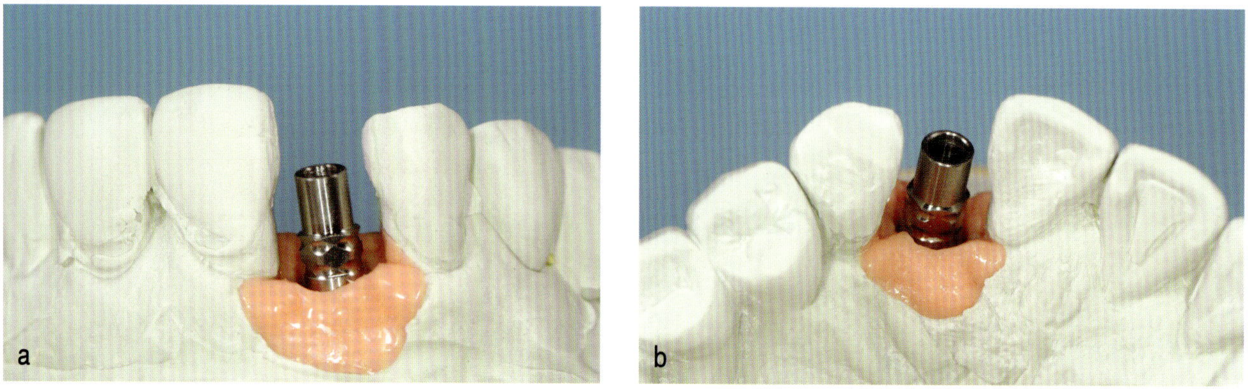

6-13 임시(temporary) 지대주가 체결된 상태

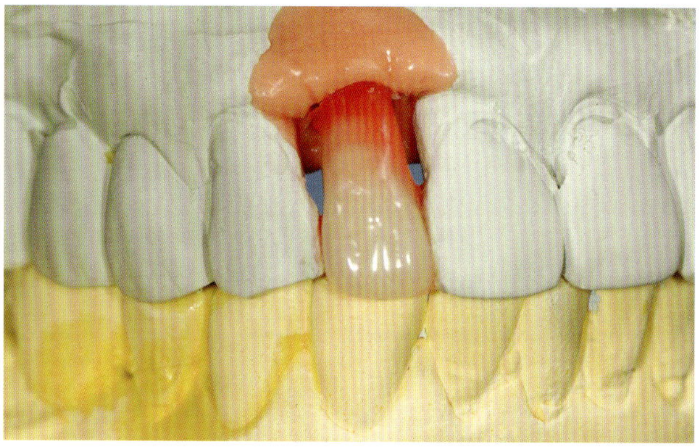

6-14 치관 형태를 조각하여 putty로 index를 제작한다.

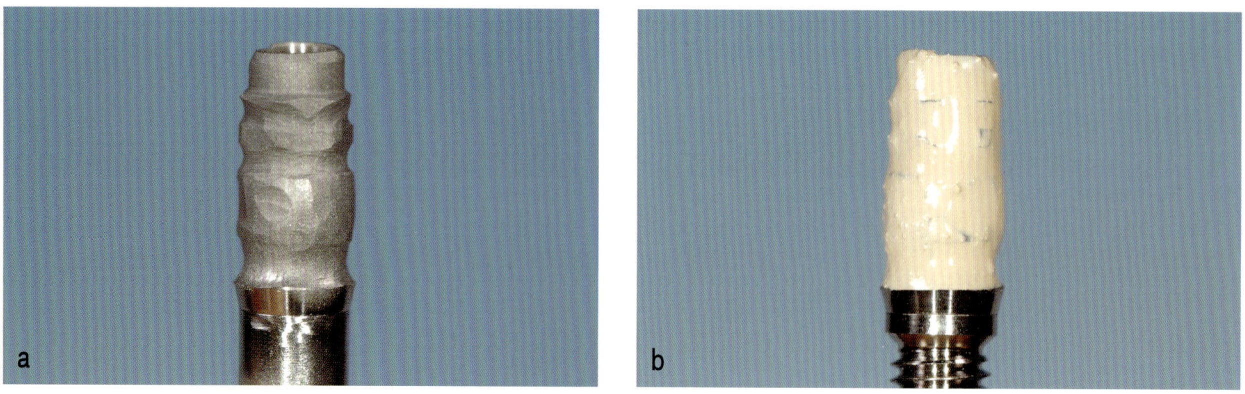

6-15 금속 투시 방지를 위하여 지대주에 오페크처리

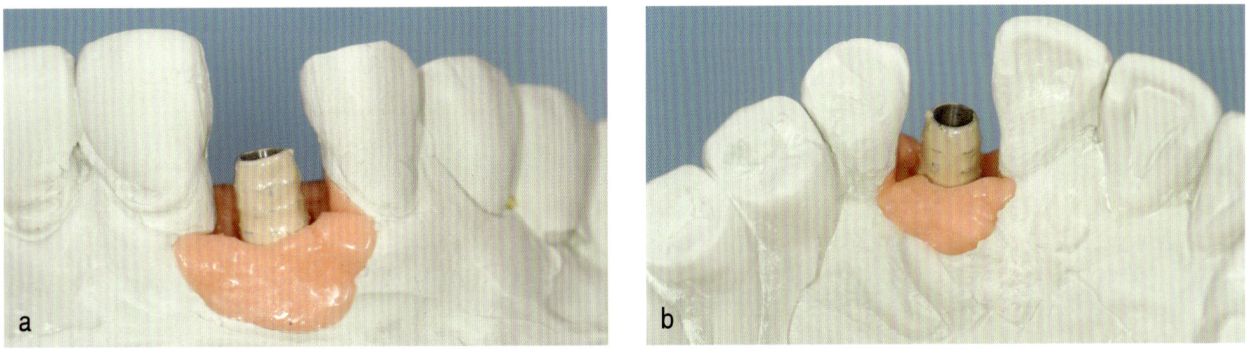

6-16 표면에 오페크처리한 지대주, 흰색 플라스틱 지대주를 사용하기도 한다.

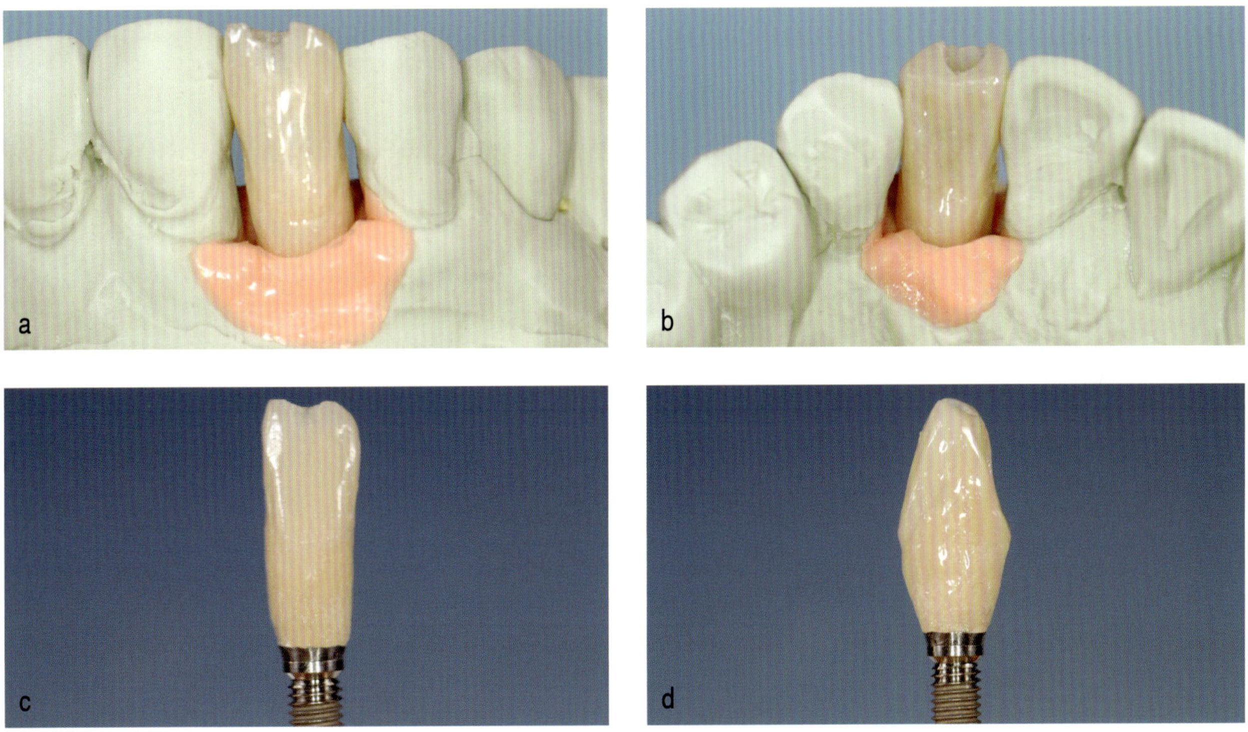

6-17 완성된 임시수복물. 이때 치경선 하방의 형태를 자연치 치근 형태로 제작한다.

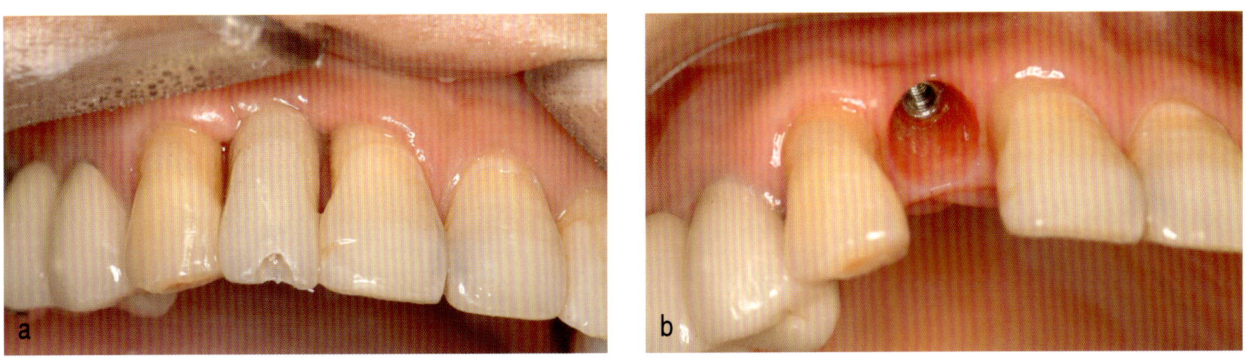

6-18 임시수복물을 치유 지대주로 사용하여 자연치의 치근형태로 점막의 치유를 유도한다.

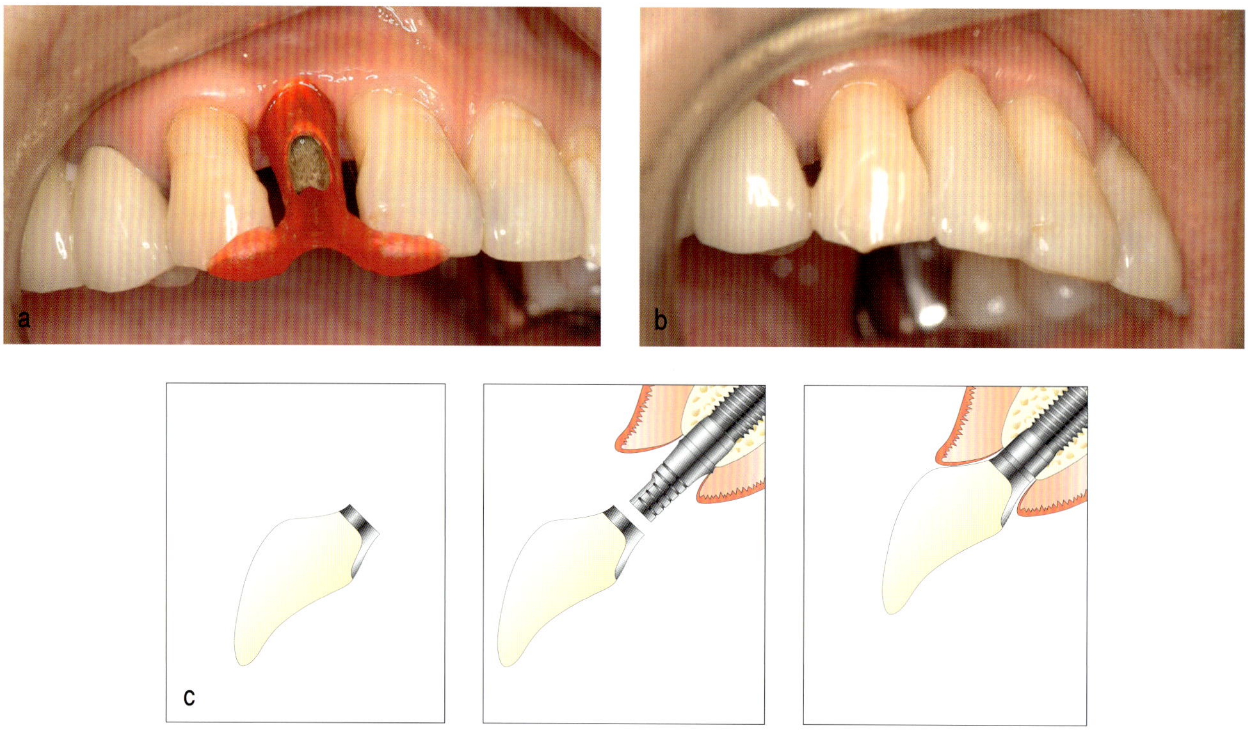

그림 6-19 출현 윤곽을 확보하여 제작한 세라믹 크라운

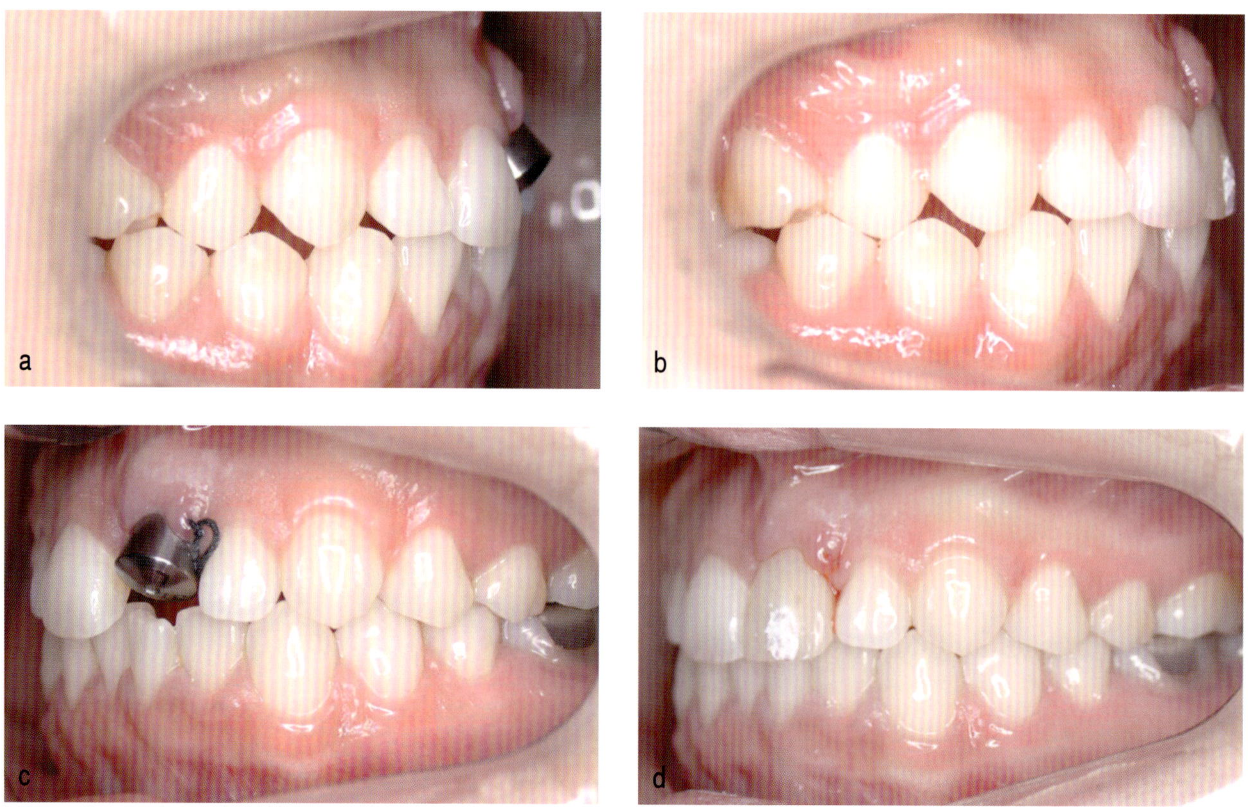

그림 6-20 a~d. 치유지대주와 임시수복물의 비교*(계속)*

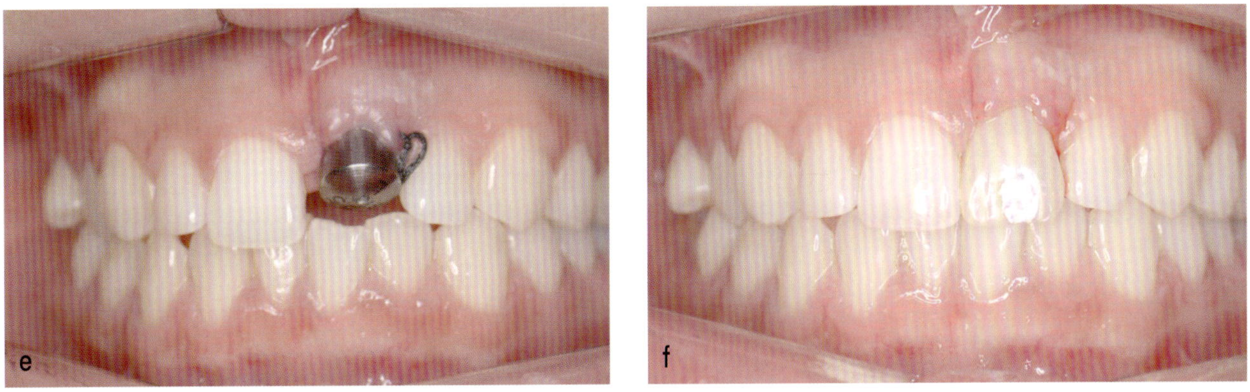

그림 6-20 e,f. 치유지대주와 임시수복물의 비교

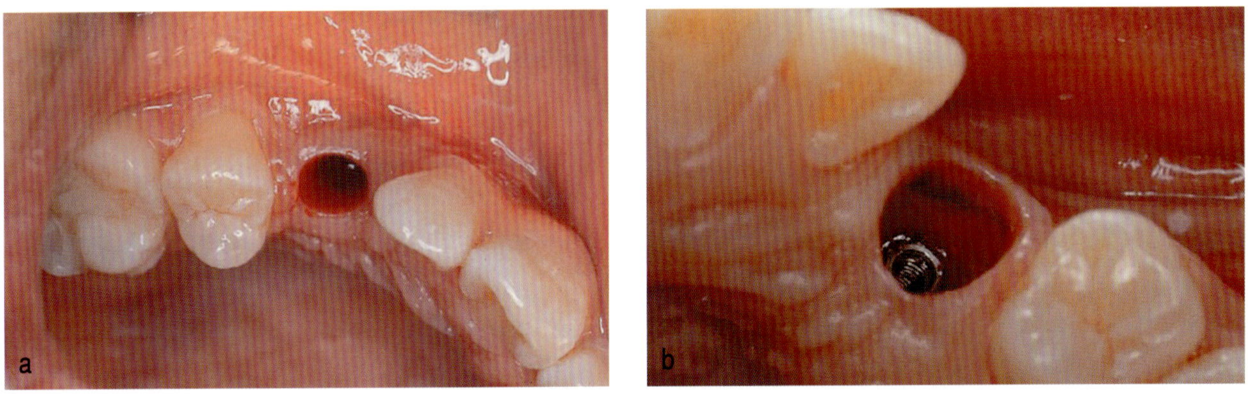

그림 6-21 치유지대주 체결하고 치은이 치유되고 난 후 임시수복물 부착은 점막을 넓혀야 하는 어려움과 강한 자극에 의한 치주질환으로 점막의 소실이 발생할 수 있다.

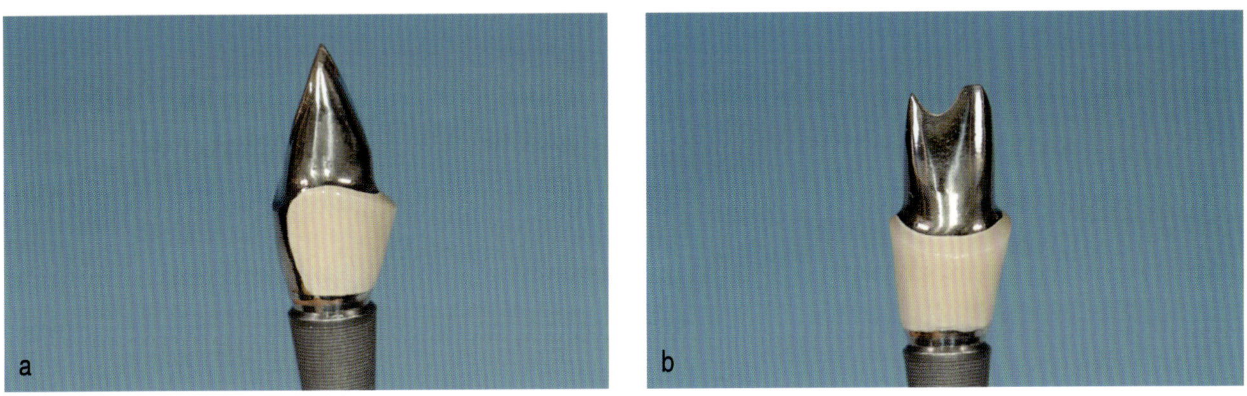

그림 6-22 a,b. 심미적인 보철물 제작에 적용 할 수 있는 지대주와 호환성을 가진 여러 종류의 제품들이 있으며 지대주에 심미성을 추가하기 위한 보조적인 작업을 통해서도 매우 만족할 만한 결과를 얻을 수 있다.*(계속)*

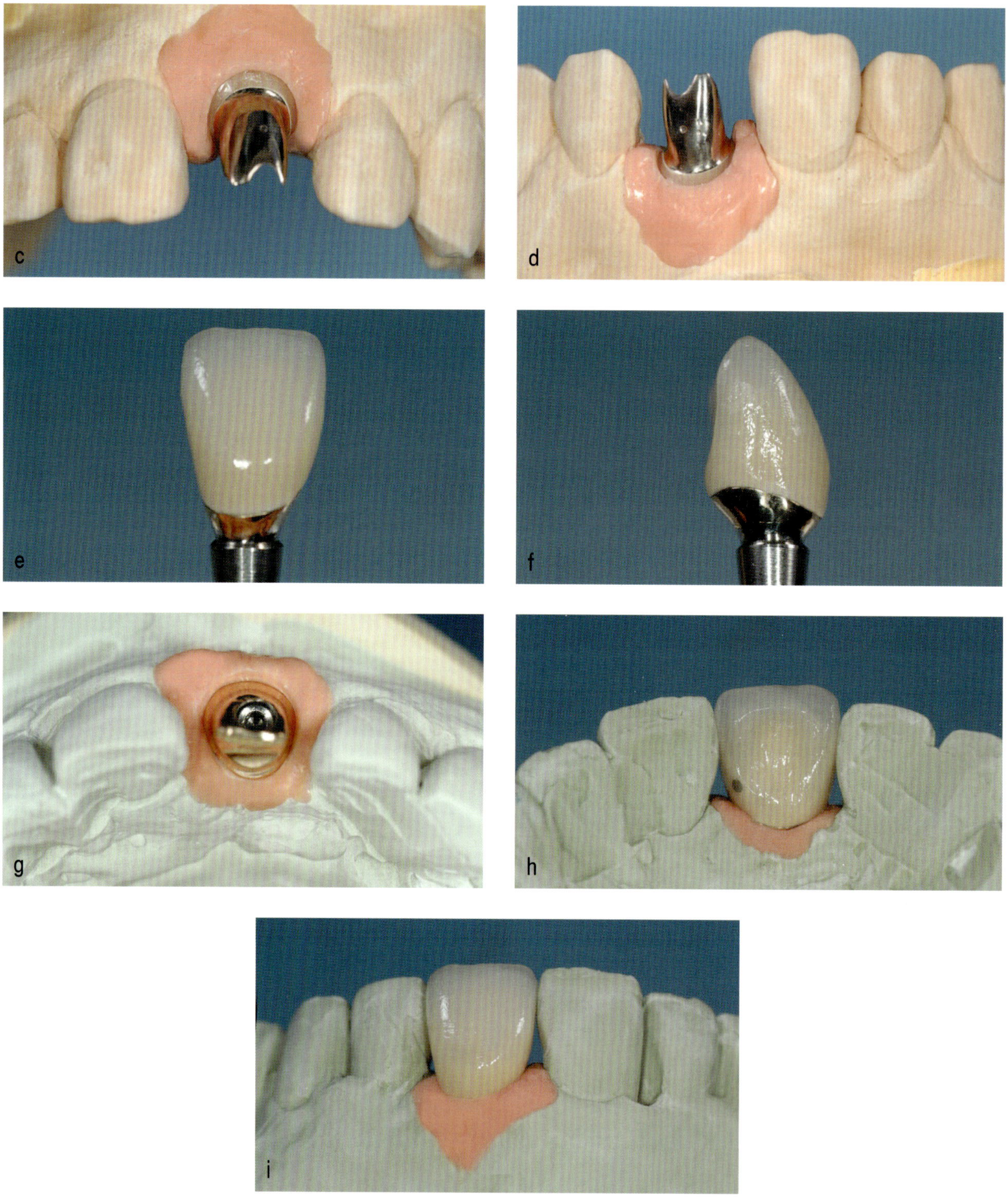

그림 6-22 c~i. 심미적인 보철물 제작에 적용 할 수 있는 지대주와 호환성을 가진 여러 종류의 제품들이 있으며 지대주에 심미성을 추가하기 위한 보조적인 작업을 통해서도 매우 만족할 만한 결과를 얻을 수 있다.

5. Ceramic abutment를 이용한 심미보철

Ceramic abutment는 Yttria-stabilized Zirconia(Y-TZP: 이트리아 안정화 지르코늄)로 생체적합성이 높은 물성과 강도, 자연스런 치아 색조를 재현하는 컬러 등 높은 심미성과 자연스런 외형의 수복물을 제작하는데 있어 이상적인 지대주이다. 또한 지르코니아는 파절에 대한 높은 저항과 마모저항성이 있으며, 알루미나(Al_2O_3)에 비해 표면강도가 약하기 때문에 쉽게 연마되어 지대주 표면에 손상이 가는 것을 방지해 줄 수 있다.

1) 세라믹 지대주(ceramic abutment)

개인별로 요구되는 고난도의 해부학적 심미적인 요구에 부합할 수 있도록 개개인에 맞출수 있는 치은투과형(transmucosal element)이며 시멘트 고정방식의 보철물 제작에 사용한다.

(1)적응증

전치부 및 소구치 등과 같이 심미성이 요구되는 부위의 크라운 제작에 사용한다.

(2)금기증

구치부에는 적합하지 않다.

(3)중요사항

오토클레이브 해서는 안되며 연마시 과도하게 열이 발생하면 크랙(crack)이 발생할 수 있으므로 워터쿨링(water cooling)을 사용하여 inner crown 형태로 다듬어 주어야 한다.

(4)조임토크

지대주 나사 ST/Long을 이용하여 토크는 25Ncm로 조여준다.

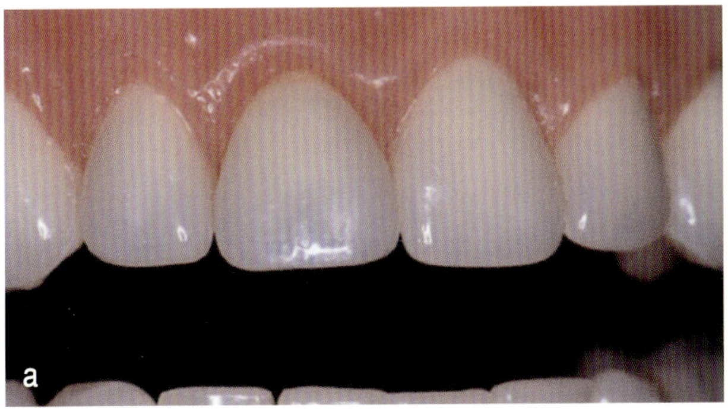

a

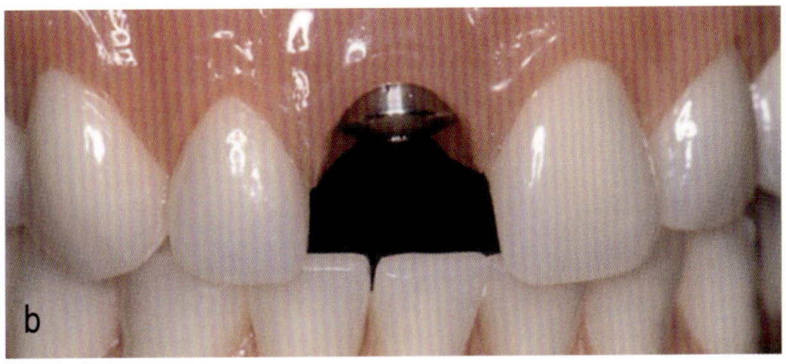

b

그림 6-23
임시수복물을 치유지대주로 사용한다(a). 이는 자연스런 연조직 형성을 해주어 심미성의 결과에 결정적으로 중요한 역할을 한다.

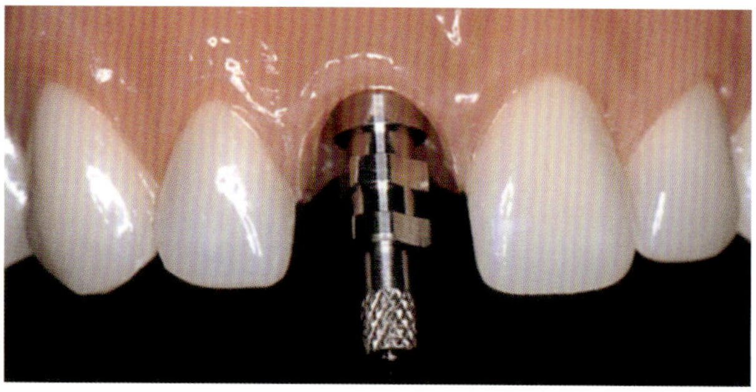

그림 6-24
Fixture level에서 인상채득

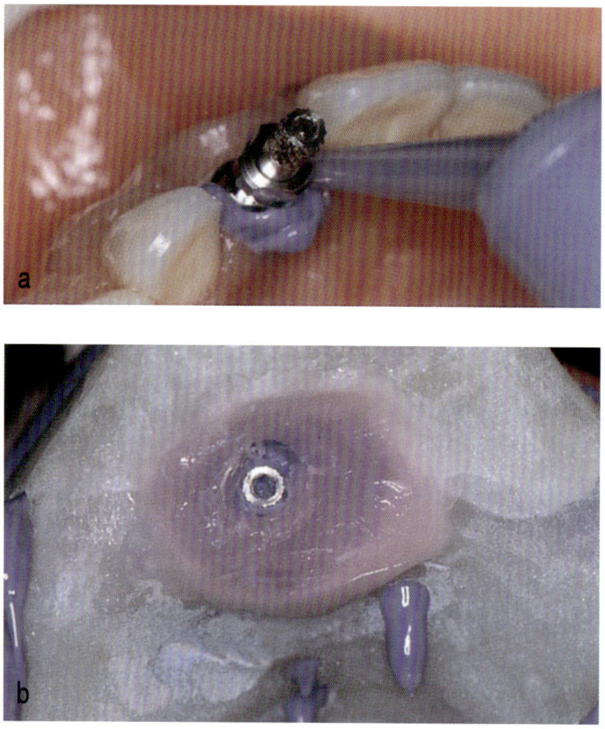

그림 6-25
가이드 핀이 개인용 트레이내에 만든 구멍내로 들어가도록 한다. 인상재가 경화된 후 가이드 핀을 푼다. 트레이를 떼기 전에 fixture에서 가이드 핀이 완전히 분리되는지를 확인한다.

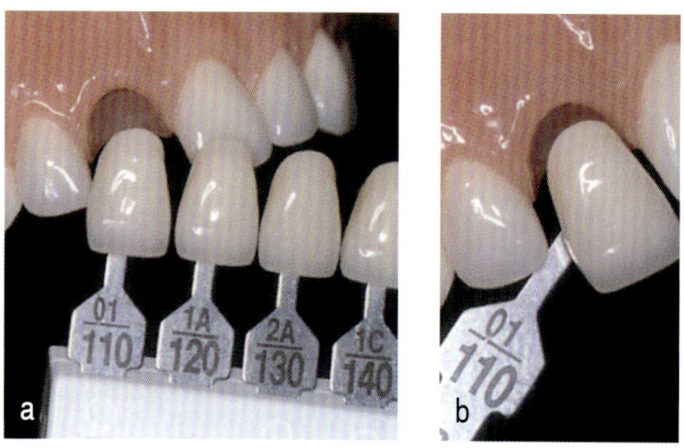

그림 6-26
Shade guide를 사용하여 정확한 shade를 선택한다. 환자의 구강내 환경에 대한 세부내용과 인상체를 기공소에 전달한다.

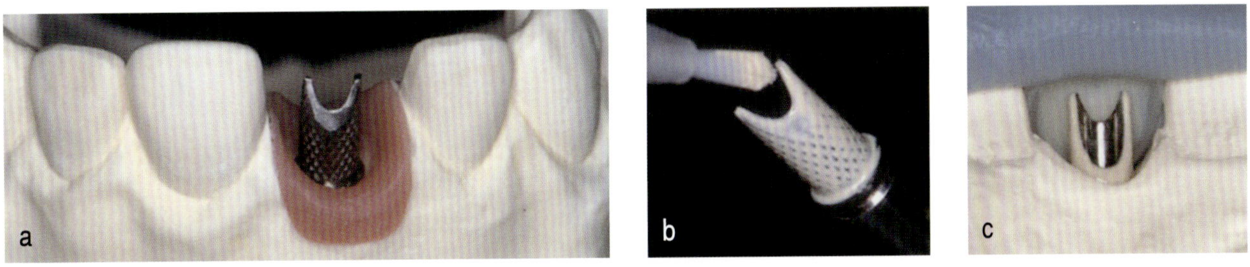

그림 6-27 임시 지대주를 임상상황에 맞추어 cutting한다. 임시 지대주를 오페크한 재료로 축성한다. 본딩제는 임시 지대주와 opaque, 그리고 레진간의 완벽한 결합력을 위해 사용된다.

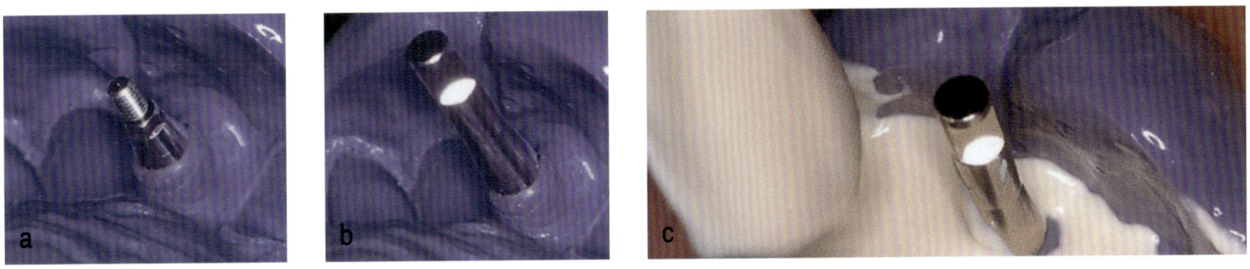

그림 6-28 스톤의 정확한 팽창을 얻을 수 있도록 제조사의 사용법을 준수한다. 스톤은 표면이 스무스한 상태를 나타낼 수 있어야 하며, 뛰어난 흐름성, 낮은 팽창, 정확하고 섬세한 복제가 가능하여야 한다.

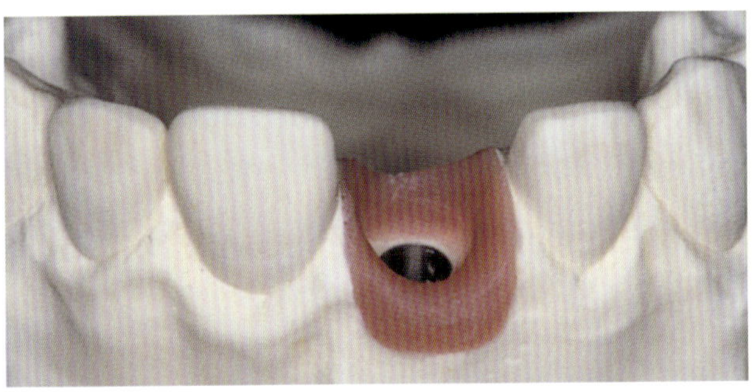

그림 6-29
Gum gingival 재료를 이용하여 peri-implant 연조직을 재현하며, submucosal의 외형을 만들어 쉽게 접근이 가능하도록 해주며, component seating을 확인할 수 있도록 해준다.

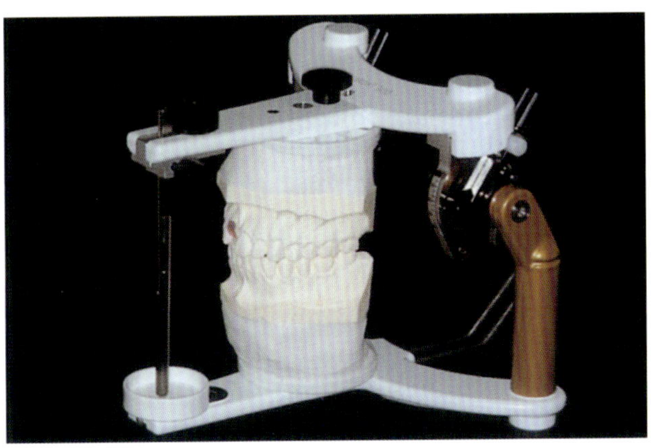

그림 6-30
작업모델과 대합모델을 교합인기에 따라 교합기상에 마운팅한다.

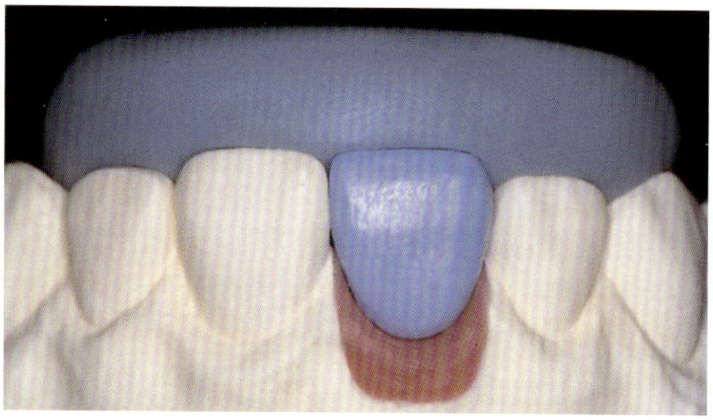

그림 6-31
크라운을 full 왁스업을 한다. 설측과 협측면의 실리콘 인덱스를 제작한다. 정확한 디자인과 교합 clearance는 지대주 연마(grinding)시 실리콘 인덱스를 사용하여 쉽게 조정할 수 있다.

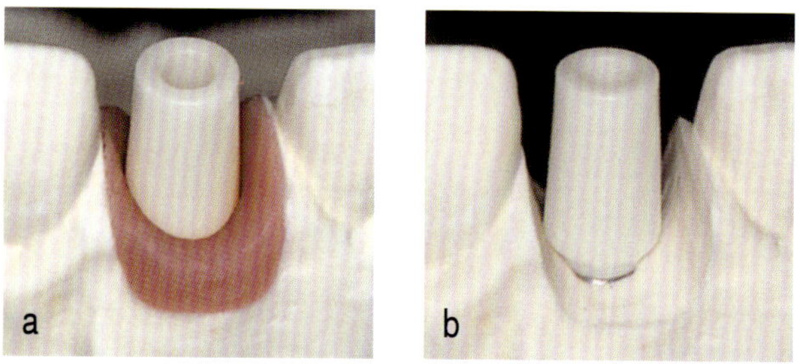

그림 6-32
지대주를 lab analog에 장착하고 gum gingival을 사용 또는 사용하지 않은 상태에서 적합도를 확인한다. 지대주 스크류로 고정하고 지대주와 함께 packing한다. 작업과정 중 스크류를 손가락으로 누르는 정도의 힘을 가해 조인다.

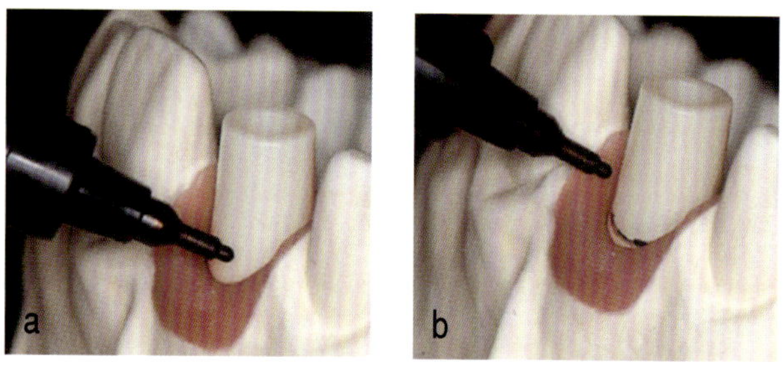

그림 6-33
연조직 마진을 따라 표시하고, 정확한 수직 dimension과 지대주상의 근원심 폭경을 끝이 가는 지워지지 않는 연필 등으로 표시한다.

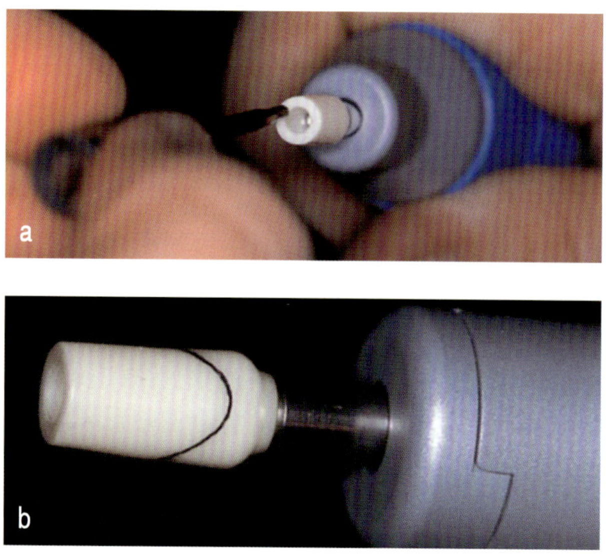

그림 6-34
손으로 잡고 직접 제작하거나 lab analog내에 고정해서 제작할 수 있다. 또는 그라인딩 핸들을 사용할 수도 있다.

주의: 오버히팅하지 말 것. 워터쿨링을 사용한다.

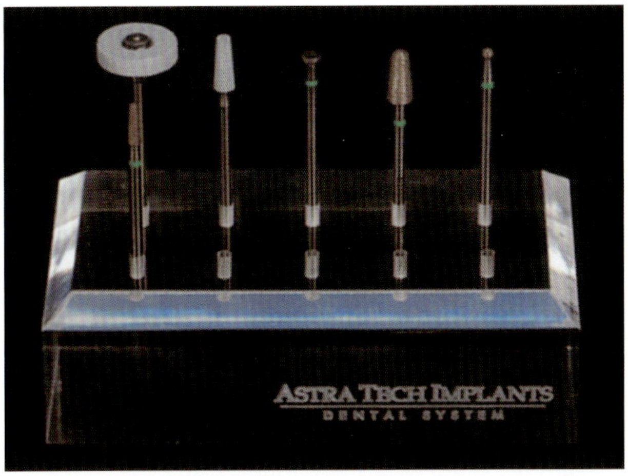

그림 6-35
리튬 disilicate glass ceramic이나 산화지르코늄용으로 제작된 다이아몬드 디스크, 다이아몬드를 사용하여 지대주를 그라인딩한다. 워터쿨링을 한 상태에서 하이스피드를 사용할 수도 있다.

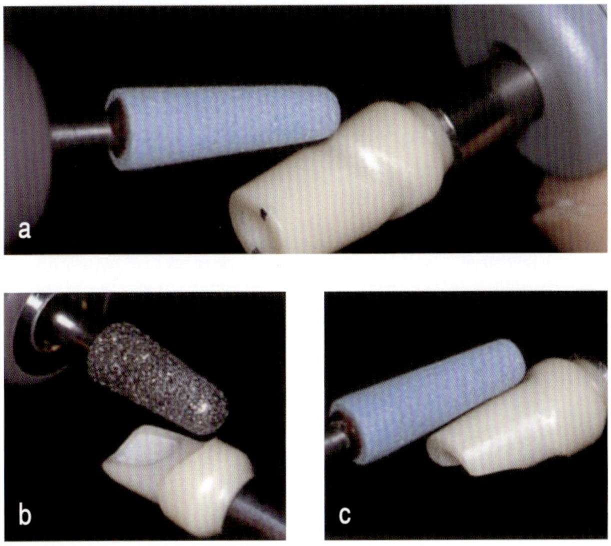

그림 6-36
그라인딩시는 마이크로 크랙을 방지하기 위해 과도한 열 발생이 되지 않도록 해야 한다. 따라서, 지대주 그라인딩시는 앰플식 워터쿨링을 사용한다. 스폰지등을 적셔 그라인딩시 사용하면 젖은 상태를 유지하여 쿨링의 효과를 어느 정도 얻을 수 있다.

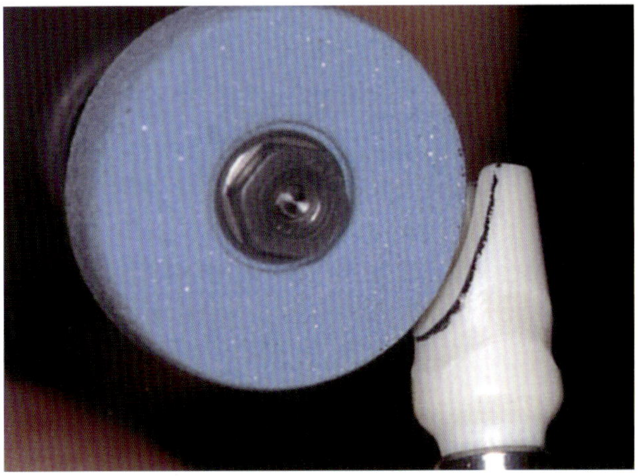

그림 6-37
지르코니아 전용 다이아몬드 디스크 또는 일반 디스크를 사용하여 설측면을 삭제한다. 설측면을 삭제할때는 협측면은 가능한 한 많은 부분을 남겨 프렙시 강도와 유지를 유지할 수 있도록 해야 한다. 지대주가 상부구조의 디자인을 지지할 수 있도록 디자인한다. 유지와 안정성을 위한 기존의 세라믹크라운 프렙법을 준수해야 한다. 작업과정과 try-in중에 지대주가 구부려지거나 돌지 않도록 해야 한다.

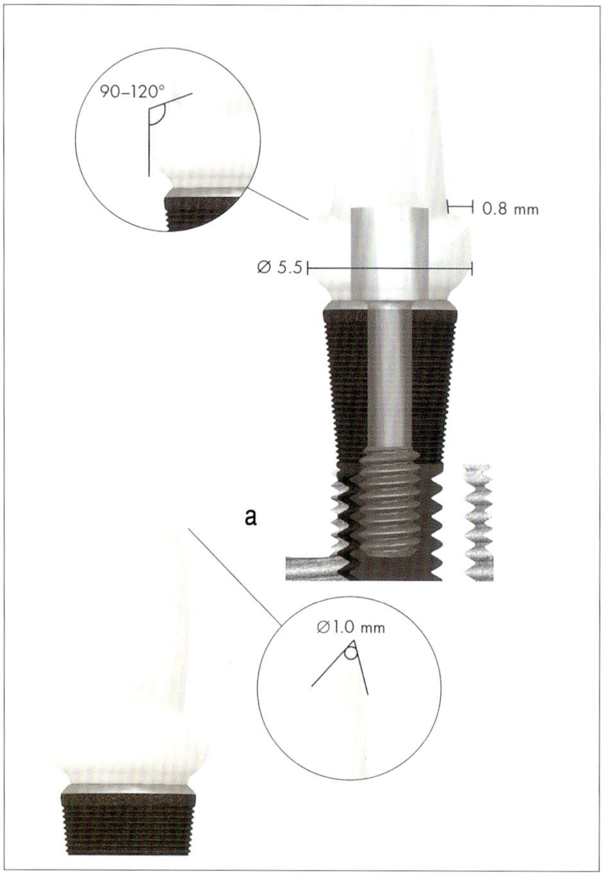

그림 6-38
지대주가 최적의 유지와 안정성을 갖추도록 프렙하며, 이때 기존의 세라믹 크라운의 치아 프렙 가이드라인을 준수한다.
세라믹 지대주는 각도에 맞출수 있도록 프렙가능하며, 유지가 생성되는 한 충분한 지지를 줄 수 있다.
Shoulder나 chamfer prep이 있는 디자인의 경우는 all ceramic 크라운을 지지하는 경우이다. 이때 라운드한 내부 모서리(inner corner)를 유지하는 것이 중요하다.
All ceramic 크라운 마진의 chamfer는 90°와 120°사이여야 한다. 개별 맞춤식으로 제작된 세라믹 지대주상에서는 날카로운 모서리나 코너는 피해야 한다. 모서리는 직경 1.0mm로 라운드하게 처리해 준다.
세라믹 지대주는 이상적인 연조직 마진을 만들어주는 데 있어 유연성을 갖출 수 있도록 되어 있다. 보철 마진이 연조직 레벨 1~2mm 아래에 오도록 한다.
세라믹 지대주의 강도와 완벽한 적합은 가장 폭이 넓은 직경(5.5mm)아래로 그라인딩 하지 않는다. 최종 크라운의 마진부 하단을 연마해야 하는 경우에는 다이아몬드 페이스트를 사용하여 폴리싱해야 한다.

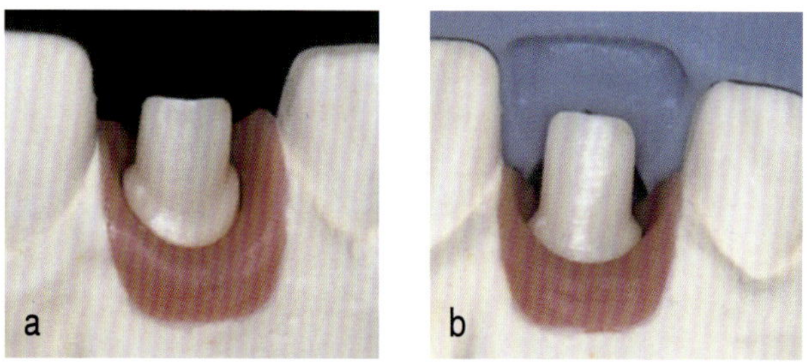

그림 6-39
Customized abutment를 다시 작업모델상에 놓고 교합기상에서 정확한 디자인과 교합 clearance를 확인한다. 실리콘 인덱스를 도우미로 사용하여 정확한 디자인을 얻는다.

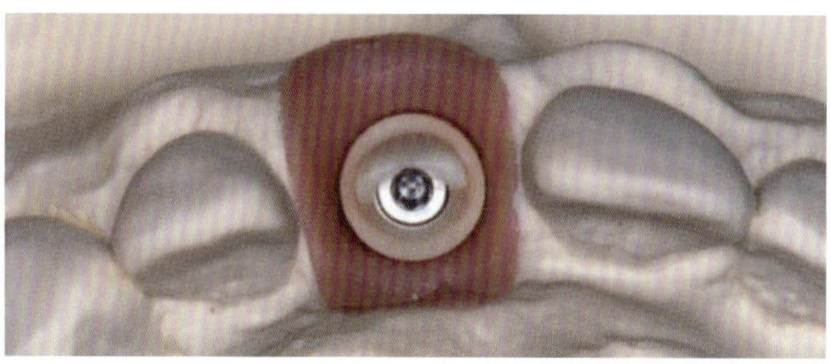

그림 6-40 지대주의 완벽한 모양을 얻었을 때 transfer key와 상부구조를 제작할 수 있다.

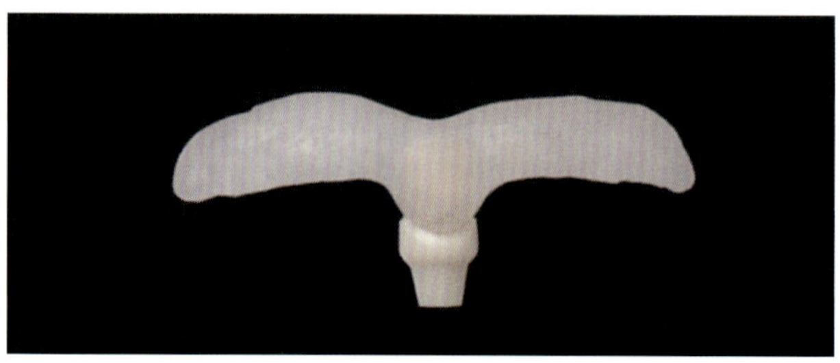

그림 6-41 Transfer key를 가이드로 사용하기 위해 제작한다. Transfer key는 자가중합레진이나 광중합형 트레이 재료와 같이 안정적인 재료로 제작해야 한다.

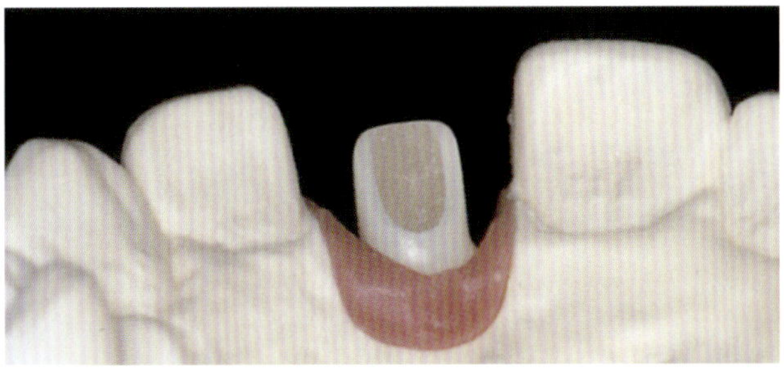

그림 6-42 적절한 재료나 블록아웃 왁스로 screw access hole을 메운다.

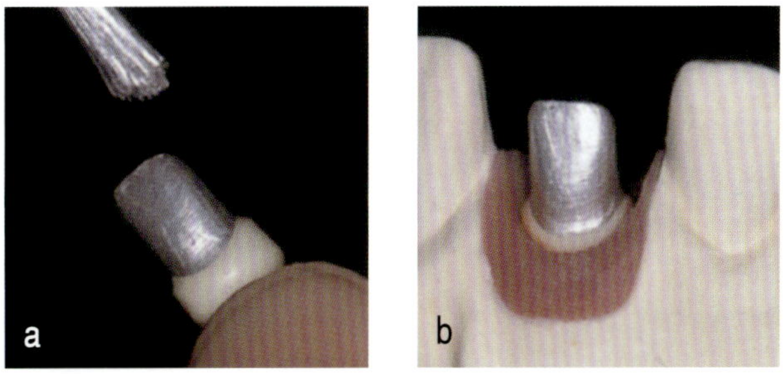

그림 6-43 다이 스페이서를 final customized abutment에 바른다. 다이 스페이서로 칠해 시멘트층을 확보한다. 다이 스페이서의 두께는 크라운 재료와 시멘트의 사용법에 따른다.
스페이서를 마진 프렙에서부터 최대 1mm까지 바른다.

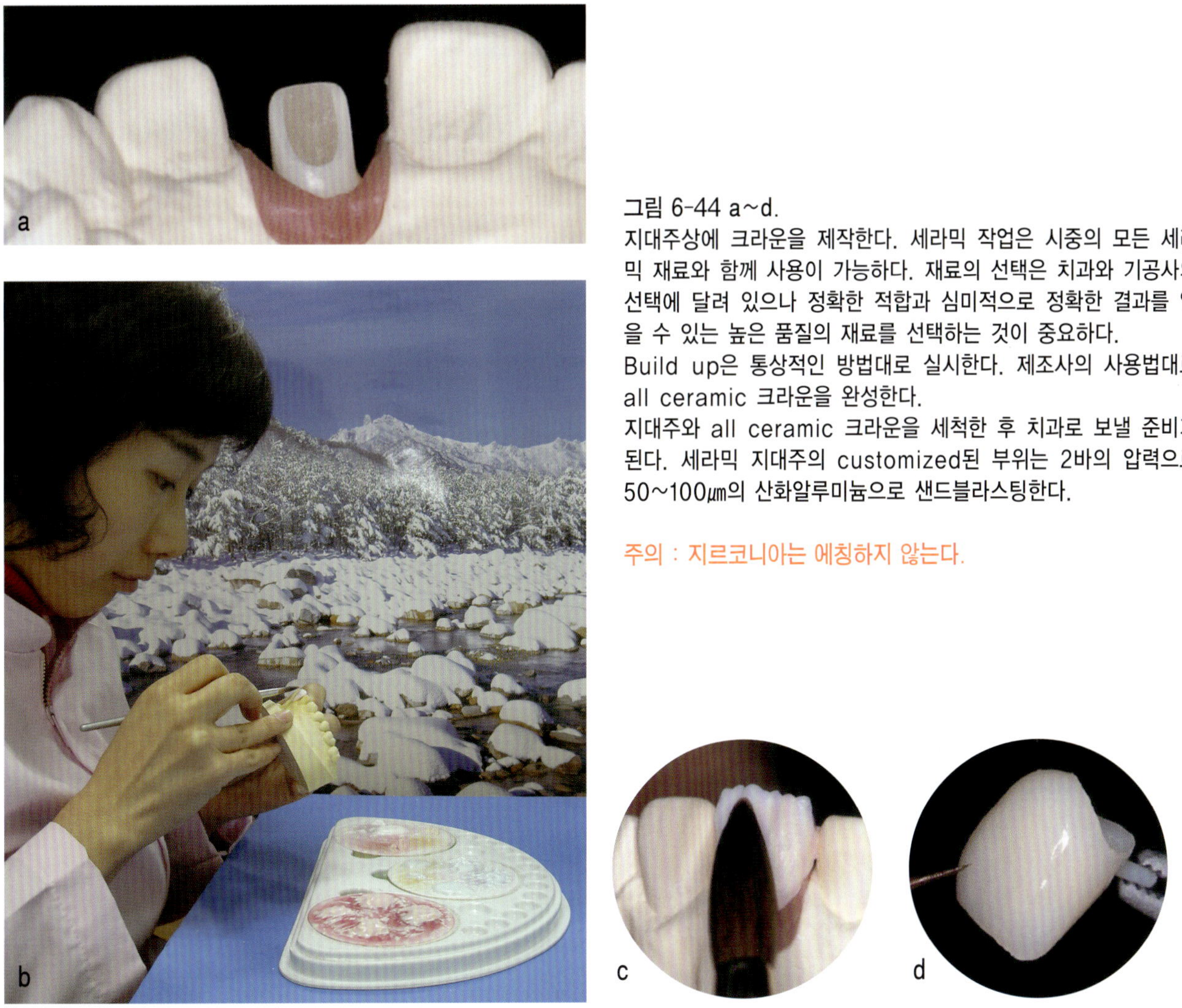

그림 6-44 a~d.
지대주상에 크라운을 제작한다. 세라믹 작업은 시중의 모든 세라믹 재료와 함께 사용이 가능하다. 재료의 선택은 치과와 기공사의 선택에 달려 있으나 정확한 적합과 심미적으로 정확한 결과를 얻을 수 있는 높은 품질의 재료를 선택하는 것이 중요하다.
Build up은 통상적인 방법대로 실시한다. 제조사의 사용법대로 all ceramic 크라운을 완성한다.
지대주와 all ceramic 크라운을 세척한 후 치과로 보낼 준비가 된다. 세라믹 지대주의 customized된 부위는 2바의 압력으로 50~100㎛의 산화알루미늄으로 샌드블라스팅한다.

주의 : 지르코니아는 에칭하지 않는다.

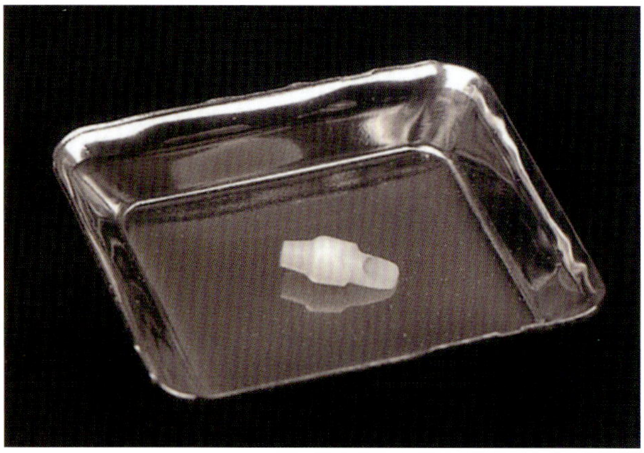

그림 6-45
지대주를 장착하기 전에 반드시 세척과 소독 과정을 거쳐야 한다. 세척은 초음파 기기에 식기세척용 세정제와 물을 혼합하여 사용하는 것이 좋다.
이때 세라믹 지대주를 오토클레이브 하지 않는다. 오토클레이브는 지르코니아의 물성에 영향을 줄 수 있어 cold sterilization과정이 주로 사용된다.

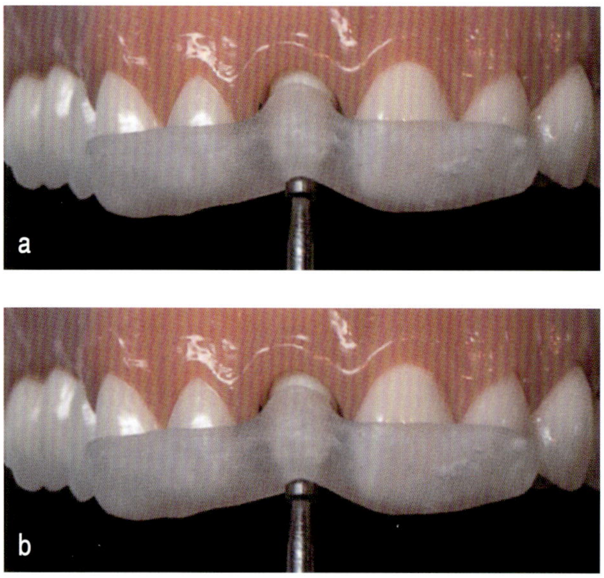

그림 6-46
임시수복물을 철거한다. Transfer key를 사용하여 정확한 위치를 잡는다. 세라믹 지대주를 fixture 내에 지대주 나사로 조여준다. 최종 장착을 위한 추천 토크는 25Ncm. 토크 렌치나 Hex CA Driver를 사용한다.
Try-in이 사용된 경우, 세라믹 지대주를 축방향으로 제거해야 휘거나 돌지 않는다. Try-in 장착시는 손가락으로 눌러주는 정도의 힘을 사용한다.

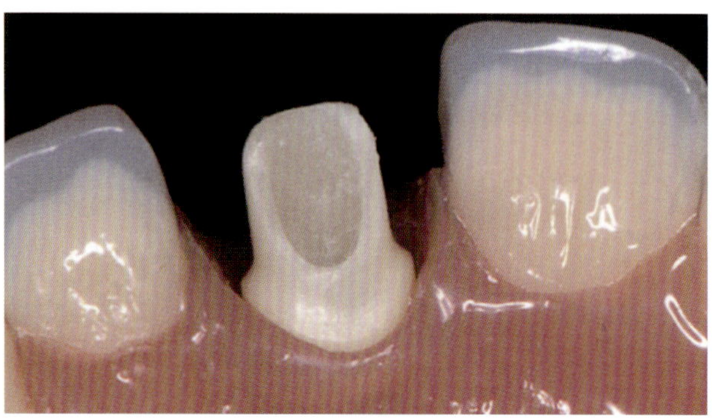

그림 6-47
스크류 진입 구멍을 레진으로 채우기 전에 스크류 헤드를 러버나 cotton 등으로 덮는다.

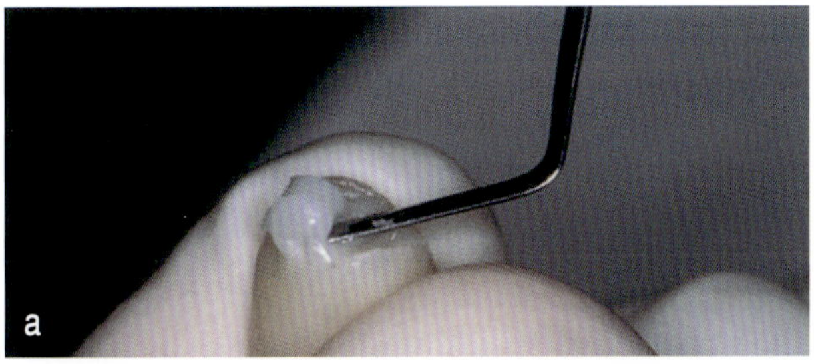

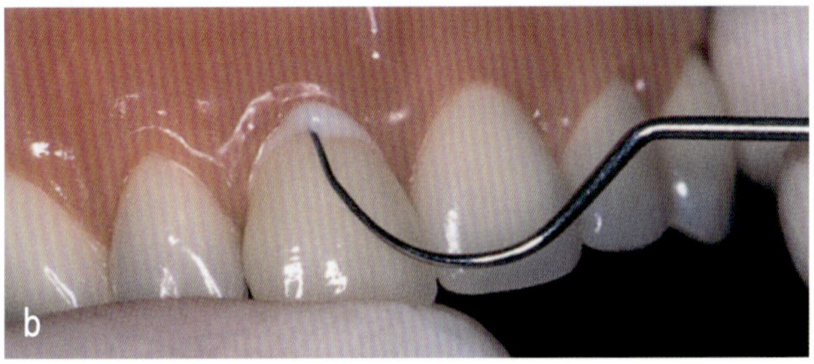

그림 6-48
인산, GI, 합성수지 등을 사용할 수 있다. 시멘트 기법은 제조사의 사용법에 따라 수복물의 선택법으로 적용할 수 있다.

주의: 지르코니아는 에칭하지 않음.

사진은 IPS Empress 2 crown을 이중 중합형 레진으로 시멘팅하는 모습

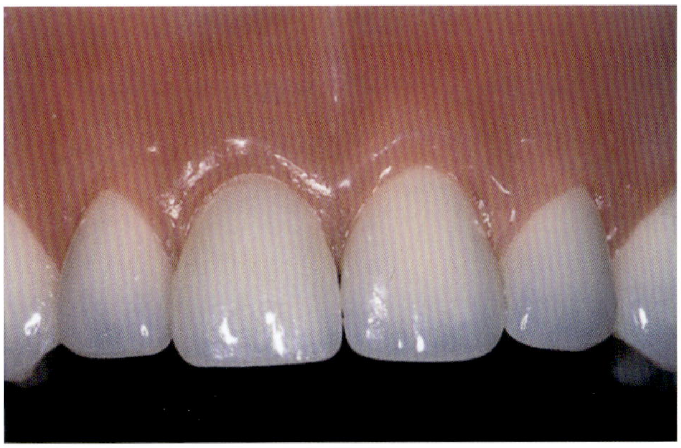

그림 6-49
구강내에 장착한다.

제 7 장

장기적 보존을 위한 보철

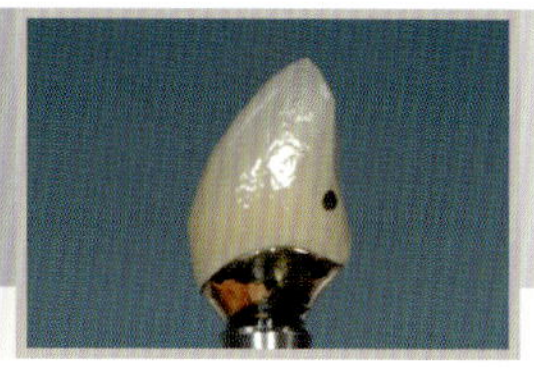

Implant 보철은 지칠 줄 모르고 빠르게 진보하고 있다. 전치부 결손에 implant 보철이 적용되면서 보다 심미적인 보철술식들이 개발되었고 만족할 만한 결과를 보이고 있다. 이러한 보철물이 장기간 기능하고 보존되기 위해서는 적절한 상부구조의 설계가 이루어져야 한다. 초기 implant 보철에서 지대주를 점막 위로 노출시켜 점막과의 공간을 두고 보철물을 제작했던 것은 발음이나 심미성보다는 기능과 보존에 중점을 두었기 때문일 것이다.

구치부에서는 구조적으로 크라운이 over contour될 가능성이 매우 높다(그림 7-1).

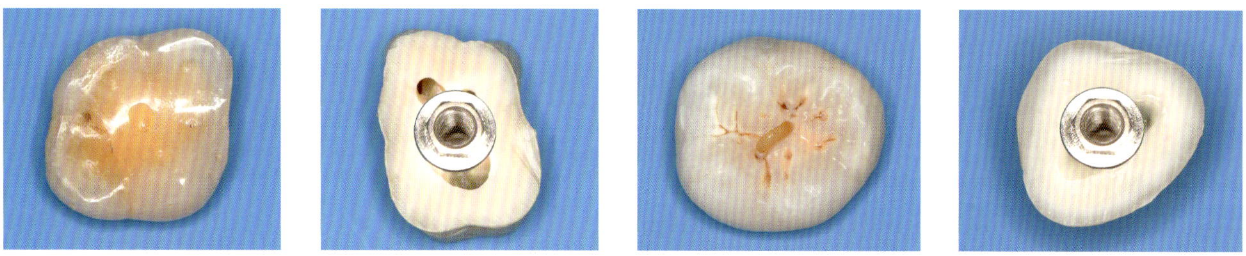

그림 7-1 구치의 cervical 단면과 fixture

점막 내부에 위치한 implant crown에 over contour가 형성되면 프라그가 정체되고 쌓이게 되어 치주질환의 원인이 될 수 있다. 1962년 Walter에 의해 명명된 'biologic width'는 치주보철분야에 가장 빈번히 사용되는 용어이다. 치아나 implant 주위에서 underlying bone을 보호하기 위하여 bone상부에 항상 골막(periosteum)과 결체조직(connective tissue)으로 덮여 있고 그 위에는 두께가 약 2mm 정도의 상피조직이 존재하는데 이를 biologic width라 한다. 골조직이 외부에 노출되거나 인위적으로 침범되는 경우 인체는 이를 보호하기 위하여 치조골을 흡수시키는 반응을 보이며 soft tissue 또한 이에 맞도록 일정비율의 biologic width를 형성한다. 이는 신체 어느 부위에서나 항상 일어날 수 있는 현상이며 자연적 치유과정과 방어기전으로 외부에 대한 barrier역할을 해주는 것이다.

치주조직 질환은 fixture 주위의 골을 파괴하는 원인이 된다. 따라서 상부구조 제작시 기능과 심미를 유지하는 범위내에서 잇솔질에 의한 청소성과 프라그 침착이 덜 되는 지대주나 유사한 방법으로의 응용이 요구되며 보호교합의 보철양식을 적용하고 상부구조의 수동적 적합을 얻을 수 있도록 하여야 한다. 보철적 요건에서 실패를 가져오면 외과적 요건에서 성공한 골유착도 실패로 돌아갈 수 있다.

1. 보철물에서의 실패요인

1) 크라운 표면의 negative porosity
2) 크라운의 형태와 접합부 위치

1) 크라운 표면의 negative porosity 발생요인

점막내에 위치한 크라운의 표면에 negative porosity가 있으면 프라그가 쌓일 가능성이 높다.

① 주조금속의 Au함량
② 주조압력
③ 링내의 SO_4 gas의 연소와 배출
④ 레져버와 스프루 설치방식
⑤ 레스트의 양
⑥ 매몰재
⑦ 크라운 카빙재료(왁스, 레진)
⑧ 소환방식

금합금으로 주조시에서도 고온소환방식을 선택한다.
인산염계로 매몰하여 $CaSO_4$자체는 1,000℃까지 가열되지 않는 한 분해되지 않지만 700℃(1,292℉)이상에서는 탄소에 의해 다음과 같이 환원을 일으킨다.

$$CaSO_4 + 4C \Rightarrow CaS + 4CO$$
$$3CaSO_4 + CaS \Rightarrow 4CaO + 4SO_2$$

이 반응의 산물인 SO_2는 금합금 주조체를 오염시킨다. 따라서 제조사의 지시에 따라 온도를 상승시켰다 하강시켜 주조를 해야한다(그림 7-2).

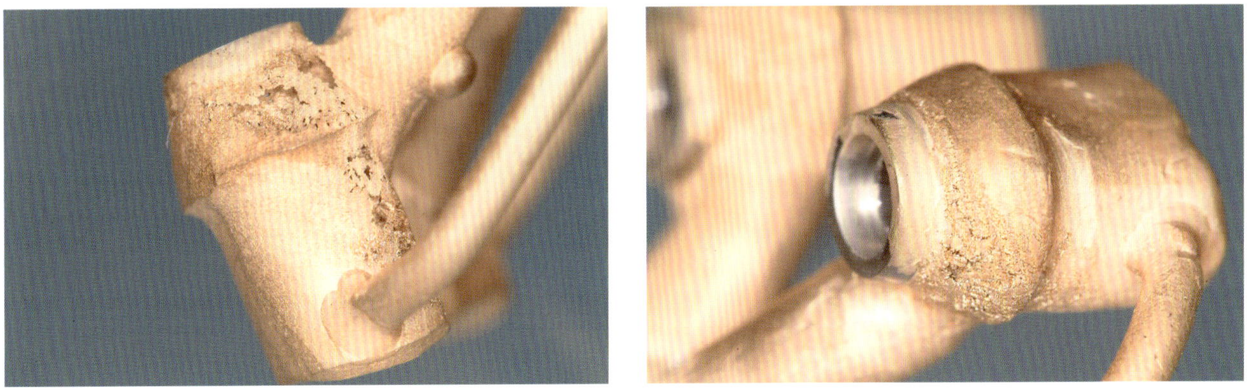

그림 7-2 negative porosity가 발생한 주조체

2) 크라운의 형태와 접합부 위치

① Over contour

하악 제1대구치 근심부에는 작은 over contour 가 형성되었으나 프라그가 쌓여있고 제2대구치에는 표면에 광택이 나 있음을 볼 수 있다.

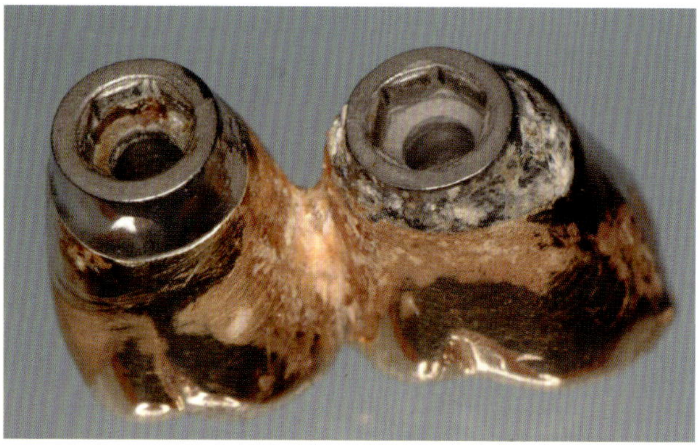

그림 7-3 Over contour로 인해 프라그가 쌓여있는 하악 제1대구치 근심부

② 점막속에 위치한 implant와 크라운의 부적합

시멘트 고정방식의 지대주를 fixture에 고정하고 인상용 코핑을 사용하지 않고 인상채득한 경우 적절한 마진을 얻기 어려운 경우가 있다. 점막속의 접합부에 정확한 접합을 얻지 못하면 요철형태가 형성되고 프라그가 쌓일 수 있다(그림 7-4).

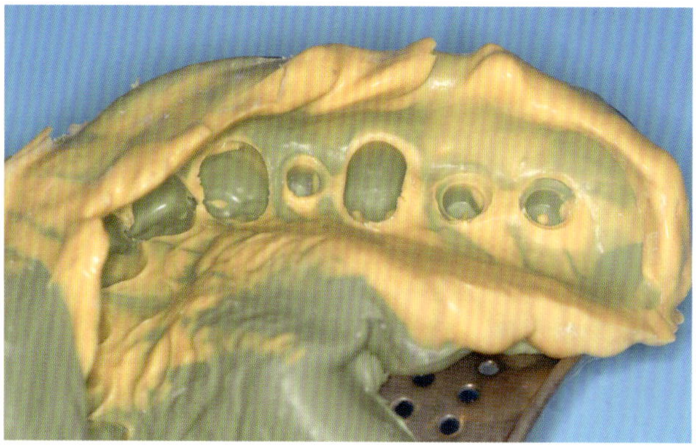

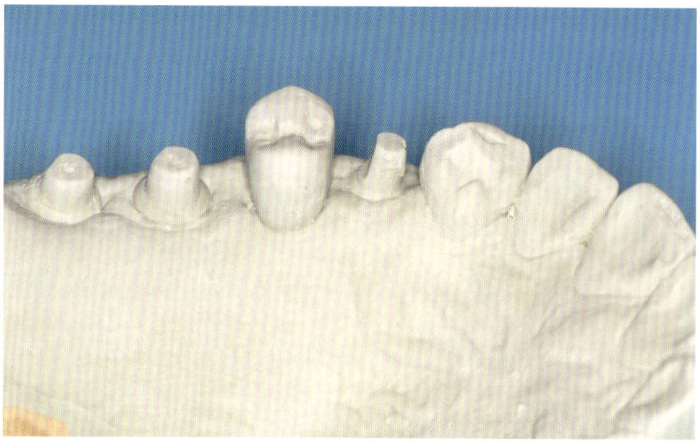

그림 7-4 시멘트 고정방식의 지대주를 fixture에 고정하고 인상용 코핑을 사용하지 않고 인상채득한 경우 적절한 마진 형성이 어렵다.

③ 구치부 시멘트 고정방식에서 마진의 위치

Outer crown과의 접합부는 치은선과 같거나 치은연상에서 접합되도록 한다. 점막내에서 접합부가 형성되면 over contour의 가능성이 높고 시멘트가 지대주 하방으로 유입될 가능성이 있다(그림 7-5).

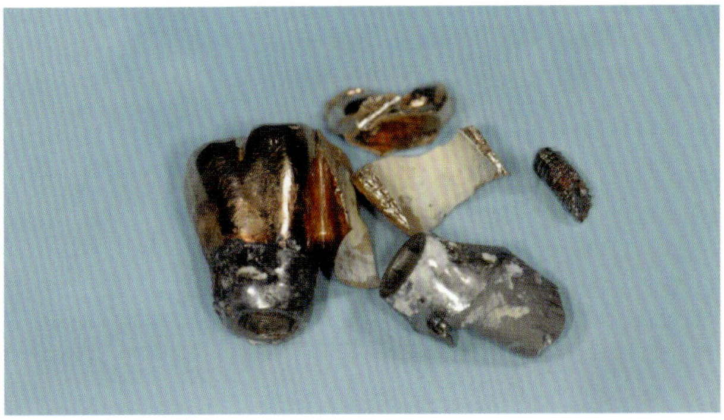

그림 7-5 점막내에서 접합부가 형성되어 있는 증례에서 시멘트가 지대주 하방으로 유입되어 있다.

2. 치주조직의 특성

치아와 치주조직의 구조와 기능적인 특성은 매우 명확하게 구분된다. 케라틴화된 치은은 치아주위에 위치하며, mucogingival junction(MGJ)에 의해 alveolar mucosa와 구분된다(그림 7-6).

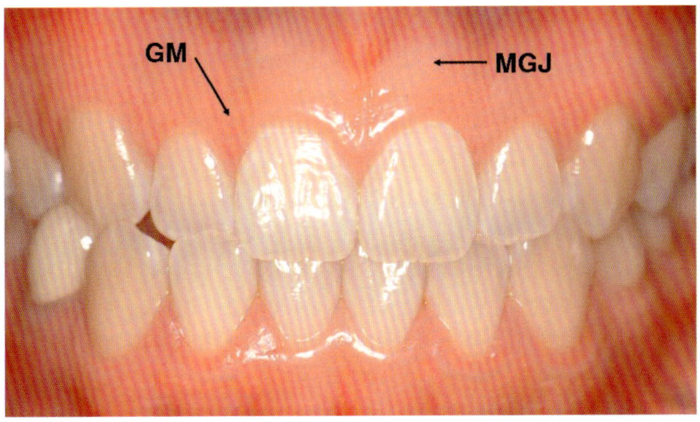

그림 7-6 치아와 주위 연조직

Gingival margin(GM)은 치아의 cementoenamel junction(백악에나멜질 경계부)의 외형에 따라 부채꼴형 outline을 가지고 있다.

따라서, gingival의 인접면부는 치간유두를 형성하며, 치간유두는 치아간의 삼각형 모양의 공간을 채워준다. 백악에나멜질 경계부의 높이에 있는 치아부분과 지지 조직 같은 dentogingival 부위의 미세 해부학적인 형태는 free marginal gingival(FMG), 치주인대(periodontal ligament, PDL) 및 alveolar bone 등에 국한된다(그림 7-7 a).

Keratin화된 구강상피는 구강내쪽의 치은조직을 보호하며, 보다 얇고 비 케라틴화된 junctional epithelium(JE)는 치아의 seal을 형성한다. 이러한 상피와 치아간의 결합부(junction, 연결점)는 hemidesmosomes와 basal lamina같은 초미세 구조의 특징을 나타내는 epithelial attachment로 정의될 수 있다. 백악에나멜 경계부 끝의 치근표면은 치근 백악질로 덮여있다. 콜라겐 섬유는 치근 백악질에서 치조골까지 치아와 골간의 앵커(anchorage)를 형성하며 치아의 장축을 따라 직각으로 나있다.

마진부 치주조직의 혈관 조직이 그림 7-7 b와 같다. Supracrestal 결합조직 혈관은 supraperiosteal 혈관과 치주인대내의 vascular plexus에서 유래한다.

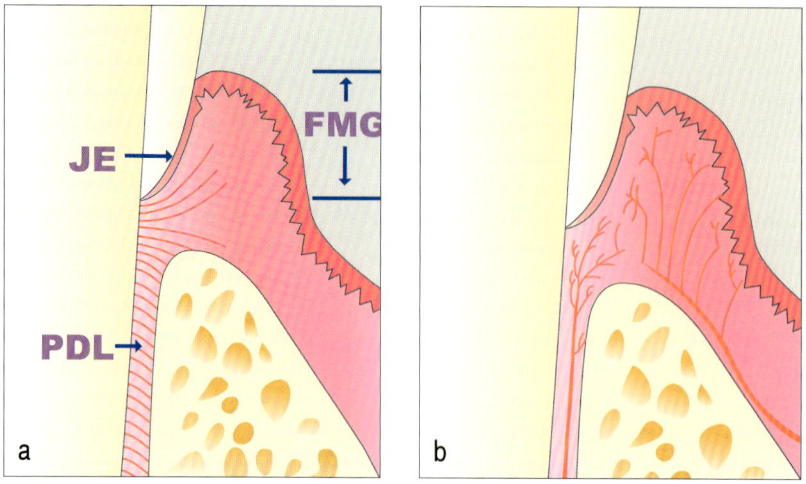

그림 7-7 a. 치아와 마진부 치주 조직 b. 마진부 치주조직의 혈관

1) Peri-implant 조직의 특징

기능을 하고 있는 implant 주위의 연조직은 저작이나 lining의 oral mucosa와는 다른 종류이다. 이러한 의미에서 collective term은 peri-implant mucosa일 것이다(그림 7-8).

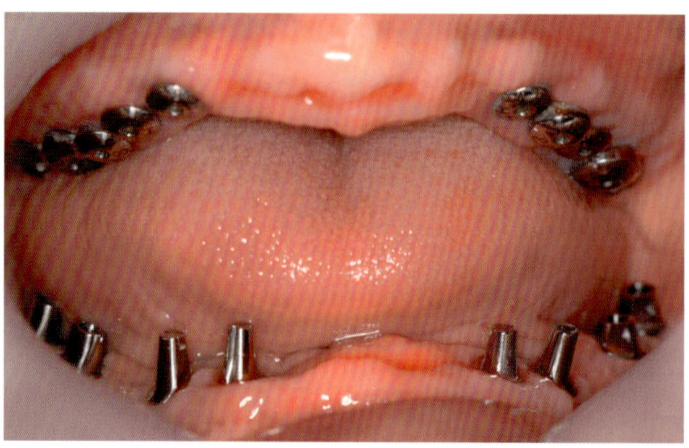

그림 7-8 abutment가 장착된 모습

Peri-implant mucosa는 microscopic level에서 keratinized 또는 nonkeratinized 구강상피로 덮여있으며, 이는 접합상피로 연결된다(그림 7-9 a).

이러한 접합상피(junctional epithelium)는 약 2mm의 수직 단면을 가지고 있으며 implant 표면에 대해 에나멜 상피 경계면과 유사한 특성을 갖는 유착(접착)을 가지고 있다. 접합상피의 말단 세포(apical cell)간의 연조직 부위와 마진부의 골은 연결조직 접합부(zone of connective tissue integration, CTI)로 지칭된다.

이러한 연결조직부는 고밀도의 콜라겐과 상대적으로 적은 양의 세포와 혈관 구조로 특징지을 수 있다. Peri-implant mucosa의 콜라겐 섬유들은 implant 표면과 평행하게 걸쳐있다. 따라서 abutment-fixture간의 경계선의 높이에서 조직부내의 콜라겐 섬유는 implant의 특정 outline을 따라 형성된다.

Peri-implant mucosa의 혈관시스템의 해부구조는 치주조직의 구조와는 다르다(그림 7-9 b). 이 두 종류의 조직은 구강 및 결합 상피하에 적절한 vascularization(혈관화)를 가지고는 있으나, implant에서의 connective tissue와의 연결부는 빈약하다. 이는 peri-implant 조직내의 vascular plexus를 포함하는 치주인대의 결핍으로 인한 것이다.

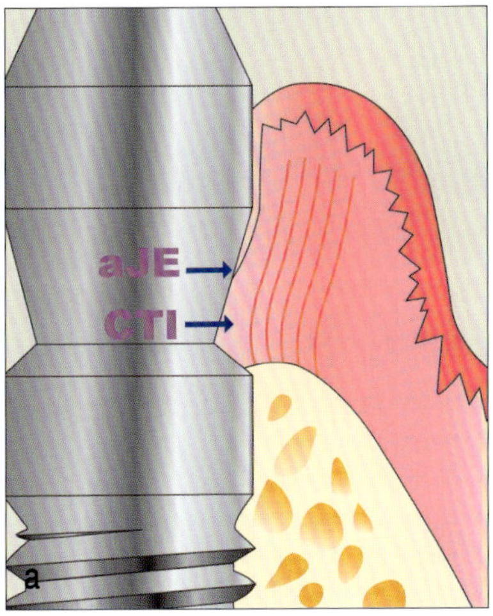

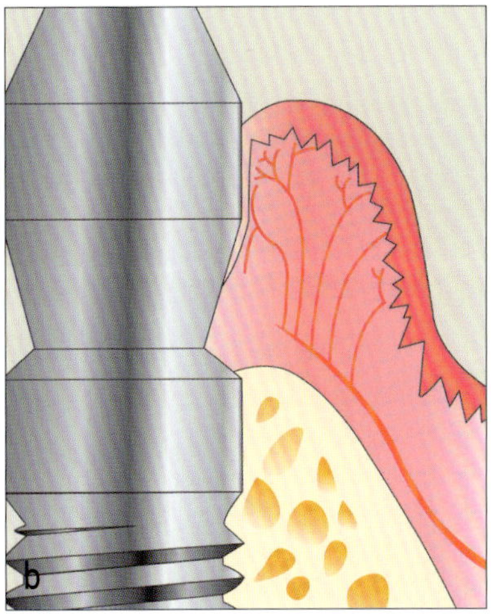

그림 7-9 a. Implant와 치주 peri-implant 조직 b. 치주 peri-implant 조직

2) Plaque and mucositis

Implant상의 plaque축적에 대한 peri-implant mucosa의 반응은 자연치아상에 축적된 plaque에 대한 치은조직과 매우 유사하다. 따라서, inflammatory cell infiltrate는 조직의 마진부에서 형성된다(그림 7-10). Plaque가 장기간 축적되게 되면 infiltrate는 근단 방향으로 진행되어 implant와 치아지지 조직 양 쪽에 영향을 주게 된다. 따라서 건강한 상태를 유지하기 위한 implant와 치아에 대한 적절한 프라그 control은 일정한 규칙에 따라 진행되어야 한다.

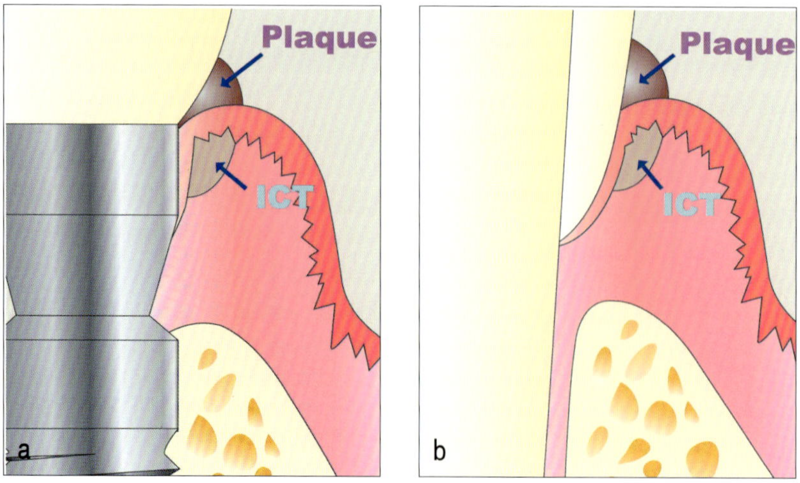

그림 7-10 a. Implant에 프라그 축적 b. 치아에 프라그 축적

치주탐침을 사용하여 얻은 정보는 implant의 경우 모두 유효하지는 않다. 치아와는 달리 implant 주위의 탐침은 결합상피의 탐침으로 인해 penetration(삽입되어 사이를 벌어지게 함)이 이루어지고, peri-implant mucosa의 측방 위치 전위(변동)나 bone contact까지 삽입 될 수도 있다(그림 7-11 a,b). 따라서 implant에는 치아에서와 같은 'pocket probing' 은 적절하지 않다.

마진부(표면부) 탐침은 implant 주위의 sulcus부위에서 실행하며(그림 7-11 c) 치아의 경우와 마찬가지로 연조직내의 염증의 존재 유무를 알 수 있다. 이러한 관찰은 프라그 control을 강화해야 할 필요가 있음을 나타낸다.

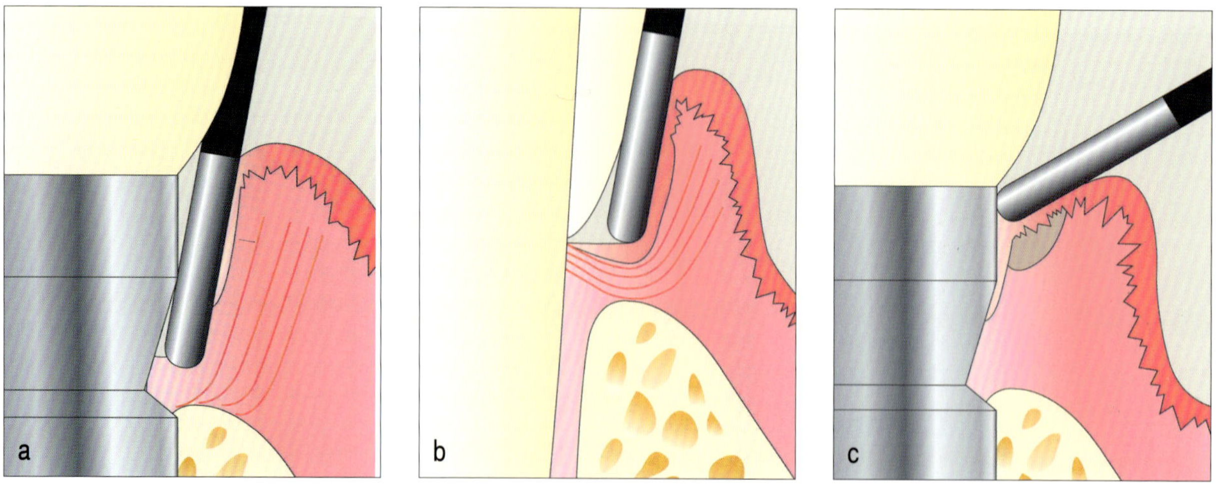

그림 7-11 a. Implant 주변부 탐침 b. 치아 주변부 탐침 c. Implant의 마진부(주변부) 탐침

Follow-up 임상검사

- 연조직 상태
- 구강내 청결 평가
- 보철 및 기능성 평가
- 방사선 검사

3) Professional plaque control

티타늄은 비교적 부드러운 금속이다. 이는 implant 표면에 스크래치나 마모가 되지 않도록 잘 관리해야 함을 의미한다. 티타늄 표면의 프라그 제거를 위한 전문적인 장비는 낮은 마모도를 가진 퍼미스와 러버컵을 이용한다. 상부구조상에서는 스탠다드 타입의 폴리싱제를 사용하여 프라그 제거와 변색 제거를 한다. 그러나 air abrasive 장비를 implant 주변에 사용하는 것은 권장하지 않는다.

상부구조물상에 치석이 생성될 수 있고, 때로는 mucosal 마진부 높이의 abutment 표면에도 치석이 생길 수 있다. 이를 제거하기 위해서는 특별히 주의를 요한다. 특히, 비금속 기구, 플라스틱이나 테프론 코팅된 기구류를 사용해야 한다. 초음파나 금속 기구는 티타늄 표면에 사용해서는 안된다(7-12).

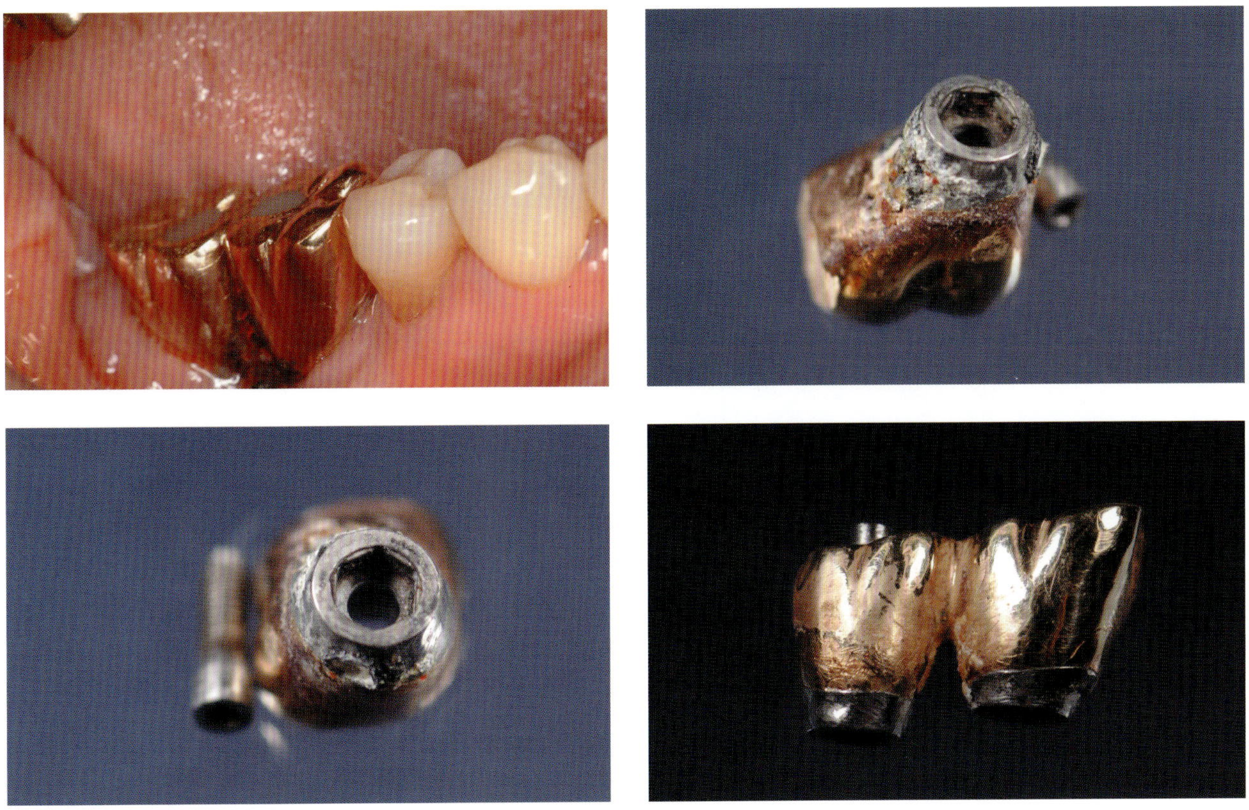

그림 7-12 Crown의 overcontour와 부적절한 스케일링으로 인한 프라그 부착

또한, 스케일링을 시작하기 전에 티타늄 표면의 치석을 분산시켜 주는 것이 중요하다. 스케일링 과정은 mucosal margin에서 먼 방향의 단단한 치석을 연화시키는 것을 목적으로 한다(그림 7-13).

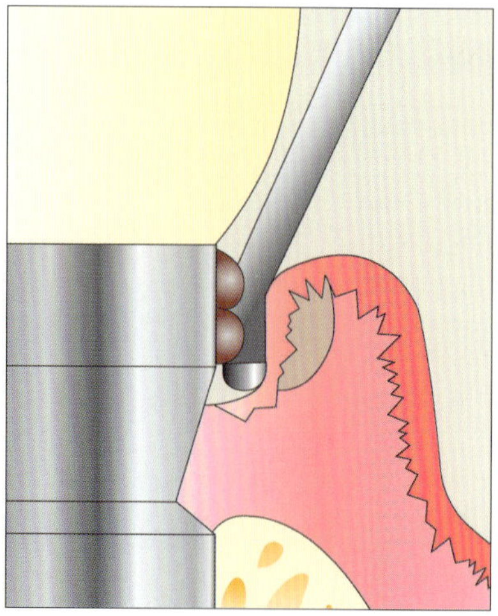

그림 7-13 Implant 표면 스케일링

4) Professional plaque control

- 낮은 마모도의 연마재로 티타늄 표면에 사용하여 치석 구조를 연화시킨다
- 비금속 기구류로 마진부 방향에서 치석을 떼어낸다.
- Implant 부위의 화농이나 통증이 있는 경우, 추가적인 검진이 필요하다.
- 칫솔질에 의해 청소성이 유지될 수 있는 점막내의 crown contour는 implant 보철의 장기적 보전에 매우 중요한 요소이다(그림 7-14, 15). 점막내 크라운의 형태와 plaque의 부착을 억제하기 위한 다양한 방법들이다.

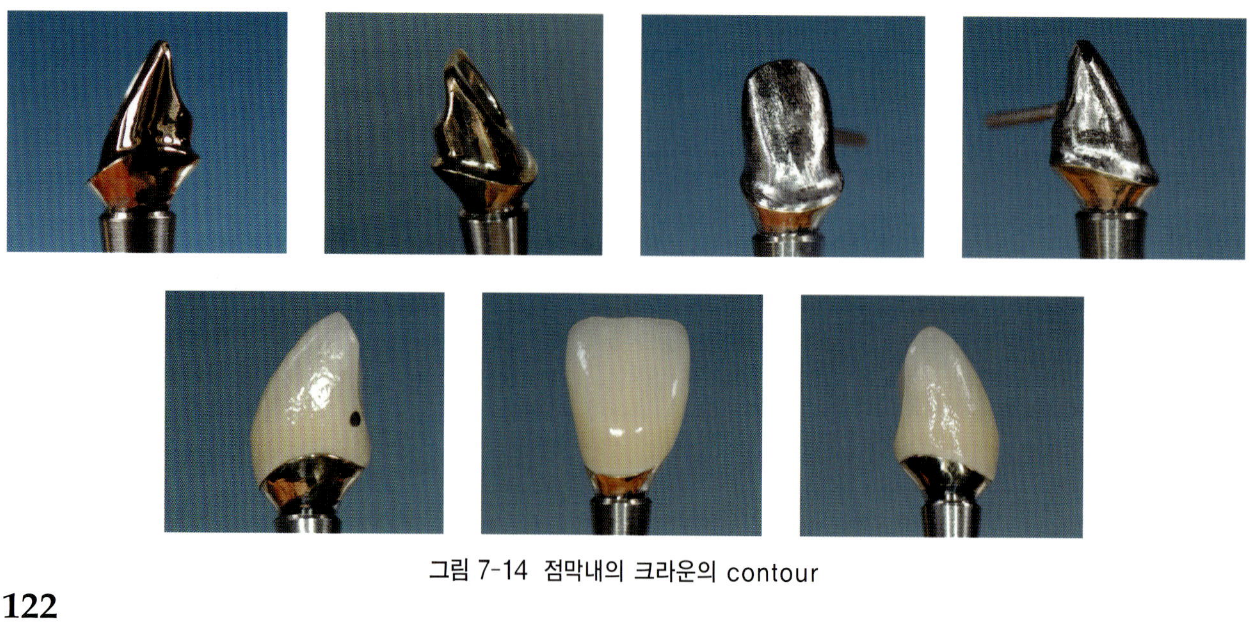

그림 7-14 점막내의 크라운의 contour

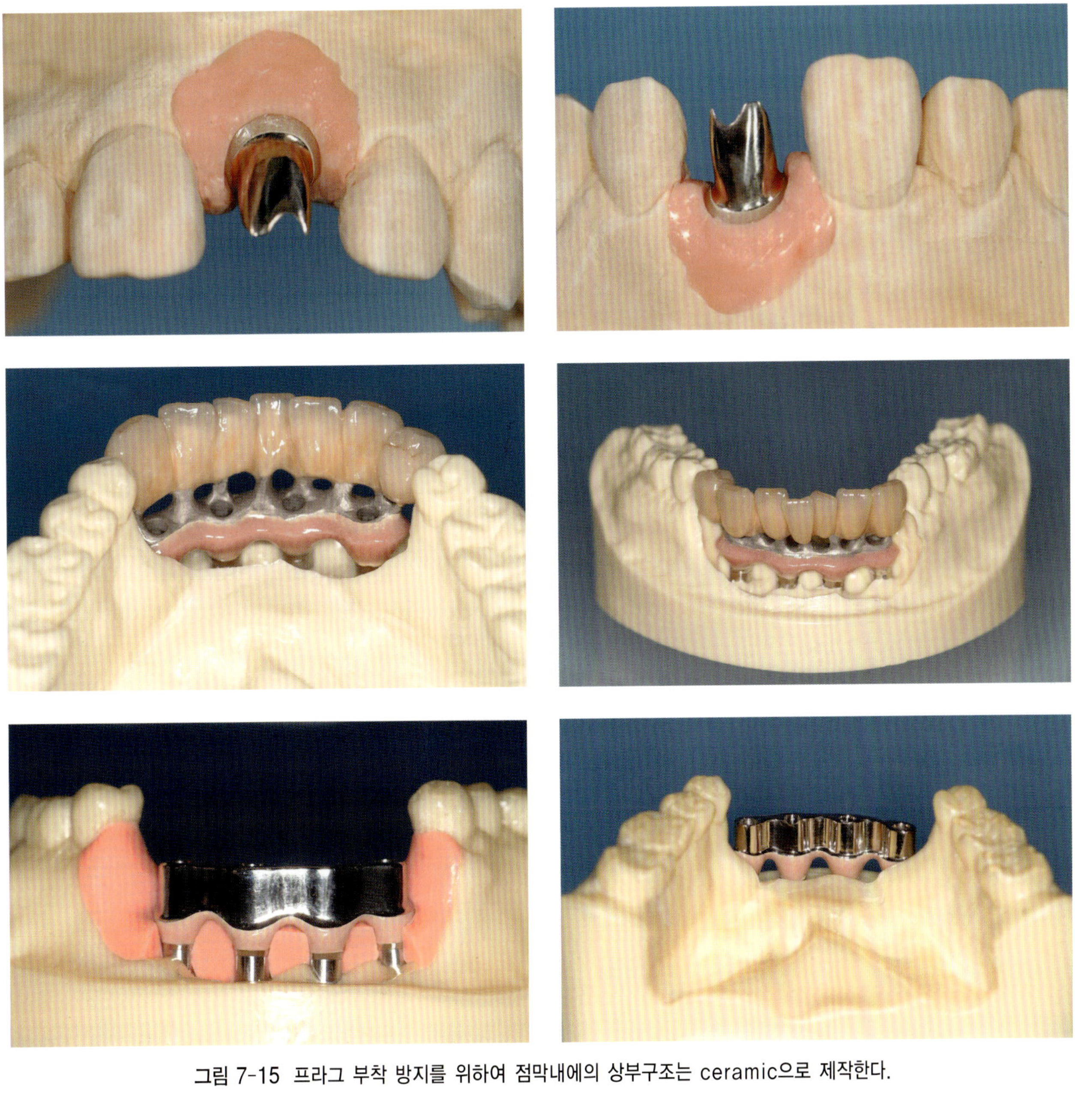

그림 7-15 프라그 부착 방지를 위하여 점막내에의 상부구조는 ceramic으로 제작한다.

제 8 장

진단을 위한 납형제작과 스텐트

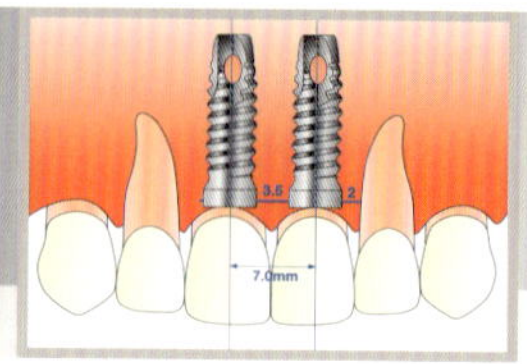

각각의 환자에 요구되는 이상적인 상부구조의 교합, 발음, 심미성을 보다 자연치아에 가깝게 하기 위하여 적용이 가능한 가상 상부구조를 모형상태에서 재현하게 된다. 잇몸에서 나오는 출현윤곽(emergence profile)이 생리적이고 자연스럽게 형성되도록 implant의 식립위치를 결정해야 한다. 정출이 심한 대합치의 선택삭제, 악간거리확보를 위한 대합치의 보철치료 등 추가적인 치료계획을 예견할 수 있는 진단의 과정이다.

1. 진단을 위한 납형제작

가상상부구조형태가 결정되면 복제하여 진단용 스텐트를 제작하게 되고, 이를 기초로 implant의 적절한 식립위치와 방향을 결정한다.

일반적으로 상악전치부는 치아가 발거된 후 수평적, 수직적 골흡수로 인하여 겉으로 보기에는 충분한 높이와 두께를 가진 것처럼 보이는 증례에서도 골조직의 형태는 협측 피질골의 수평적 흡수와 치조정 부위에서의 수직적인 흡수로 인하여 실제 협측 피질골의 치조정 부위는 심하게 흡수되어 있는 경우가 있다.

Implant의 근원심에는 자연치 또는 implant가 위치하게 되는데 인접면의 치조골의 흡수를 최소화 하기 위하여 자연치와 implant 간에는 최소 2mm 이상, implant 간에는 3mm 이상의 거리가 필요하다. 순 협설측으로는 임프란트 주위에 최소 1mm 이상의 치조골을 보존하면서 치조정에서 최종 수복물의 순협설 및 근원심 경계를 벗어나지 않도록 해야 한다.

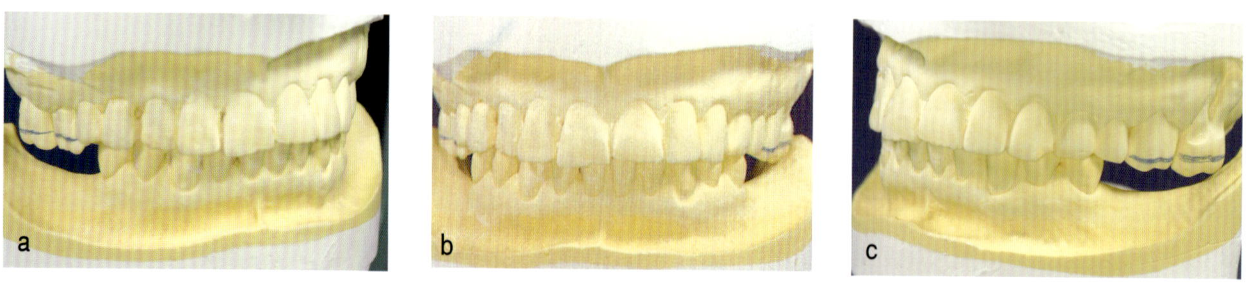

그림 8-1 하악 구치부에 implant를 이용한 crown을 계획하고 있다. 대합치의 정출로 악간거리가 매우 낮아져 있음을 볼 수 있다.

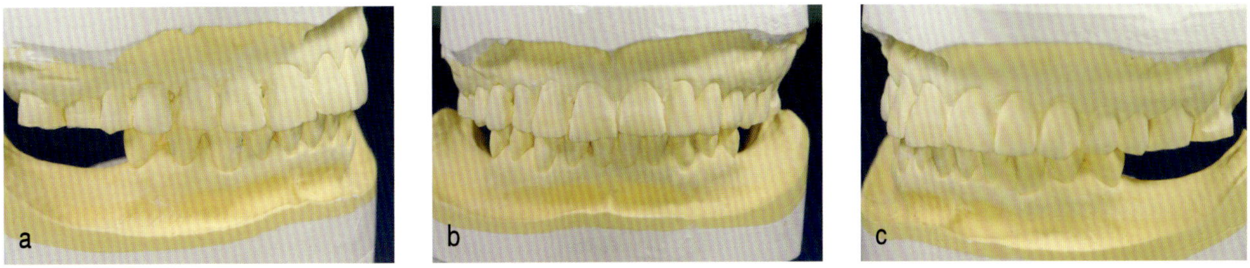

그림 8-2 교합평면 재설정을 위해 대합치의 교합면을 삭제

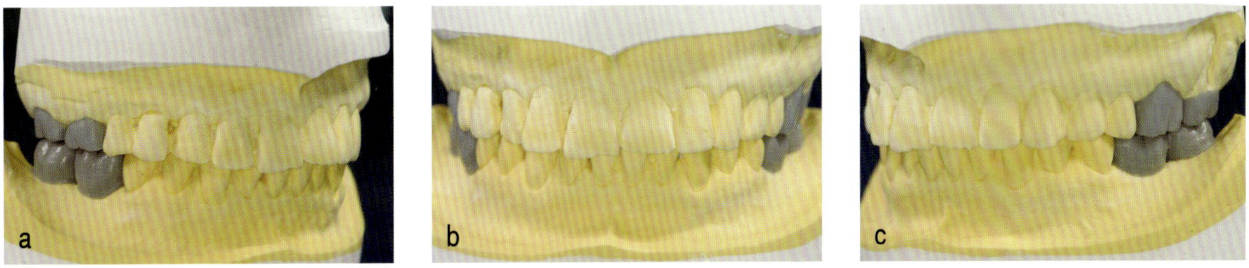

그림 8-3 대합치를 보철치료 하기로 하고 상ㆍ하악에 wax up

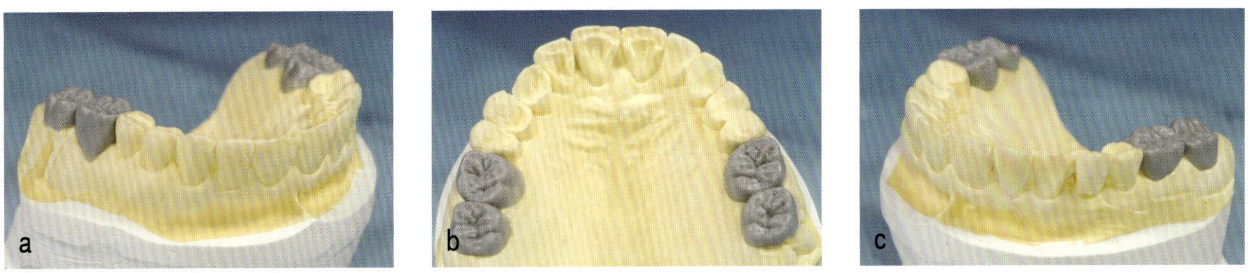

그림 8-4 상악 교합면과 측면

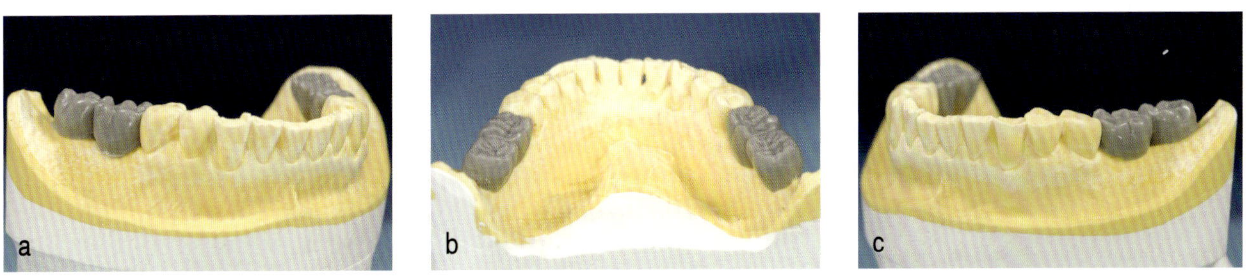

그림 8-5 하악 교합면과 측면

2. 스텐트(stent)

방사선 진단을 위한 진단용 스텐트와 수술시 식립위치, 식립방향 등을 가이드 역할하는 수술용(외과용)이 있다(그림 8-6). 진단을 위한 납형에서 얻어진 상부구조의 형태를 복제하여 외과용 스텐트를 제작한다.

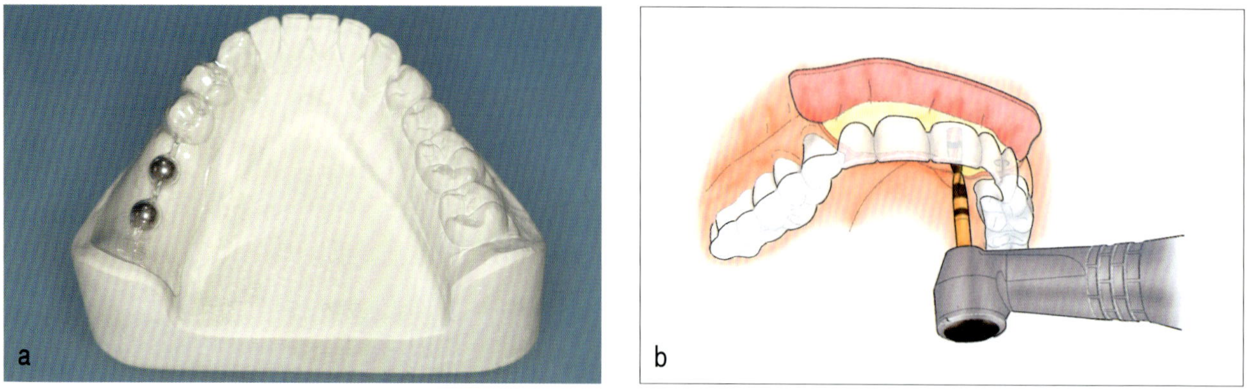

그림 8-6

1) 스텐트의 제작목적

(1) 방사선 진단으로 식립위치 설정에 device역할
(2) 1차 수술시 fixture의 적절한 위치와 방향 가이드
(3) 2차 수술시 fixture 위치 확인을 위한 가이드 역할

2) 진단용 스텐트

(1) 골의 폭경을 진단하기 위해 직경 5.0mm의 metal ball을 implant 식립위치에 넣어 제작한다.
(2) 골의 높이를 진단하기 위해 metal post를 implant 식립위치에 수직으로 넣어 제작한다. Post의 길이는 10mm로 하여 방사선 진단시 골의 높이 측정을 위한 자료로 활용한다.

3) 수술용 스텐트

(1) 수술부위가 잘 보이고 수술기구의 접근이 쉬워야 한다.
(2) Drill의 냉각을 방해하지 말아야 한다.
(3) 장착과 철거가 쉬워야 한다.
(4) 구강내에서 안정감이 있어야 한다.
(5) Fixture 식립 방향에 2mm twist drill이 들어갈 수 있도록 hole을 형성한다.

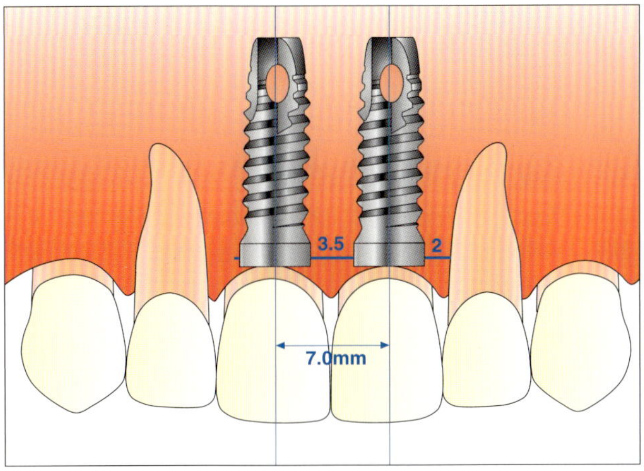

그림 8-7
인접면 치조골 흡수를 최소화 하기 위하여 자연치와 implant 사이의 거리는 최소 2mm 이상이어야 하며, implant 사이에는 3mm 이상의 거리가 필요하다.

Implant의 식립위치가 순측으로 경사지면 치관이 길어지게 되고, 반대로 설측으로 경사지면 ridge lap을 형성하게 되어 치주조직의 관리가 어렵고 심미적으로 불리하게 된다. 따라서 순협측 치조골의 흡수가 일어난 경우 implant 직경의 선택이 제한되므로 필요시에는 치조골의 회복술을 시행한다.

통상 자연치의 순협설 직경은 근원심 직경보다 크나, implant 단면은 원형으로 되어 있어 구조적으로 치관의 형태재현에 제한을 받는다.

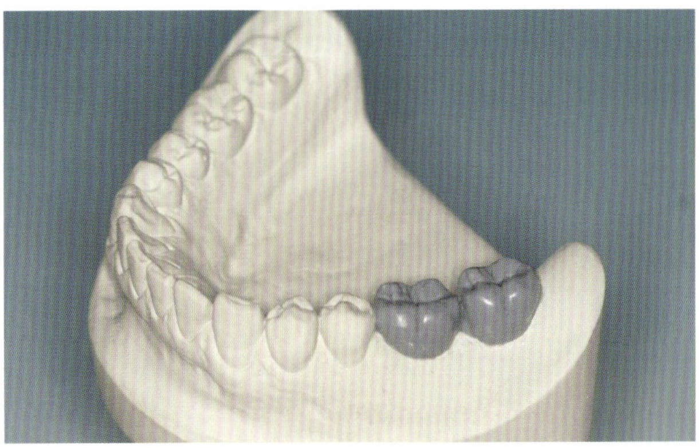

그림 8-8
진단을 위해 수복할 implant crown형태로 wax crown을 제작

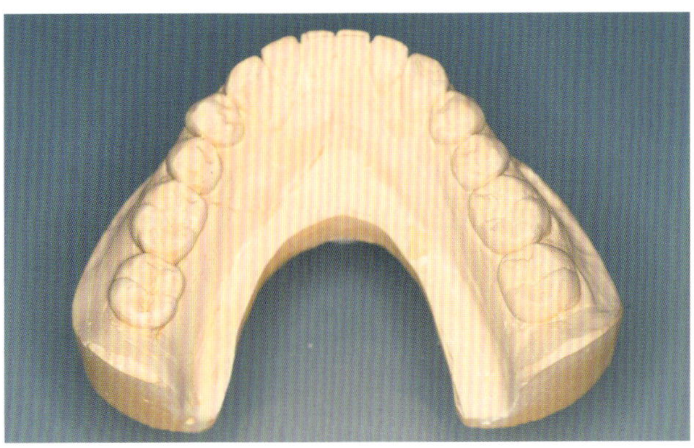

그림 8-9
Vacuum former를 이용한 복제는 열을 이용하므로 wax crown 상태에서 복제를 시도하면 가해지는 열에 의해 wax crown이 녹게 된다. 따라서 인상을 채득하여 복제모형을 만든다.

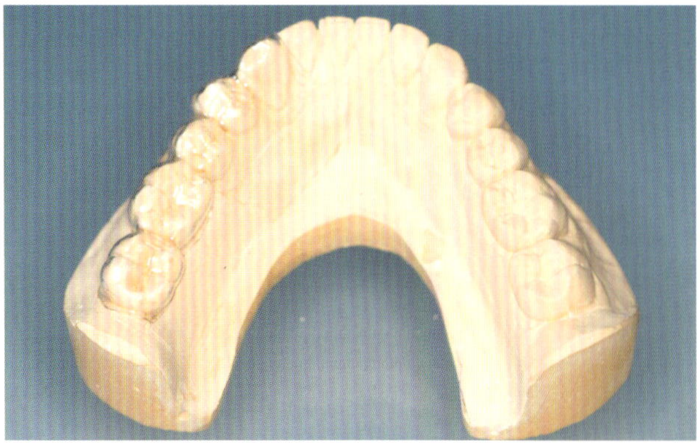

그림 8-10
복제된 모형에 수분이 유지된 상태에서 vacuum former에 올려 놓고 0.02inch의 temporary splint seat를 장착한 다음 열을 가하기 시작한다. 가해지는 열에 의해 seat가 부드러워지면 복제 모형이 위치한 곳으로 내림과 동시에 vacuum 스위치를 켠다. 석고모형 하부에서 빨아들이는 흡입력에 의해 부드러워진 seat가 달라붙게 된다. 따라서 흡입력을 방해받는 불필요한 부위는 미리 제거해야 하며 상악의 정중구개 봉합부위에 구멍을 뚫기도 한다.

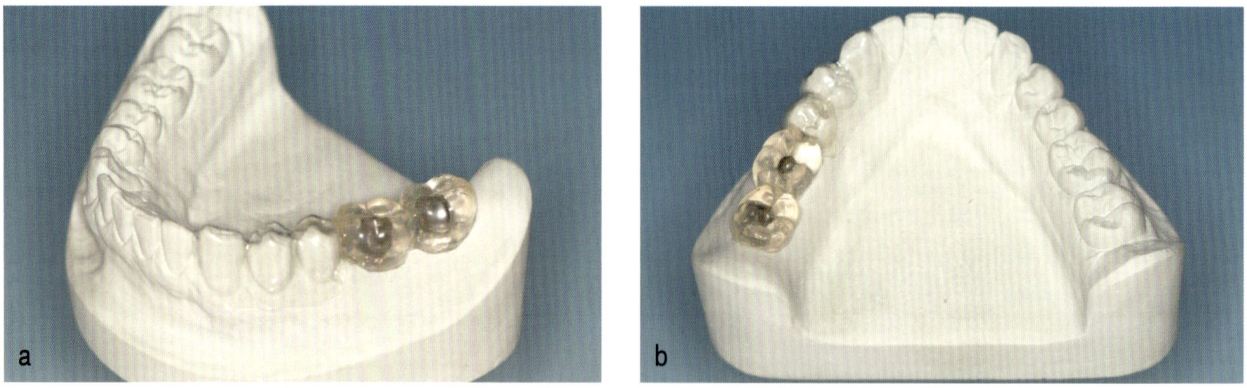

그림 8-11 직경 5.0mm의 메탈 볼을 implant를 식립할 위치에 고정한다. 이는 방사선 검사를 통해 골의 폭경을 알기 위함이다.

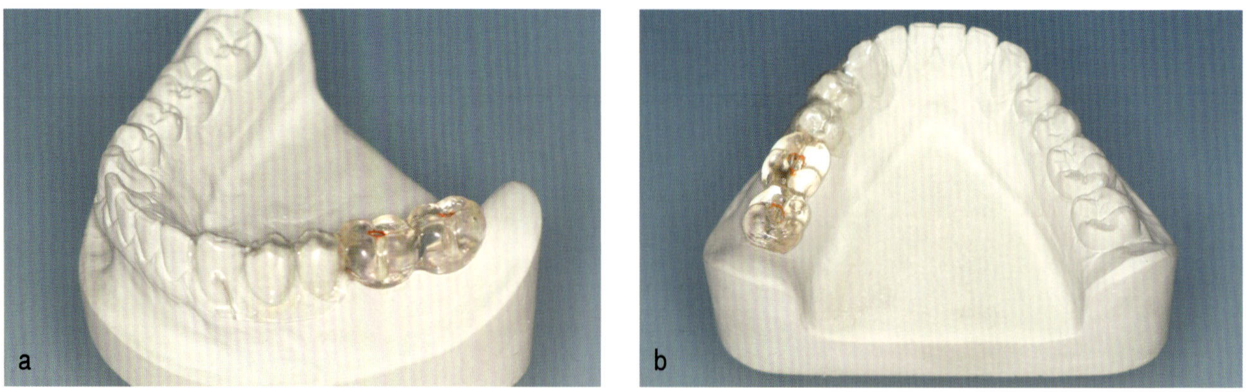

그림 8-12 방사선 진단에서 얻어진 정보를 기준으로 식립위치에 2.0mm 드릴을 사용하여 구멍을 뚫어 수술용 스텐트로 전환한다.

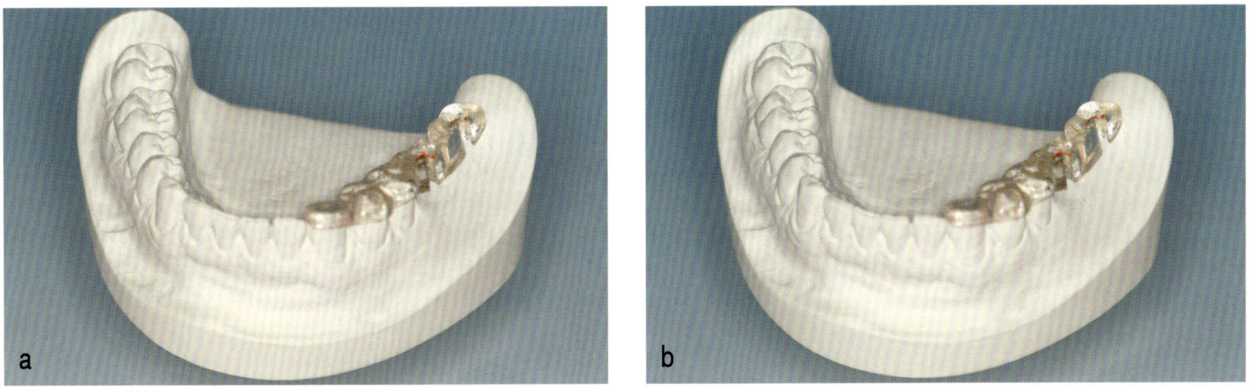

그림 8-13 자가중합 레진으로 유지부를 제작한 수술용 스텐트

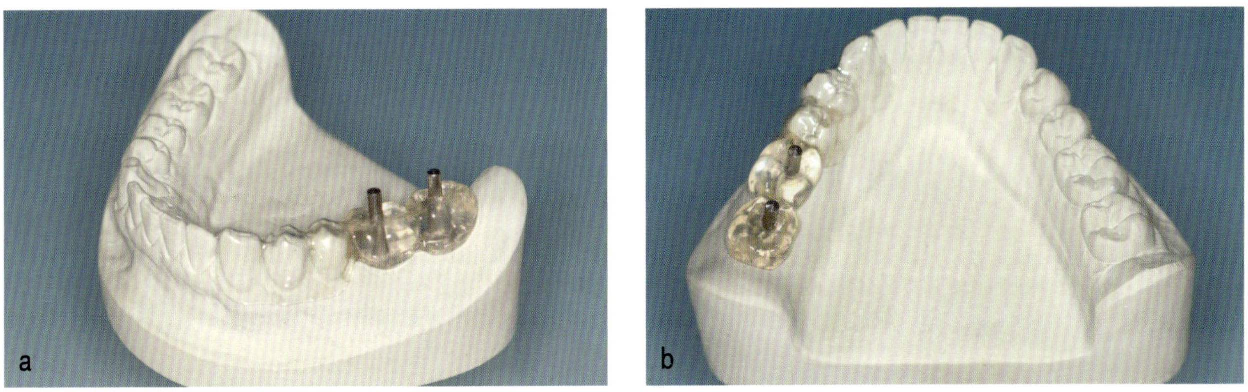

그림 8-14 골의 높이를 진단하기 위해 길이 10mm의 pin을 넣어 제작한 진단용 스텐트

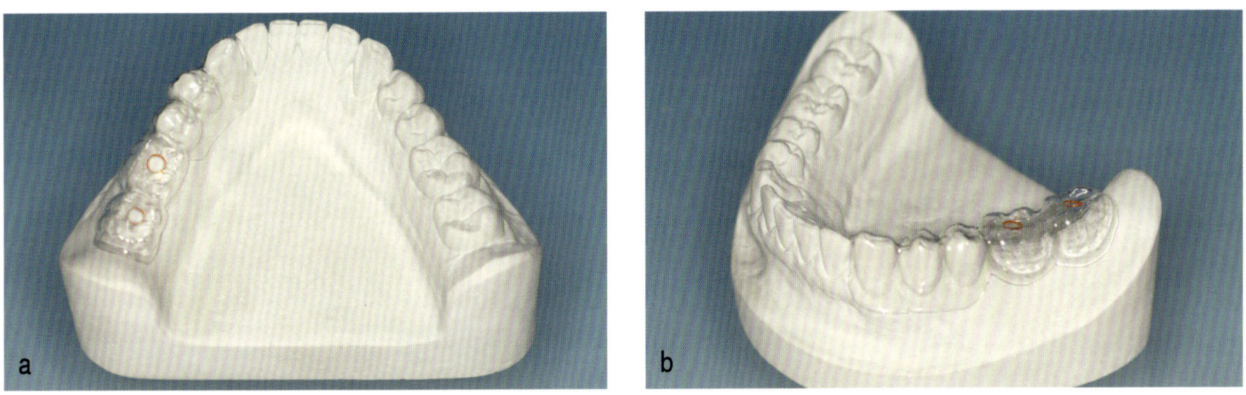

그림 8-15 옴니백으로 복제하여 크라운 내면에 투명레진을 주입하지 않고 제작한 스텐트

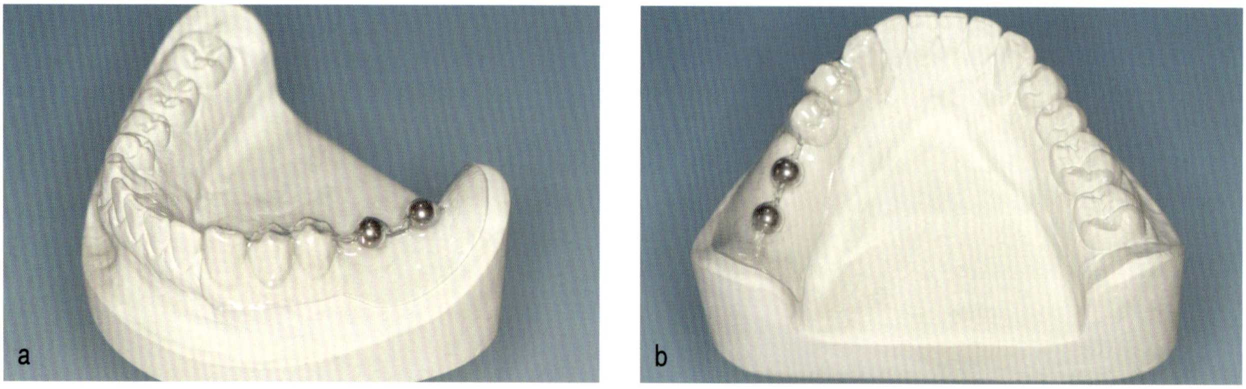

그림 8-16 크라운 형태를 형성하지 않고 식립위치에 5.0mm ball을 넣어 골의 폭경을 진단하기 위해 제작한 진단용 스텐트

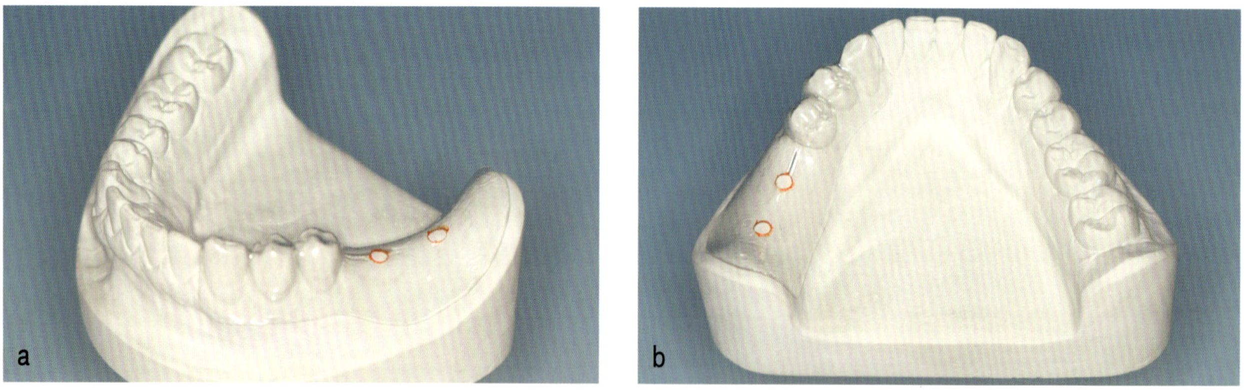

그림 8-17 크라운 형태를 형성하지 않고 식립위치에 구멍을 형성한 수술용 스텐트

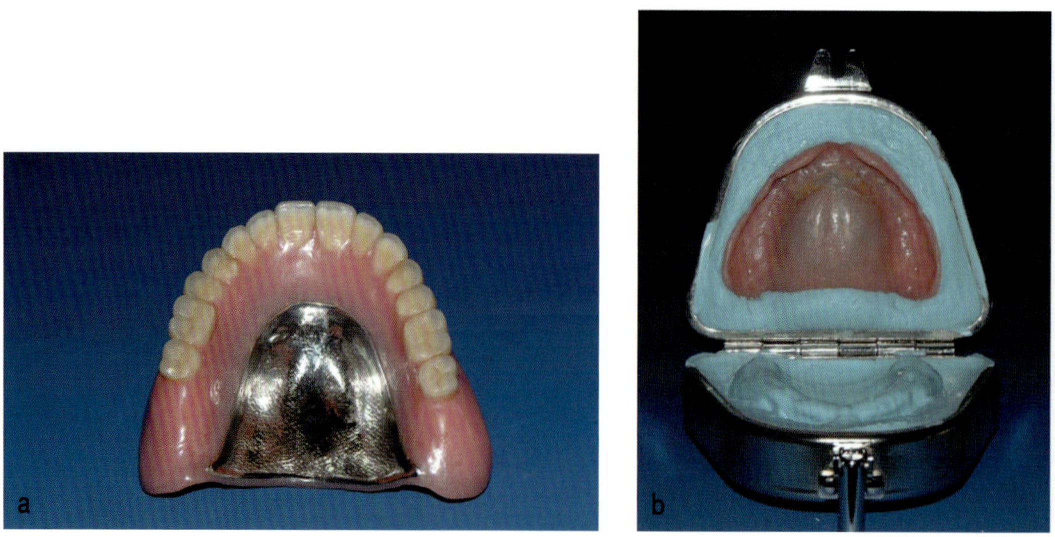

그림 8-18 스텐트 제작을 위하여 환자가 사용중인 총의치를 전용 트레이를 이용하여 복제

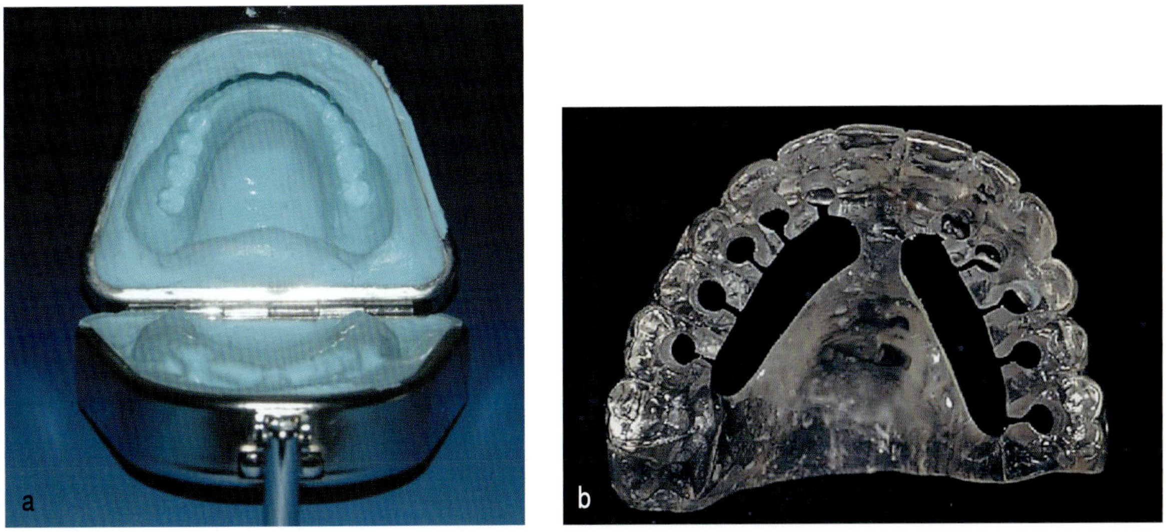

그림 8-19 환자가 사용중인 총의치를 복제하여 제작한 스텐트

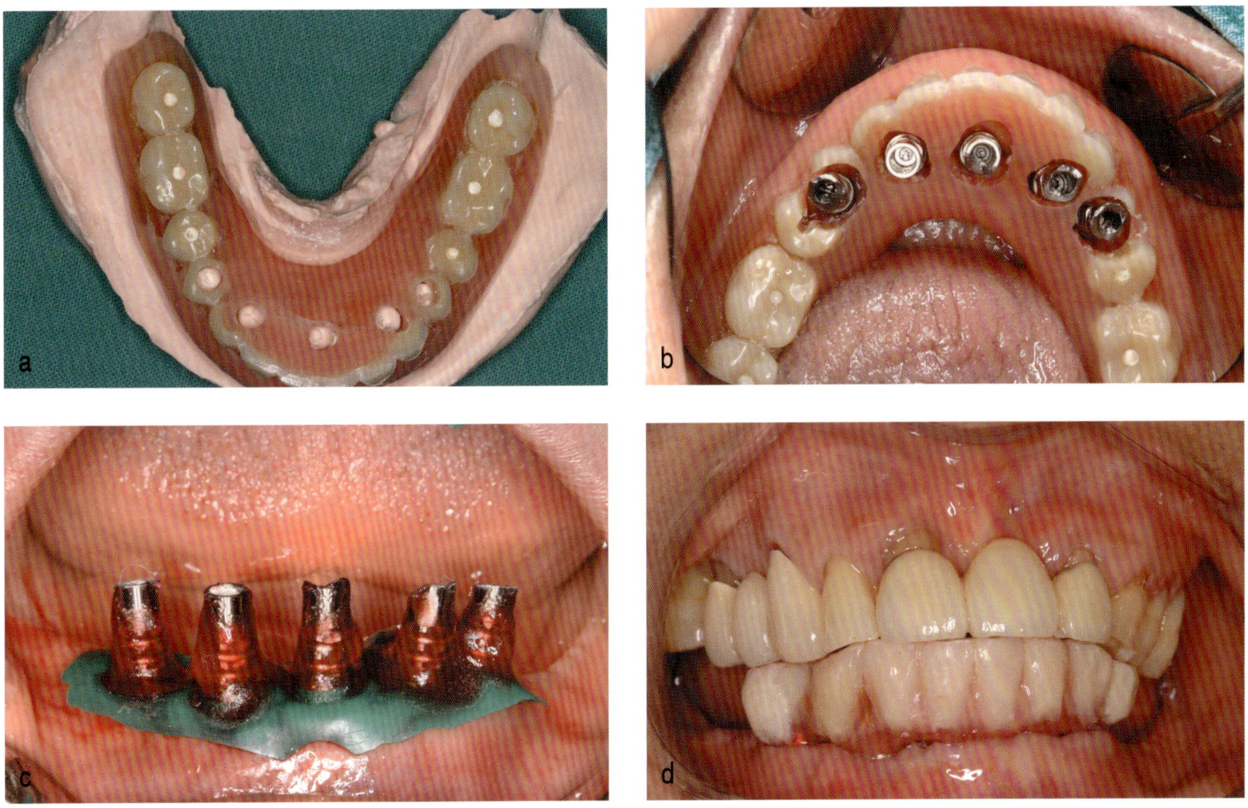

그림 8-20 환자가 사용하던 총의치를 스텐트로 활용하고 임시수복물로 대체한다.

제 9 장

개인용 트레이

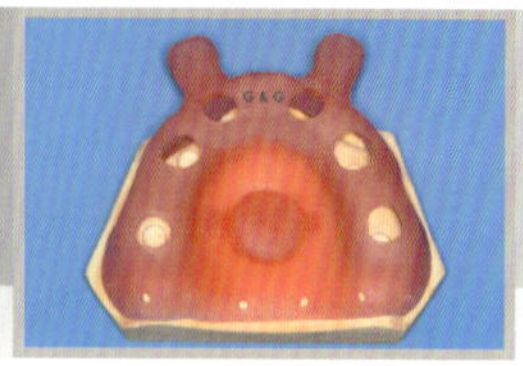

진단모형 상에서 환자 개인에 맞도록 제작한 트레이를 맞춤트레이(custom tray)라고 한다.

Fixture와 점막에서 지지를 받는 피개의치와 점막에서 지지를 받는 피개의치를 제외한 대부분의 implant 보철에서는 지대치 개념의 보철수복개념을 적용한다. Implant보철제작을 위한 작업모형제작에서 인상체내의 impression coping에 lab analog를 결합하는 과정이 있다. Pick-up impression coping에는 위치변위를 방지하기 위하여 유지부가 형성되어 있으나 나사에 힘을 가해 잠가주어야하는 작업으로 인해 위치변위가 될 가능성이 있다. Impression과정과 작업모형제작과정의 변형을 최소화하기 위하여 implant 보철용 인상체는 대부분 rigid한 인상재를 사용하고 있다. 따라서 개인용 트레이를 너무 크게 제작하여 인상채득의 불편함과 인상채득을 하여 제거하는과정에서 변형 요인들을 제거해야 된다.

1. 개인용 트레이의 요구조건

1) 나사에 의해 유지되는 impression coping 사용시에는 guide pin이 트레이 밖으로 노출될 수 있도록 구멍을 뚫어준다(그림 9-1).
2) Impression coping 자체에 유지부가 형성되어 있는 plastic impression coping이나 transfer impression coping사용시에는 guide pin을 위한 구멍은 필요치 않다(그림 9-2).
3) Impression coping의 일반적인 높이는 약 9 .0~12.0mm 정도이며 유지부 폭경은 약 5.0~5.5mm이다. 따라서 사용하려는 coping의 높이와 유지부 폭경을 고려하여 blockout한다.
4) 사용하려는 인상재와 대조되는 색상으로 제작한다.
5) 손잡이의 형태는 주변조직의 운동을 제한하거나 인상채득 과정에 장애가 되지 않도록 해야하며 상악은 45°, 하악은 90° 로 제작해야 한다.
6) 작업과정중 변형이나 파절되지 않을 만큼의 적절한 강도가 있어야 한다.
7) 기능인상채득을 제외한 트레이는 기계적 유지증가를 위해 boeder #8 round bur로 유지공을 형성하기도 한다.
8) 트레이 제작이 완료되면 손잡이에 환자의 이름을 기록한다.

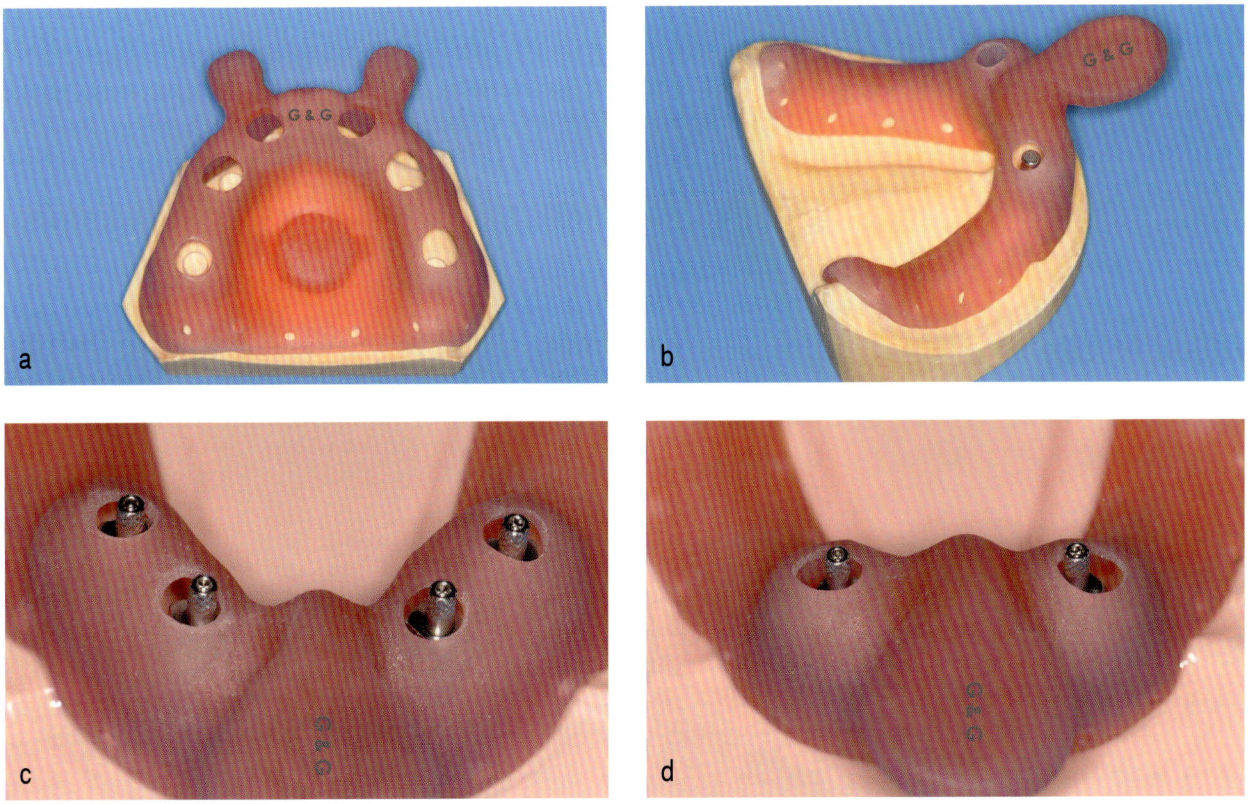

그림 9-1 Pick up impression coping을 이용할 트레이

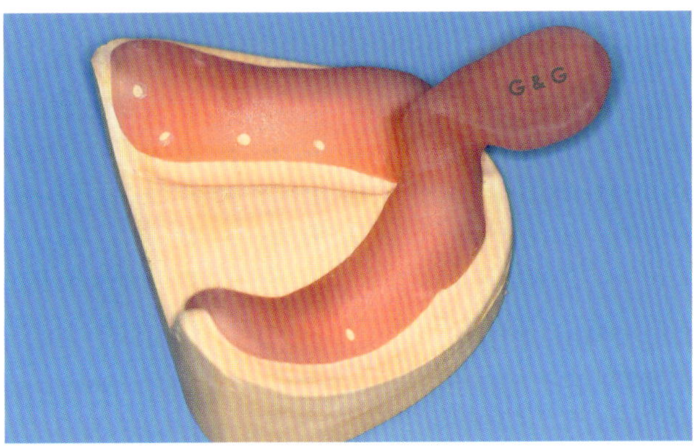

그림 9-2 Plastic impression coping을 이용할 트레이

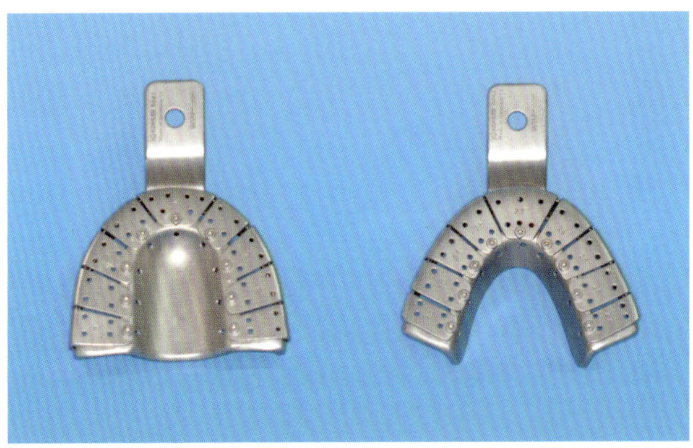

그림 9-3 기성 implant 전용 tray

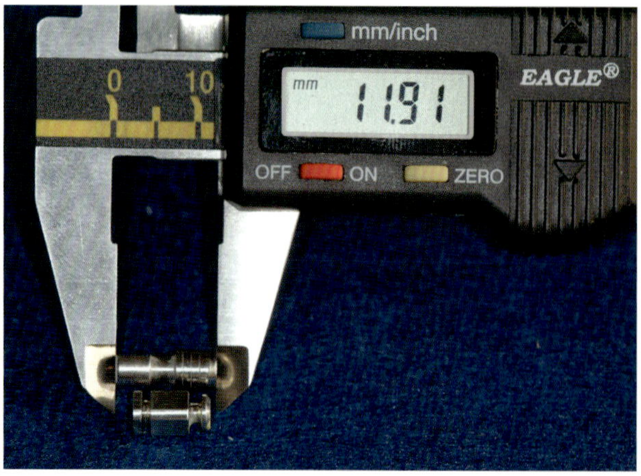

그림 9-4 Impression coping은 각 시스템마다 약간씩 차이가 있으나 일반적으로 코핑의 높이는 9~12mm, 유지부 폭경은 5~5.5mm정도이다. 따라서 사용하려는 코핑의 높이와 폭경을 파악하여 인상재가 들어갈 공간까지 blockout하여야 한다.

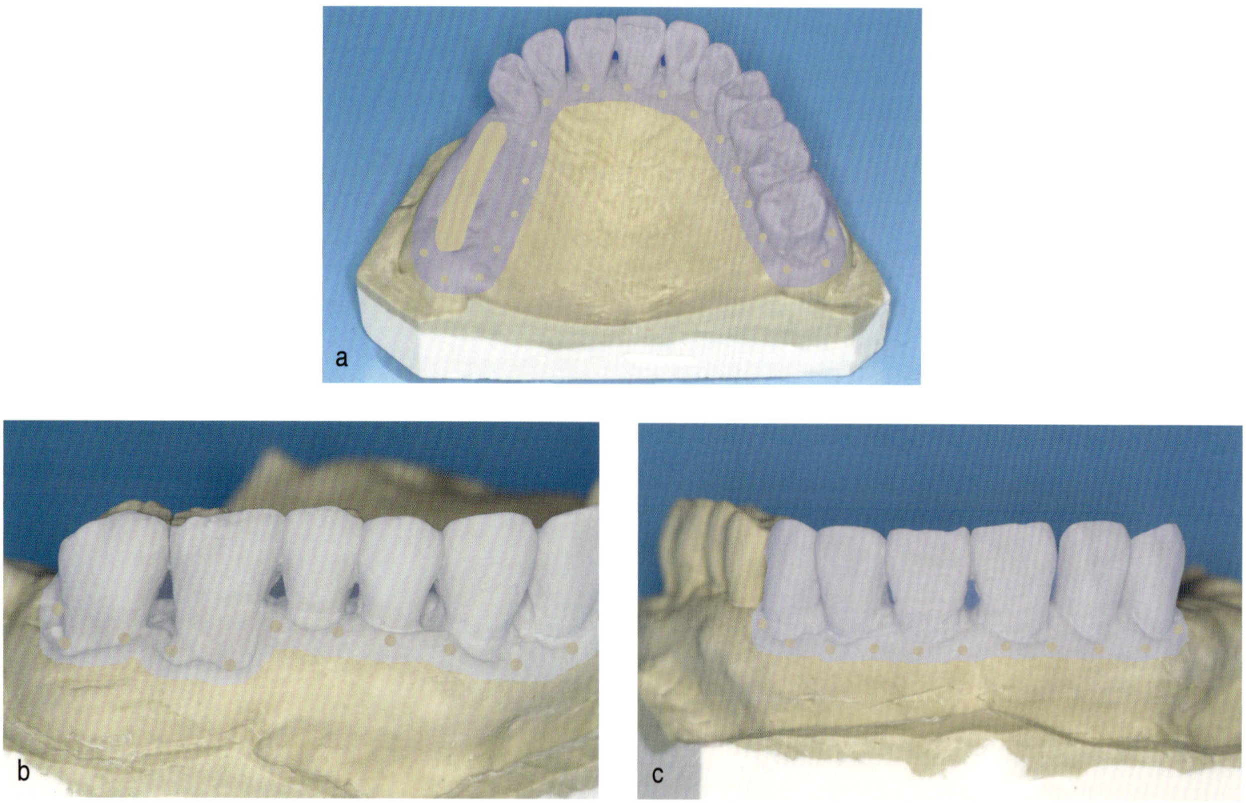

그림 9-5 Implant 보철을 위한 tray의 외형선을 치은연 2~3mm하방까지로 한다.

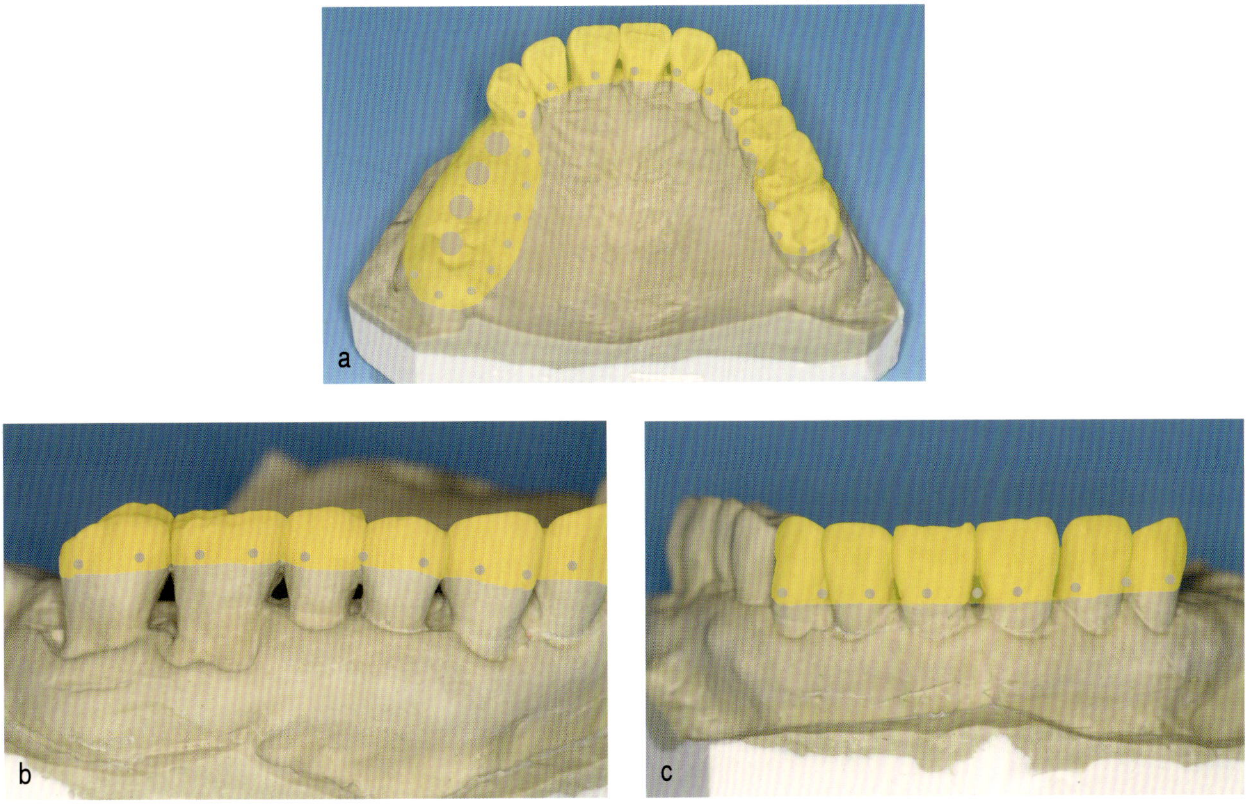

그림 9-6 Gingival embrasure사이에 rigid한 인상재가 들어가면 구강내에서 인상체를 제거하는 과정에 변형을 초래할 수 있다.

따라서 인접치와의 조화와 교합관계에 필요한 최소한의 부분까지만 인상채득 할 수 있도록 트레이의 외형선을 짧게 제작한다.

제 10 장

인상채득

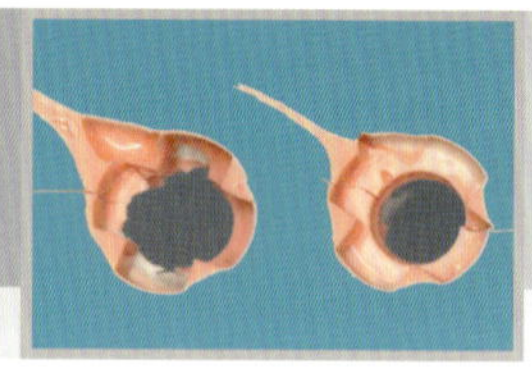

자연치아는 교합력에 완충기능을 갖는 치주인대가 있어 기능 중에 약간의 움직임을 허용하지만 implant fixture는 골(bone)과 유착되어 있어 움직임이 거의 없다. 자연치아에서는 보철물 제작을 위한 임상과정이나 기공과정 중에 발생하는 피할 수 없는 오차를 어느 정도 허용할 수 있으나 implant보철에서는 그 허용한계가 매우 좁다고 할 수 있다. 따라서 구강내의 implant fixture의 위치를 작업모형상으로 정확하게 옮기는 것은 매우 중요한 작업이다.

1. Impression coping

접합부는 fixture나 지대주의 platform과 같은 형태이며 외부에는 인상체내에서 변위방지를 위한 유지부가 있다. 상부구조의 연결방식에 따라 선택할 수 있도록 회전방지 구조가 있는 것과 없는 것으로 분류되며 임시 인상용(transfer impression coping)과 보철물 제작용(pick-up impression coping)이 있다.

2. 인상채득의 분류(classification)

1) Preliminary impression

① Study model이나 개인용 트레이 제작을 위한 인상채득
② Transfer type impression coping 사용

2) Final impression

① 상부구조(superstructure)제작
② Abutment 선택

3. Impression level에 따른 분류

1) Fixture level impression

Implant fixture body 위에 impression coping을 연결하여 인상채득하는 방법이다.

2) Abutment level impression

Implant fixture body 위에 지대주를 체결하고 그 위에 impression coping을 연결하여 인상을 채득하는 방법이다.

4. Impression coping에 따른 분류

Transfer impression coping과 pick- up impression coping이 있다.

1) Transfer impression coping

(1) Impression 방식

Fixture 또는 지대주에 결합하고 closed tray를 이용하여 인상채득한다. 인상재가 경화되어 구강내에서 인상체를 제거할 때에 impression coping은 구강내의 fixture 또는 지대주에 연결되어 있게 된다.

Coping은 구강내에서 제거하여 lab analog와 결합한 다음 인상체 내로 다시 거꾸로 집어 넣는다(transfer한다)(그림 10-1). Indirect method 또는 closed tray technique이라고도 한다.

(2) Coping의 외형구조

① 외부형태

구강내에서 인상체를 제거할 때 또는 lab analog를 결합하여 인상체 내로 집어 넣는 과정에서 인상체가 찢어지거나 변형이 되어서는 안되므로 유지부보다는 유도면이 잘 형성되어 있다(그림 10-2).

② 연결방식

- One piece type coping과 screw가 일체형으로 되어 있으며 회전방지 구조가 없다. 주로 예비인상 채득시와 트레이를 제작하기 위한 목적으로 impression할 때 사용하며 primary impression coping이라고도 한다.
- Two piece type= coping과 screw가 따로 되어 있다.

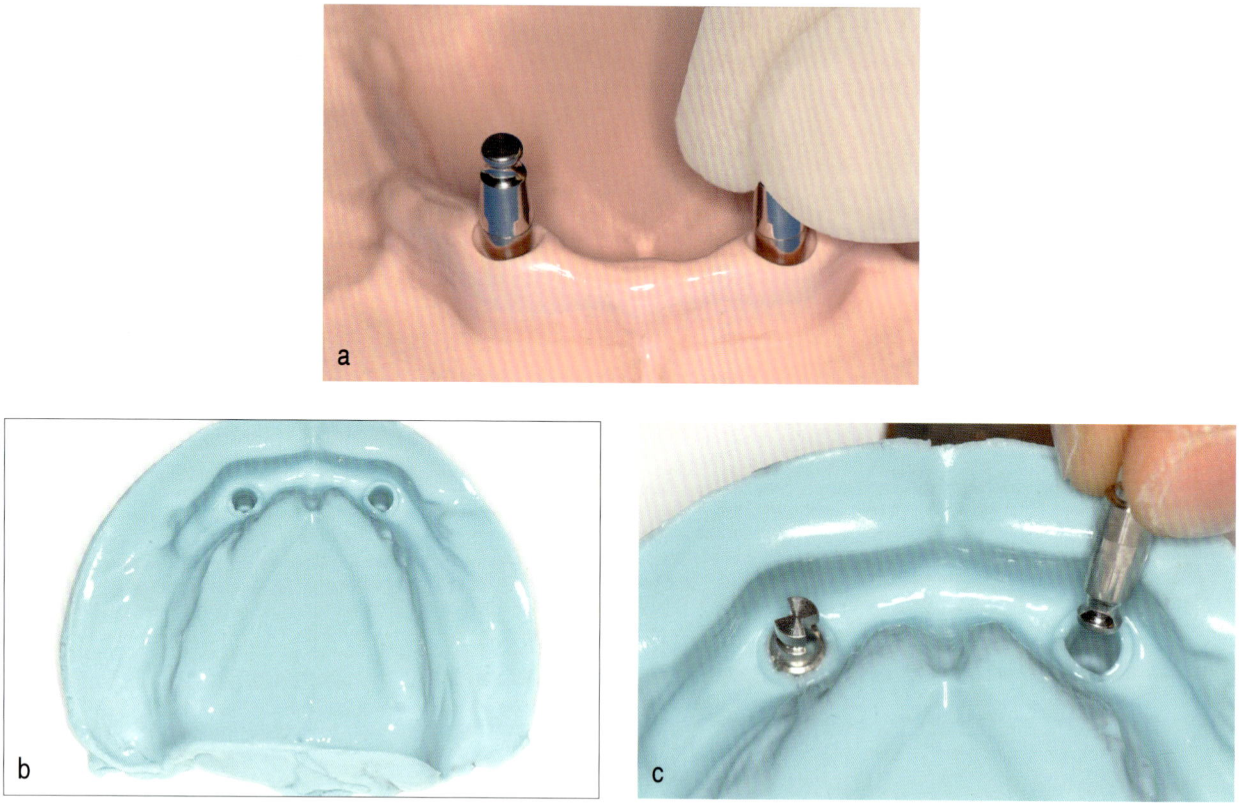

그림 10-1 Transfer impression coping으로 인상채득

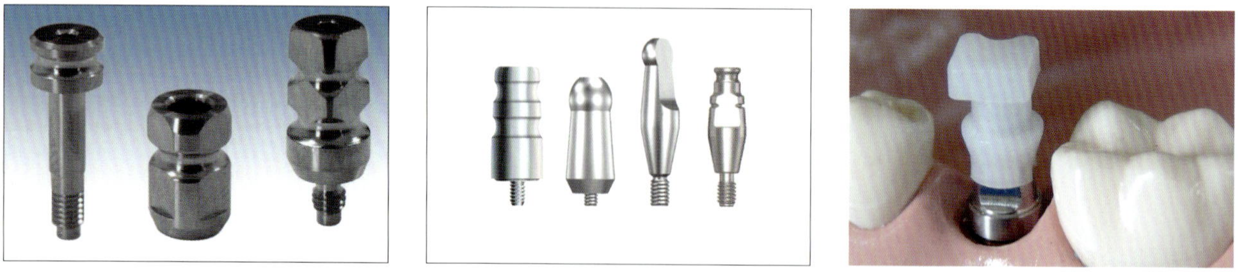

그림 10-2 Transfer impression coping

2) Pick up impression coping

(1) Impression 방식

인상재가 경화된 후에 impression coping과 인상체가 함께 제거되기 때문에 붙여진 이름이며 impression coping을 fixture 또는 지대주에 고정하는 나사(guide pin)는 트레이 밖으로 나와 있어야 하므로 coping보다 더

길며 트레이에는 guide pin이 밖으로 나올 수 있도록 구멍이 뚫려 있어야 한다(그림 10-3). 따라서 open tray technique 또는 direct method라 부른다.

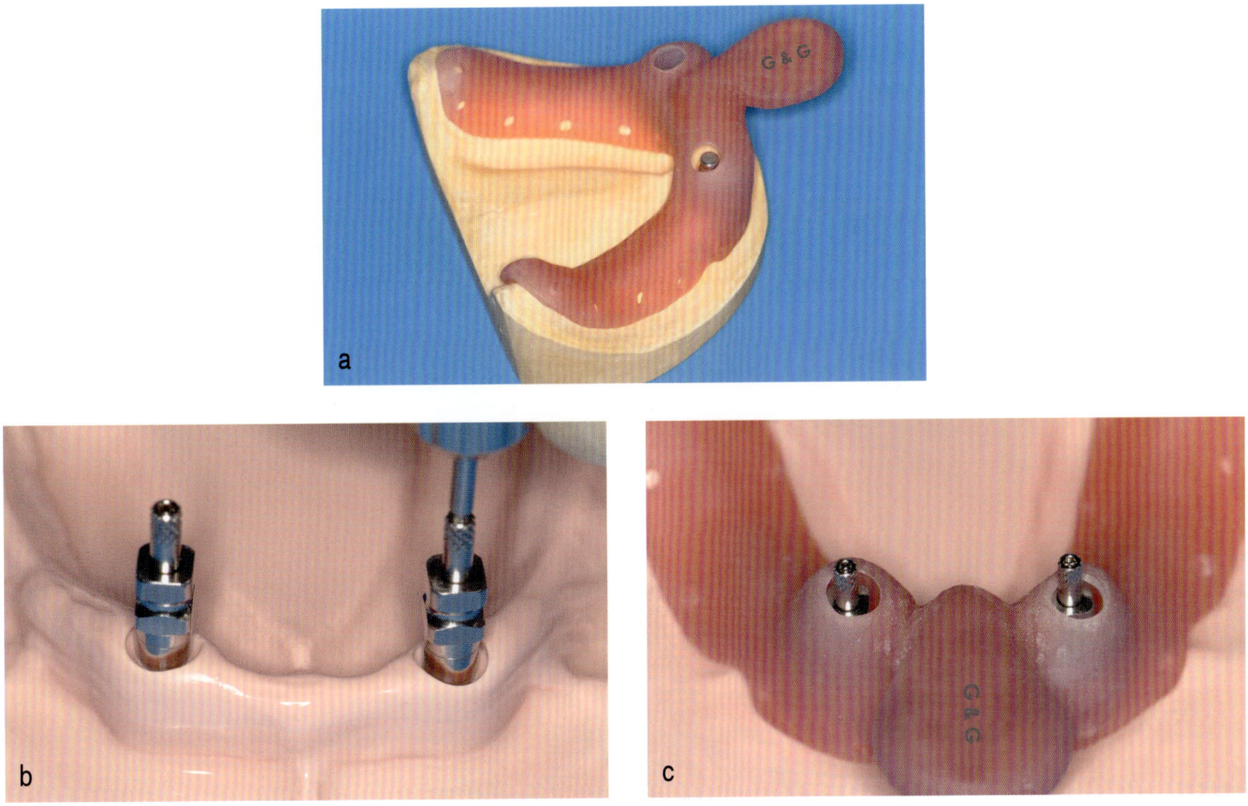

그림 10-3 Open tray

(2) Coping의 외형구조

구강내에서 인상체를 제거하는 과정에서 인상체와 같이 제거되어야 하므로 인상체를 제거하는 과정 또는 작업 모형제작을 위한 lab analog 연결시 위치변위가 일어나지 않도록 유지부가 형성되어 있다(그림 10-4).

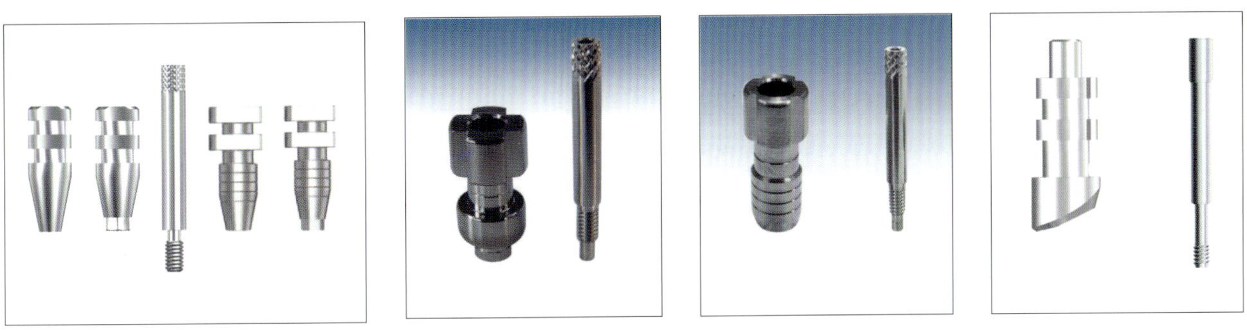

그림 10-4 Pick up impression coping

5. 회전방지 구조

Impression coping은 회전방지구조가 있는 것을 사용하느냐 없는 것을 사용하느냐는 최종보철물의 지대주 선택에 달려있다. Single crown에 사용한 지대주에 회전방지 구조가 없으면 좌 · 우로 회전 하게 될 것이고 식립 방향이 서로 다른 증례에서 여러 개의 implant 지대주 또는 cylinder를 하나로 묶어야 할 때 회전방지구조가 있다면 passive fit을 기대하기 어려울 것이다. 따라서 지대주의 선택에 따라 impression coping을 선택한다(그림 10-5).

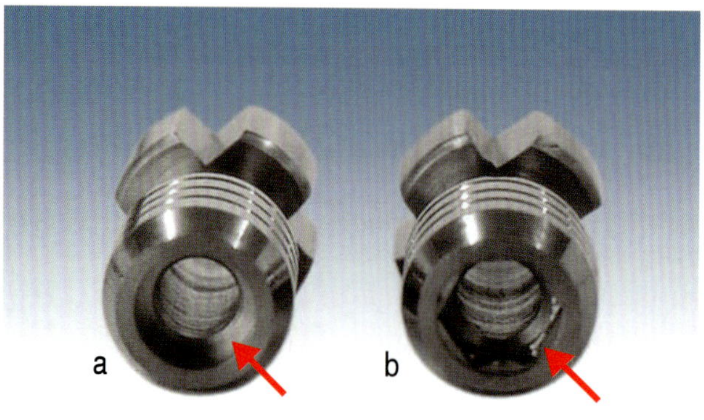

그림 10-5 회전방지 구조가 없는 것(**a**)과 있는 것(**b**)

6. Impression material 선택시 고려사항

1) Transfer impression coping으로 인상채득 시에는 rigid한 인상재를 사용하는 것이 lab analog와 연결된 impression coping을 재 위치시키는데 유리하다.
2) Pick up impression coping을 자가중합 레진으로 splinting하지 않고 각각인 상태에서 인상채득할 경우 rigid한 인상재를 사용하는 것이 lab analog를 연결할 때 인상체 내에서 움직임으로 인한 위치변위의 가능성을 줄여줄 수 있다.

7. Plastic impression coping

Solid abutment, direct abutment, rigid abutment, dual abutment, COC abutment, one piece narrow abutment, T.G.post 등의 impression coping은 plastic으로 되어 있다(그림 10-6). 유지부는 impression coping에 형성되어 있으며 fixture shoulder 또는 지대주의 유지부에 "딱"(click) 소리와 함께 결합된다. Implant회사마다 약간의 특성이 있기도 하지만 대부분 solid abutment impression 방식과 거의 동일하다.

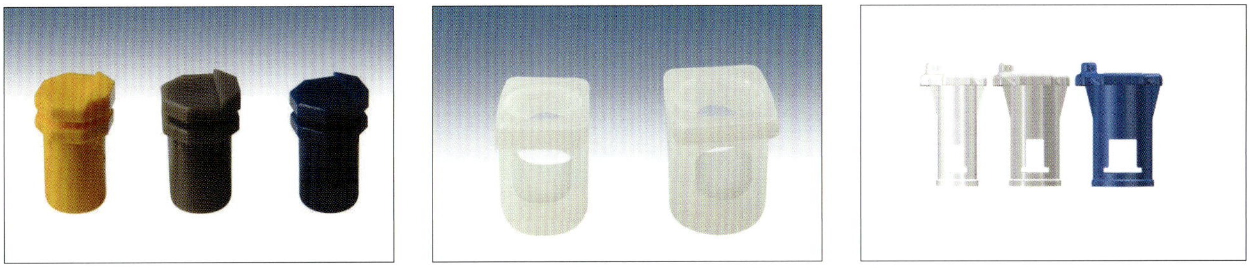

그림 10-6 Plastic impression coping
a. Positioning cylinder는 노란색 4.0mm, 회색 5.5mm, 청색 7.0mm 용으로 분류한다.
b. Impression coping

1) Solid abutment

악간거리에 따라 선택할 수 있도록 높이가 4.0, 5.5, 7.0mm로 되어 있다(그림 10-7).

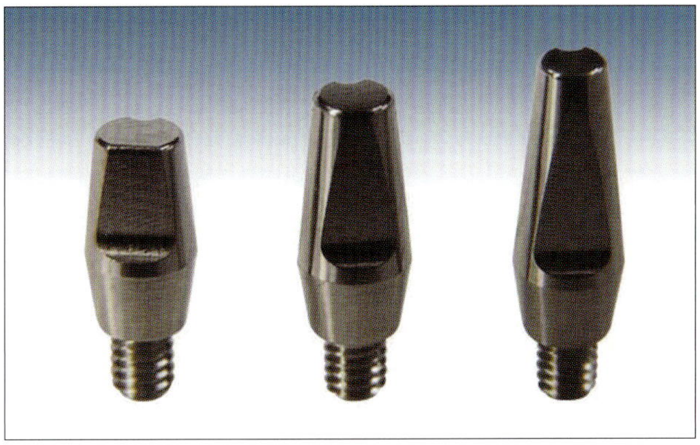

그림 10-7 Solid abutment

2) Impression 방법 I

구강내에 연결한 solid abutment의 높이나 삽입로를 조정하지 않고 사용하는 경우이다.

준비물 : impression cap, positioning cylinder, solid abutment, lab analog

(1) Impression cap을 solid abutment에 "딱"(click) 소리가 나도록 끼우고 좌•우로 turning시킨다. 이때 cap이 제대로 끼워지지 않았을 때는 떨어져 나오게 된다(그림 10-8 a).
(2) 4.0, 5.5, 7.0mm에 맞는 positioning cylinder를 solid abutment의 groove 및 wall부위에 맞추어 끼워 넣는다(그림 10-8 b).
(3) 적절한 인상재를 선택하여 closed tray를 이용하여 인상채득한다(10-8 c,d).

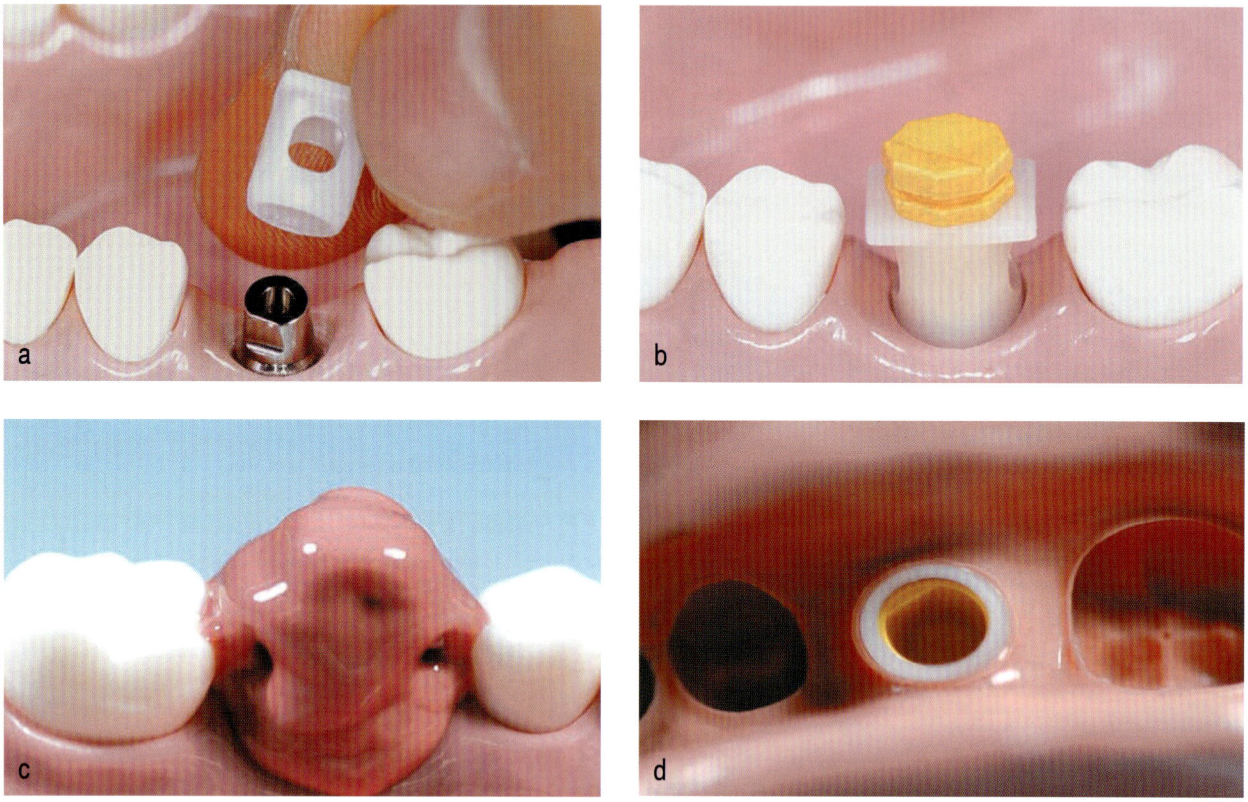

그림 10-8 a. Excellent solid abutment b. Positioning cylinder를 solid abutment에 끼운다.
c,d. 적절한 인상재를 선택하여 closed tray를 이용하여 인상채득 한다.

3) Impression 방법 II

지대주의 높이가 4.0, 5.5, 7.0mm 중 어느 것도 적절한 높이를 맞추기 어려울 때 occlusal surface를 삭제하거나 식립위치가 평행하지 못하여 path of insertion을 구강내에서 조정하여 인상채득하는 방법이다.

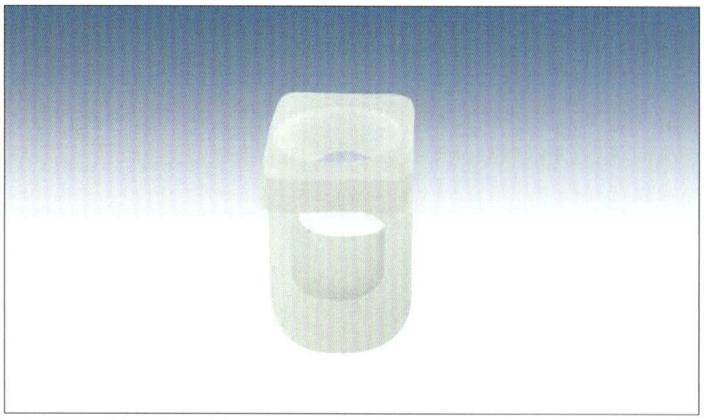

그림 10-9 준비물 : impression cap

(1) Fixture에 excellent solid abutment를 체결하고 fixture의 shoulder 부분을 제외한 지대주를 수정한다.
(2) Impression cap을 그림 10-8 a와 같이 끼워 넣는다.
(3) Impression cap과 지대주 사이에 인상재를 넣는다.

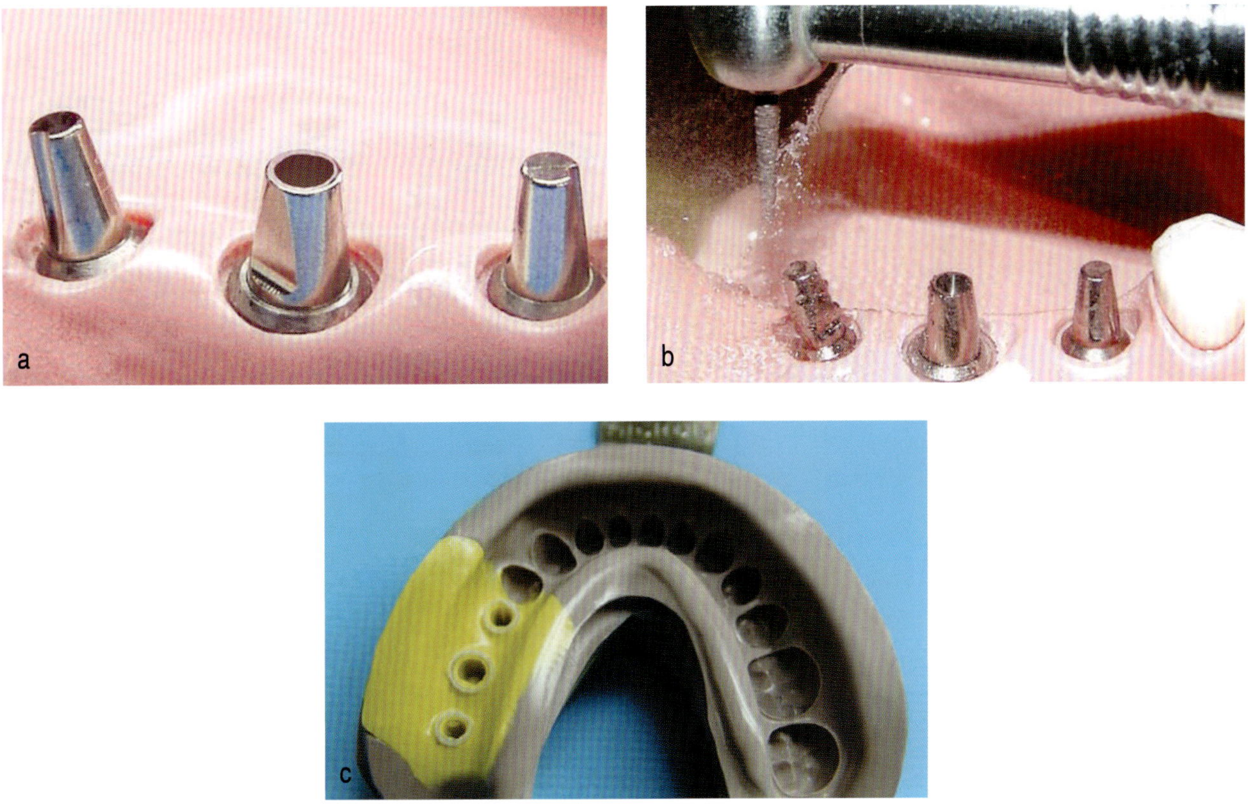

그림 10-10 Fixture에 solid abutment를 연결하고 수정한 다음 impression cap을 끼워 인상을 채득한다.

8. Impression의 error

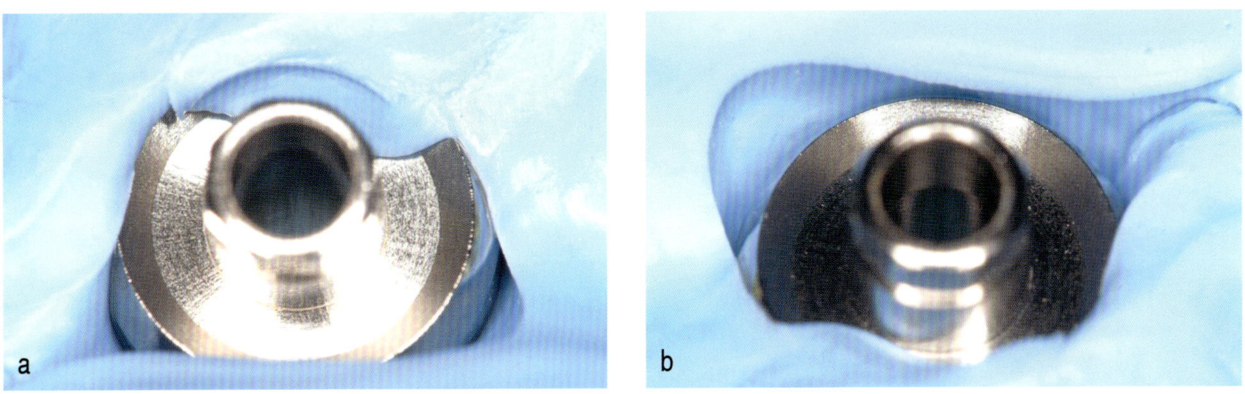

그림 10-11 인상재가 coping과 fixture와의 결합부로 밀려 들어가 있으며 coping의 유지부에는 기포가 형성되어 있다. 이것은 fixture와 coping이 완전한 결합을 이루지 못한 결과이며 회전방지 구조가 있는 coping에서 주로 나타난다.

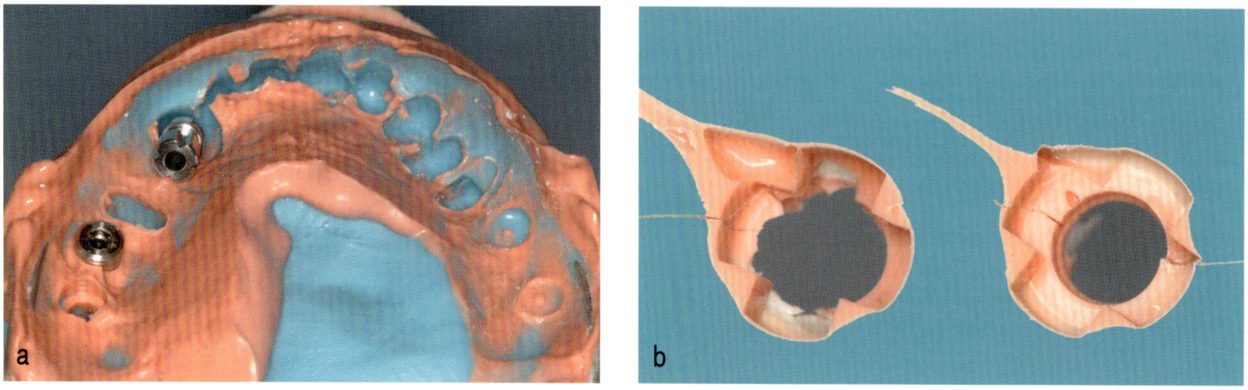

그림 10-12 #27 부위의 coping이 빠져 있다. Coping을 고정시켜 주는 guide pin이 덜 풀린 상태에서 인상체를 구강내에서 분리하거나 coping 유지부에 기포가 형성되어 유지력을 발휘하지 못할 때 나타난다. b는 a의 인상체 뒤쪽에서 삭제해 들어간 그림이며 유지부에 기포가 형성되어 있다.

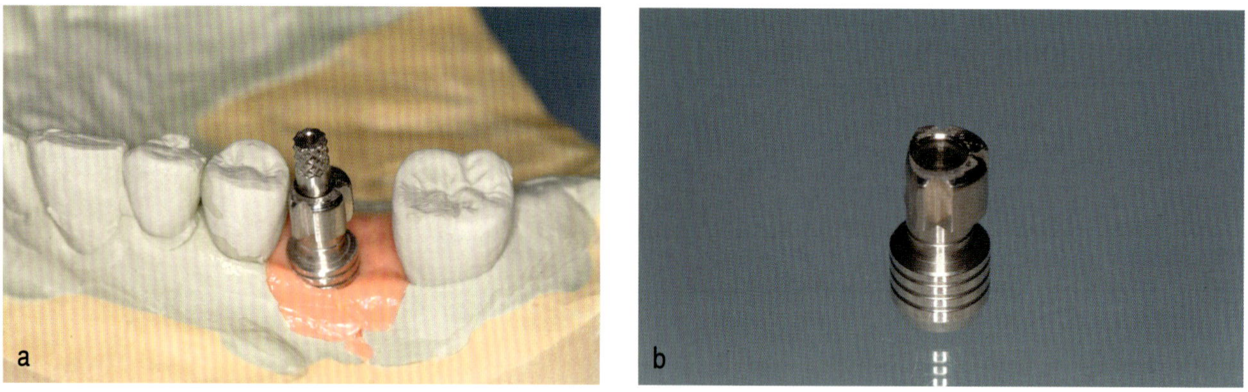

그림 10-13 인접치아 또는 인접 impression coping과 유지부가 서로 닿거나 겹쳐지는 경우가 있다. 이러한 경우에 guide pin을 조이면 서로 밀리면서 결합이 이루어지지만 guide pin을 풀면 원래 위치로 돌아가면서 뒤틀리게 된다. 따라서 간격이 의심스러울 때에는 dental floss를 사이에 넣었다 뺐다 하며 공간을 확인하고 유지부를 삭제하거나 유지부의 방향을 바꿔 연결해야 한다.

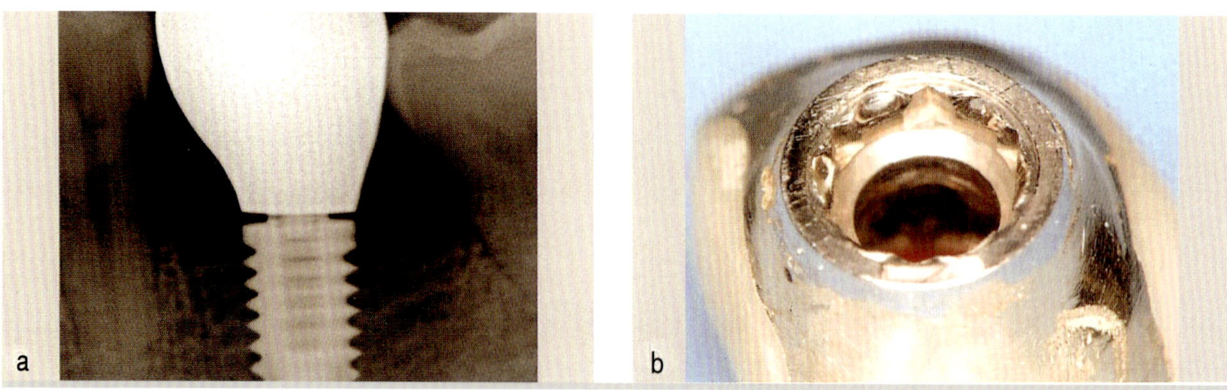

그림 10-14 인상채득과 작업모형제작 중 어느 곳에서 잘못이 있었는지 알 수는 없지만 fixture의 위치와 작업모형상의 lab analog의 위치가 변위된 상태에서 제작된 것만은 확실하다. 크라운과 일체형으로 되어있는 지대주와 fixture의 결합부는 hex(6각)이었으나 교합력에 의해 여러 개의 각이 형성되었다.

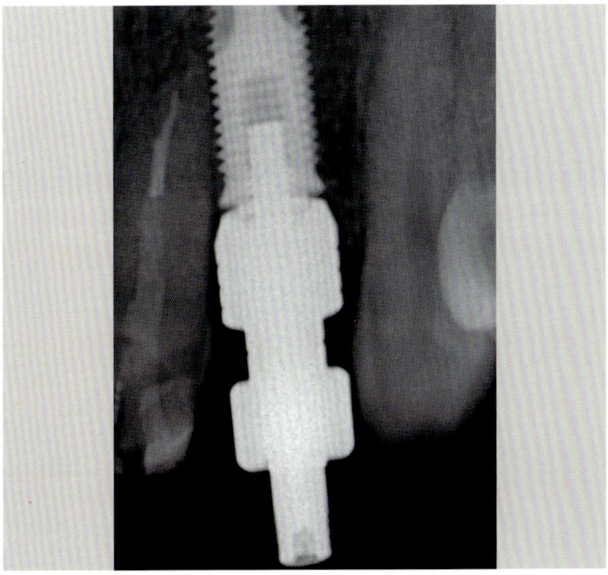

그림 10-15 Impression coping이 fixture에 완전히 체결되지 않은 상태

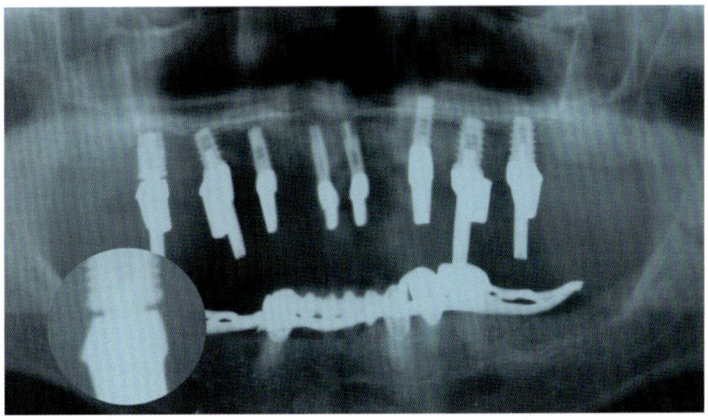

그림 10-16 Customized abutment를 제작하여 구강내에서 결합하고 재 impression 하는 과정의 X-ray 사진으로 fixture에 결합이 안된 상태이다.

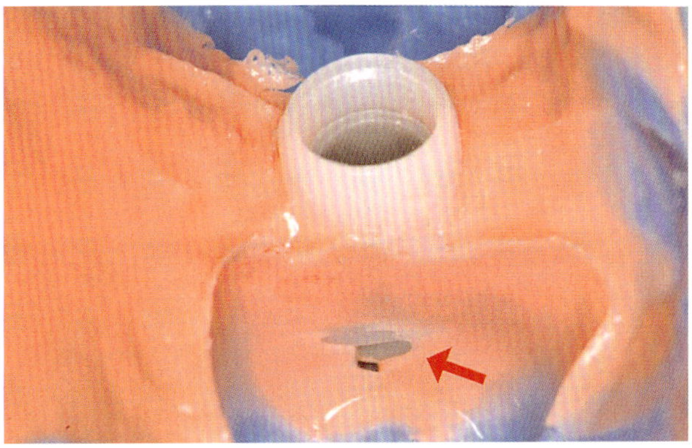

그림 10-17 Impression coping과 인접치아의 접촉으로 인하여 impression coping의 유지부가 노출되어 있다.

제 11 장

작업모형 제작

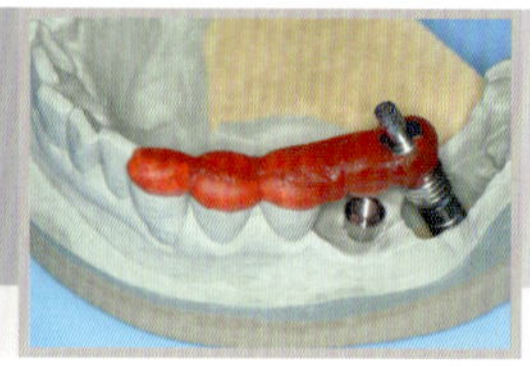

최종인상을 채득하여 상부구조 제작을 위한 작업모형을 제작한다.

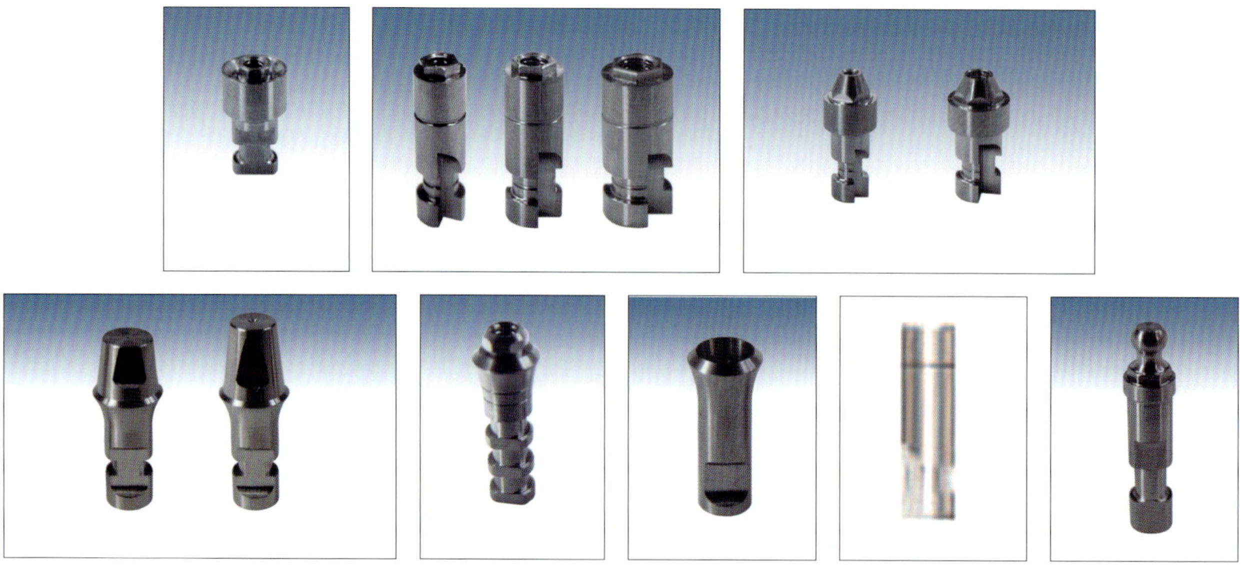

그림 11-1 여러 형태의 lab analog

1. Impression coping에 lab analog 연결

자연치아의 치근에 해당하는 lab analog를 인상체 내의 impression coping에 guide pin을 이용하여 체결한다. Rigid한 인상재를 사용했다 하더라도 impression coping의 위치가 변위될 수 있으므로 한 손으로 lab analog를 잡고 다른 한 손으로 driver를 이용하여 coping의 움직임을 감지하면서 조심스럽게 나사를 잠근다. 위치가 변위되는 느낌을 감지하지 못할 수 있으므로 인상체를 잡거나 외부의 힘에 의지해서는 안된다.

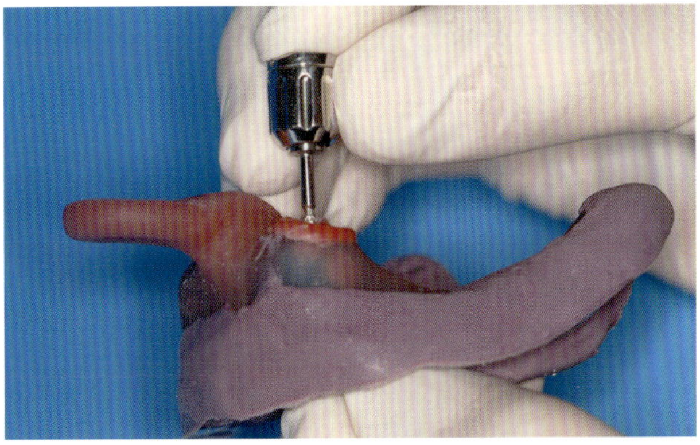

그림 11-2 Impression coping에 lab analog 연결

2. Gum gingival 제작

Fixture 또는 지대주가 치은연하에 있는 경우, 작업모형상에서 lab analog는 석고 치은연 하방에 위치하게 된다. 상부구조 제작시 접합부 확인, inner crown 제작을 위한 milling 등을 위해 석고모형을 삭제할 경우 치은과 상부구조와의 contour, gingival embrasure 등의 적절한 설정이 어렵다. 따라서 gum gingival 제작이 필요하며 fixture 또는 지대주가 치은연 위에 노출되어 있을 때에는 gum gingival은 필요치 않다.

Gum을 얼마나 넣어야 하느냐가 문제인데 일반적으로 impression coping과 lab analog의 연결부에서 lab analog쪽으로 약 3mm 정도를 추천하고 있다. 너무 많이 넣을 경우 lab analog가 석고에 묻히는 부분이 적어 작업모형상에서 움직일 수도 있고 너무 적으면 그 효과를 낼 수 없다.

전용 gum재료는 색상이 분홍색을 띄고 있다. 이는 작업모형상에서 ceramic build up, shade matching, contour 조절시에 보다 높은 시각적 효과를 주기 위함이다(그림 11-3a~g).

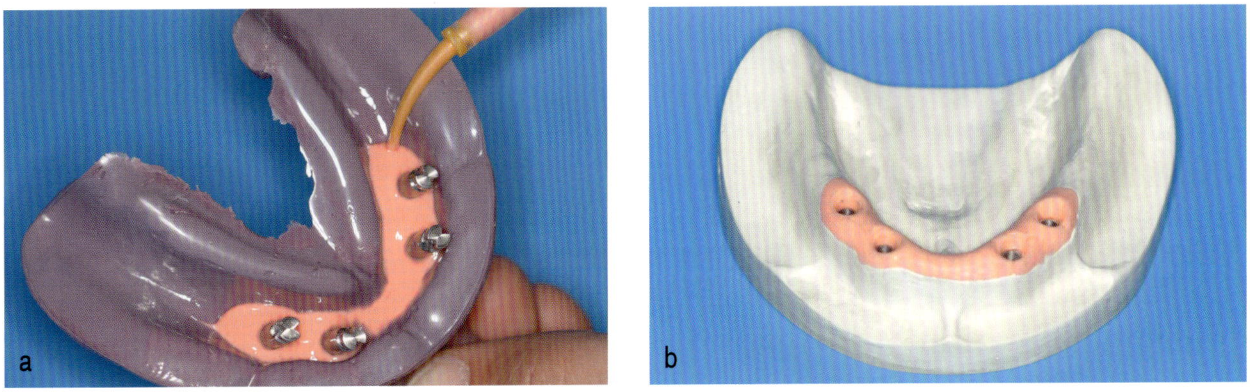

그림 11-3 a,b. Gum gingival 제작(계속)

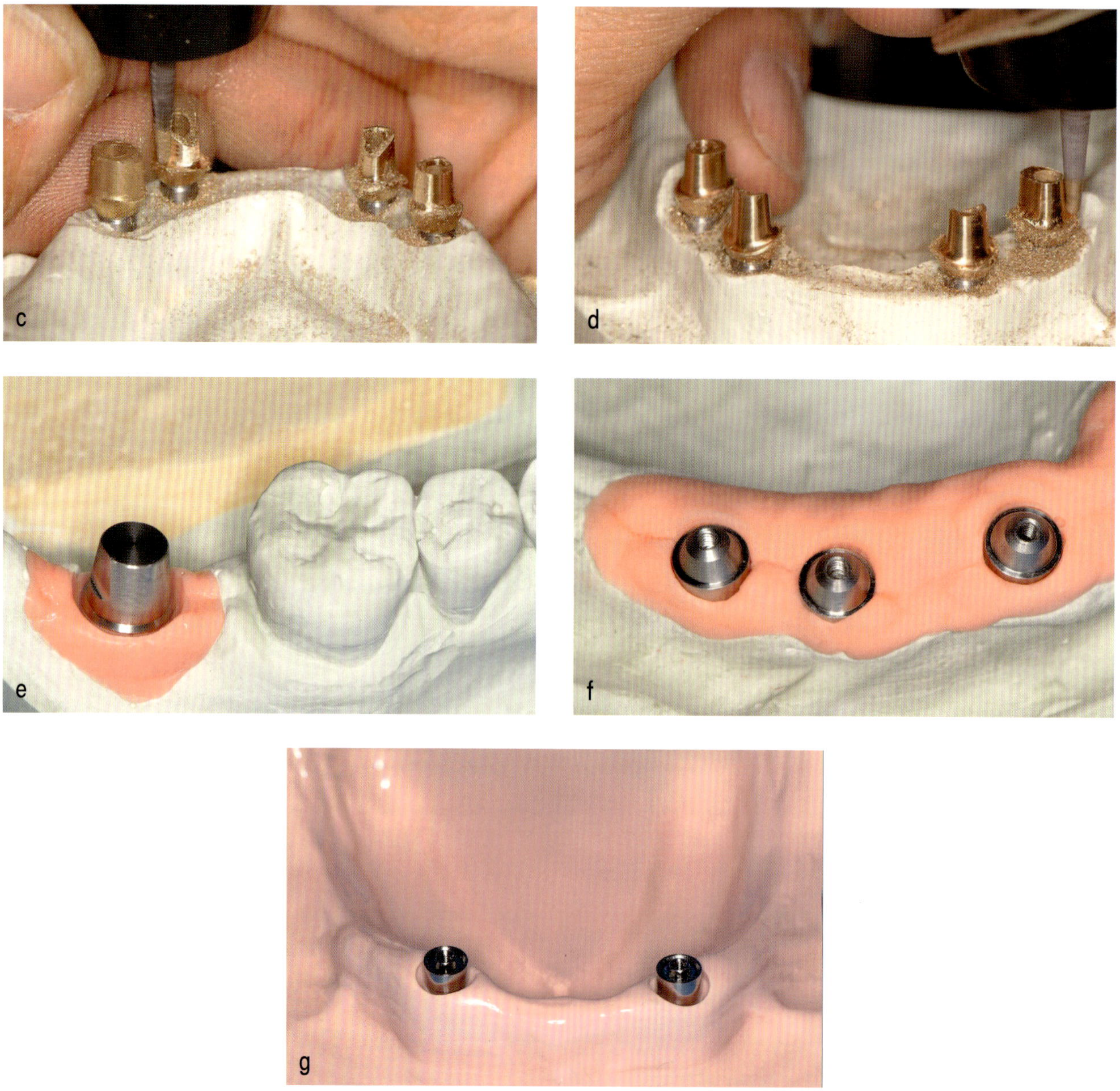

그림 11-3 c~g. Gum gingival 제작의 필요성과 gum gingival 제작을 하지 않아도 되는 증례(g)

3. Shoulder analog를 이용한 작업모형 제작

Solid, excellent solid 지대주를 구강내에 체결하고 높이 또는 삽입로 조정을 위해 preparation하여 impression cap을 사용하지 않을 경우 작업모형에서 margin은 석고에 덮여 있게 된다.

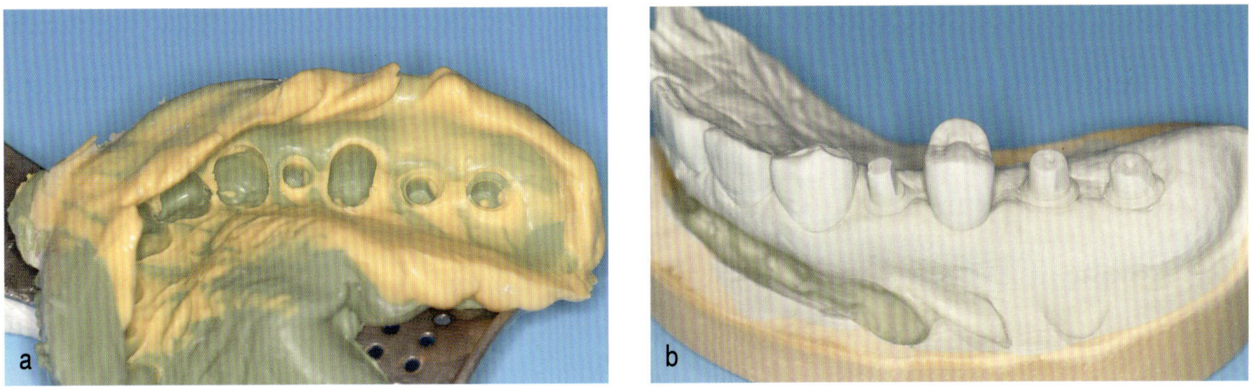

그림 11-4 Impression coping을 사용하지 않은 경우, 작업모형상의 margin은 석고에 덮혀 있게 된다.

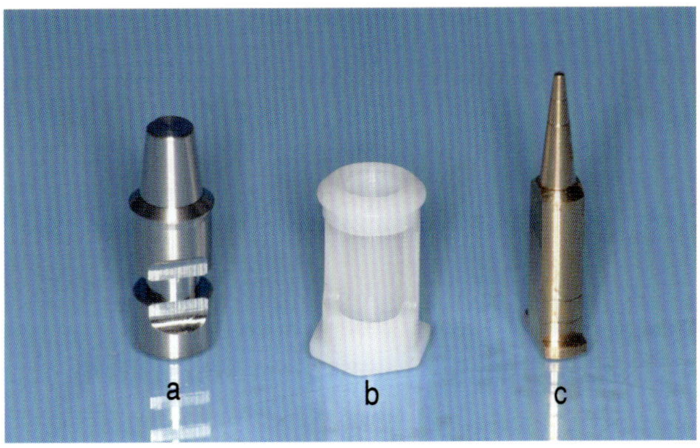

그림 11-5 a. Solid lab analog, b. Solid shoulder analog, c. Solid shoulder analog pin

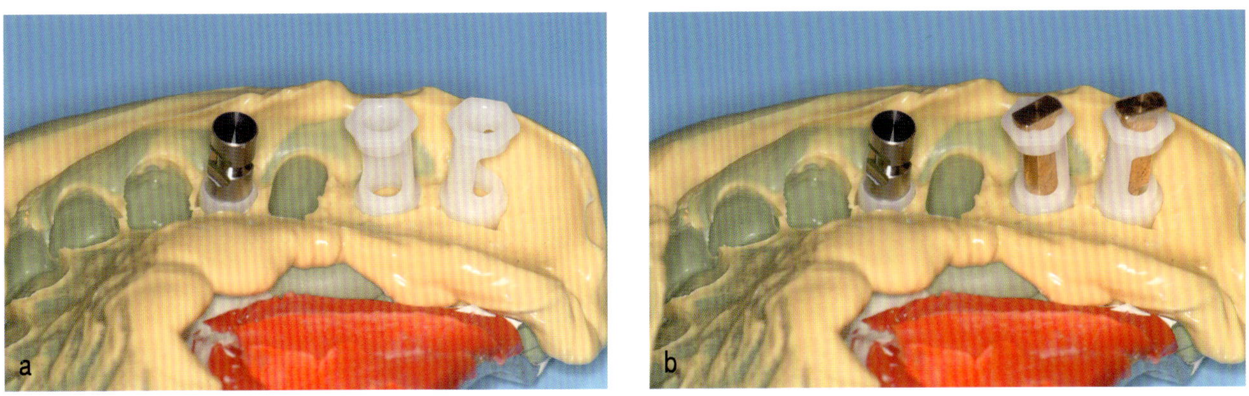

그림 11-6 인상체가 경화되면 구강내에서 분리하여 impression cap에 fixture의 shoulder 부분을 재현해주는 shoulder analog를 “딱”(click)소리가 나도록 끼운다.

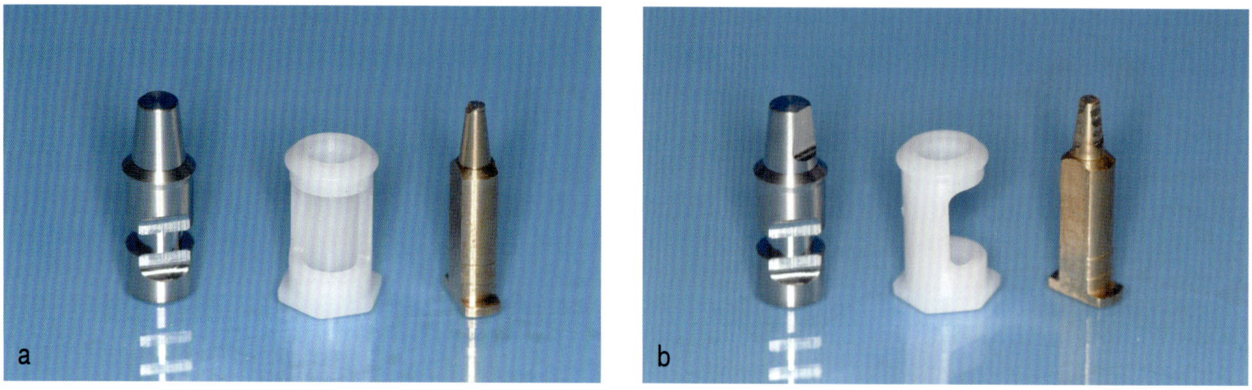

그림 11-7 Stone die의 강화목적인 shoulder analog pin을 시적해 본다. Pin의 뒷부분은 shoulder analog와 gap이 없이 맞아야 한다. Shoulder analog pin을 보면 두 개의 선이 그어져 있는데 전체 길이는 7.0mm, 첫번째 선은 5.5mm, 두번째 선은 4.0mm이며 길이조정에 편리함을 주기 위함이다. 매끄러운 표면은 disk 등을 이용하여 약간 거칠게 하면 스톤과의 유지력이 증가된다.

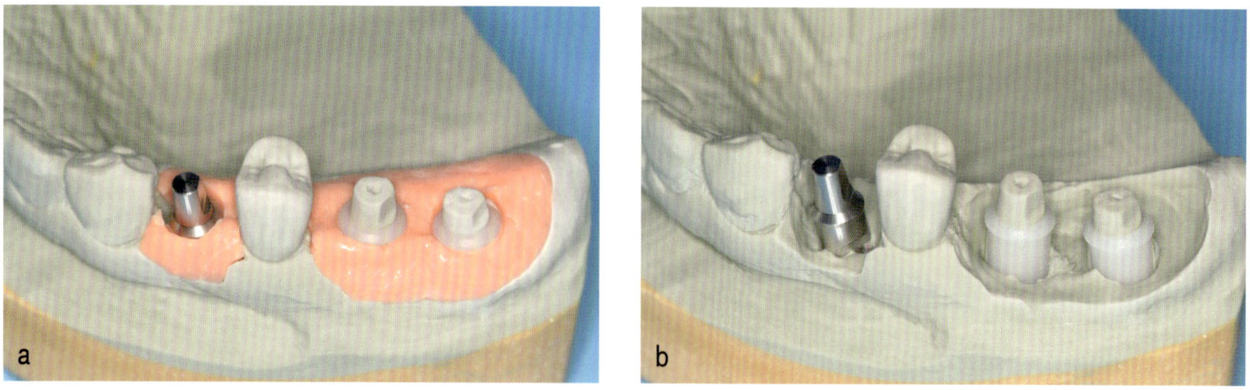

그림 11-8 완성된 작업모형

4. 두 개의 인상체에서 하나의 작업모형으로 옮기는 방법

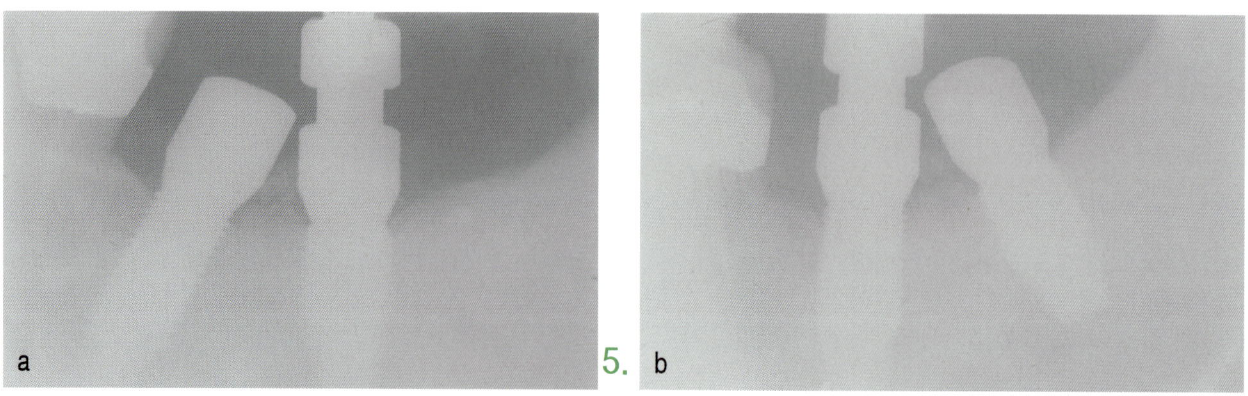

5.

그림 11-9 식립방향이 서로 겹쳐있어 impression coping의 유지부를 삭제하여도 두 개의 coping을 체결할 수 없다.

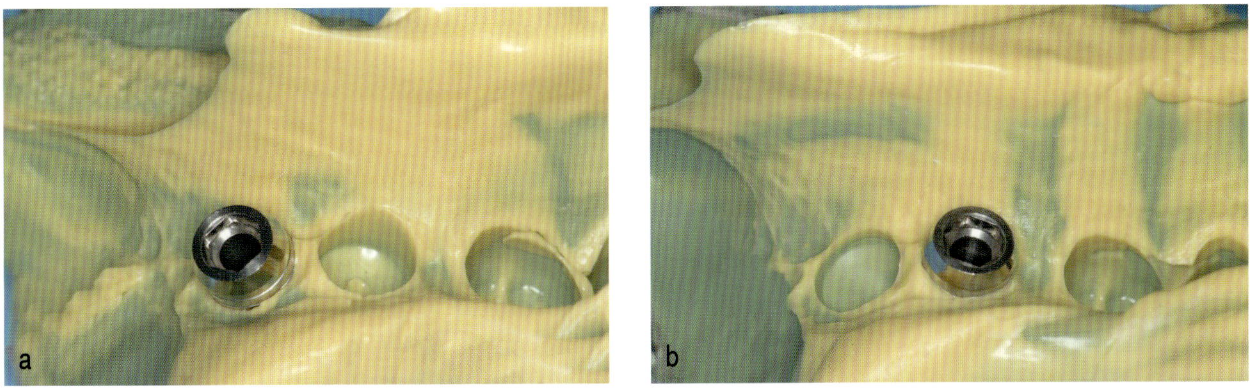

그림 11-10 두 개의 impression을 채득한다. 하나는 작업모형으로 사용하기 위해 전악을 impression하고(a 모형), 하나는 transfer key를 제작할 부위까지만 impression한다(b 모형). 이때 impression coping을 체결하지 않는 fixture에는 치유지대주를 체결해 놓고 impression한다.

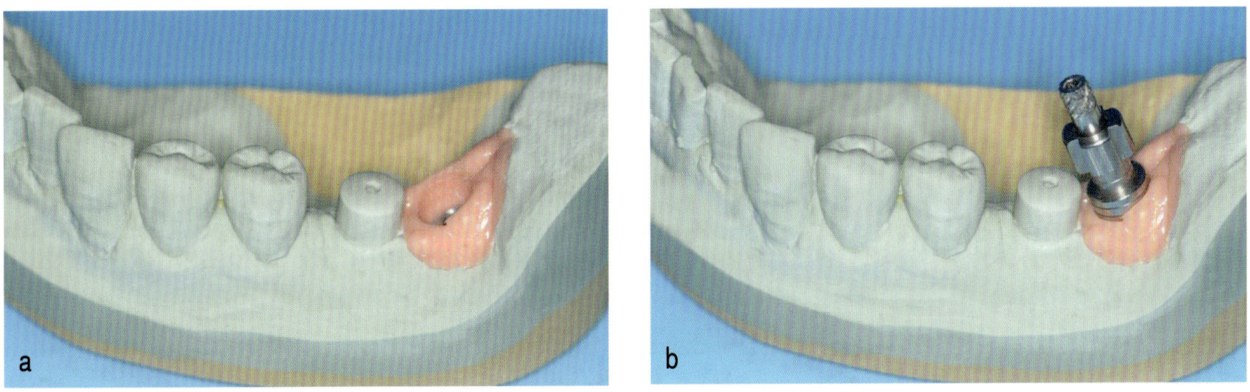

그림 11-11 b모형의 37번에 위치한 lab analog에만 gum gingival을 제작하여 lab analog에 impression coping을 체결한다.

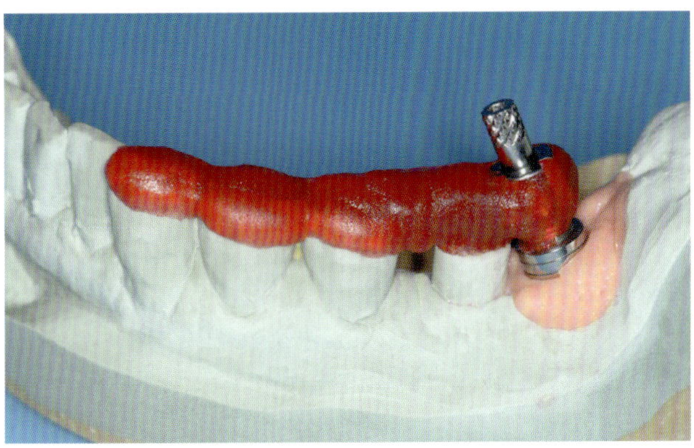

그림 11-12 모형 36번에 위치한 치유지대주와 인접치아의 교합면에 자가중합레진으로 transfer key 를 제작 한다.

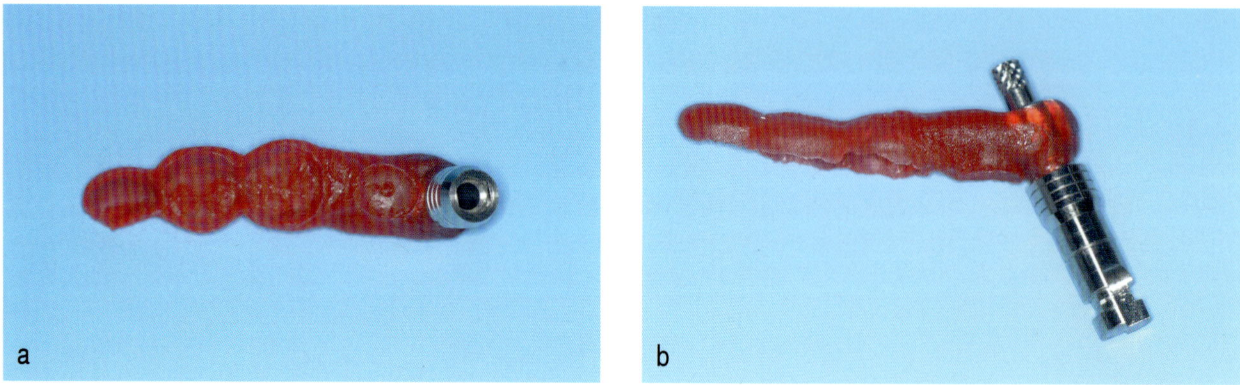

그림 11-13 Transfer key의 impression coping에 lab analog 연결

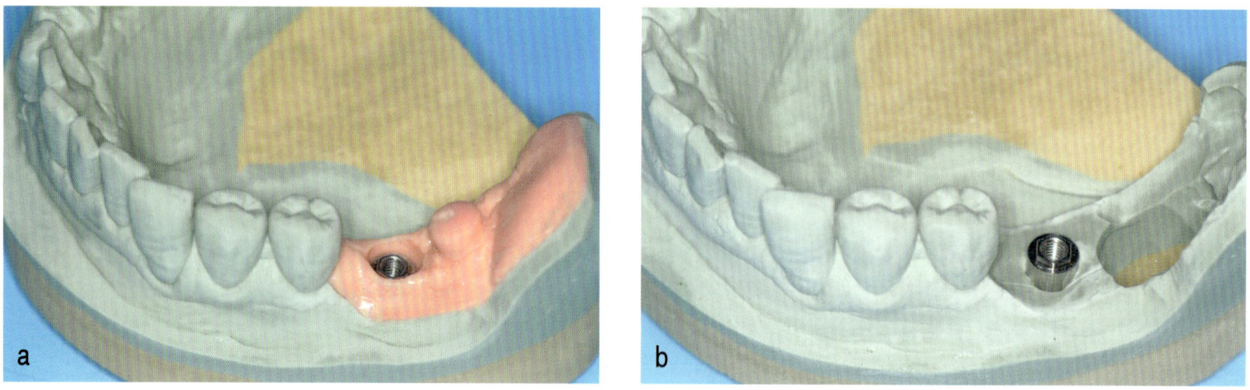

그림 11-14 a. 36, 37번 부위에 gum gingival이 제작된 a모형, b. a모형의 gum gingival을 제거하고 lab analog가 위치할 부위에 석고를 제거한다.

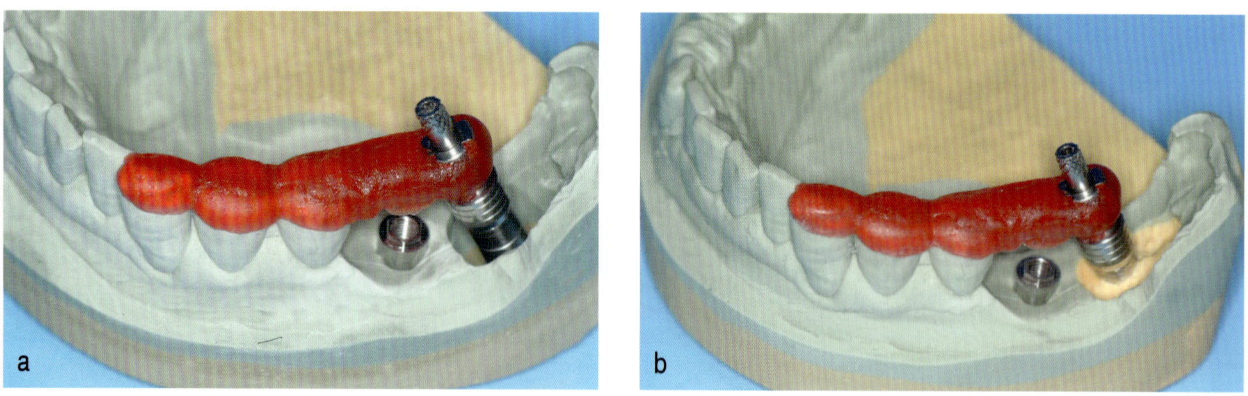

그림 11-15 a. a모형 36번이 위치할 부위의 lab analog에 구강내에 체결되어 있는 것과 동일한 치유지대주를 체결하고 lab analog가 결합된 transfer key를 wax 등을 이용하여 고정한다. b. Lab analog 고정을 위한 석고주입

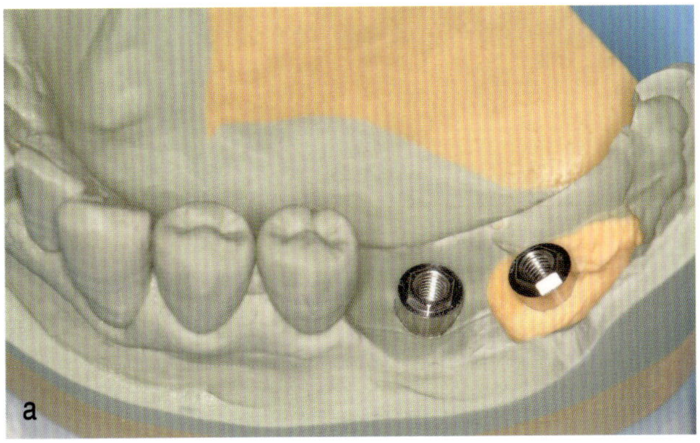

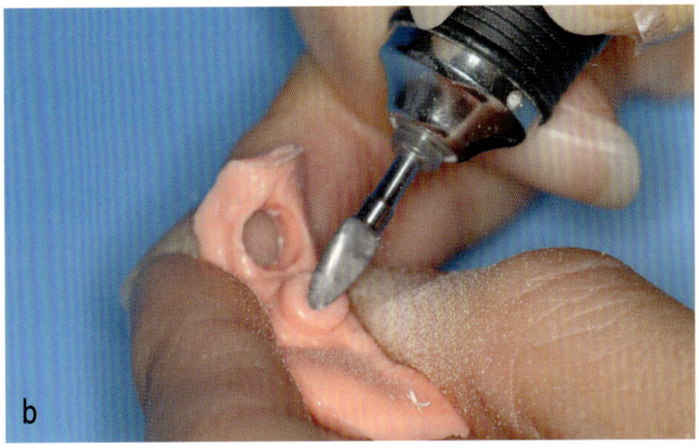

그림 11-16 a. 석고가 경화되면 guide pin을 풀고 transfer key를 제거한다. b. a모형 gum에 형성되어 있는 37번 위치의 치유지대주 부위를 삭제해 들어간다.

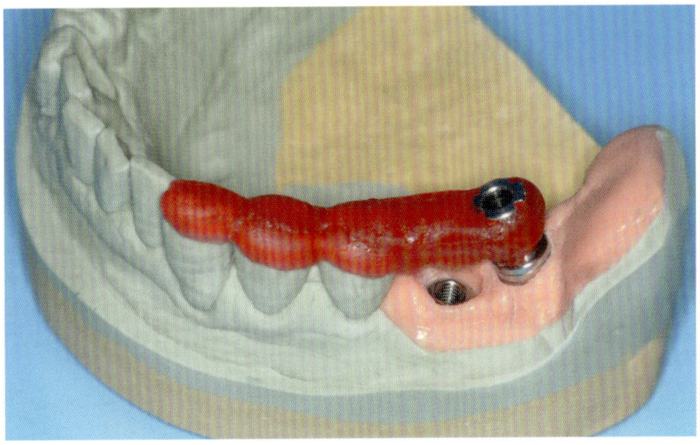

그림 11-17 Gum gingival을 a모형에 넣고 다시 한번 확인한다.

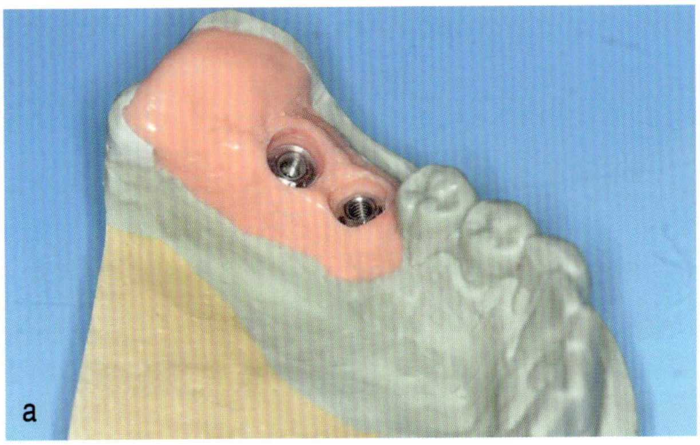

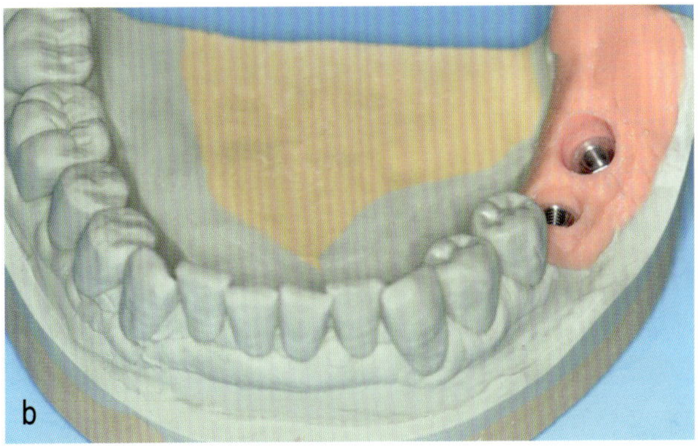

그림 11-18 하나로 된 작업모형 완성

작업모형상에서 삽입로 조정

식립위치가 평행하지 못하여 path of insertion이 안될 때 작업모형상에서 solid lab analog를 수정하여 제작하는 방법이다.

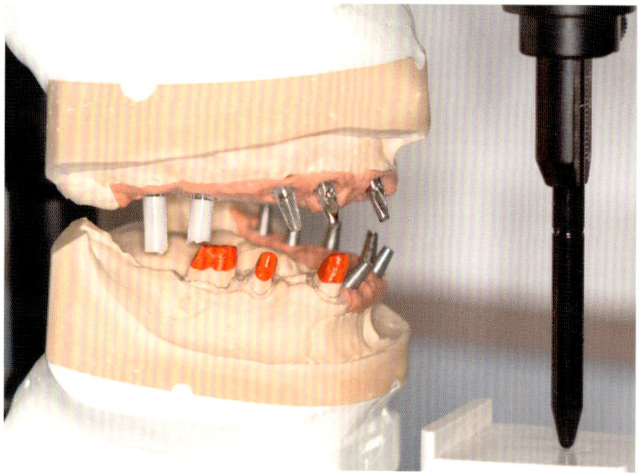

그림 11-19 상악 전치부는 angled abutment를 이용하여 각도를 조정하였고, 하악 전치부 32, 42번이 위치한 lab analog가 순측과 원심측으로 경사져 있는 모습이다.

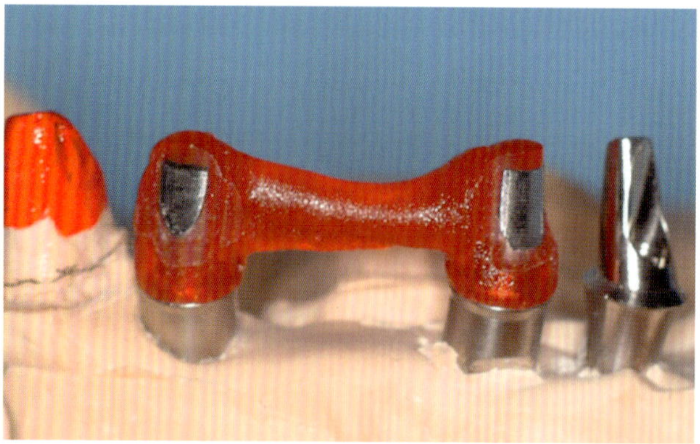

그림 11-20 자가중합레진을 이용하여 두개의 lab analog를 하나로 묶은 다음 약 2.0mm 정도의 두께로 transfer key를 제작하여 삽입로에 맞추어 milling을 한다.

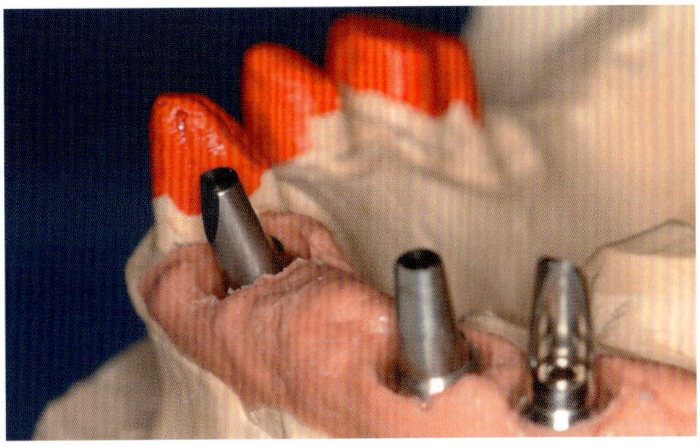

그림 11-21 Lab analog상에서 삽입로를 수정하였다. 그림 11-19에서 사용했던 transfer key를 진료실에 보내고 진료실에서는 구강내에서 transfer key를 지대주에 체결한 상태에서 자가중합레진 밖으로 나와있는 지대주를 preparation한다.

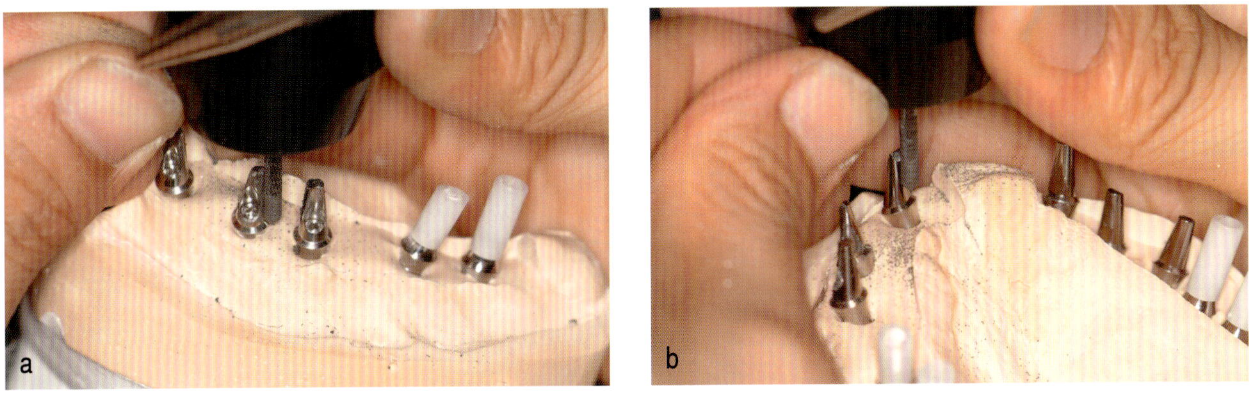

그림 11-22 지대주 나사가 지대주와 일체형으로 되어있지 않는 지대주는 작업모형상에서 milling하여 수정하면 편리하다.

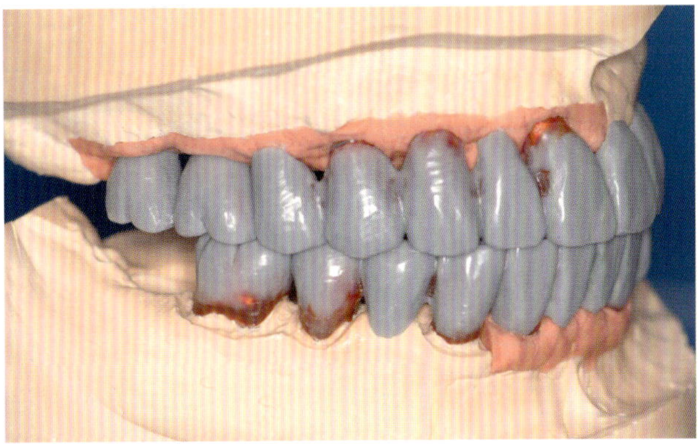

그림 11-23 삽입로를 수정한 후 diagnostic wax up한 wax crown

제 12 장

악간관계 기록

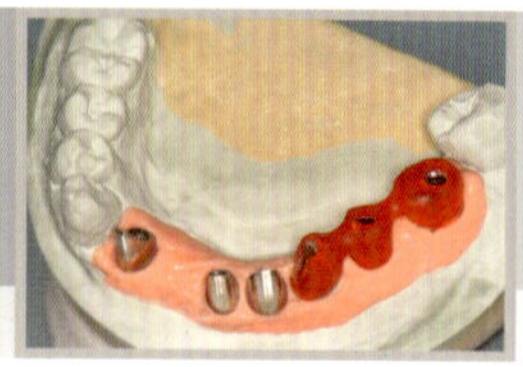

악간관계 기록은 구강내의 교합관계를 보다 정확하게 교합기로 옮기는 작업이다. 골(bone)의 소실이 많은 하악에서는 기초상의 불안정으로 인하여 악간관계를 기록하는데 많은 어려움을 겪게 된다.

1. 무치악에서 기초상과 교합제 제작

1) 구강내 fixture에 체결되어 있는 것과 동일한 치유지대주, protect cap, cover scew를 작업모형에 체결하고 resin base를 제작하여 교합제를 부착한다. 악간관계기록을 할 때 치유지대주, protect cap, cover screw에 의해 적절한 유지와 지지를 얻을 수 있다(그림 12-1).
2) 2~3개의 temporary abutment 또는 회전방지 구조가 없는 impression coping을 resin base에 고정하여 기초상을 제작하고 교합제를 부착한다. 이 경우 구강내에 체결되어 있는 모든 치유지대주, protect cap, cover screw를 풀어야 하고 악간관계 기록이 끝나면 다시 체결해야 하는 번거로움이 있다. 아울러 식립각도가 많이 다른 internal connection fixture에서는 적용의 어려움이 있다.
3) 교합제
전치부의 폭은 4~5mm, 소구치부 7~8mm, 대구치부 10~11mm로 하며 상악은 전치부 순측 border의 가장 깊은 곳에서 약 22mm, 하악은 17~19mm로 한다. 상악구치부는 상악결절부에서 7~8mm정도 상악결절연까지 연장하며, 하악은 구후융기의 높이 1/2~2/3 구후융기의 전연까지 연장한다. 순측의 각도는 상악은 85°, 하악은 90° 이다(그림 12-2).
4) 부분무치악에서의 교합제
치유지대주를 fixture에 체결하고 악간관계를 기록한다. 작업모형에 동일한 치유지대주를 체결하고 교합기에 mounting하여 crown을 제작한다(그림 12-3).
5) Milling이 끝난 inner crown에 교합면 부위의 table의 넓은 transfer key를 제작하여 악간관계를 기록한다(그림 12-4).

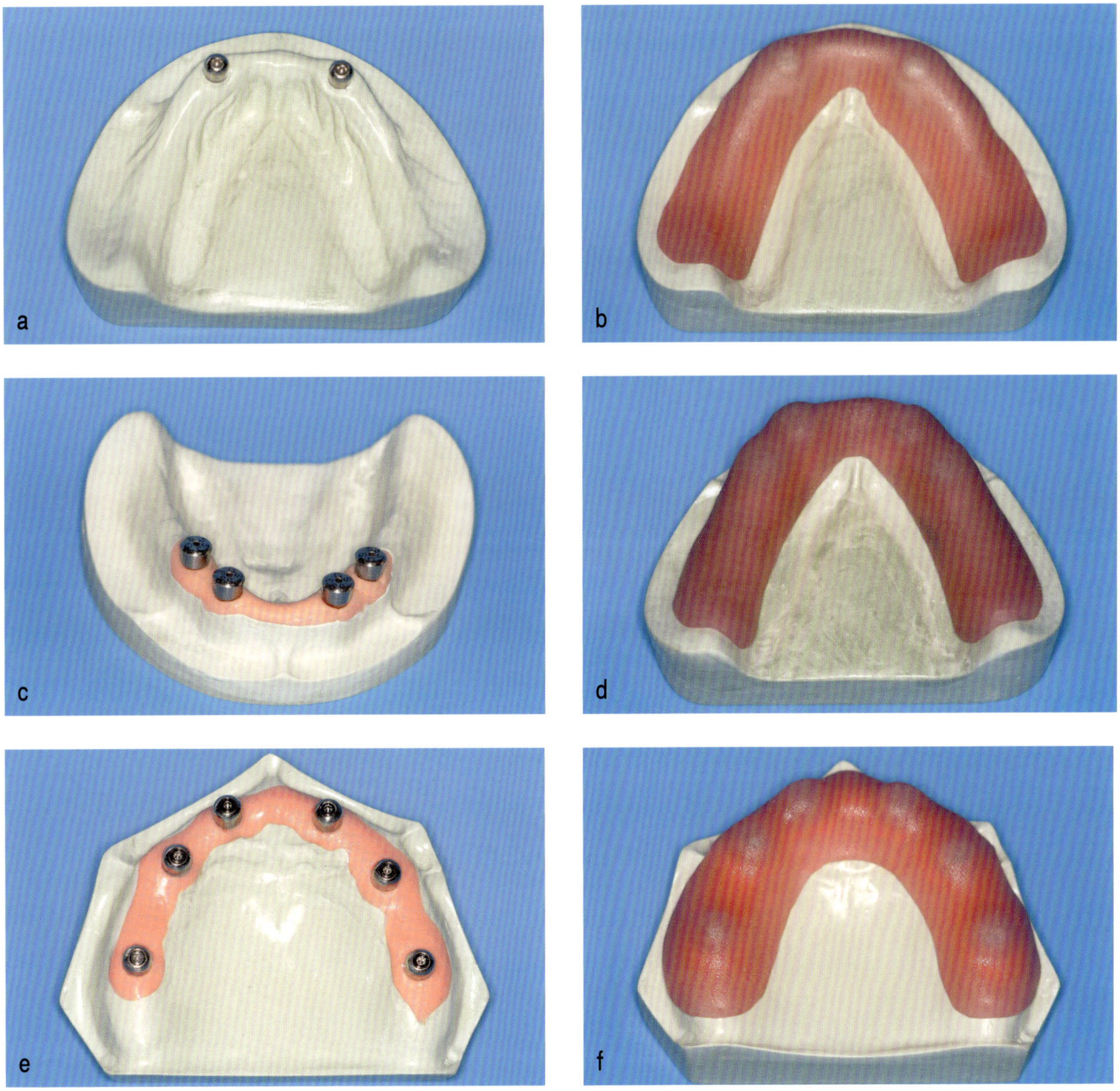

그림 12-1 교합제 제작을 위한 resin base

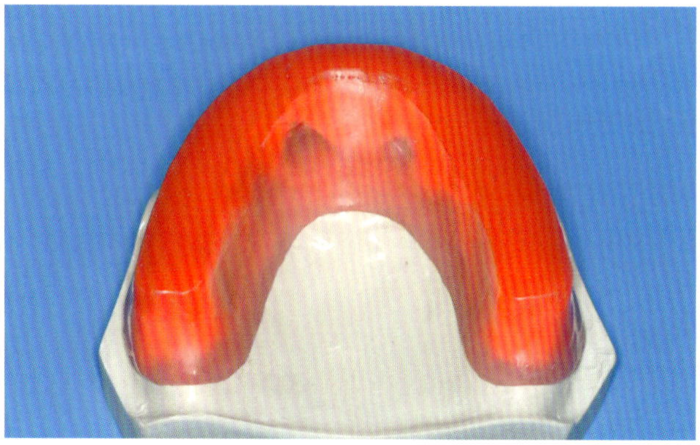

그림 12-2. 교합제

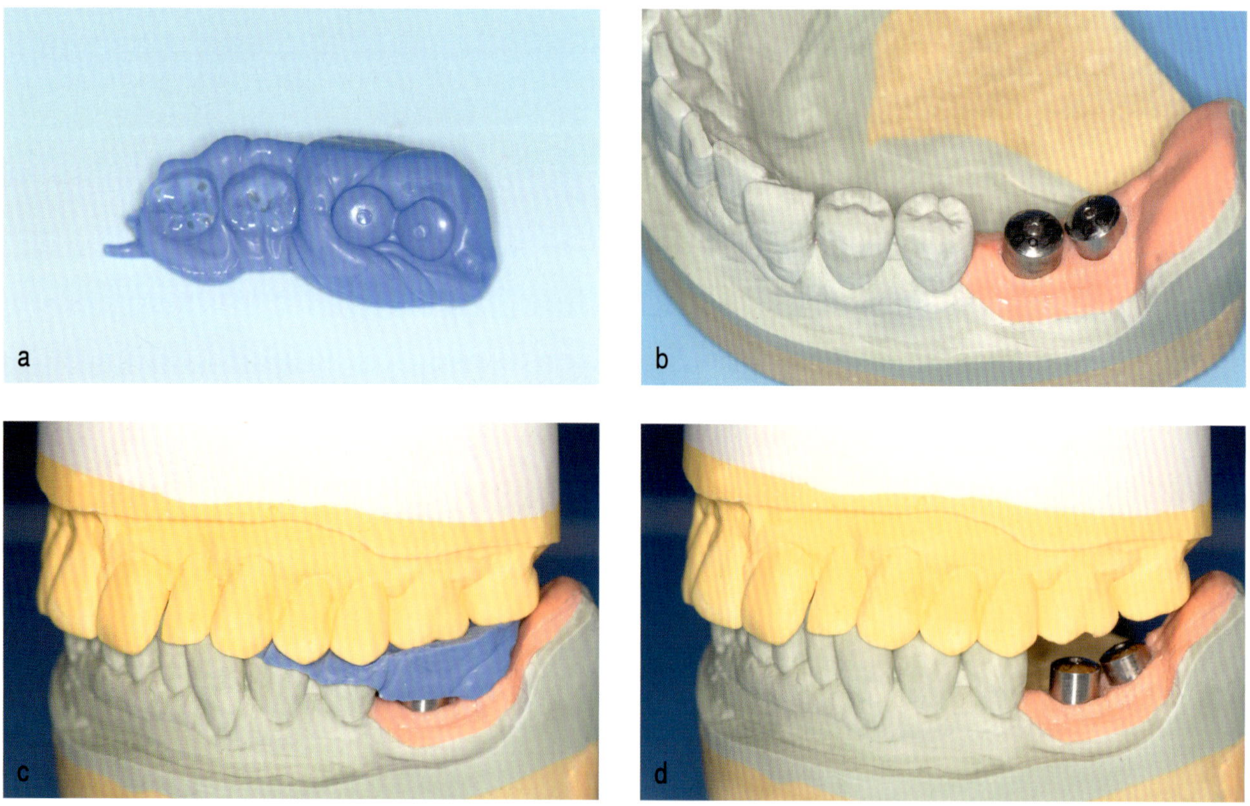

그림 12-3 a~d. Healing abutment, protect cap 또는 cover screw가 체결된 상태에서 악간관계를 기록한다. 작업모형에 동일한 healing abutment , protect cap 또는 cover screw를 체결하고 교합기에 mounting하여 크라운을 제작한다.*(계속)*

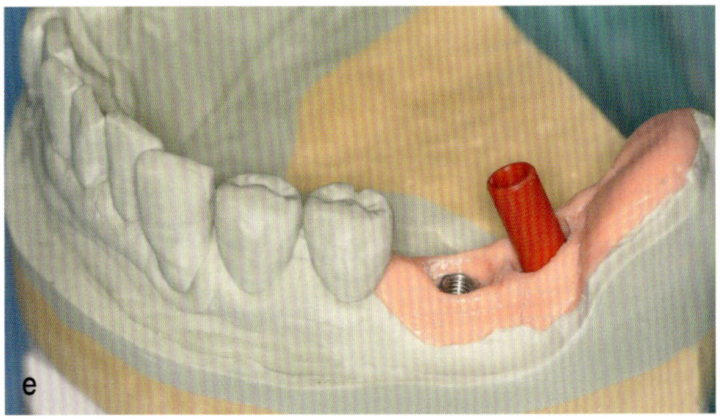

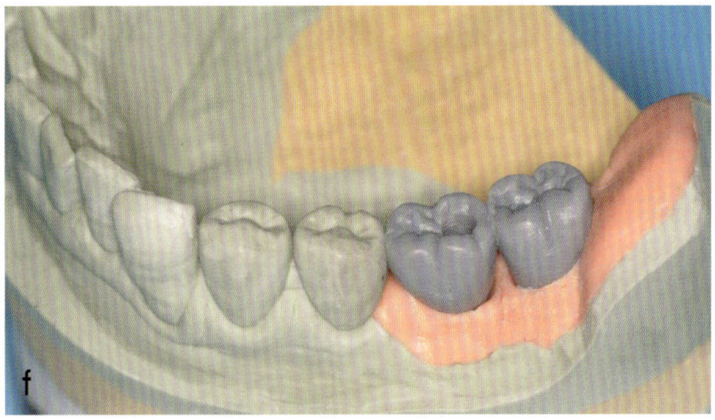

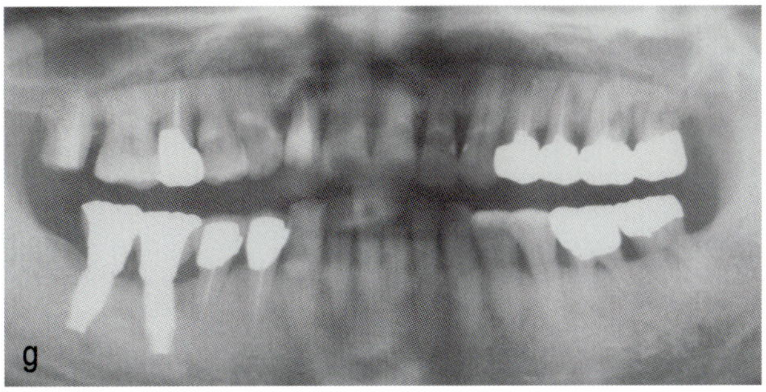

그림12-3 e~g. 부분무치악에서는 healing abutment, protect cap 또는 cover screw가 체결된 상태에서 악간관계를 기록한다. 작업모형에 동일한 healing abutment , protect cap 또는 cover screw를 체결하고 교합기에 mounting하여 크라운을 제작한다.

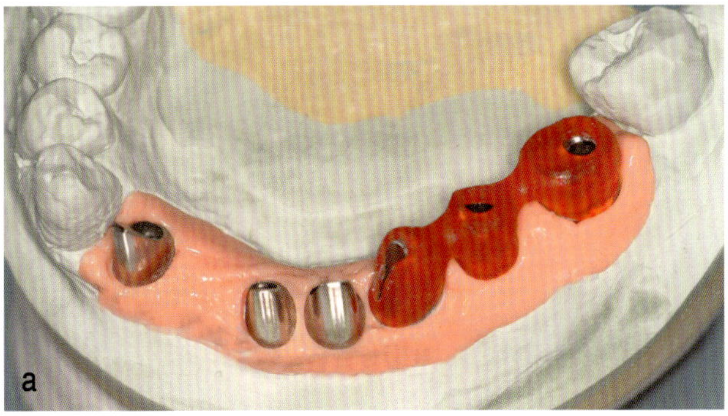

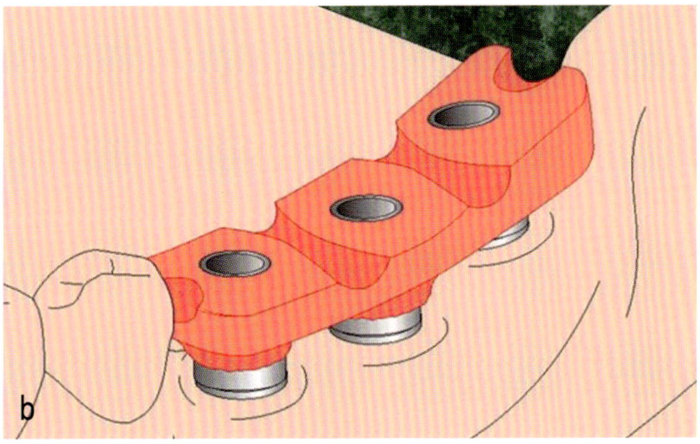

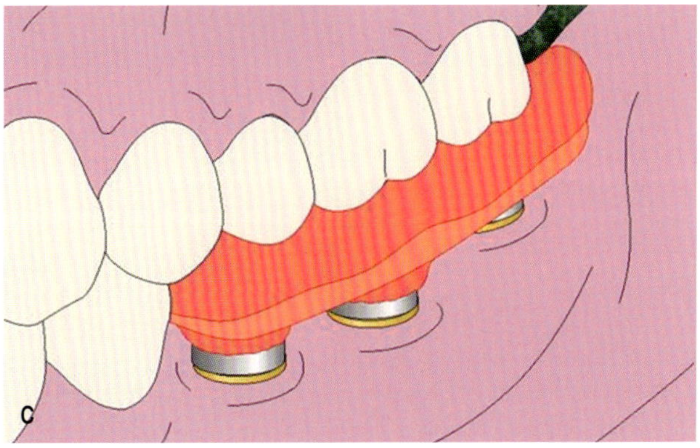

그림12-4 Milling이 끝난 inner crown에 교합면 부위가 넓은 transfer key를 제작하여 악간관계를 기록한다.

제 13 장

Implant 교합

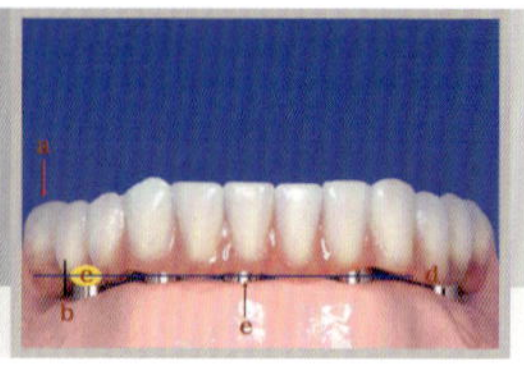

Implant 보철이 성공하기 위해서는 교합력에 대한 적절한 생물학적 반응에 그 기초를 두고 있어야 한다. Fixture와 골 간의 골유착이 잘 이루어졌다 하더라도 상부구조의 부적절한 교합구성은 교합행위가 일어날수록 골유착 파괴를 초래하게 된다. 따라서 교합압이 생리적인 범위 내에서 효과적으로 분산될 수 있도록 설계되어야 한다.

따라서 잔존치의 교합과 조화를 이루고 공존할 수 있도록 설계하는 것은 매우 중요한 요소이다(그림 13-1).

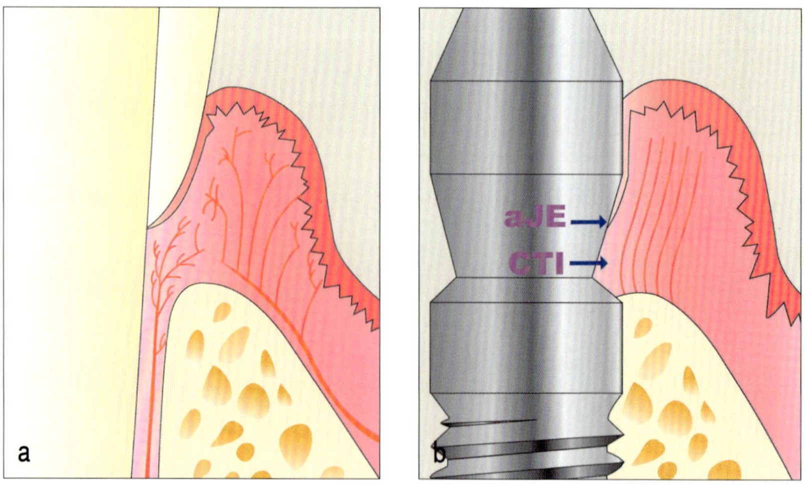

그림 13-1 자연치와 implant의 생물학적 차이

1. 자연치

자연치의 교합력 분산은 치주인대의 micromovement에 의존한다. 치주인대는 "viscoelastic shock absorder"로써 crestal bone의 스트레스를 감소시키고 교합력을 분산시켜 준다. 외상성 교합이 존재하는 경우, 치아의 동요도는 더욱 증가하지만, 외상성 교합을 제거하면 치아는 원래의 상태로 돌아온다.

자연치는 수직 교합압이 가해지면 치아의 장축방향으로 28㎛ 정도 움직이고 implant의 경우는 5㎛ 정도의 동요도를 나타낸다. 자연치아에 측방압이 가해지면 bone crest에서 치근방향으로 빠르게 분산되며 건강한 치아의 측방 동요도는 56~108㎛ 정도이고, 치근 2/3되는 지점을 축으로 회전한다. 비슷한 상황에서 implant의 측방 동요도는 10~50㎛ 정도를 나타내며 회전축도 치근쪽으로 형성되는 것이 아니라 crestal bone부위에 형성된다.

2. Implant

Fixture는 주위의 골에 의해 유착되어 있으므로 교합력이 골에 직접 전달된다. Implant 표면적은 치근의 표면적보다 작아서 교합력 분산에 더욱 불리하며 물성이 서로 다른 구조물 사이에는 많은 스트레스가 발생하게 된다. 아울러 내부의 해면골보다 외부의 피질골이 더욱 강하기 때문에 crestal bone 부위에 교합력이 집중되게 된다. Implant에 가해지는 수직압은 cylinder형태의 implant에서는 하방의 골조직에, 나사형 implant에서는 crestal bone과 나사산 하방의 골에 가해진다. 교합력이 가해졌을 때 생성되는 측방압은 자연치의 경우와 비슷하나 crestal bone에서 증폭되므로 implant의 골손실은 언제나 이 부위에서 시작된다(그림 13-2). 이런 측방압은 교두 경사를 낮게 하거나 중심 교합시 정확한 cusp-to-fossa관계를 형성하여 감소시켜야 한다.

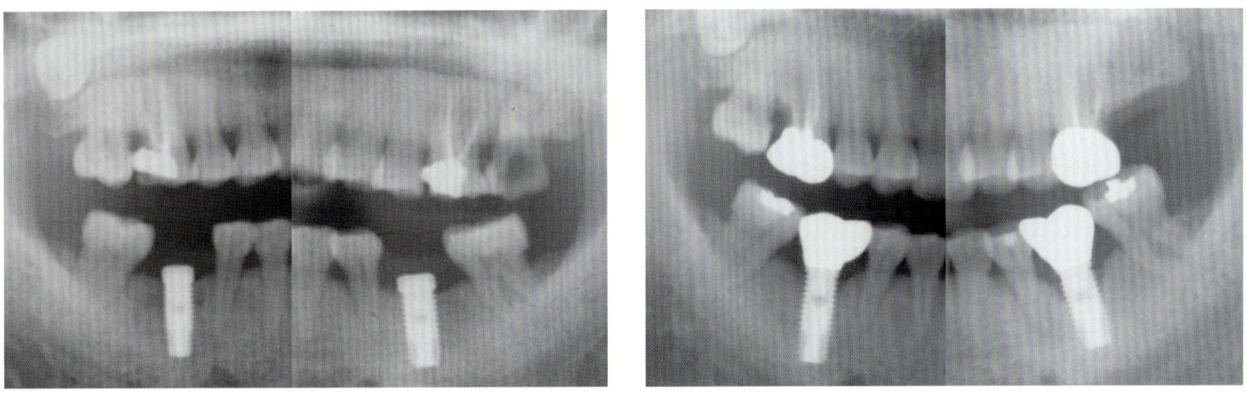

그림 13-2 부적절한 교합에 의한 bone 손실

이때 치아 교두의 위치와 경사는 하중 분산에 변수로 작용한다. Implant에 외상성 교합이 가해지고 동요도가 증가하면 외과적 요인에서 얻어진 골유착의 파괴로 implant 보철이 실패할 가능성이 높아진다(그림 13-3).

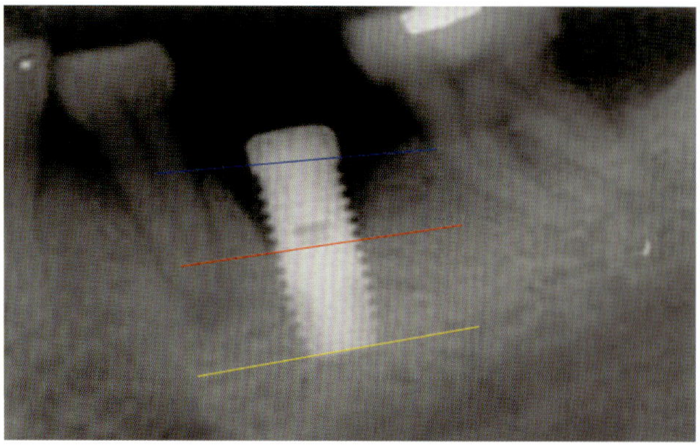

그림 13-3 Implant 식립후 초기 bone 손실

3. Implant 교합 설계의 방향

전치부 교합은 일반적으로 중심위 교합상태에서 상하악의 치아는 서로 접촉하지 않고 편심위에서만 교합력이 가해지기 때문에 주로 측방압이 가해진다. 교합력의 크기가 작고 짧은 시간동안 가해지기 때문에 implant와 골조직과의 결합력, 혹은 자연치의 치주조직과 골 조직의 생리적 한계를 넘지 않는 범위에서 기능적이어야 하며 이러한 측방압의 정도는 상악 전치부 설면 경사와 상하악 전치부의 overbite 및 구치부 이개 정도에 달려 있다.

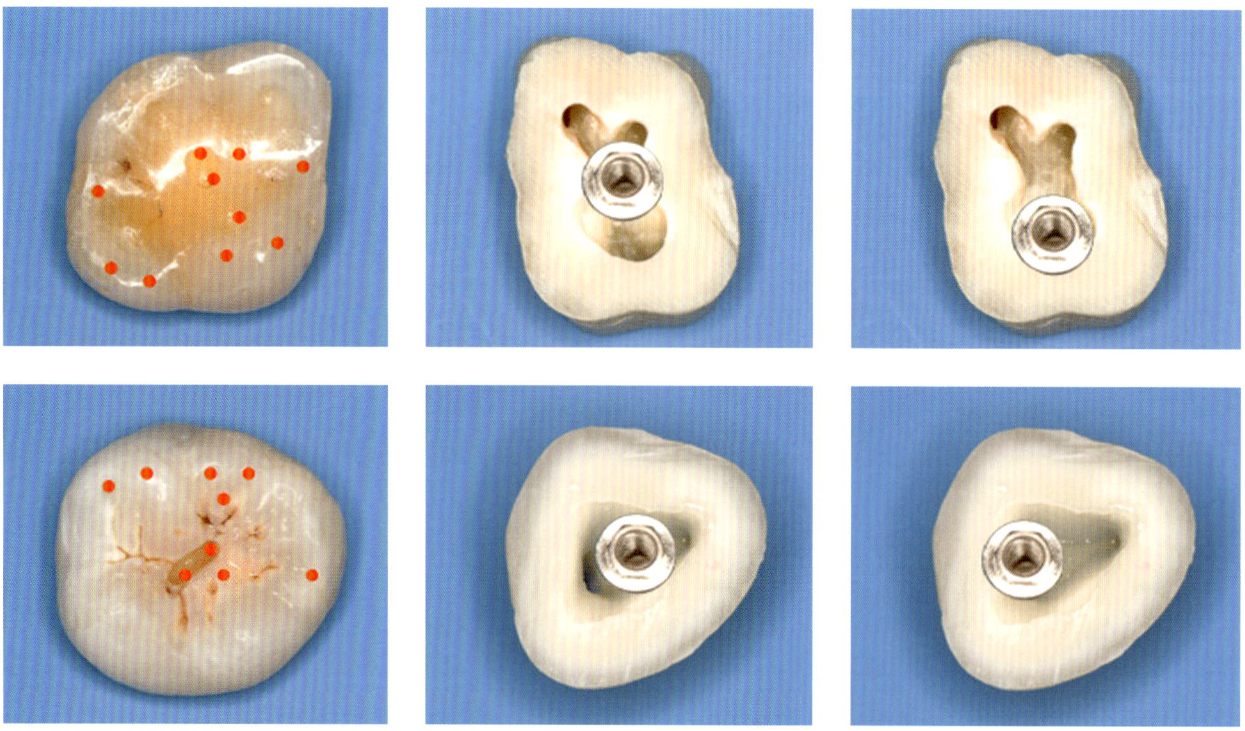

그림 13-4 자연치아와 implant 보철치아의 교합면

구치부의 교합은 implant fixture의 장축과 같은 방향이 되어야 한다. 그러나 식립 방향을 개선하기 위하여 angled abutment를 사용하였다면 교합력이 fixture의 장축 방향으로 가해지더라도 implant에 moment load를 가하게 된다. 따라서 crestal bone부위에 스트레스가 집중되고 다른 쪽에는 압축력이, 다른 한 쪽에는 장력이 가해지게 된다. 이러한 angled occlusal force는 implant의 장축을 따라 진행하고, crestal bone에 하중을 더욱 가할 가능성이 매우 높아진다(그림 13-4).

Implant 보철물의 치관 높이가 증가하면 지렛대 원리에 의해 측방압에 대한 crestal moment가 증가한다. 이러한 angled load는 cantilever양이 증가할수록 moment load를 증폭시킨다. 따라서 implant 식립에 앞서 교합관계에 대한 올바른 설계는 implant 보철 성공에 있어 매우 중요한 요소이다(그림 13-5).

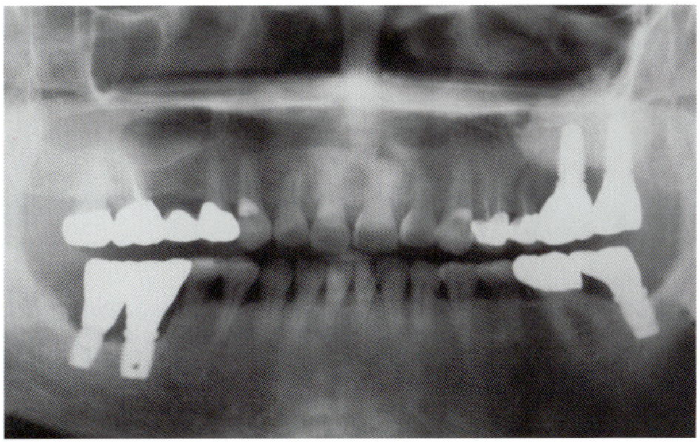

그림 13-5 fixture와 크라운의 비대칭

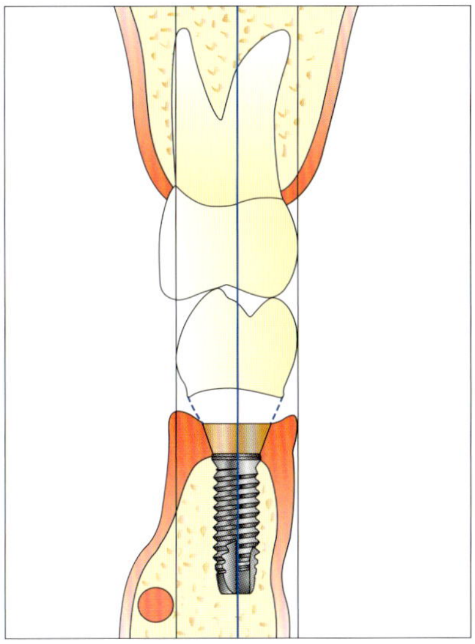

그림 13-6 교합되는 치열과 협설적 위치, clearance, 골질, 골흡수의 정도, 골폭, 골형태, 골높이, 골질, 하악관의 위치, 상악동의 위치, 교합하는 치아의 치축 경사 등을 고려해야 한다.

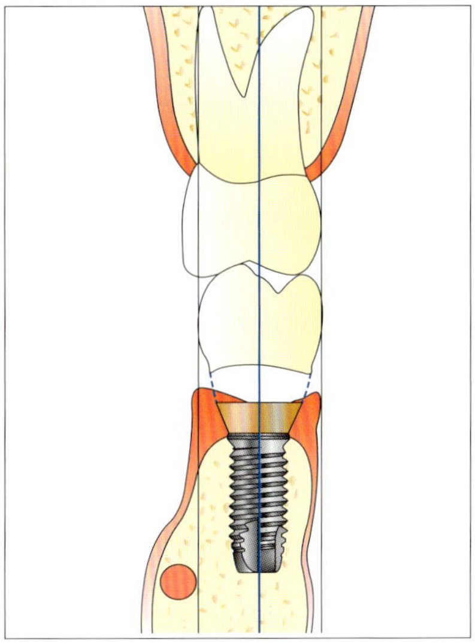

그림 13-7 골폭이 충분한 경우 직경이 큰 implant는 교합면을 넓게 확보할 수 있어서 보철 수복시 유리하다.

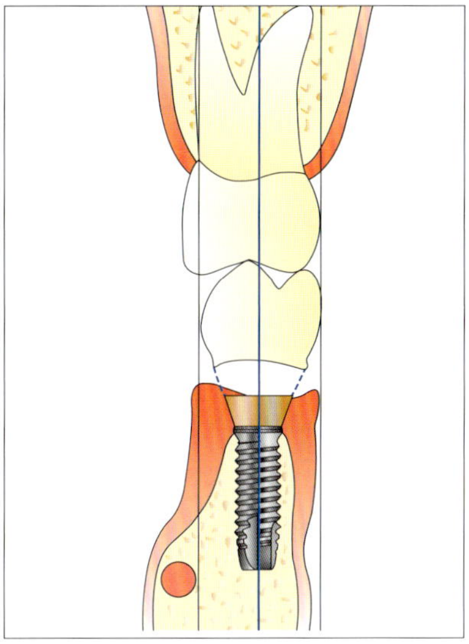

그림 13-8 치조정부의 골폭이 협소하면 골증대 수술로 골형태를 수정하거나 직경이 가늘고 긴 implant를 선택할 수 있다.

4. Implant 보철과 biomechanics

일반적으로 biomechanics는 생체에서의 역학적 요소를 총칭하는 용어이다. Implant보철에서 골유착(osseointegration)된 fixture와 지대주를 포함한 상부구조내에 작용되는 적응력과 부담의 관계를 분석하는 것이며, 임상적으로는 응력 분산법과 부담중량을 어떻게 회피할 것인지 보여주는 자료가 된다. 따라서 biomechanics는 아래의 사항들을 고려하면서 응력을 조절하여 부담하중에 대한 외상을 예방하는 것을 의미한다.

교합력의 발생과 전달요소

- 골유착(osseointegration)
- 매식각도 및 수
- 골질, 양, 형태
- 보철물의 교두경사각
- Centric stop
- Horizontal & Vertical offset
- 보철물이 고정성 또는 가철성인지 여부
- 대합치의 교합저항능력 및 대합치의 형태 (자연치 또는 보철물 여부)
- 환자의 식습관

Implant 보철과 biomechanics

- Fixture와 상부구조의 치관비율
- Fixture 위치
- 상부구조의 적합 정밀도
- Fixture 개수
- Fixture의 식립방향

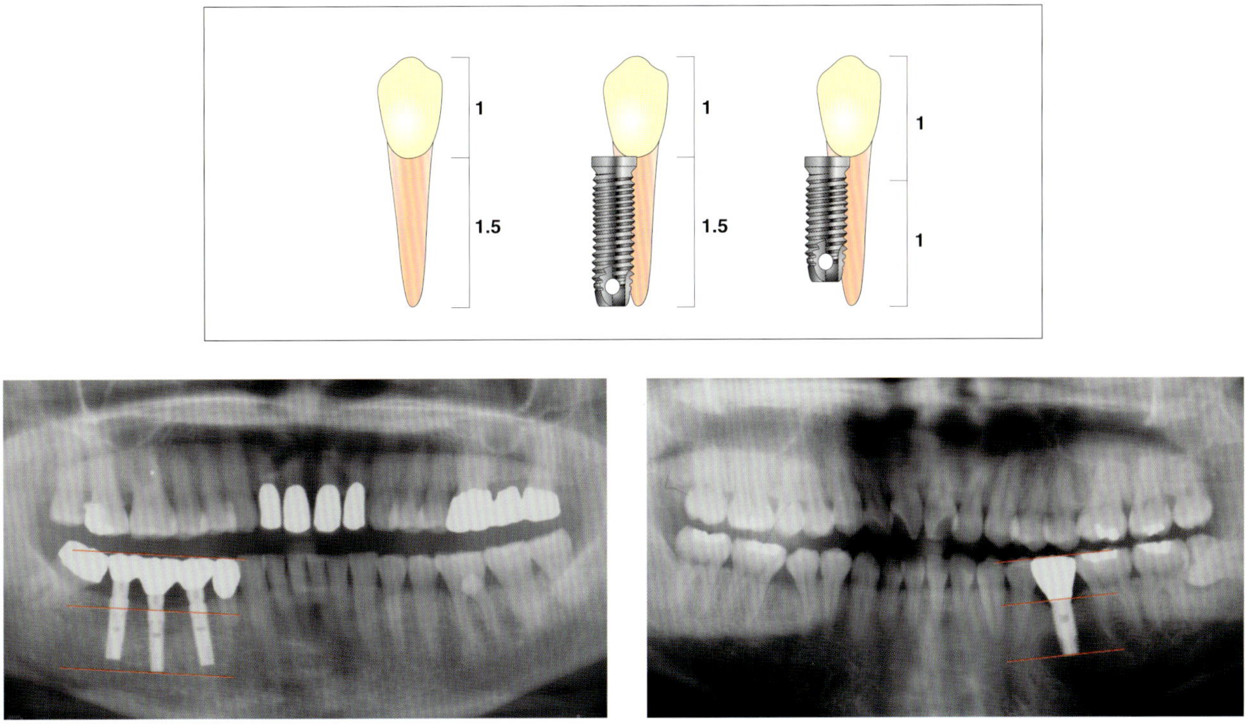

그림 13-9 자연치아의 치근과 치관의 비교

5. 외상성 교합력의 영향

자연치아에 과도한 교합력이 가해지면 고유감각 수용기 등의 보호기전에 의하여 민감도가 증가하고 치수의 충혈 및 동요도의 증가가 일어나 환자가 쉽게 불편함을 느끼게 된다. 이는 교합조정을 통하여 조정이 가능하다. 또한 치주인대의 작용에 의하여 교합력이 골 정상부에 집중되지 않고 치근을 따라 전체적으로 분산될 수 있다. 그러나 implant에서는 감각 수용기가 없어 자각증상을 느끼기 어려우므로 통상적인 방사선 검사에 의한 골의 소실이나 상부구조의 움직임 등으로 외상성 교합력의 영향 여부를 판단하게 된다(그림 13-10).

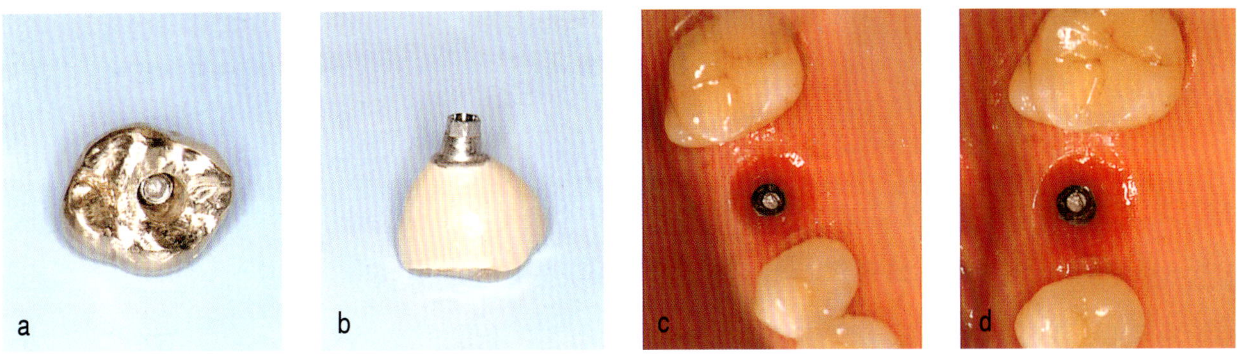

그림 13-10 외상성 교합력의 영향으로 지대주 나사가 부러져 있다.

6. 하중의 방향 및 위치

Fixture에 가해지는 수직력은 인장력을 적게 발휘하지만 수평력은 인장력을 증가시킨다. 경사면이나 중심에서 벗어난 위치에서 교합력이 가해질 때 그 영향은 매우 크다. 이러한 측방력은 경사면에서의 조기접촉을 제거하고 균일한 접촉이 평활한 면에서 일어날 때 감소한다. 비중심위 하중(offset load)은 중심와를 벗어난 협, 설측에서 접촉이 일어날 때 과도한 토크(torque)를 발생시키므로 offset load를 감소시킬 수 있는 접촉 관계의 형성이 교합양식에서 매우 중요하다. 골은 상대적으로 압축력에 강하고 인장력 및 비틀림에 약하므로 교합력이 압축력으로 작용하도록 유도하여야 골의 유지에 유리하다. Implant의 안정성과 기능성을 유지하기 위해서는 생리적인 한계 내에서 교합력을 분산시키는 것이 중요하다.

고정성 상부구조의 교합면 형성시 고려사항

- Centric cusp
- 치아와 implant의 피압범위
- 교합력 발생 위치와 방향
- Guidance
- 대합치의 종류
- 교합면의 넓이

7. 교두경사각

특히 정형화된 패턴은 다양한 증례에 모두 적용될 수는 없으므로 이상적인 조건을 평가하여 구강상태에 알맞은 개별적인 교합방식을 부여하는 것이 중요하다.

1) Centric cusp

Cantilever나 offset load를 줄이고 수직력이 fixture에 가해지도록 유도하여 가능하면 평활한 면에서 교두정이 접촉할 수 있도록 freedom in centric 개념을 적용한다.

2) Guidance

전방이나 측방운동시 잔존자연치아의 상태와 위치, implant 보철의 수복 범위를 고려하여 canine guidance나 group function을 적용한다. 자연치아가 치주적으로 건강하고 좋은 위치에 있으면 자연치아에만 guidance를 주지만, 치주적으로 약하고 implant의 수복범위가 넓으면 implant 상부구조내로 guidance를 부여한다.

3) 자연치와 implant의 피압변위

정밀도가 높은 작업모형상에서 정확한 접합과 이상적인 교합접촉 관계가 이루어졌다 할지라도 인접치아와 이와 교합되는 치아 역시 자연치아인 경우, 피압현상을 고려하여 교합조정이 요구된다(그림 13-11).

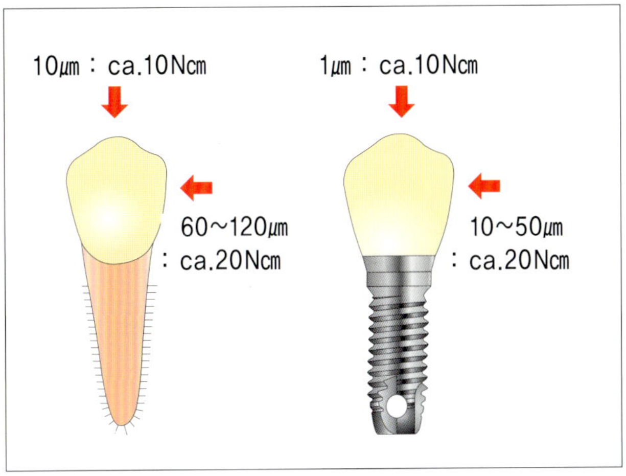

그림 13-11 자연치와 implant 보철치의 피압변위량 비교

4) 대합치의 종류

대합치가 자연치아인 경우에는 치주조직의 건강상태와 교합평면과의 관계를 확인하여야 하며, 보철 수복된 치아인 경우는 가철성 및 고정성, 또는 implant 보철 등 보철의 종류와 교합면에 사용된 재료에 대하여 파악하여야 한다.

5) 교합면의 넓이

넓은 교합면은 저작시나 악습관적 치아 접촉시 offset loading이 증가하므로, 그림 13-12와 같이 하악 협측교두 외사면 부위의 넓이를 줄여 협측의 overjet을 증가시킨다. 따라서 중심위 교합접촉을 상악 구치의 설측 교두와 하악 협측 교두의 외사면이 서로 접촉하지 않도록 하여 offset loading을 감소시켜 준다. 상악구치의 경우에는 설측 교두의 외사면을 감소시켜 하악구치의 협측교두와 상악구치의 중심 사이에 중심 교합 접촉을 형성한다(그림 13-13).

아울러 구치부 crossbite나 상악골 협측이 심하게 퇴축된 경우에서 상악 implant가 설측에 치우쳐 식립되면 overbite나 overjet관계를 형성하기 위해 협측면의 외형을 줄여 교합면의 넓이가 커지지 않도록 한다. Implant 식립 방향이 교합력의 하중방향과 차이가 많이 나면 가능한 교합면의 형태를 변형시켜 측방압이 가해지는 것을 감소시켜야 한다.

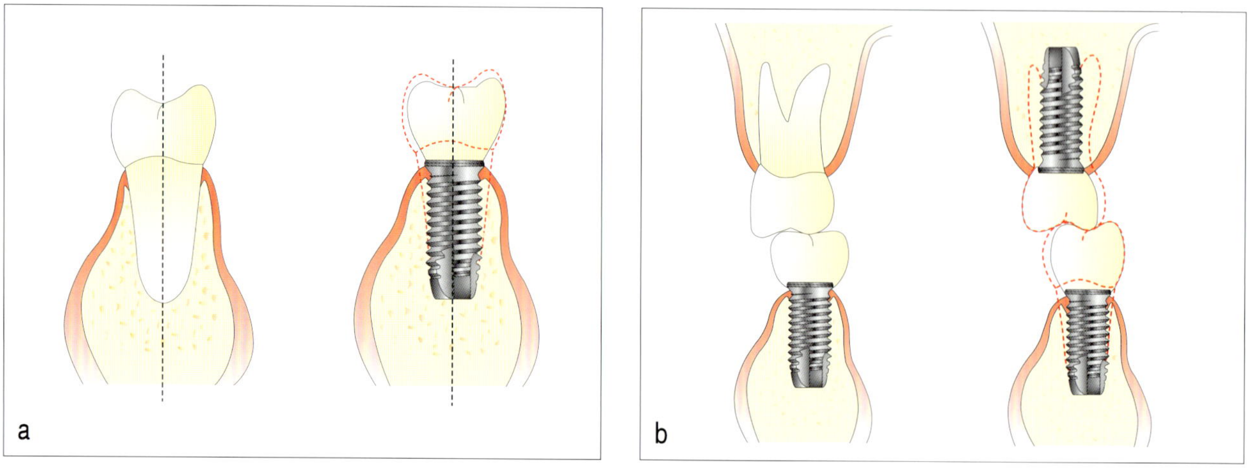

그림13-12 자연치와 임프란트 크라운의 교합면 넓이 비교

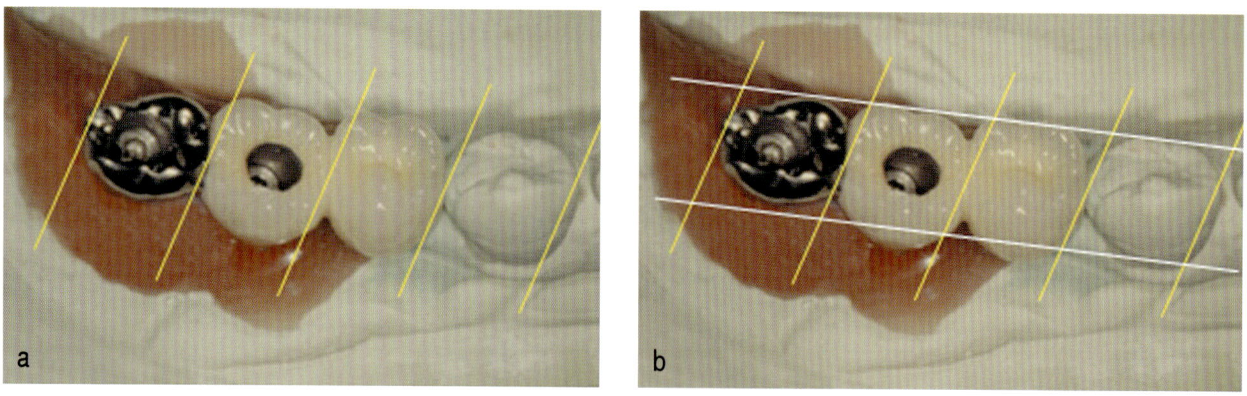

그림 13-13 교합면의 크기

6) 교두경사각

교두경사각을 10° 증가시킬 경우 cantilever force(implant 주위골에 가해지는 응력)가 약 30%증가하고 implant 식립각도가 axial 방향에서 10° 기울어져 식립되면 약 5%의 cantilever force가 증가한다. Implant 식립각도가 30° 기울어져 있는 것이 교두경사각을 10° 증가시킨 것과 비슷하므로 implant 식립각도는 교두경사각에 비해 cantilever force에 덜 영향을 미친다. Implant crown의 교두경사각은 20° 범위 내에서 이루어지도록 한다.

7) Horizontal offset과 vertical offset

Horizontal offset의 양을 1mm증가시킬 경우 cantilever force는 약 15% 정도 증가하고, vertical offset양을 1mm증가시킬 경우 cantilever force는 약 5% 정도 증가한다. 즉 crown/implant ratio는 어느 정도 임상적 허용범위가 넓지만 axial load 방향에서 벗어난 implant는 임상적 허용 한계가 좁다는 것을 의미한다.

8) 보호교합

수복물 또는 잔존자연치아의 가장 약한 부분을 생역학적 한계내에서 보호하는 교합양식의 보철설계이다.

하나의 예로 하악에 implant 지지 또는 implant와 점막지지 가철성 피개의치에서 대합되는 상악이 가철성 의치이거나 자연치아가 존재할 때 설측교합을 이용한 양측성 균형교합으로 설계한다. Implant 지지 또는 implant와 점막지지 피개의치는 상악의 전치부에 과도한 교합력이 전달될 수 있어 상악이 무치악이건 유치악이건 골흡수를 야기시키게 된다. 따라서 전치부의 접촉을 없애줌으로써 상악전치부를 보호하거나 상악전치부의 자연치아를 보존하여 교합력의 균형을 이루도록 하는 것이 보호교합양식이다.

8. Fully bone anchored bridge에서의 extension

완전무치악에서 전방영역에 하악에는 5~6개, 상악에서는 6개 정도를 식립하여 제1대구치까지 제작한다.

Extension부분은 지렛대의 원리에 의해 fixture에 장력이 발생한다. 전방 fixture는 lever arm의 비율에 따라 인장응력을 받으며 후방 fixture에는 fulcrum이 되므로 교합력에 저항하는 인장응력으로 인해 압축응력이 가해진다. 따라서 fixture에 가해질 수 있는 cantilever force를 줄여 주는 설계가 이루어져야 하며 cantilever force가 커지게 되면 bending moment가 증가하여 과부하가 걸리게 되므로 교합되는 치아의 중심교두와 교합되는 범위내에서 협 · 설측 교합면을 가능한 줄여주고 양측성 균형교합양식을 적용해야 한다.

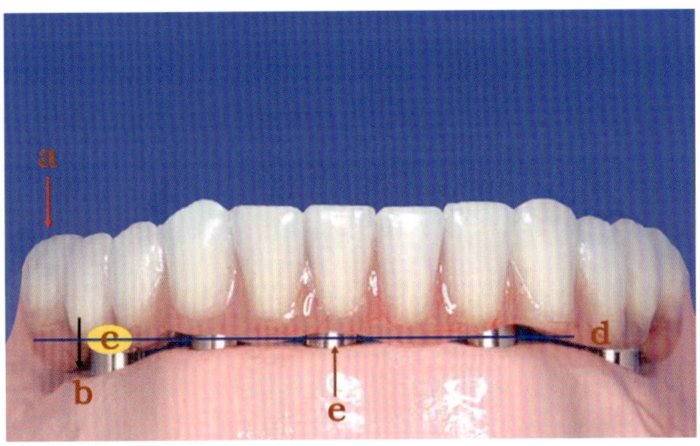

그림 13-14
① a : 교합력 ② b : 압축력
③ c : 지점(지렛대 받침점) ④ d : 장력

일반적으로 extension의 길이를 상악은 10mm, 하악은 18mm 정도를 적용하지만 후방 implant에 fulcrum line(b)을 표시하고 전방 implant(a)와의 거리를 측정하여 extension(c)양을 결정하게 된다. 역학적으로 문제가 없는 lever arm의 비율은 c와 b의 거리가 a와 b의 거리의 1/2을 넘지 말아야 한다(그림 13-15 a)

Extension되는 부위와 교합되는 대합치아가 implant보철, 고정성 보철, 자연치아, 가철성 국소의치, 가철성 총의치, 이갈이가 심한 사람, 교합력이 큰 사람, 식립된 implant의 수와 폭경, 골량과 골질, 골유착정도 등을 고려하여 결정하여야 한다. 하악에서 제2대구치가 없어 혀가 밖으로 빠져 나갈려고 한다거나 상악의 제2대구치가 없어 심미적으로 볼이 들어가 보인다는 증례에서는 제2대구치까지 연장(extension)하되 기능교두는 제작하지 않고 비기능교두만을 제작한다(그림 13-15 b).

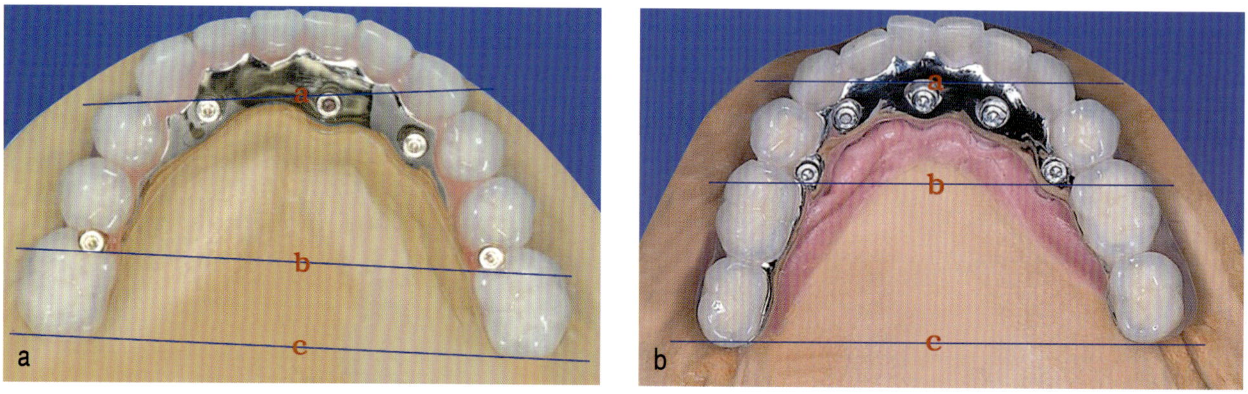

그림 13-15 Fully bone anchored bridge에서의 extension

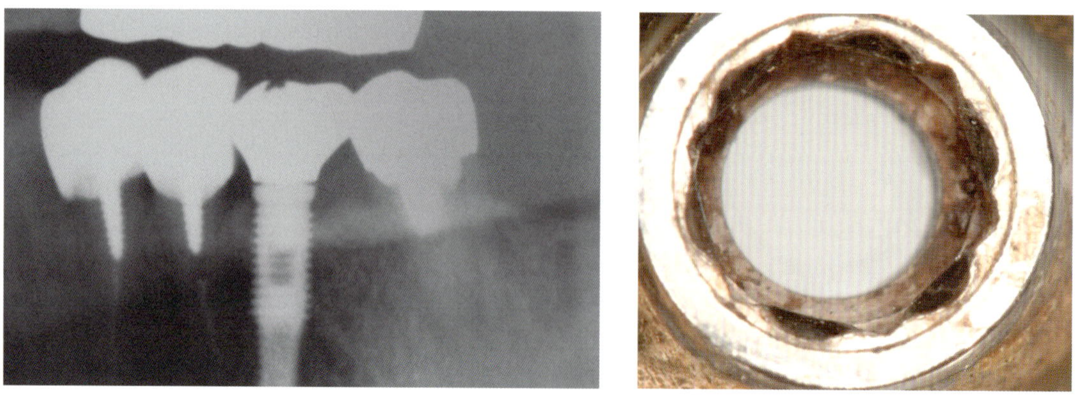

그림 13-16 교합압에 의해 새로운 회전방지구조가 형성되어 있다.

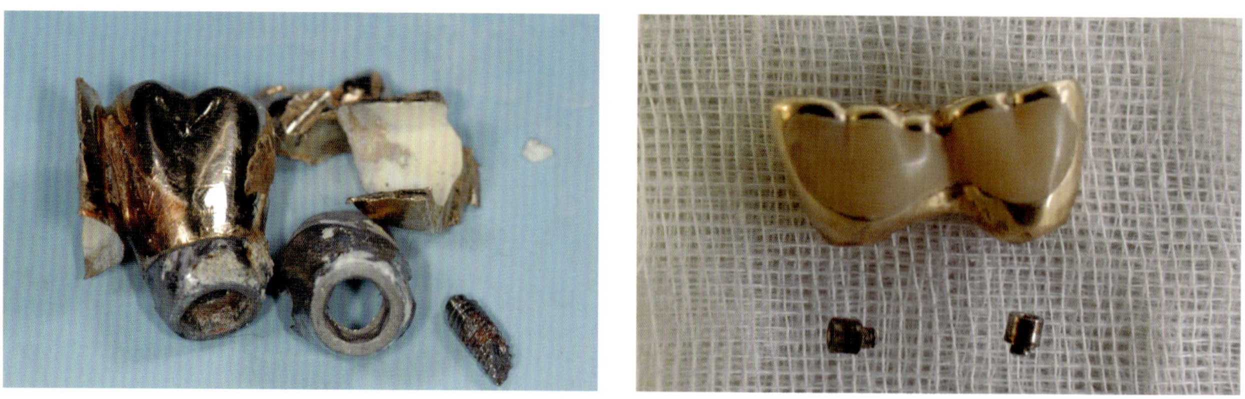

그림 13-17 부적절한 교합으로 인하여 지대주 나사 파절

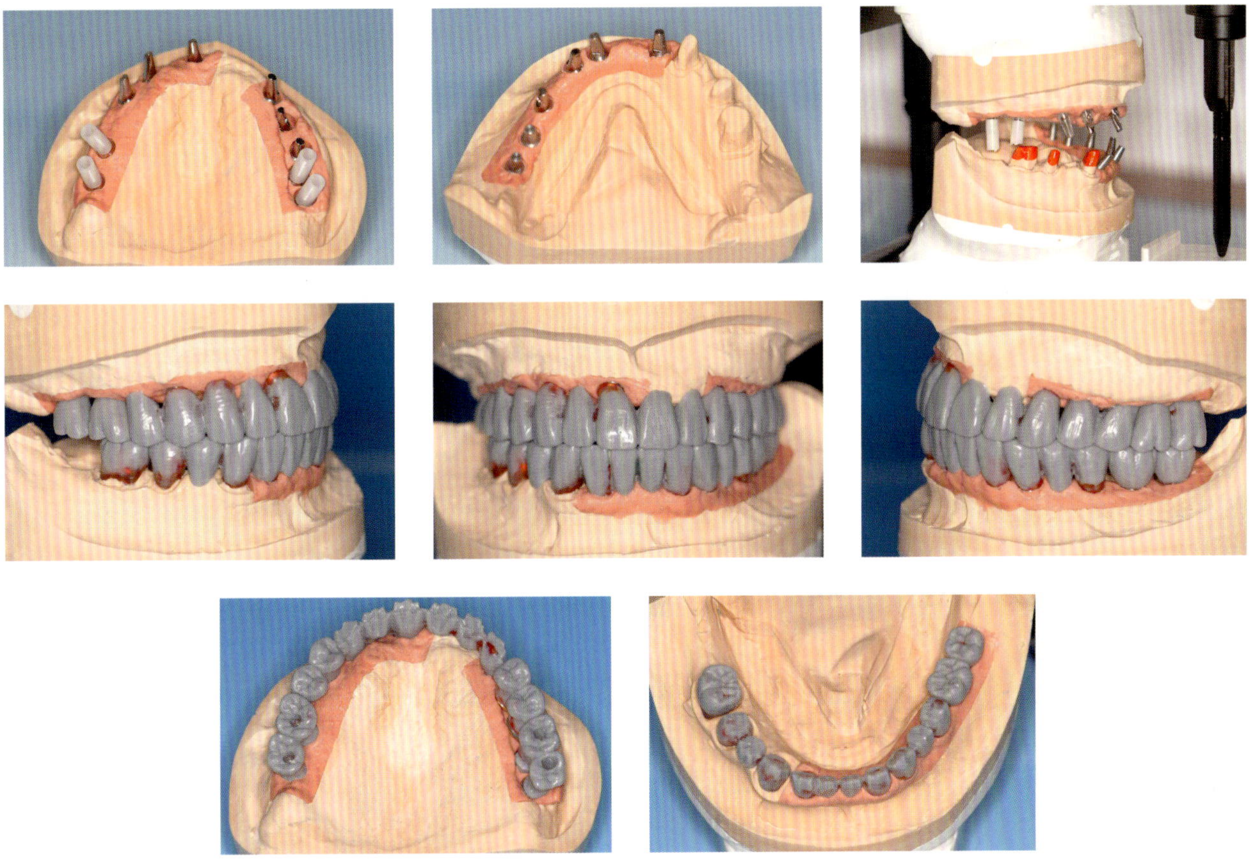

그림 13-18
특히 ceramic이나 composite를 적용하는 보철물 제작시 full wax up한 후 구강내에 시적하여 기능과 심미를 체크한 다음 cut back을 해야 한다. 교합관계 설정, 교합력 분산 등 설계가 잘못되면 교합인지 능력이 낮기 때문에 파절 등의 문제가 발생할 수 있다.

제 14 장

주입선 매몰 소환

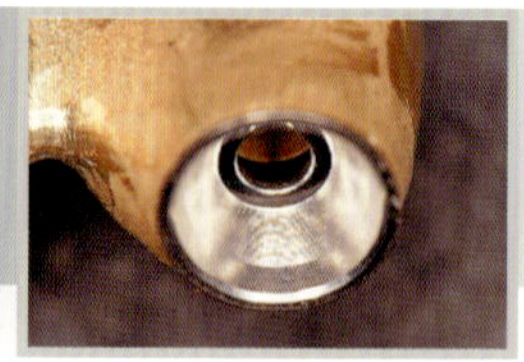

주조는 Wax나 resin으로 제작한 상부구조를 금속 또는 귀금속으로 바꾸는 작업이다.
주조체를 얻기 위해 매몰, 소환, 주조 등의 과정을 거쳐야 하는데 과정마다 물리적 변형이 발생할 수 있다(그림 14-1).

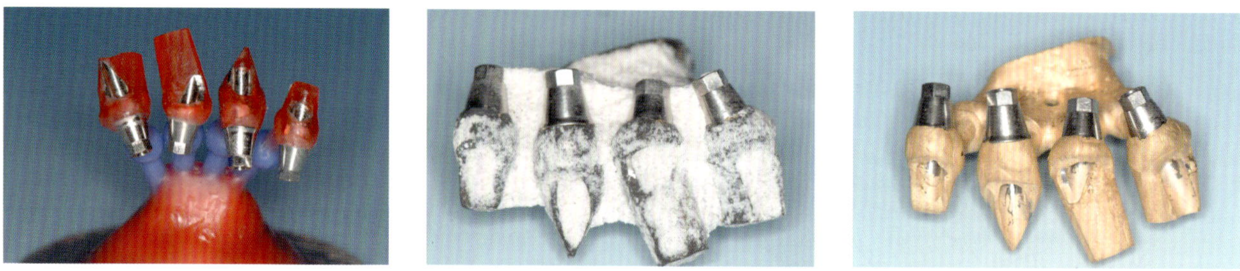

14-1 매몰, 소환, 주조

1. 스프루 연결방법

스프루 연결시 고려해야 하는 사항은 다음과 같다.

	Cylinder base	Plastic sleeve
합성율	금60%, 백금24%, 이리듐1%, 납 15%	폴리스티렌
색	화이트 골드	연소온도 - 700℃
무게	0.3g	
녹는범위	1400~1460℃	
Vikers hardness	180VH	
열팽창 계수	25~500℃ 12.3 25~600℃ 12.7	

주조금속의 양(g) 구하기

공식

$$\frac{\text{왁스 크라운 무게}}{1.05} \times \text{합금밀도} = \text{사용하는 주조 합금의 양(g)}$$

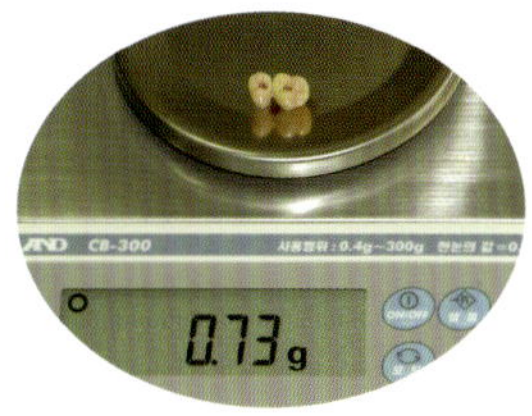

Ex) Au 가 75% 이상일 때

Wax 무게 x 1.05 x 15 = 주조금속의 양(g)

0.73 x 1.05 x 15 = 11.5g

파우더 / 액체 비율

● 액체 희석

링사이즈	파우더	액체
3x	150g	33ml
6x	300g	66ml
9x	420g	92.4ml

세라믹 합금 75% 금 / 10% 팔라디움	
납형 71%	
6x	9x
46.8ml HE 액체	65.6ml HE 액체
19.2ml dist. 물	26.8ml dist. 물
66ml total	92.4ml total

주조 합금 >75% 금 / 은-구리	
납형 71%	
6x	9x
29.7ml HE 액체	36.3ml dist. 물
41.6ml HE 액체	50.8ml dist. 물
66ml total	92.4ml total

● 소환 온도

소환 단계	소환 속도	시간	
		X 6	X 9
1. 실내온도 (23℃) ➜ 260℃	2℃/min		
2. 260℃에서 유지		70 min	90min
3. 260℃ ➜ 580℃	3℃/min		
4. 580℃에서 유지		40min	50min
5. 580℃ ➜ 750℃ 금합금	5℃/min		
850℃ 세라믹합금			
6. 마지막 온도를 유지		50min	60min

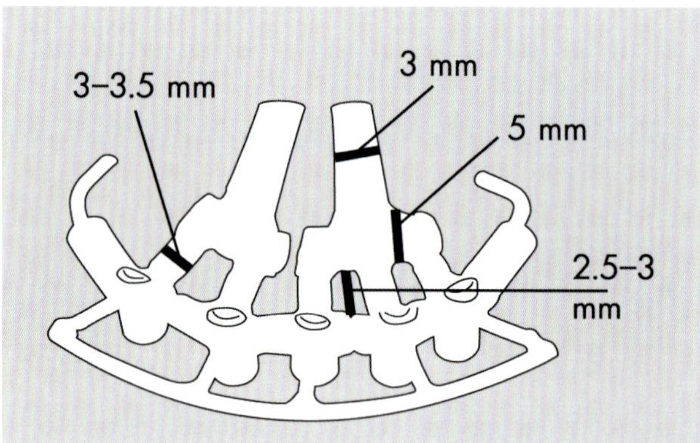

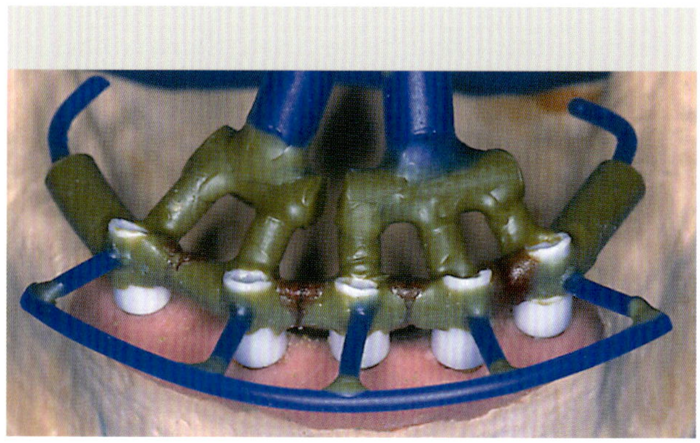

그림 14-2 스프루 연결방법

2. 접합부에 주조금속의 over flow

상부구조는 screw에 의해 fixture 또는 abutment에 결합된다. 상부구조가 기능시 발생하는 교합압의 분산, 지지 등은 fixture 또는 abutment와의 정밀한 접합에 의해 분산된다. Over flow로 인한 부적절한 접합시에는 screw에 집중되게 된다(그림 14-3).

Screw의 풀림, 부러짐, 골유착 파괴 등의 결과를 초래하게 될 수 있다(그림 14-4).

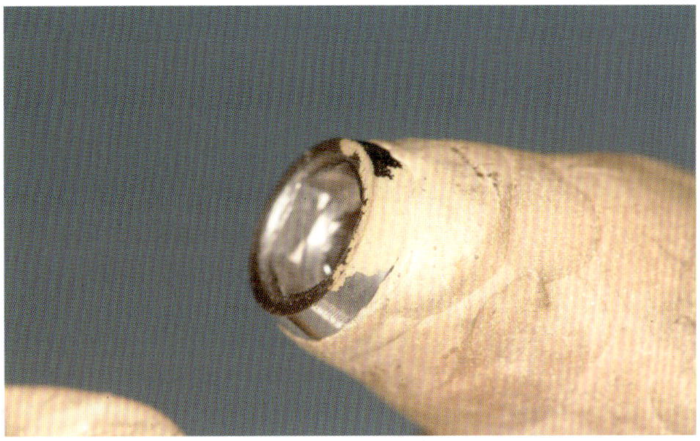

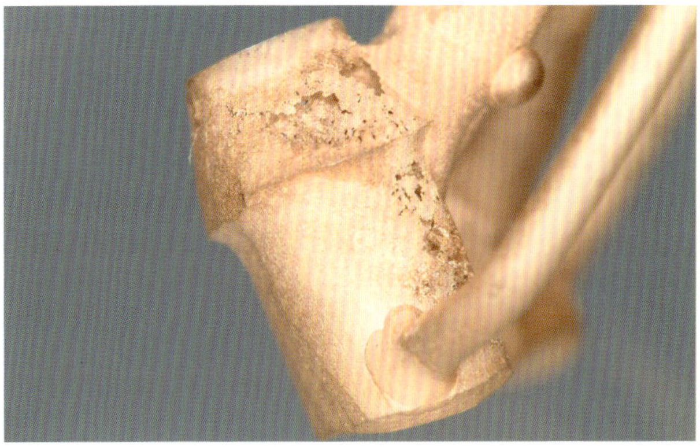

그림14-3 Over flow

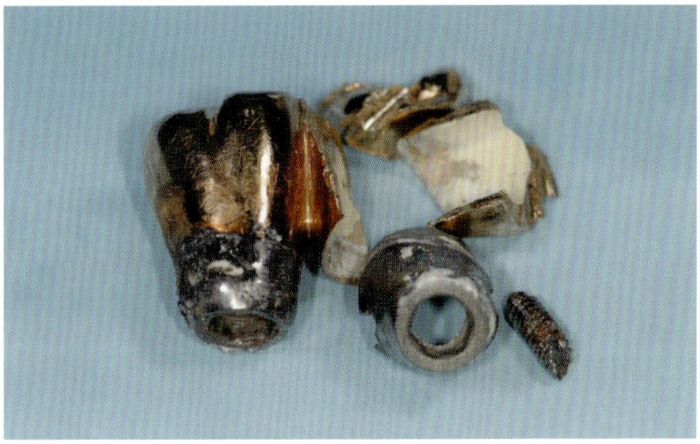

그림14-4 Screw의 부러짐

Wax나 resin으로 제작된 상부구조 소환시 초기열을 가하면 어떤 변화가 일어나는지 실험해 보았다

실험 1. wax : 녹아서 sprue hole로 흘러 내려가거나 매몰재에 흡수된다.
2. resin : 팽창하여 부풀어 오른다(그림 14-5).

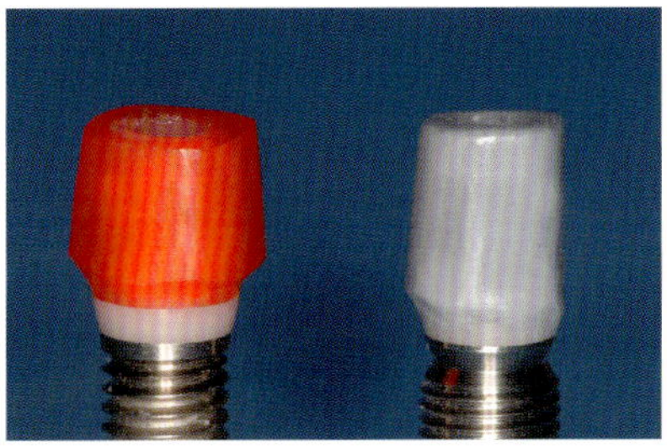

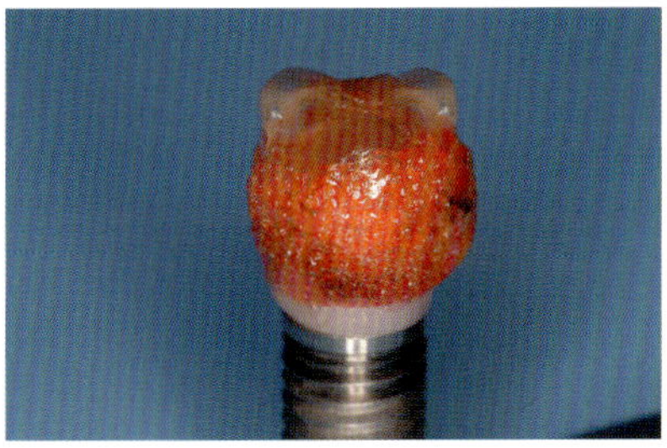

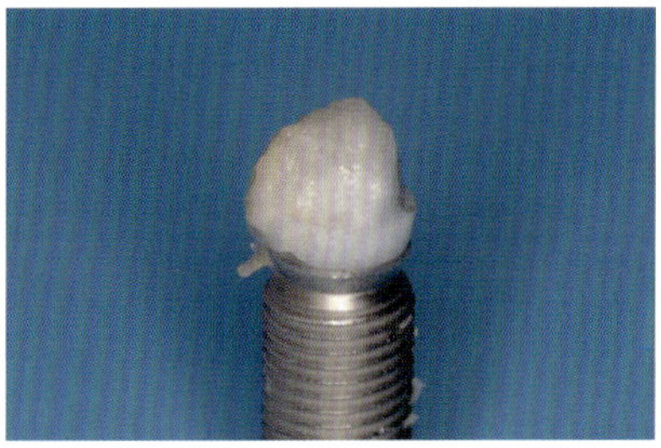

그림14-5 Burn out실험

Resin으로 제작한 상부구조를 내구성이 약한 크리스토 발라이트 매몰재로 매몰했다면 실험과 같은 현상으로 인하여 내부에서 crack이 발생하거나 gold abutment 또는 gold cylinder 와 매몰재 사이에 gap이 형성될 수있다.

내구성이 강한 인산염계 매몰재를 사용하면 이러한 문제해결은 가능하나 팽창이 너무 크다는 단점이 있다. 그러므로 이러한 단점들을 보완하기 위해서 매몰재 liquid에 증류수를 약 18~20%를 혼합하여 팽창을 조절하면 매우 만족할 만한 주조체를 얻을 수 있다(그림14-6).

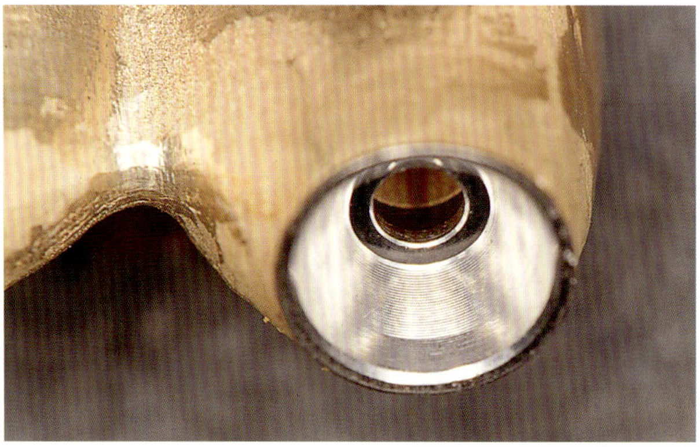

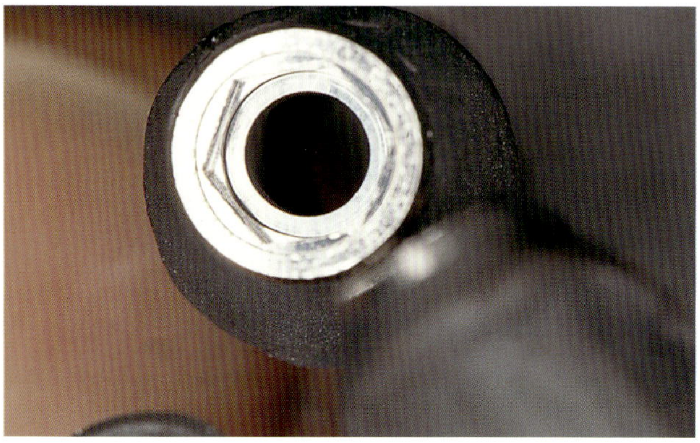

그림 14-6 인산염계 매몰재를 사용한 주조체

3. 크라운 표면의 negative porosity 발생요인

보철물에 의해 치주질환 발생요인으로는 점막내부에 위치한 crown의 over contour와 표면의 negative porosity 등을 들 수 있다. 점막내에 위치한 크라운 표면에 negative porosit가 있으면 프라그가 쌓일 가능성이 높다. 크라운 표면에 negative porosity 발생요인으로는 주로 주조금속의 Au함량과 링내의 SO_4 gas의 연소와 배출방법, 주조압력 및 레져버와 스프루 설치방식, 레스트의 량과 소환방식 등에 의한다. 인산염계 매몰재를 이용하여 매몰하였다면 Au 75% 이하의 금합금으로 주조시에서도 고온소환방식을 선택해야 한다.

$CaSO_4$자체는 1,000℃까지 가열되지 않는 한 분해되지 않지만 700℃(1,292℉)이상에서는 탄소에 의해 다음과 같이 환원을 일으킨다.

$$CaSO_4 + 4C \rightarrow CaS + 4CO$$
$$3CaSO_4 + CaS \rightarrow 4CaO + 4SO_2$$

이 반응의 산물인 SO_2는 금합금 주조체를 오염시킨다. 따라서 제조사의 지시에 따라 온도를 상승시킨 후 하강시켜 주조를 해야한다(그림14-7).

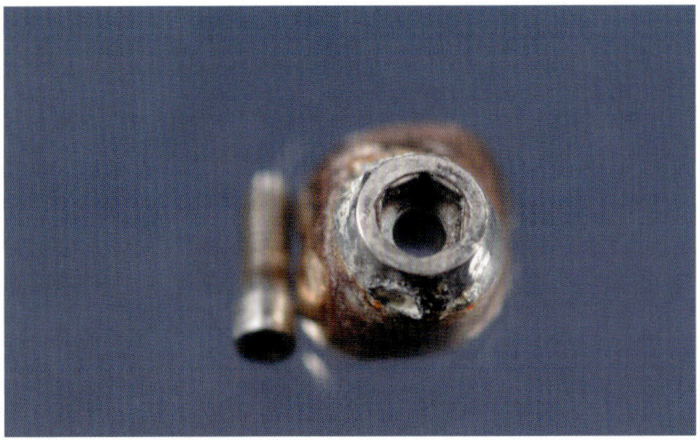

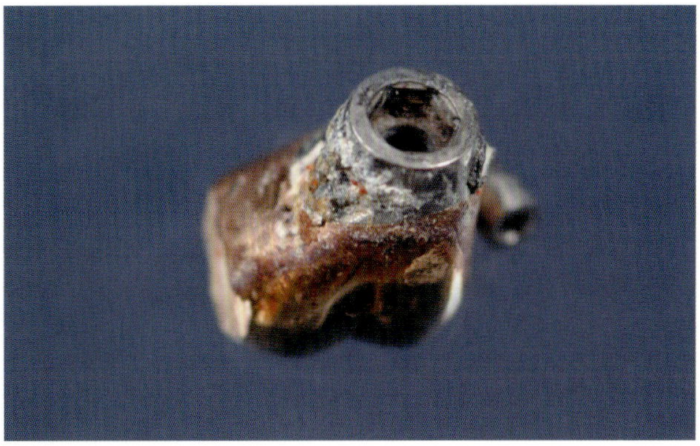

그림14-7 Negative porosity로 인한 프라그 침착

금속링을 이용하여 매몰할 경우에는 매몰재의 경화와 열팽창을 고려하여야 한다. 통상적으로 매몰재는 금속링 안에서 경화되거나 가열되면서 매몰재의 팽창이 링에 의해 제한을 받으므로 주형의 팽창이 어려울 뿐만 아니라 매몰재 자체에도 응력이 생긴다.

이러한 것을 보상하기 위해 링 내면에 라이너를 깔아주는데, 두께가 1mm 이상이어야 하며 두께에 따라 팽창정도를 조절할 수 있다(그림14-8).

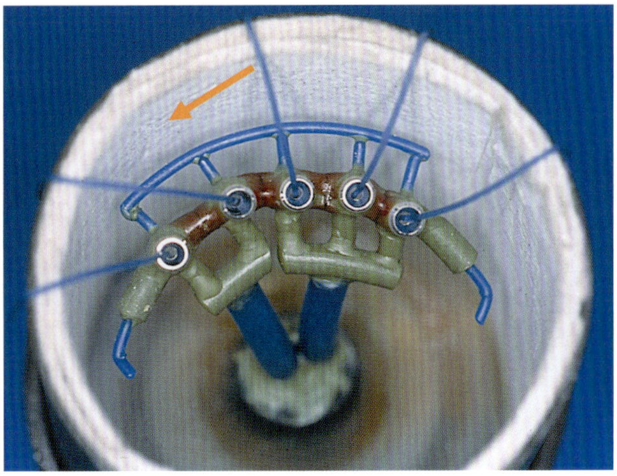

그림 14-8 링 라이너의 역할

4. 수동적 적합(passive fit)

보철물과 abutment, 그리고 implant fixture간 결합이 수동적 적합이어야 한다. Implant는 자연치근과 달리 periodontal ligament가 없다. 따라서 수직력에 대해서는 강하지만 수평력에 대해서는 완충할 수 있는 능력이 약하다. 과도한 수평력은 implant fixture 인접골의 흡수를 촉진하고 implant의 수명을 감소시킬 수 있다. 그러므로 보철물 제작시에 수평력을 최소화하도록 설계해야 하고 보철물 결합시에도 반드시 수동적 적합을 확인하여야 한다.

임상적으로 허용되는 적합도를 얻기 위해 기공과정에서 soldering, spark erosion, welding 등의 기법이 사용되고 있다.

5. 수동적 적합이 부적절할 때 나타나는 현상

수동적 적합을 얻지 못한 금속구조물의 내부 응력에 의해 순측과 설측으로 작업모형상에 crack이 발생하였다. 치아는 치근막(periodontal ligament)에서 기능에 대한 stress를 보상하고 지지하며 적응해 가는 능력을 가지고 있다. 그러나 fixture는 골과 골유착되어 있어 기능에 대한 stress를 골의 탄성에 의해 0.002~0.005mm 정도 진동이 관측될 뿐이다.

따라서 보철물이 정확한 접합을 이루지 못하면 수직적으로 작용하는 힘이 측방압으로 작용하게되어 screw loosing, screw fracture, 나아가 치조골의 소실이나 fixture가 부러지는 원인이 될 수 있다(그림14-9).

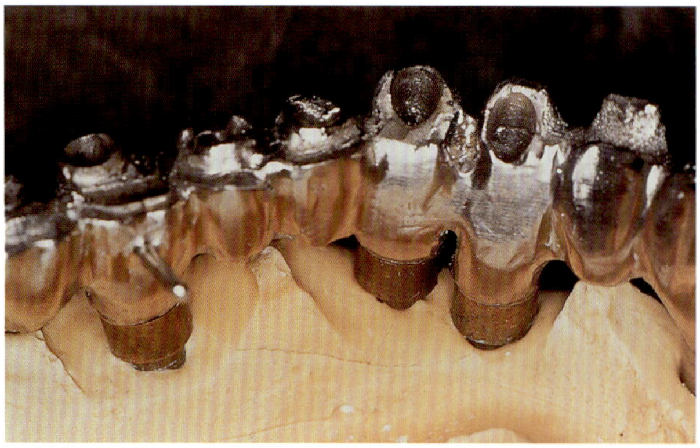

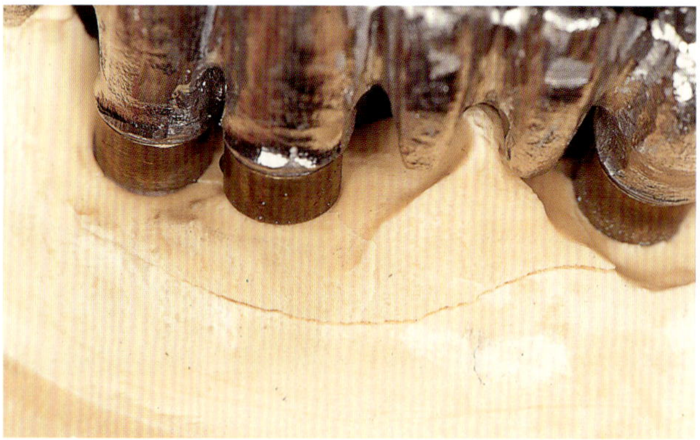

그림 14-9 Lab analog 주위의 crack

6. 수동적 적합이 잘 안되는 원인

인상재의 체적변화, 석고의 팽창, 매몰재의 체적변화, 금속의 수축, 레진의 수축, 솔더 과정에서의 변화 등 보철물 제작과정 중 내재적인 요인에 기인한다.

다수의 크라운이 하나의 브릿지로 연결되거나 bar joint의 길이가 늘어남에 따라 금속 구조물이 가지고 있는 응력이 더욱 커지게 되고 따라서 부적합과 과부하의 원인이 될 수 있다.

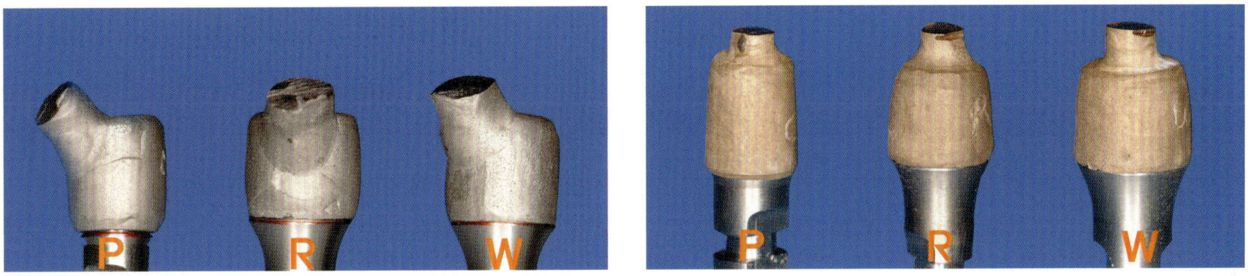

그림 14-10 Solid plastic coping을 귀금속과 비귀금속으로 주조하여 적합관계를 실험한 결과
P. Plastic coping R. Pattern resin W. wax

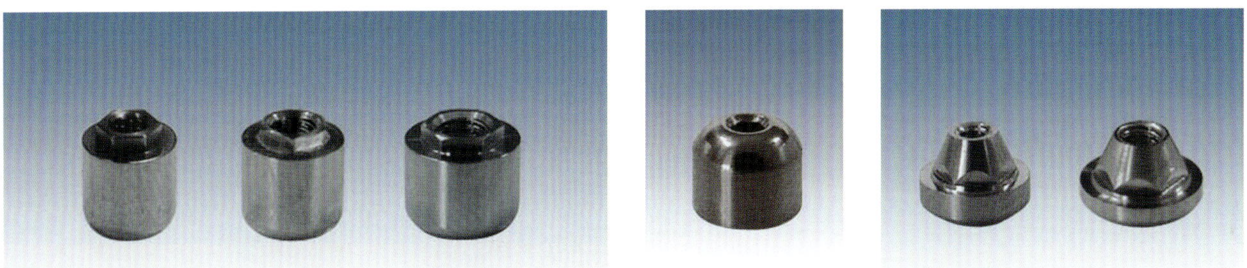

그림 14-11 Polishing protector cap

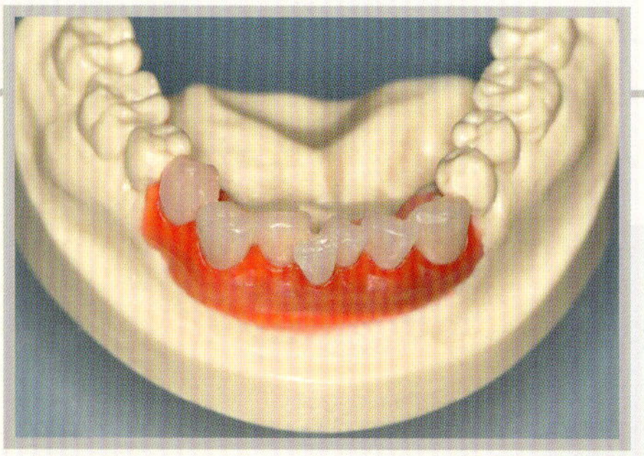

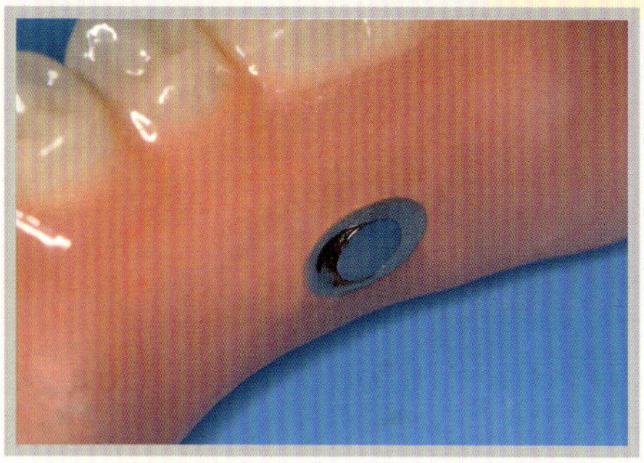

Dental Implant Prosth

치과 Implant 보철물의 제작

15. 나사고정 Implant 보철
16. 시멘트 고정 Implant 보철
17. 복합고정 Implant 보철
18. 가철성 Implant 보철

tics

제 15 장

나사고정 Implant 보철

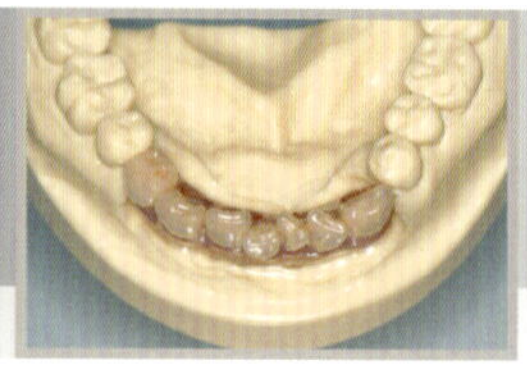

나사고정 implant 보철은 보철물을 나사로 고정하는 방식(screw fixation)이다.
보철물을 구강내에 체결 후 환자의 부주의, 교합관계 불량, 사고 등으로 보철물이 파손되어 수리를 해야할 때 탈부착이 쉬운 장점을 가지고 있는 반면 다수의 크라운이 하나의 브릿지로 연결될 때 수동적 적합(passive fit)이 어렵고 교합조정 시 나사를 풀고 조이는 반복과정이 복잡하며 screw access hole로 인한 심미성이 떨어지는 단점이 있다.

1. Ceramic과 의치상 레진을 이용한 제작

하악전치부의 치조골 손실이 큰 증례이다.

1) Ceramic 으로 제작했을 때의 문제점

다량의 금속과 ceramic 층이 두꺼워질 가능성이 매우 높다.
두께가 2.5mm 이상되면 파절 가능성이 높다. Ceramic의 두께를 조절하기 위해서는 금속 구조물을 크게 제작해야 된다. 금속 구조물이 클 경우, ceramic과 금속간의 열팽창 계수가 다르고 주조시 gas 유입으로 인한 build up 과정에 문제가 발생할 가능성이 높다.

2) 제작 설계

점막속 지대주 부위는 청소성을 위해 ceramic으로 build up 하여 제작하고, 중간부위는 기계적 유지장치를 부여하여 의치상 레진으로 수복할 계획이며 크라운은 ceramic으로 제작하여 심미성과 청소성을 좋게하고 금속과 ceramic의 열팽창 계수 등의 문제를 최소화하기 위하여 다음과 같이 제작하였다.

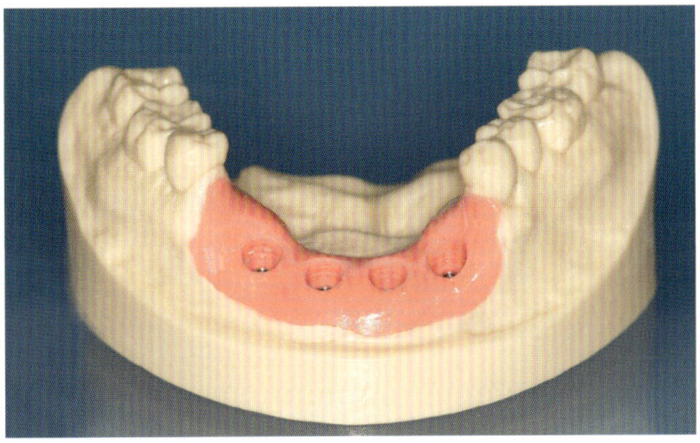

그림 15-1 작업모형

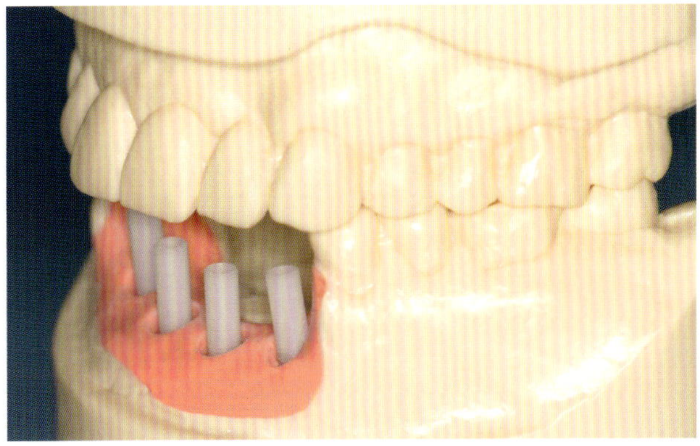

그림 15-2 Plastic abutment를 결합하여 교합기상에서 설계

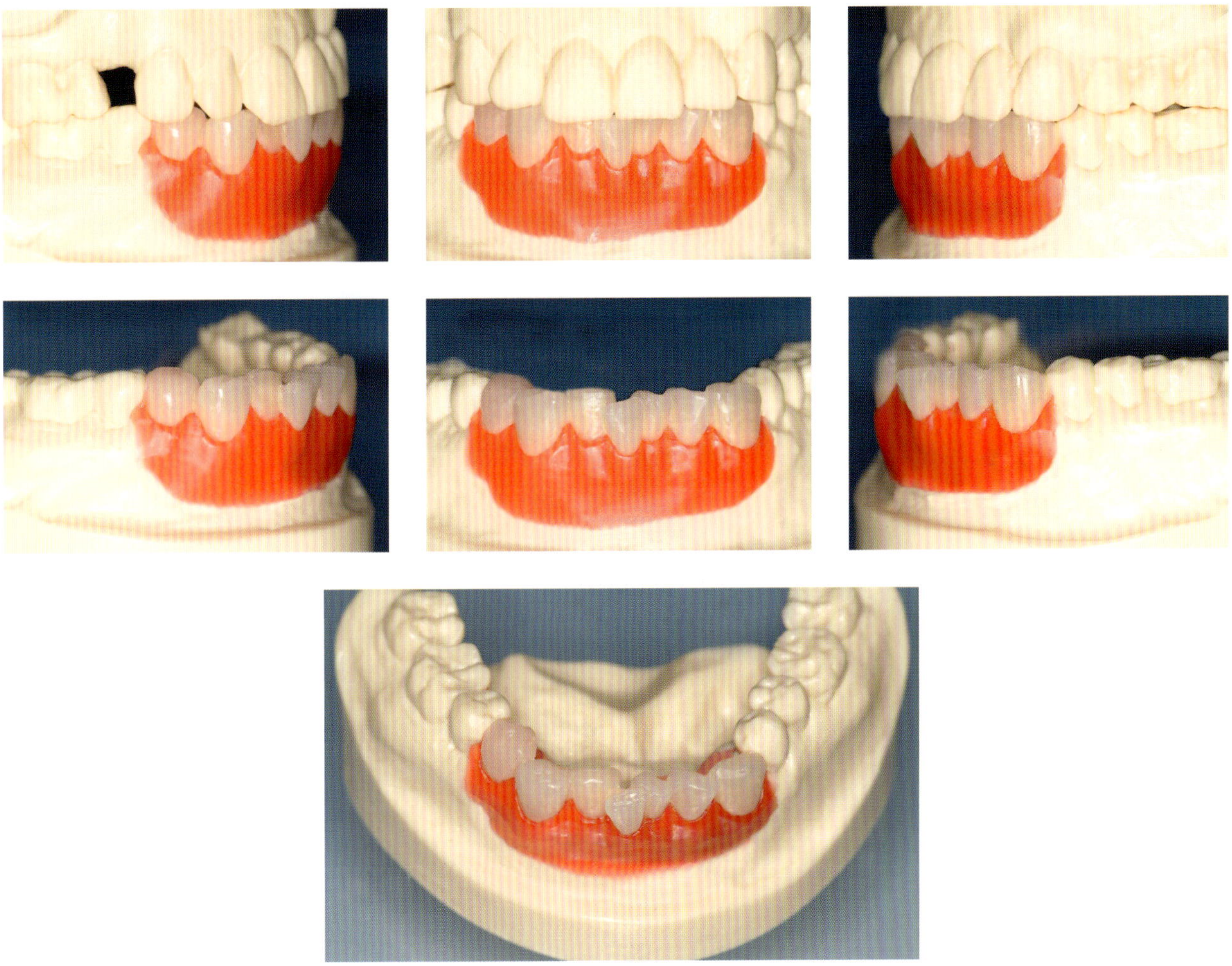

그림 15-3 환자의 요구사항에 맞춰 diagnostic wax up

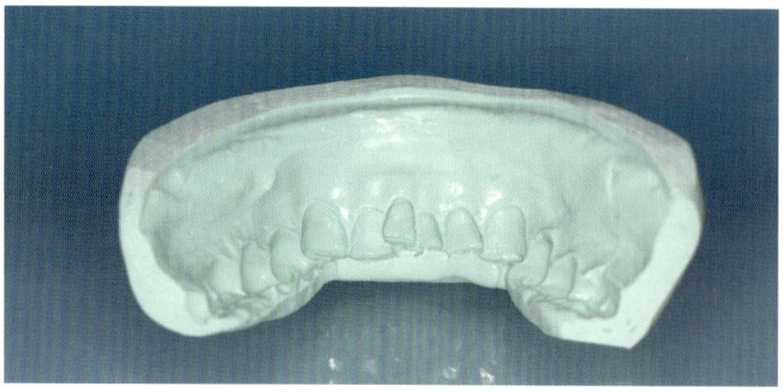

그림 15-4 인상재 putty를 이용하여 index key 제작

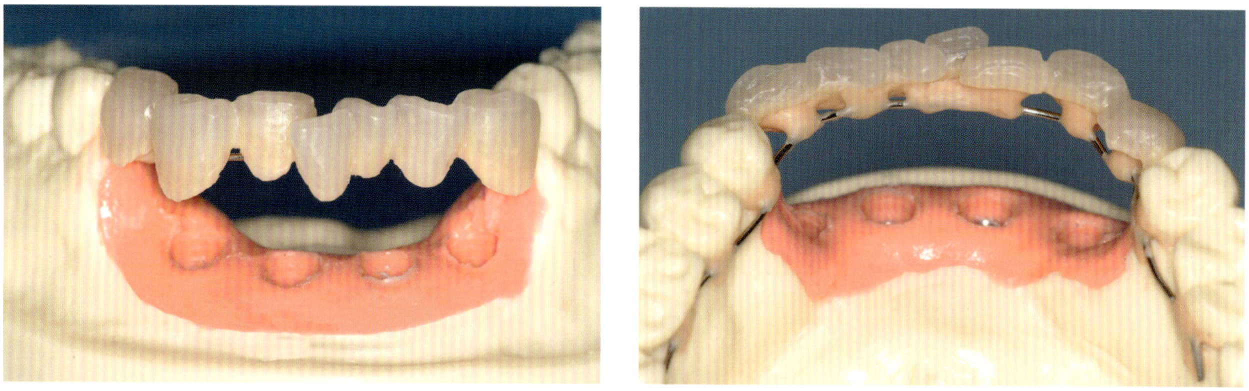

그림 15-5 치관만 남겨두고 점막부위 wax 제거

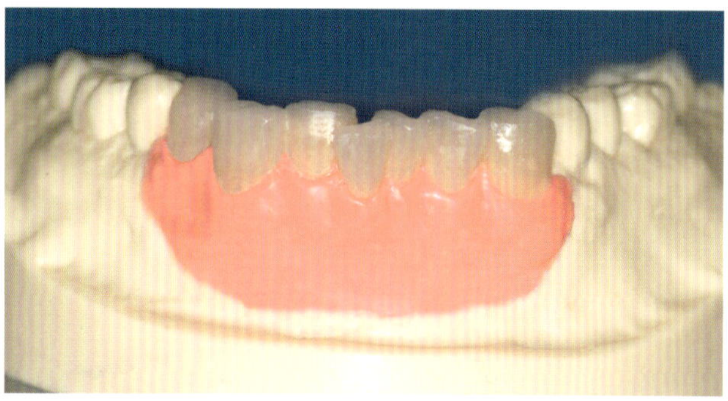

그림 15-6 순면제작시 형태고려를 위해 gum 제작

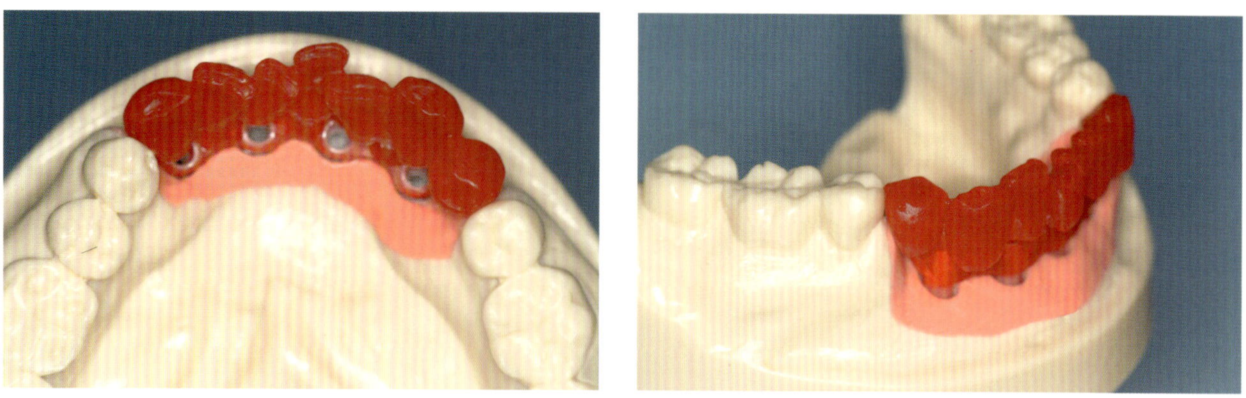

그림 15-7 자가중합레진으로 레진 frame 제작

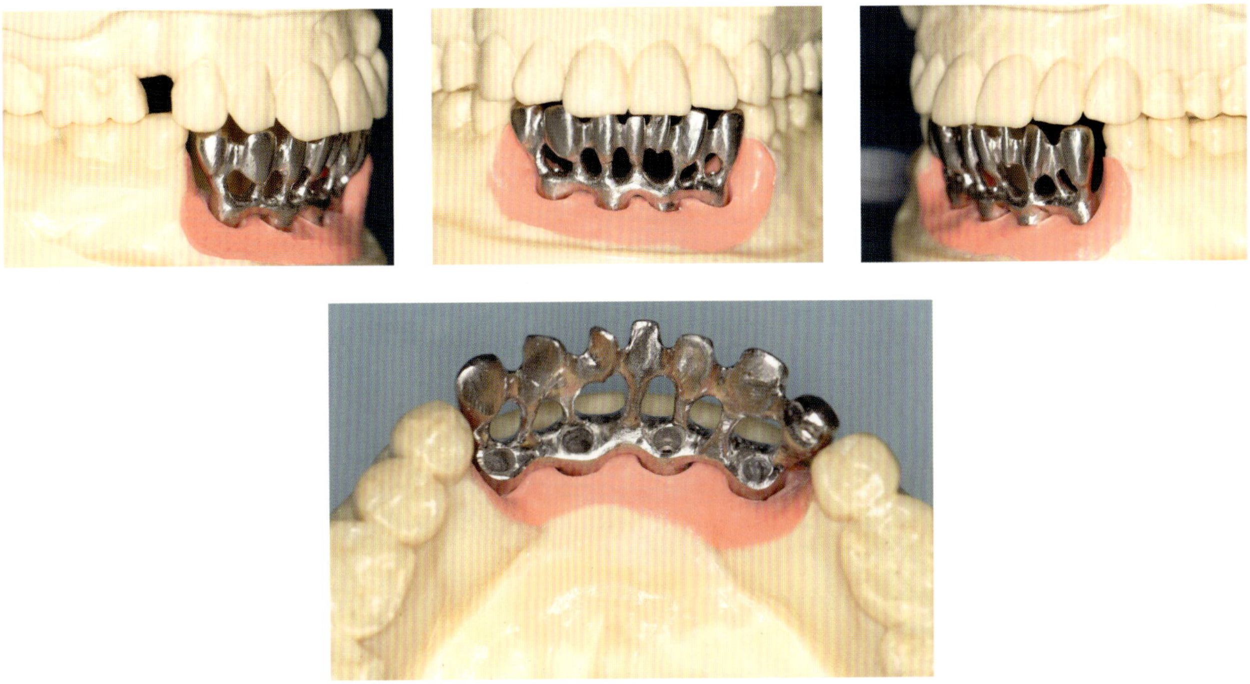

그림 15-8 비귀금속으로 주조하여 작업모형에 시적

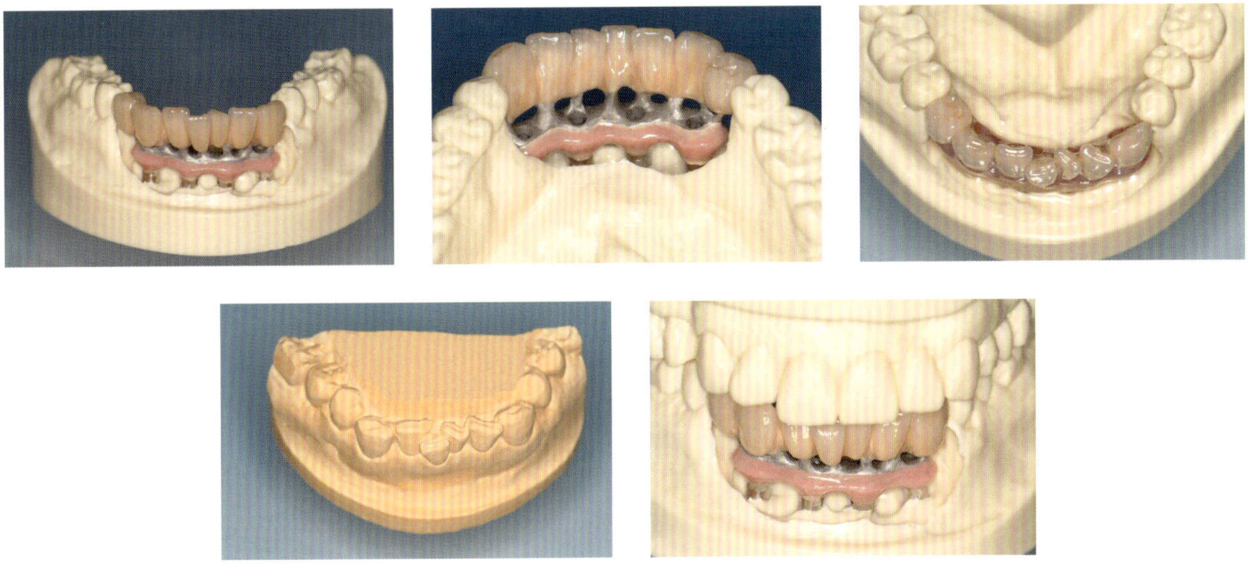

그림 15-9 점막부위와 치관을 ceramic으로 제작하고 index key에 석고를 주입하여 순면 형성시 참고한다.

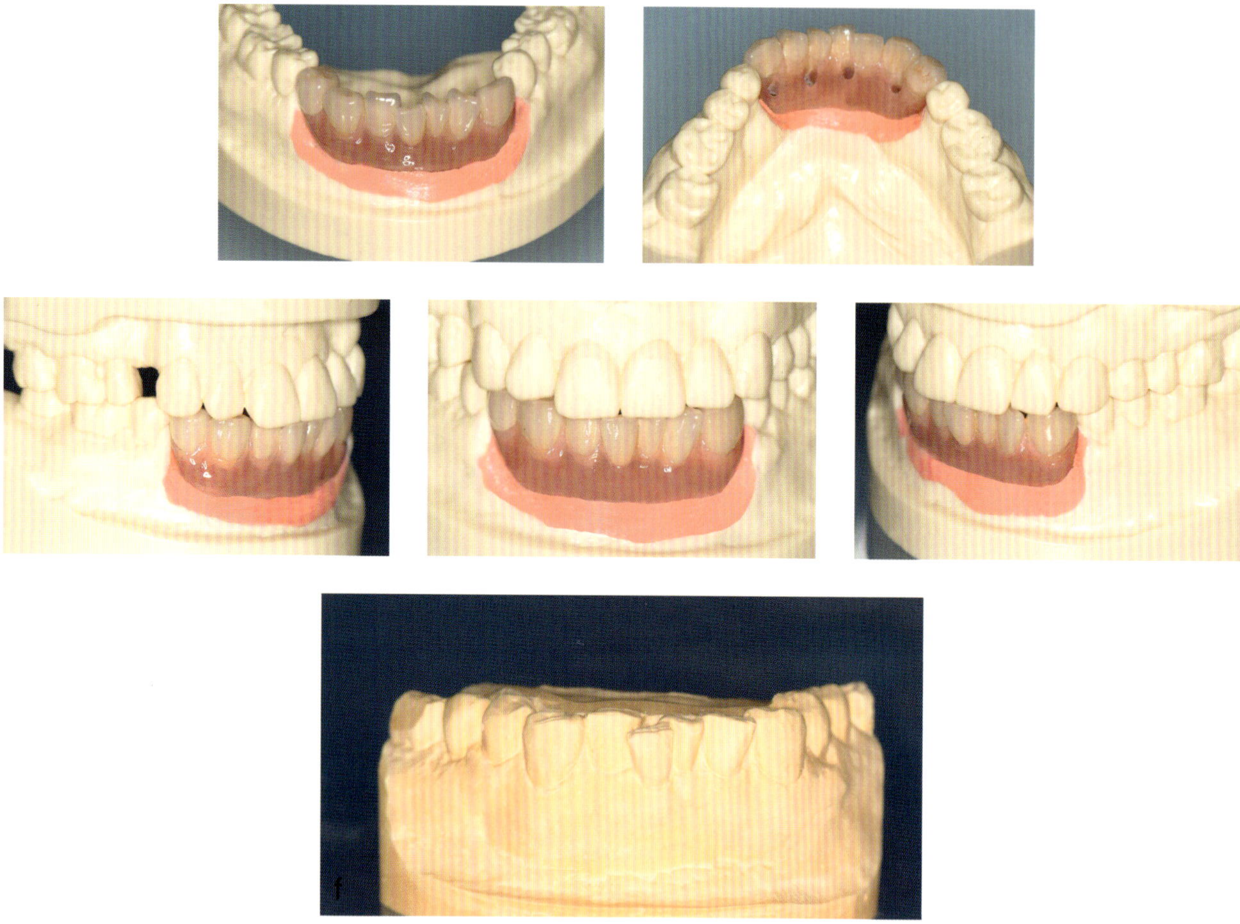

그림 15-10 완성된 상부구조

Ceramic과 의치상 레진을 병합하여 제작하였으며, 레진과 ceramic의 접합부위가 레진의 수축과 팽창으로 인하여 어떠한 문제가 야기되는가를 지켜보는 중이다.

위의 증례를 18장에 electroforming system을 이용하여 제작한 방법을 소개하였다.

2. Spark erosion을 이용한 수동적 적합(passive fit)

치과 implant 치료에서 상부구조와 하부구조의 정밀한 적합이 장기간의 성공적인 골유착을 이끌어내는 데 있어 매우 중요한 부분이라 할 수 있다. Implant 보철의 적합도 증진을 위한 여러 노력들이 많은 어려움을 겪어왔다.

Implant 보철의 적합도 증진을 위해 개발된 전기방전 가공법(Spark Erosion Technique)을 이용한 implant 상부구조물의 제작 방법과 다양한 설계로 새로운 해법을 찾아가는 기공과정이다.

1) Spark Erosion

Spark Erosion, 즉 방전가공은 전기의 물리적인 방법을 이용하여 가공대상 물질의 특정부위를 줄여나감으로써 원하는 형태로 가공하는 것이다. 이는 매우 독특하면서 초정밀한 가공기술로 양극과 음극간의 접촉에 의한 폭발과 같은 충돌현상이다.

방전가공이란 방전을 에너지원으로 하여 이를 적절히 제어하면서, 가공대상물을 변형시켜 원하는 형태로 만드는 가공법으로 양극의 회로를 차단하고 방전열을 식혀주어 깨끗한 방전효과를 얻을 수 있는 액중방전이다.

2) Spark Erosion의 작업원리

Spark Erosion시에 0.05mm의 틈사이로 spark가 초당 250,000회 발생한다. 이로 인해 3,000~5,000℃의 고열이 발생하고, 순간의 고열로 0.01mm의 미세한 침식이 일어나게 된다. 이러한 고열의 침식을 위해 특별한 전해질 용액이 필요하며, 전해질 용액은 보철물의 냉각, 윤활, 회로차단의 역할을 한다.

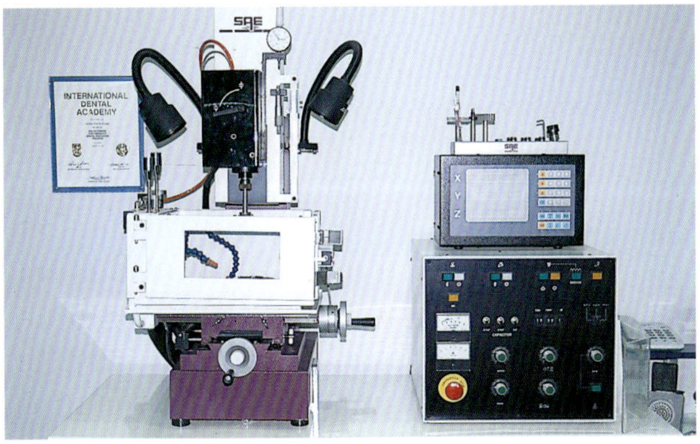

그림 15-11 EDM 2000

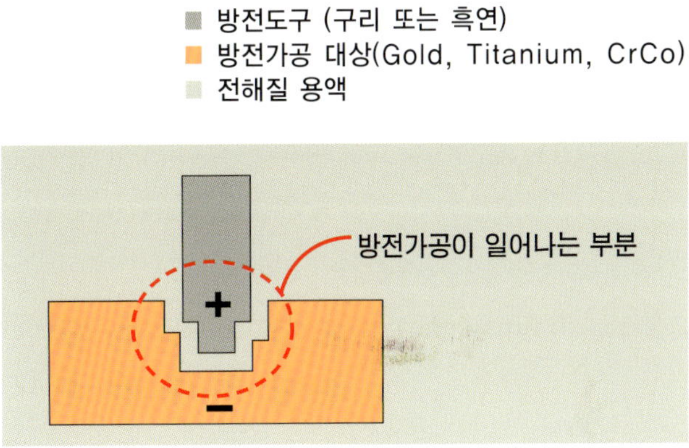

그림 15-12 Spark Erosion 모식도

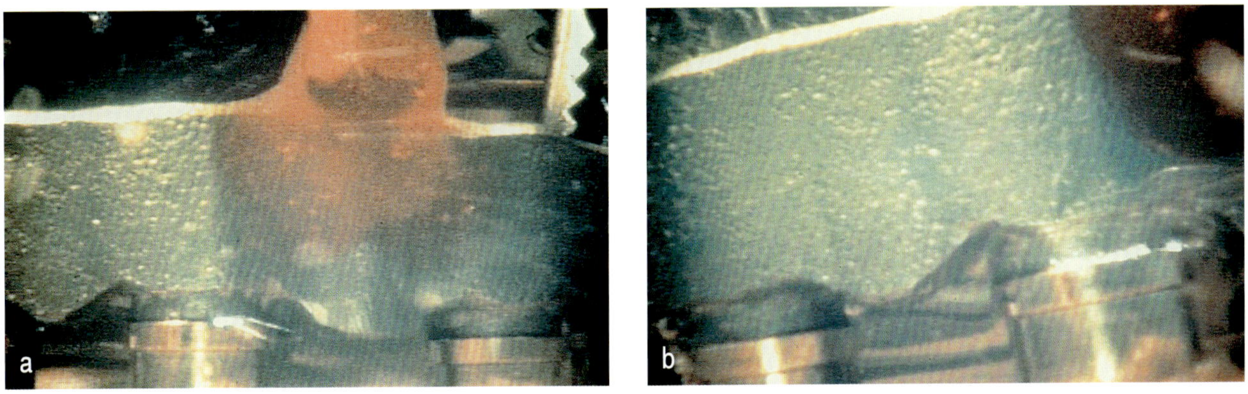

그림 15-13 Casting body의 적합도를 증진시키기 위해 casting body를 전해질 용액 속에서 spark erosion하는 과정(a)으로 abutment 주변에서 spark가 튀고 있다(b).

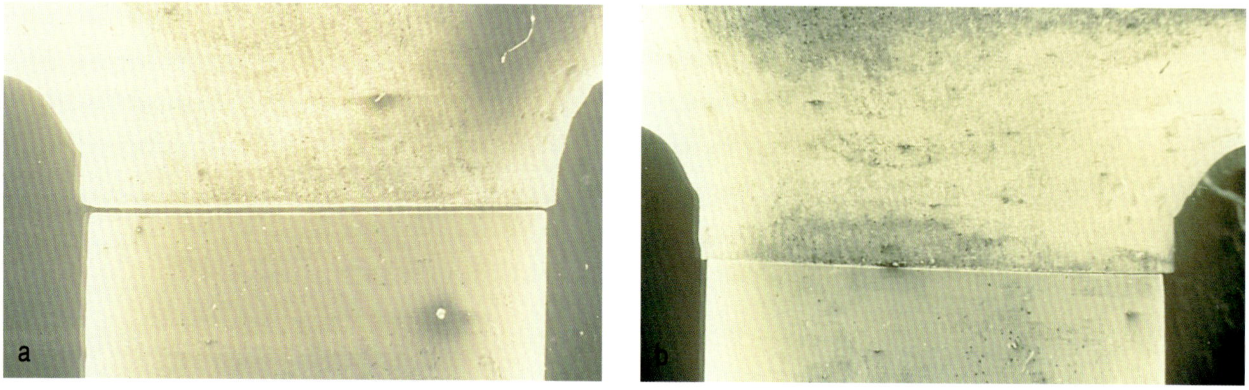

그림 15-14　Erosion 시행 전(a)과 후(b)

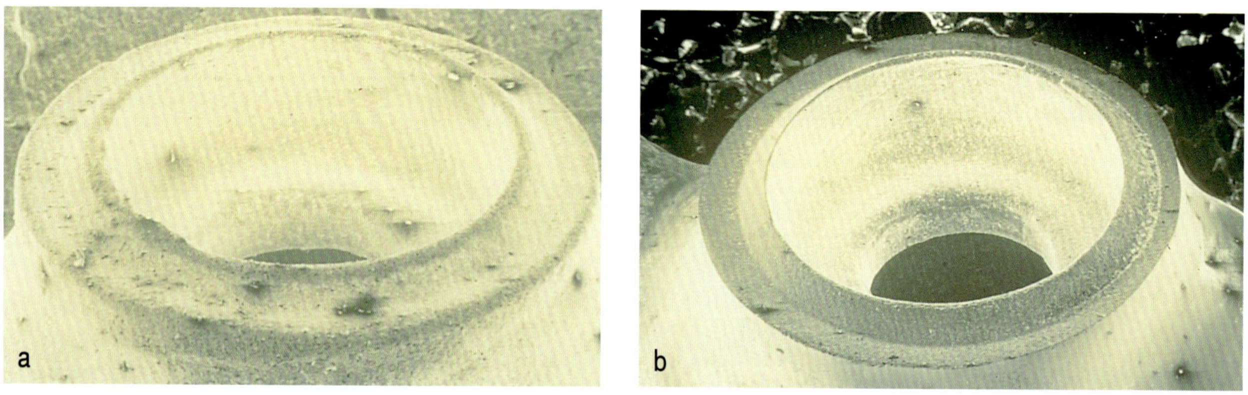

그림 15-15　Erosion전의 casting body 저면(a)과 erosion이 끝난 상태의 저면. 10μm 이내의 적합도를 보인다(b).

3. Fully bone anchored ceramic bridge

3 unit bridge를 비 귀금속의 one piece로 주조하여 정확한 접합이 이루어질 수 있도록 제작하는 방식이다.

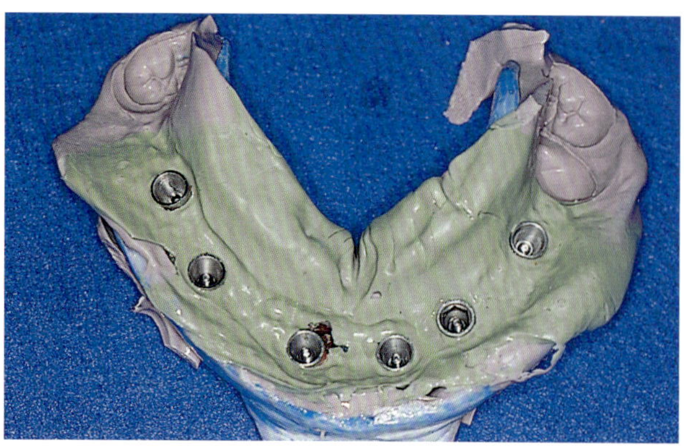

그림 15-16　인상채득

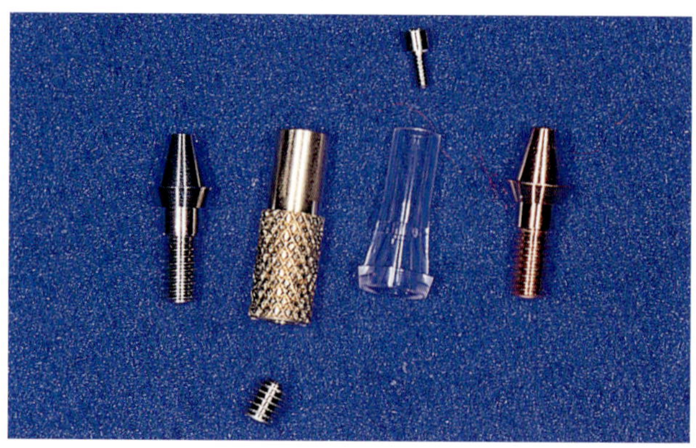

그림 15-17　Spark erosion을 위한 SECOTEC system의 구성품.

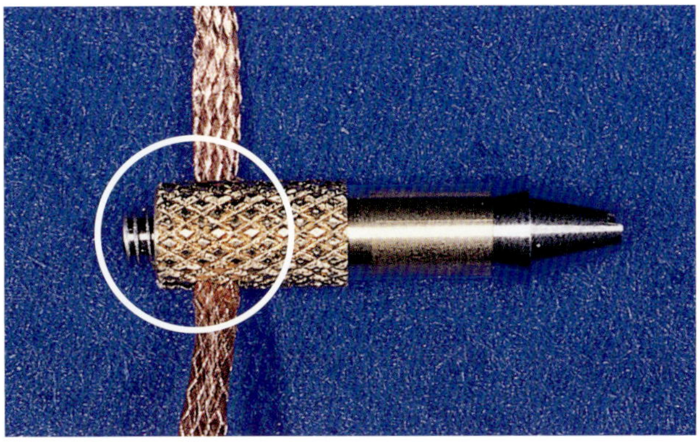

그림 15-18 Implant replica를 model shell에 결합하여 전기줄을 연결하여 나사로 고정해 놓는다. 하단의 작은 나사는 전기선을 넣고 잠글 수 있도록 제작되어 있다.

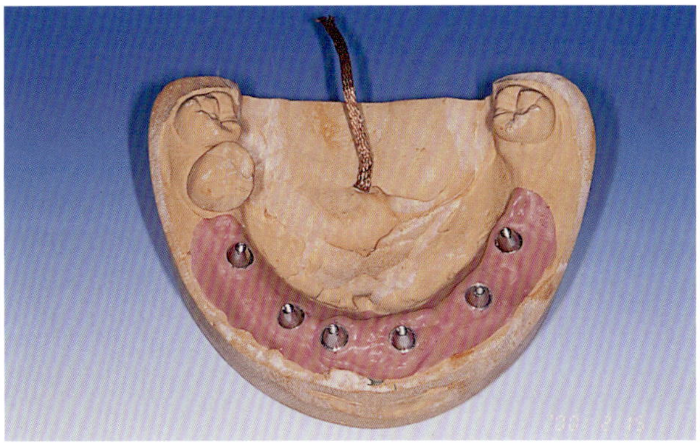

그림 15-19 모든 abutment가 전기선으로 연결되어 완성된 작업모형. Soft tissue를 충분히 연장해야 spark erosion과정에서 framework이 모형에 닿지 않게 된다.

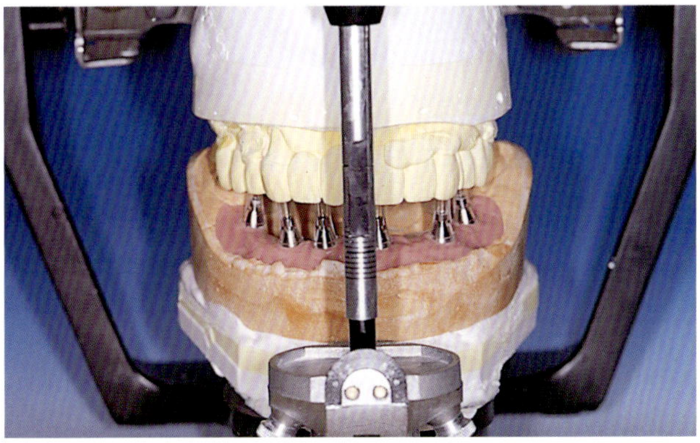

그림 15-20 교합기에 mounting된 상태

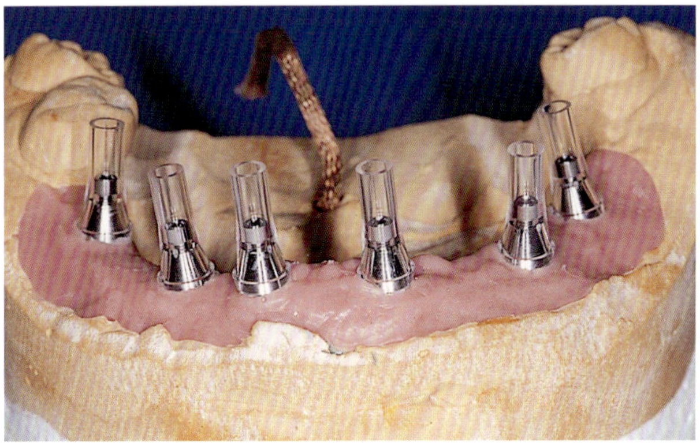

그림 15-21 작업모형상에서 plastic waxing sleeve를 abutment에 결합한다.

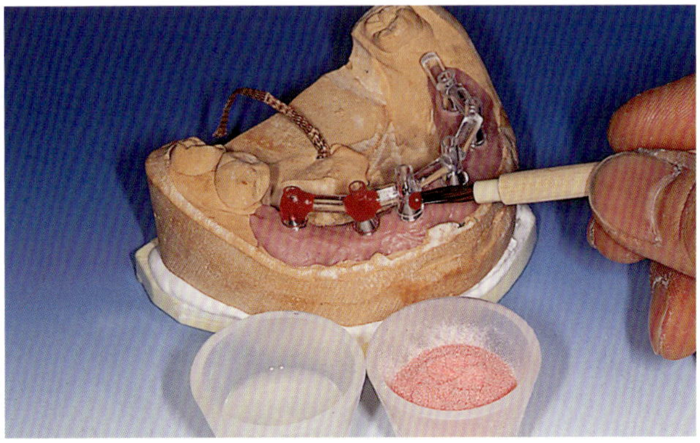

그림 15-22 변형을 줄이기 위해 cylinder 사이에도 plastic sprue를 이용하여 레진의 양을 줄인다.

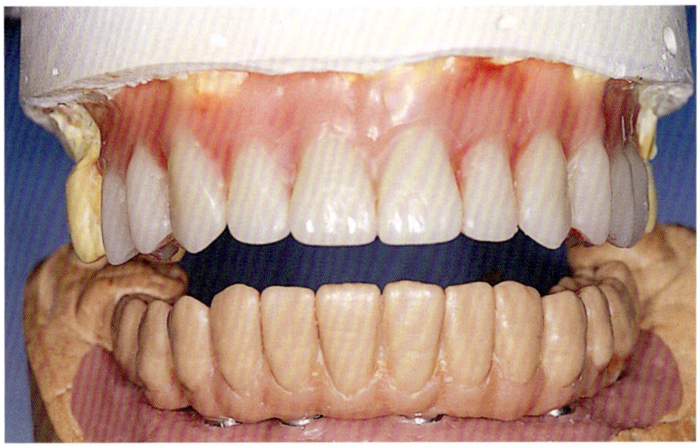

그림 15-23 Diagnostic 왁스업을 하여 최종 보철물의 형태를 설계한다.

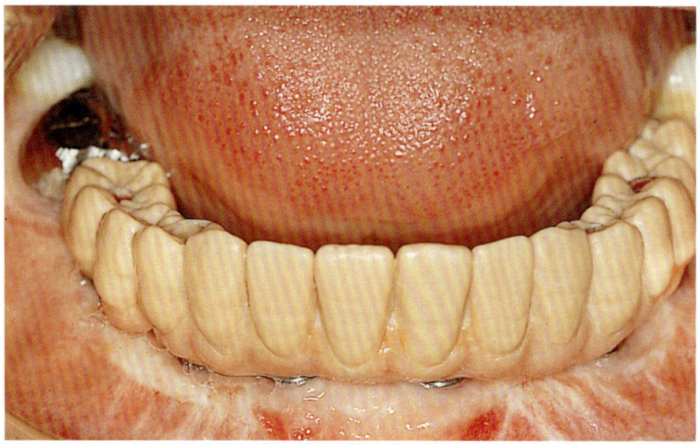

그림 15-24 구강내에 시적된 diagnostic wax up. 이때 VD와 심미, 발음 등이 check 되어야 한다.

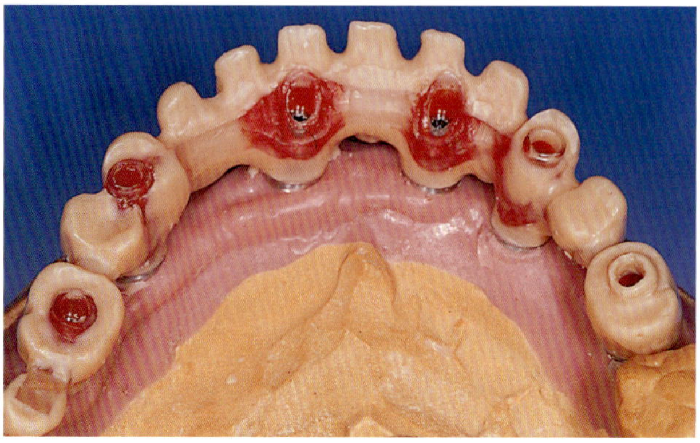

그림 15-25 Silicone index를 이용하여 cut back하고 framework를 완성하여 매몰과 주조를 실시한다.

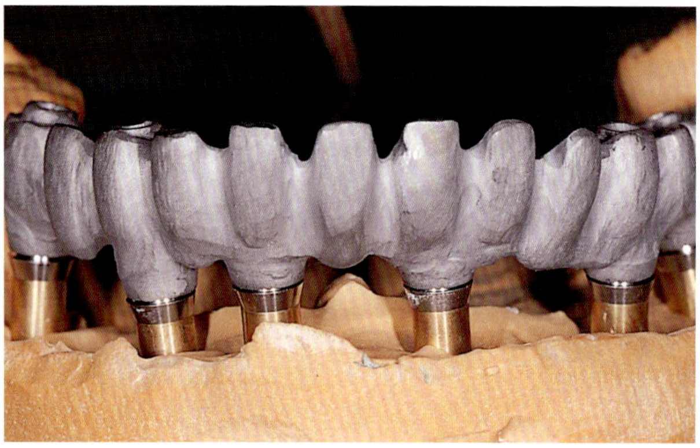

그림 15-26 주조체가 작업모형에서 적합도가 현저히 떨어진 것을 볼 수 있다.

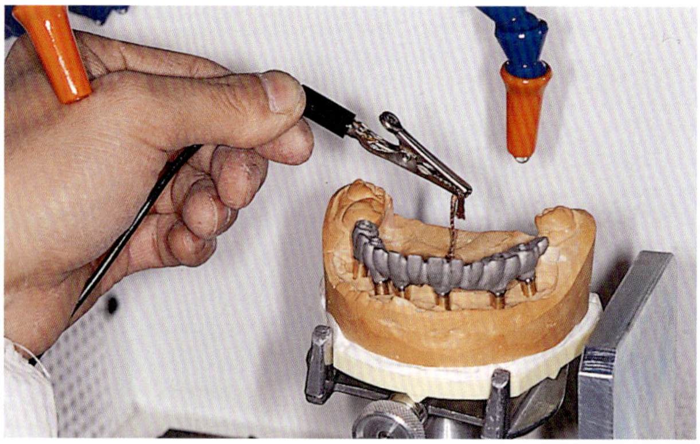

그림 15-27 작업모형을 spark erosion machine에 올리고 작업모형의 전기줄에 "+"전극을 연결한다.

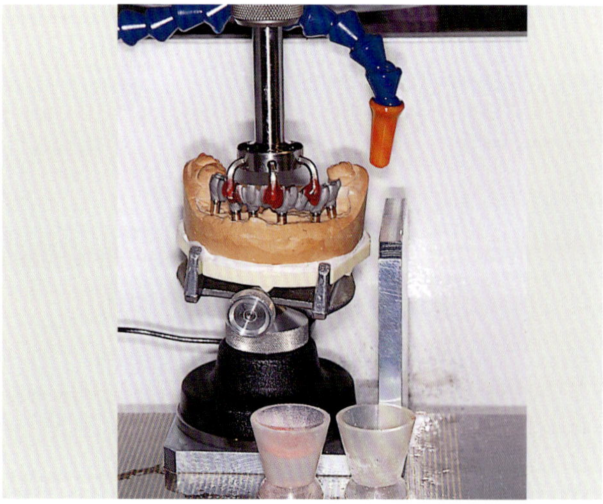

그림 15-28 Framework을 rotation arm에 연결하여 모형에서 들어올릴 준비를 한다. 이때 framework은 "–" 전극을 연결한다.

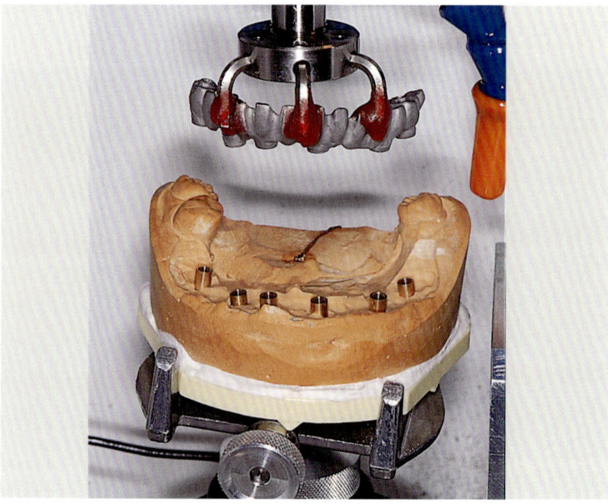

그림 15-29 Abutment를 제거한 상태. Model shell의 경계 부분이 stone에서 명확하게 노출되어져야 한다.

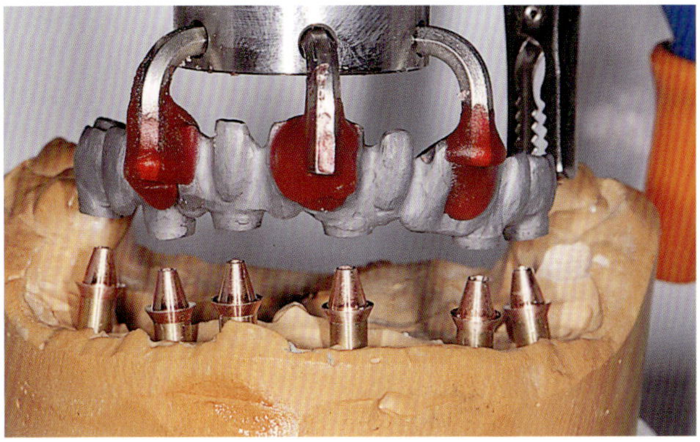

그림 15-30 Electrode를 analog에 결합한다. 이때 torque wrench를 이용해 20Ncm의 힘으로 결합시킨다.

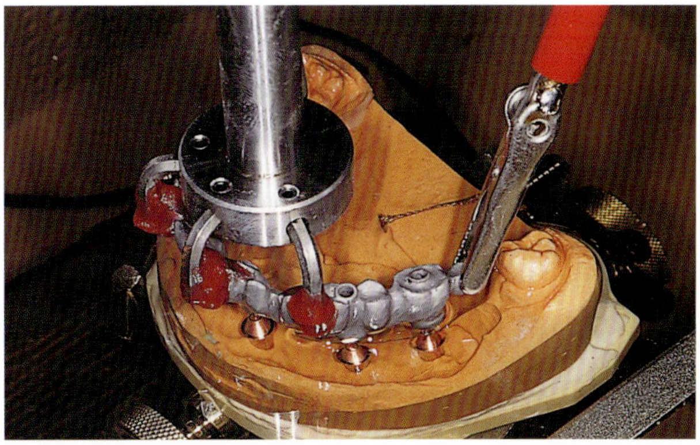

그림 15-31 전해질 용액을 탱크에 가득 채우고 전기를 통하게 해서 spark erosion을 실시한다.

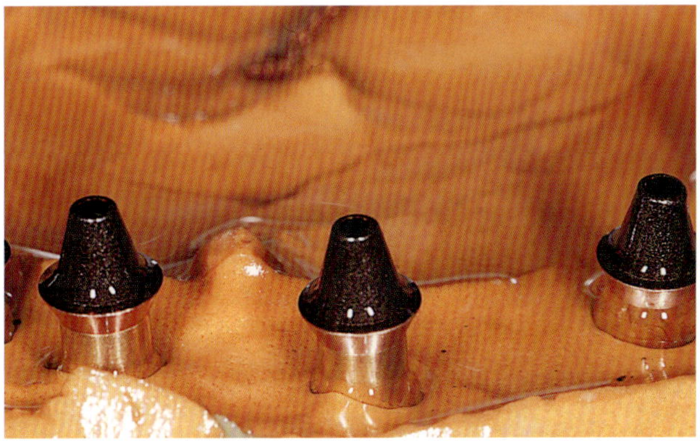

그림 15-32 Electrode가 손상되면 그 정확도가 떨어지게 되므로 Cr-Co과 티타늄은 세 차례에 걸쳐 spark erosion을 한다.

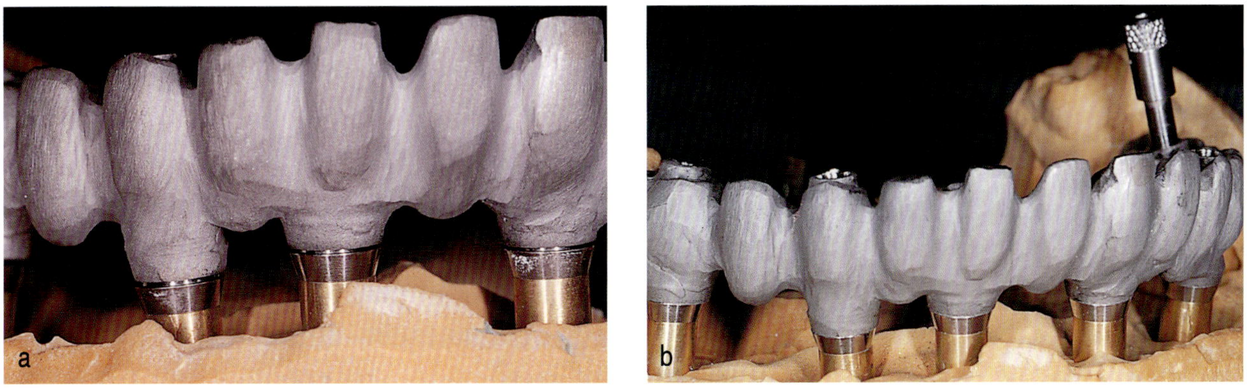

그림 15-33 Spark erosion 후 one screw test를 실시해서 passive fit을 측정한다. Spark erosion 실시 전의 상태(a)와 실시 후의 상태(b)를 비교해 보면 적합상태가 변화되었음을 알 수 있다.

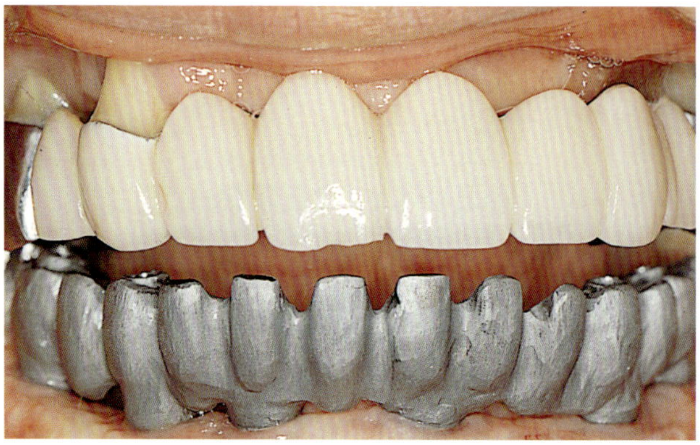

그림 15-34 구강내에서 framework을 시적. One screw test를 통해 passive fit을
확인한다.

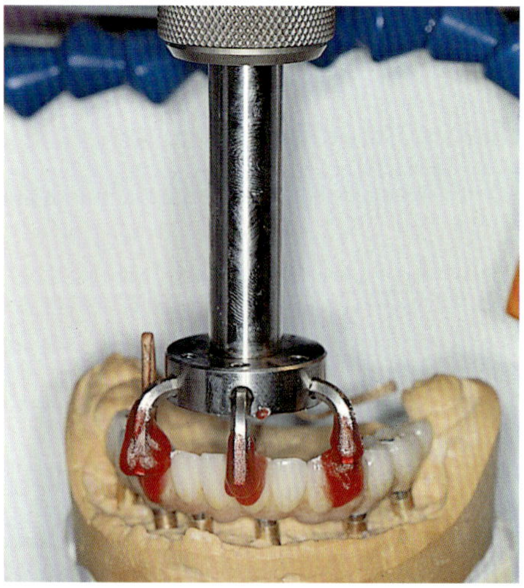

그림 15-35 완성된 보철물에 다시 한번 spark erosion을 실시하여 적합도를 높여주는 동시에 산화막을 제거해 준다.

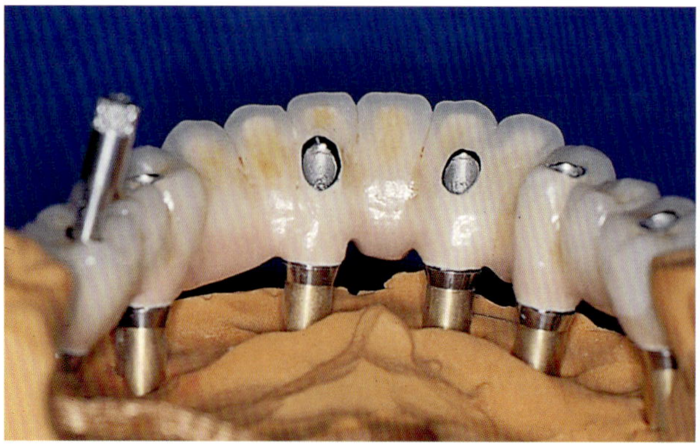

그림 15-36 마지막 one screw test를 통해서 passive fit을 확인한다.

4. Partially bone anchored ceramic bridge

정중선을 중심으로 매식체가 좌우 대칭되어 arch를 그리며 형성되어 있다. 이러한 증례에서는 제작과정 중 물리적인 변화가 크다. 비 귀금속을 이용하여 상부구조를 제작하는 방식이다.

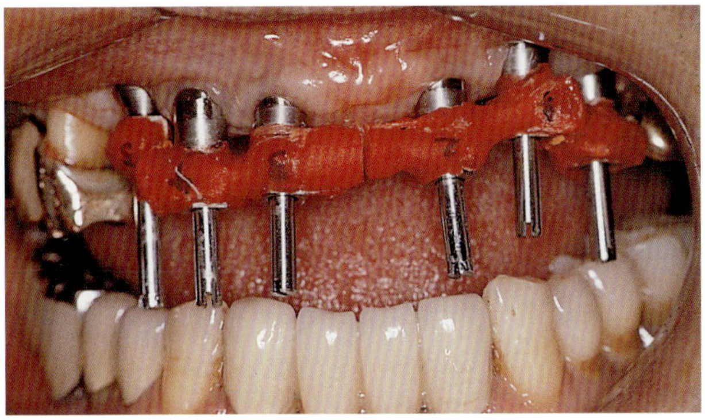

그림 15-37 인상채득

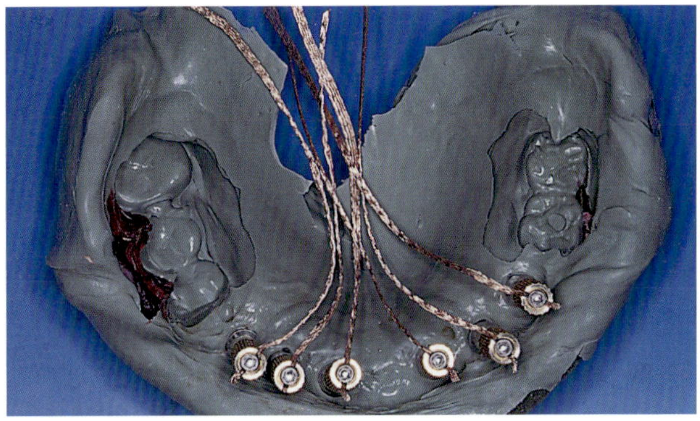

그림 15-38 Lab analog에 전기선을 연결한 상태. 전력 양의 차이를 보일 우려가 있어서 모든 analog에 전기선을 연결하여 하나로 묶는다.

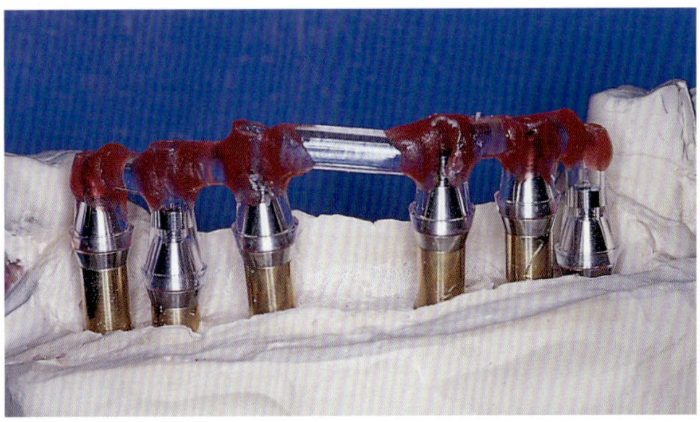

그림 15-39 Plastic burn out cylinder를 이용하여 왁스업, 패턴 레진의 물리적 변화를 최소화하기 위해 연결부는 plastic sprue를 이용한다.

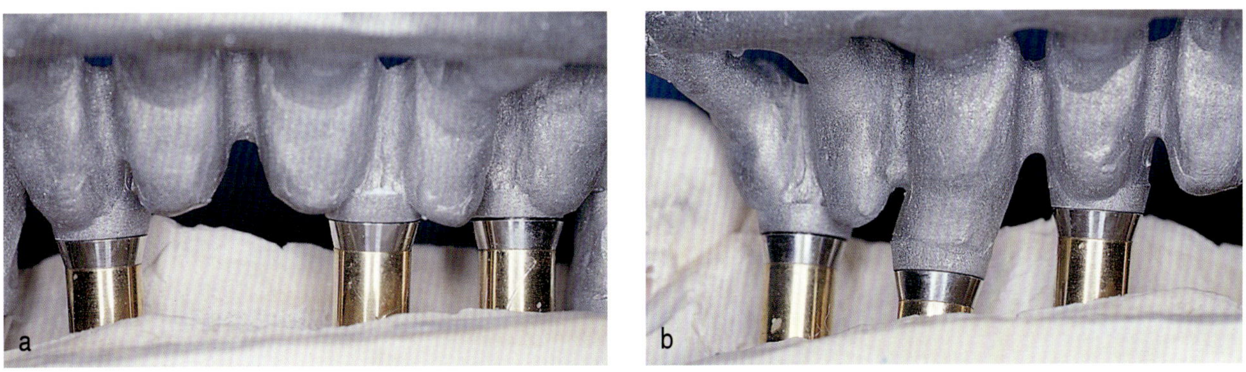

그림 15-40 Casting body가 부적절한 접합을 보이고 있다.

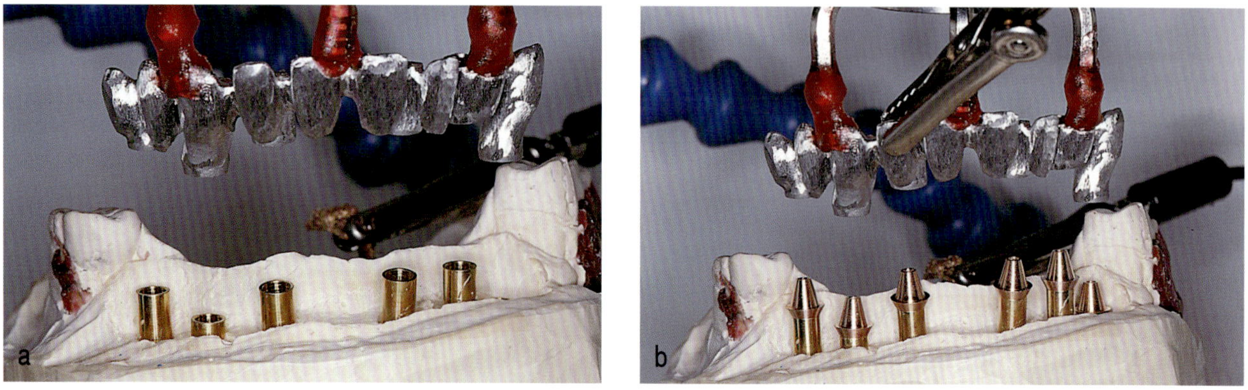

그림 15-41 Lab analog의 높낮이가 불규칙하다. 이러한 경우 passive fit을 얻기란 더욱 어렵다(a). Estheticone implant replica를 빼내고 implant electrode를 torque wrench를 이용해 20Ncm의 힘으로 잠근다. Tank에 전해질 용액을 가득 채우고 casting body에는 "–"전극을, 모형의 implant electrode에는 전선을 통해 "+"전극을 연결한 후 (b) spark erosion을 실시한다.

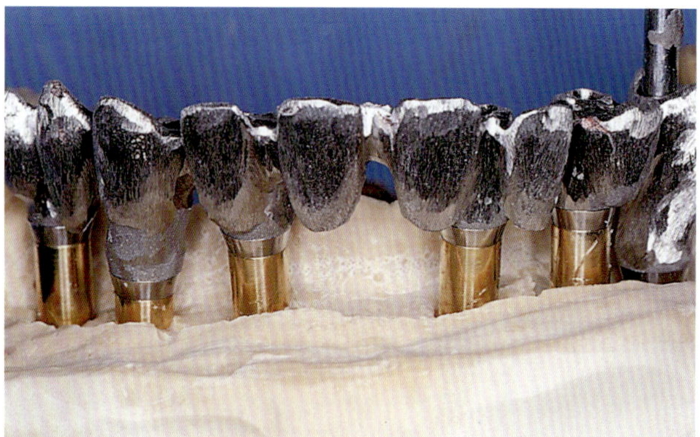

그림 15-42 1차 spark erosion이 끝난 상태. One screw test를 실시한 결과 정확한 접합을 보이고 있다.

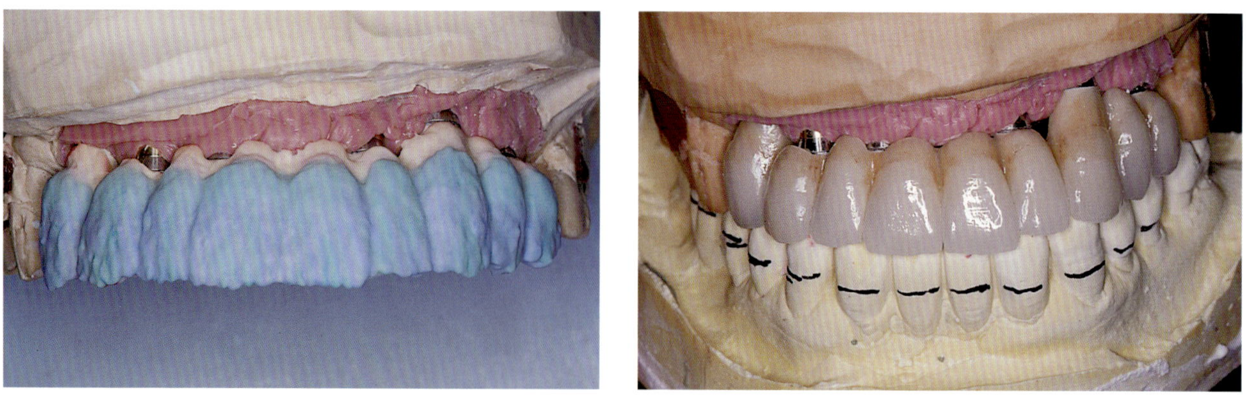

그림 15-43 완성된 ceramic bridge

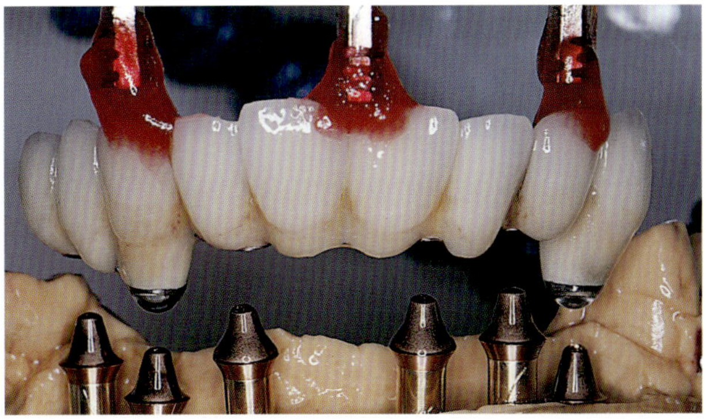

그림 15-44 Glazing까지 완성된 최종수복물을 다시 한번 spark erosion한다. 이러한 과정을 통해 보철물 내면의 산화막을 제거하고 더욱 passive한 fit을 얻을 수 있게 된다.

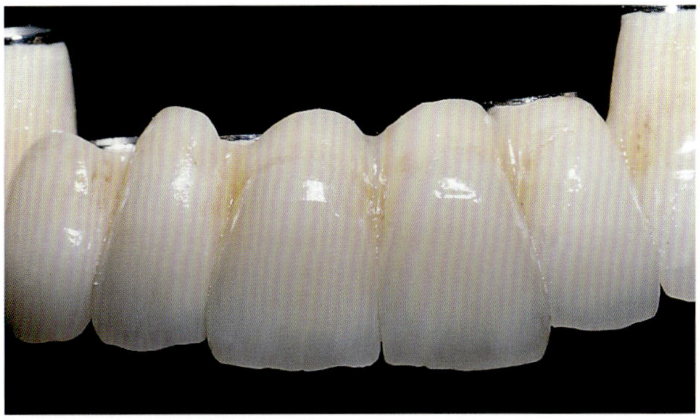

그림 15-45 완성된 implant ceramic bridge

5. Fully bone anchored hybrid denture 제작

전방영역에 식립된 매식체를 이용하여 hybrid denture type을 제작하는 방식이다.

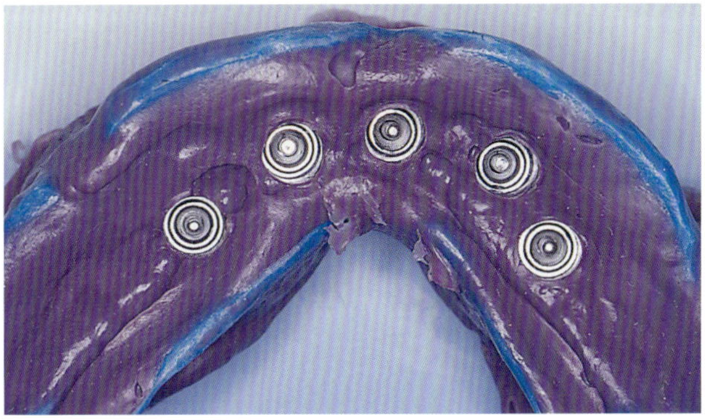

그림 15-46 인상채득

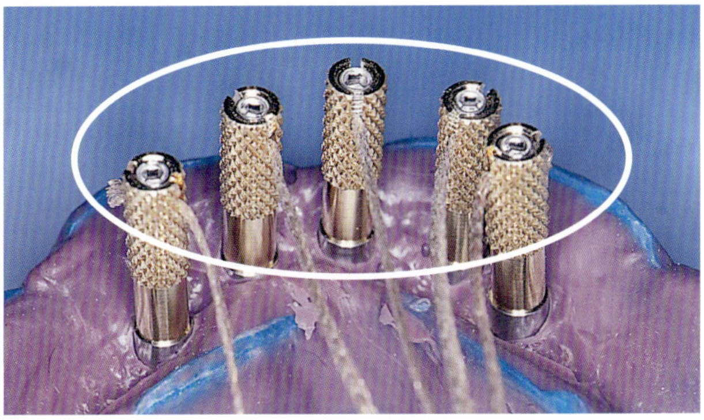

그림 15-47 abutment와 model shell을 연결하여 인상체에 결합한 후 전기선을 넣어 고정한다.

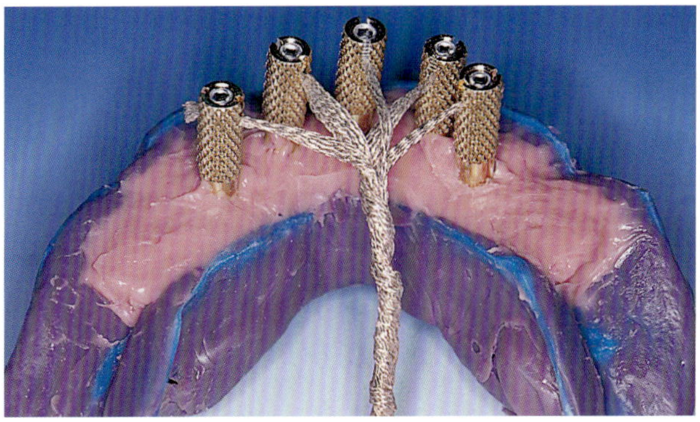

그림 15-48 전기선을 하나로 묶어놓고 soft tissue를 주입한다.

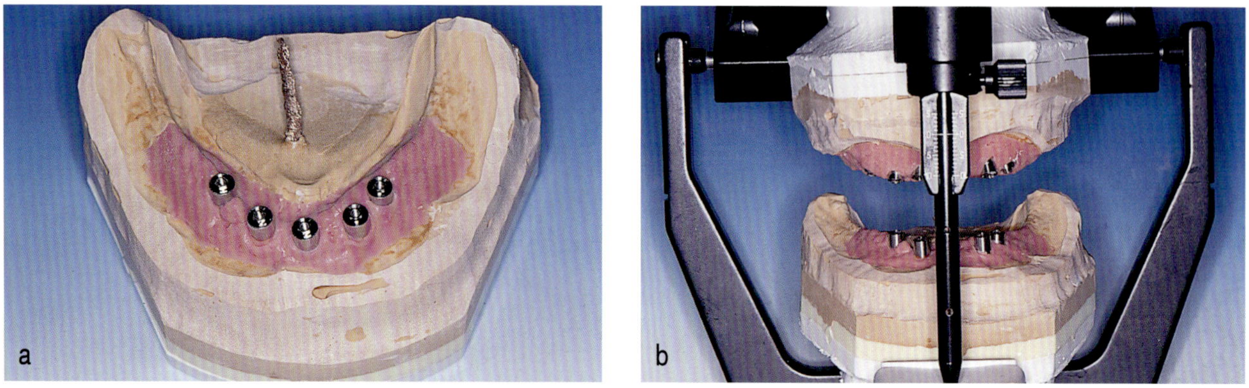
그림 15-49 작업모형(a)과 교합기에 mounting된 상태(b).

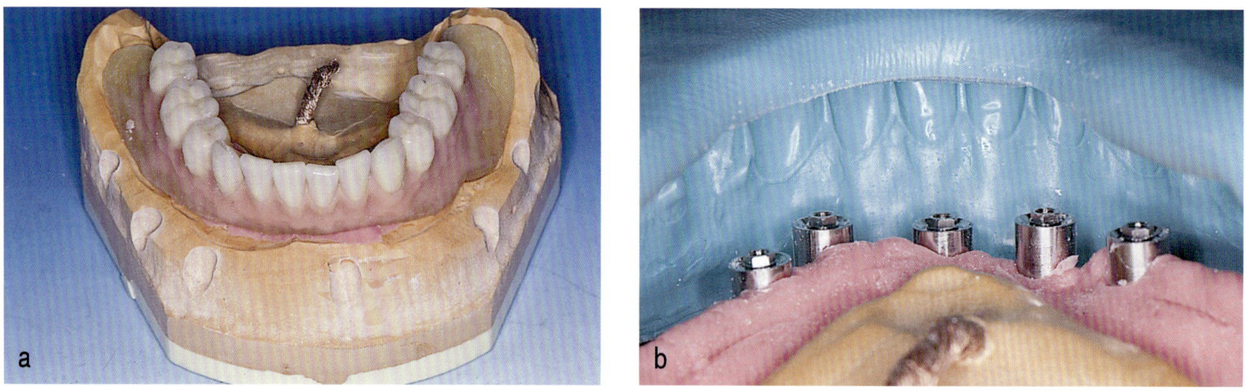
그림 15-50 치아 배열 후(a) putty index를 제작한다(b).

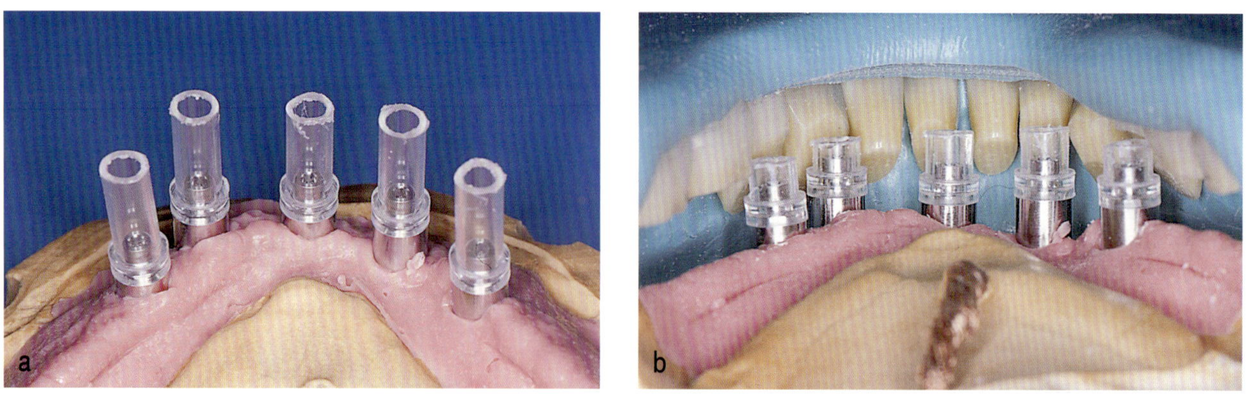
그림 15-51 Plastic waxing sleeve(a)와 putty index를 이용하여 framework을 설계한다(b).

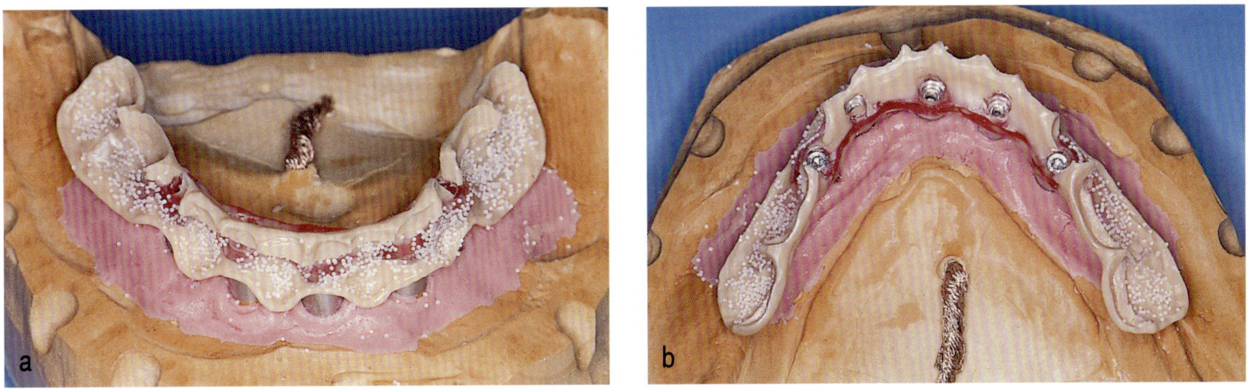

그림 15-52 이때 framework은 “L”자 형태로 frame의 강도와 치아의 유지력을 보강해 주어야 한다. 이를 위해서는 반드시 index에 치아를 끼워놓은 상태로 wax up을 해야 한다. 순면(a), 설면(b)

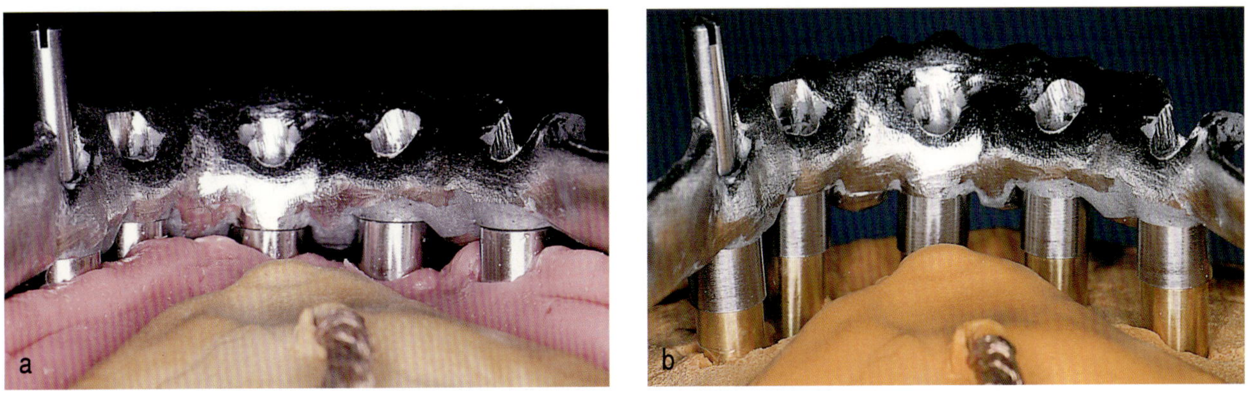

그림 15-53 Spark erosion 실시 전의 미세한 gap(a)을 실시 후 완전히 없앤 상태(b)

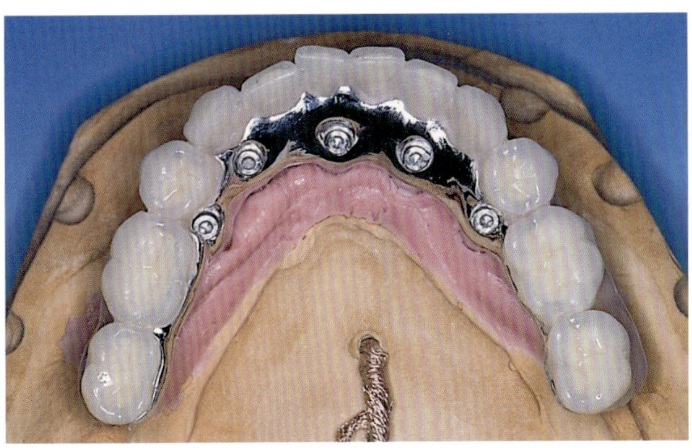

그림 15-54 완성된 framework에 index를 이용하여 치아배열을 실시한다.

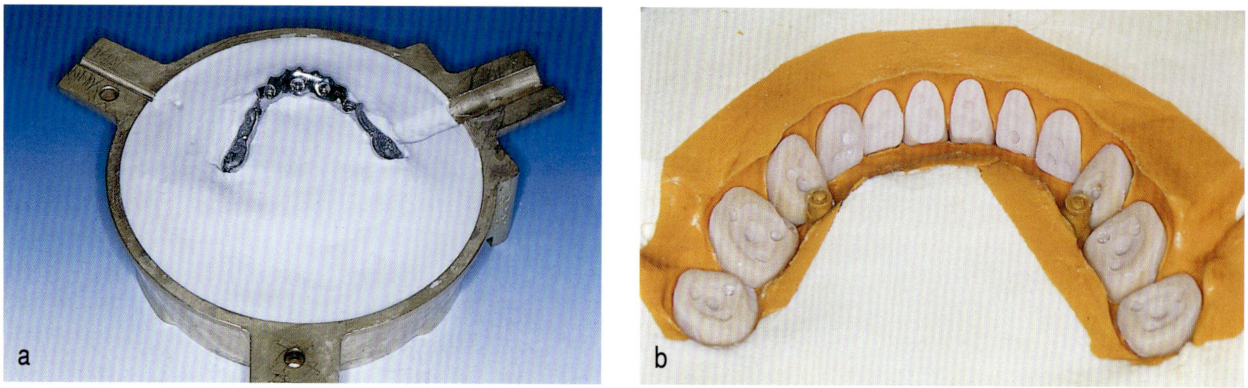

그림 15-55 Injection type으로 curing시(a) 자연스러운 잇몸의 형태를 재현하기 위해 잇몸부분을 putty로 1차 매몰한다(b).

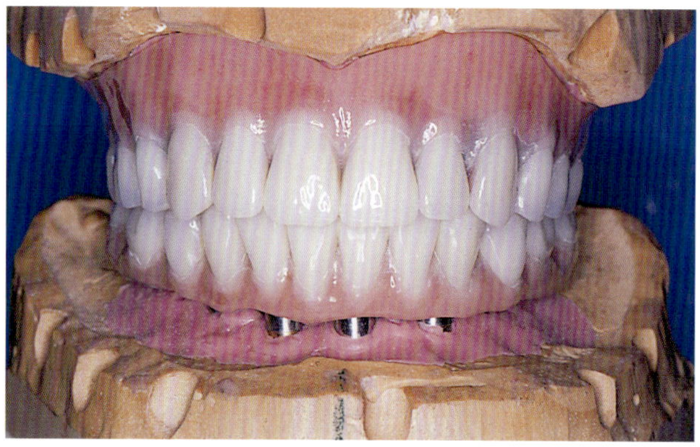

그림 15-56 완성된 의치.

상하악 무치악에서 상악에는 6개의 fixture를 식립하고 bar joint를 제작하여 유지와 지지를 얻어 가철성 개개의 치료 제작하는 하악을 5개의 fixture를 식립하여 나사고정 hybrid bridge로 제작한 증례이다.

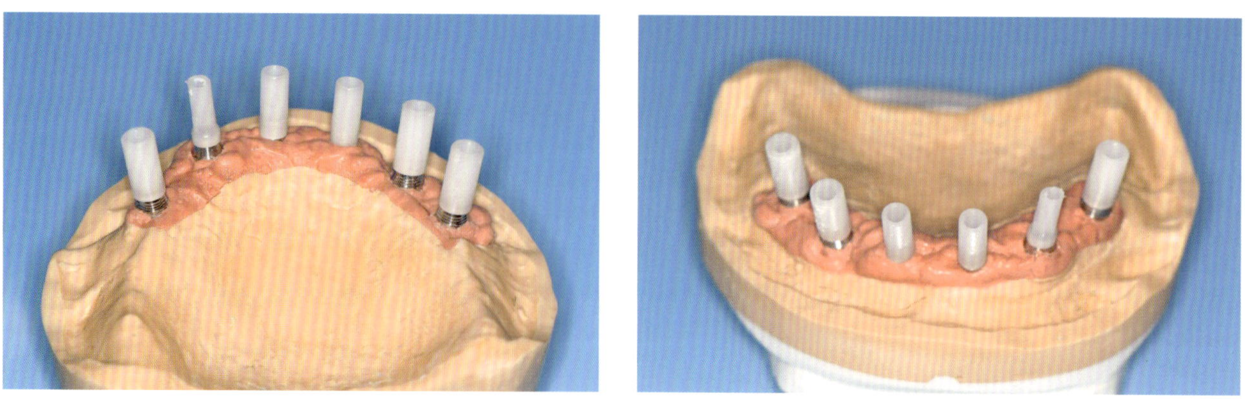

그림 15-57 상악 작업모형에 cylinder 체결

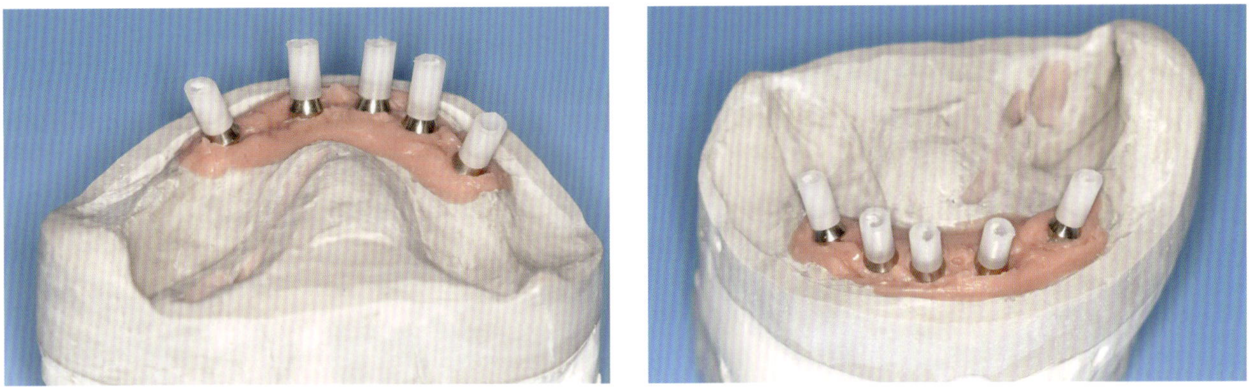

그림 15-58 하악 작업모형에 cylinder 체결

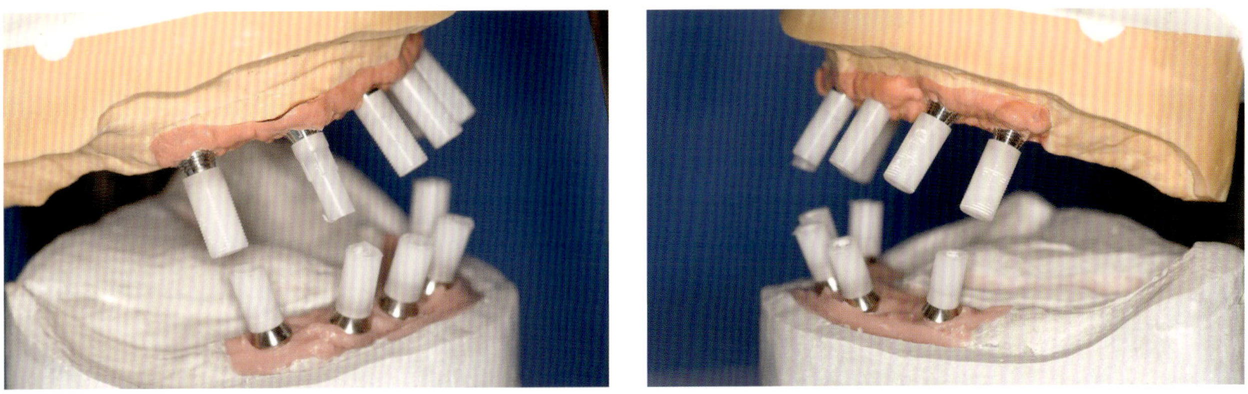

그림 15-59 교합기에 부착

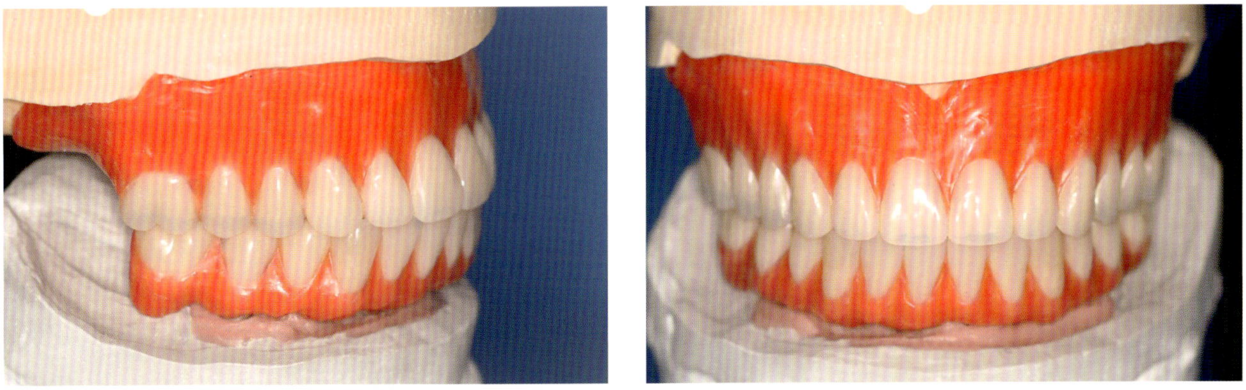

그림 15-60 인공치아 배열

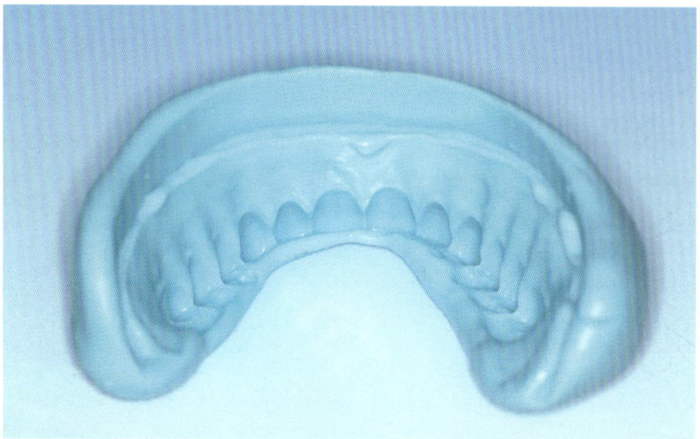

그림 15-61 putty 인상제를 이용하여 index제작

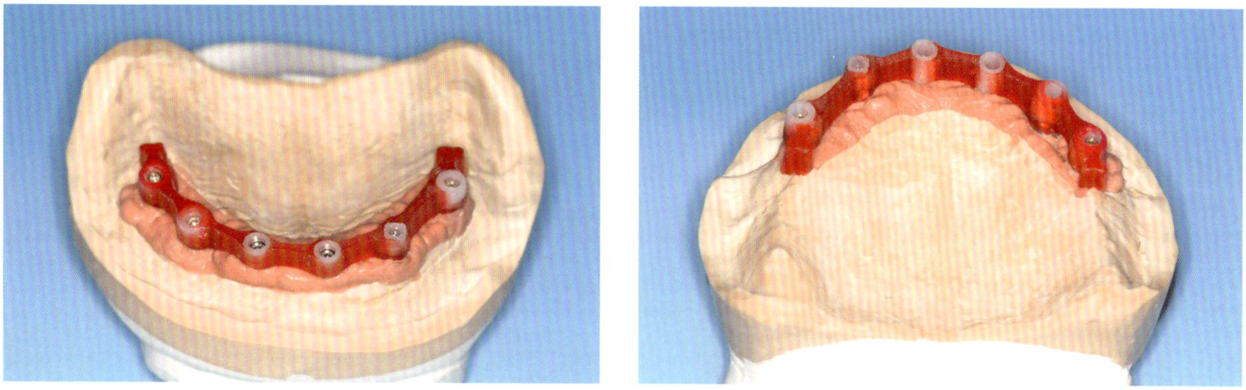

그림 15-62 자가중합레진을 이용하여 joint를 형성하고 2°로 밀링

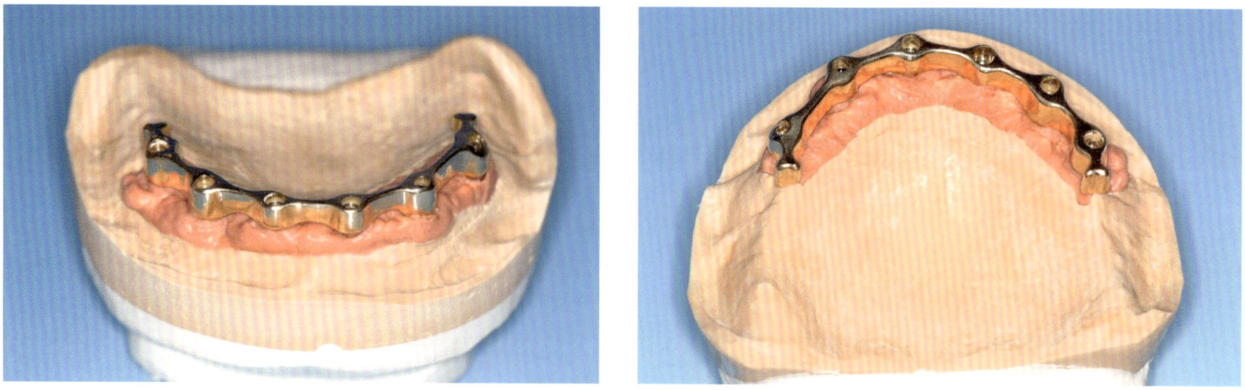

그림 15-63 상악 bar joint 완성. 이때에도 bar는 2°로 밀링한다.

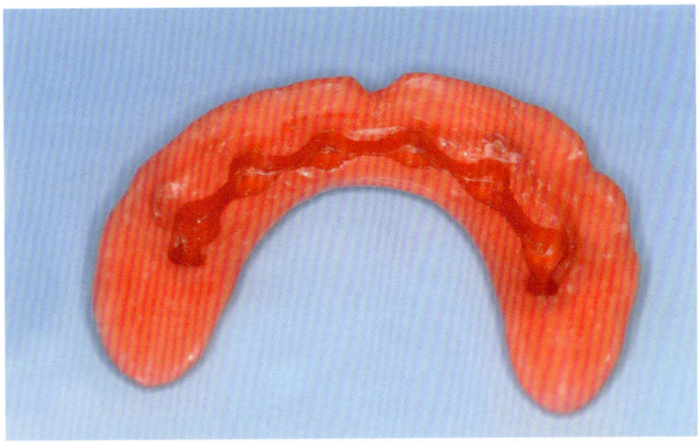

그림 15-64 구강내 시적할 때 유지력 증가를 위해 자가중합레진으로 rider를 제작한다.

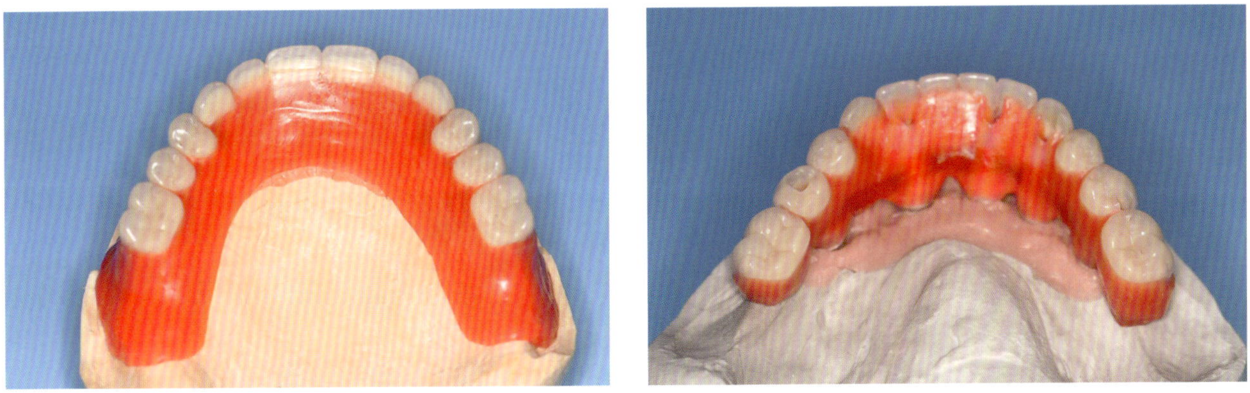

그림 15-65 상하악 인공치아 배열

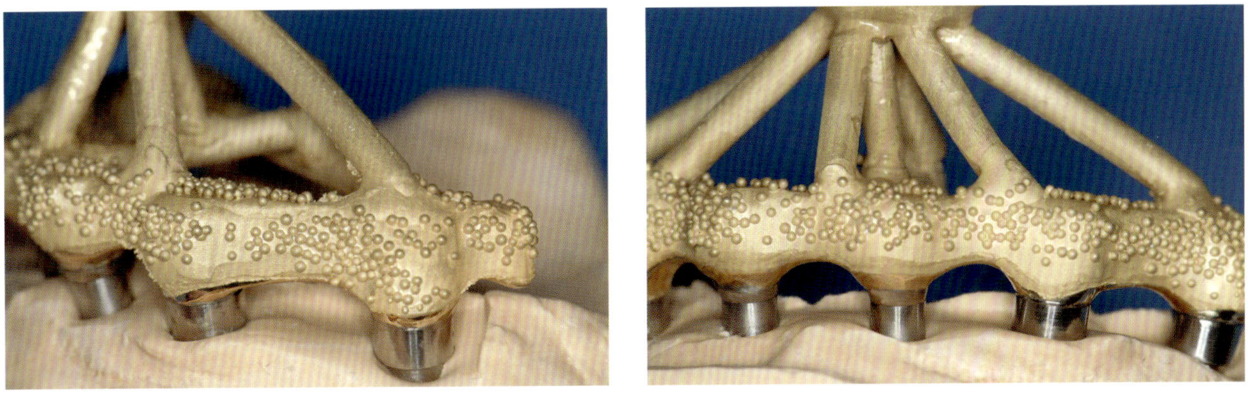

그림 15-66 Rider 제작

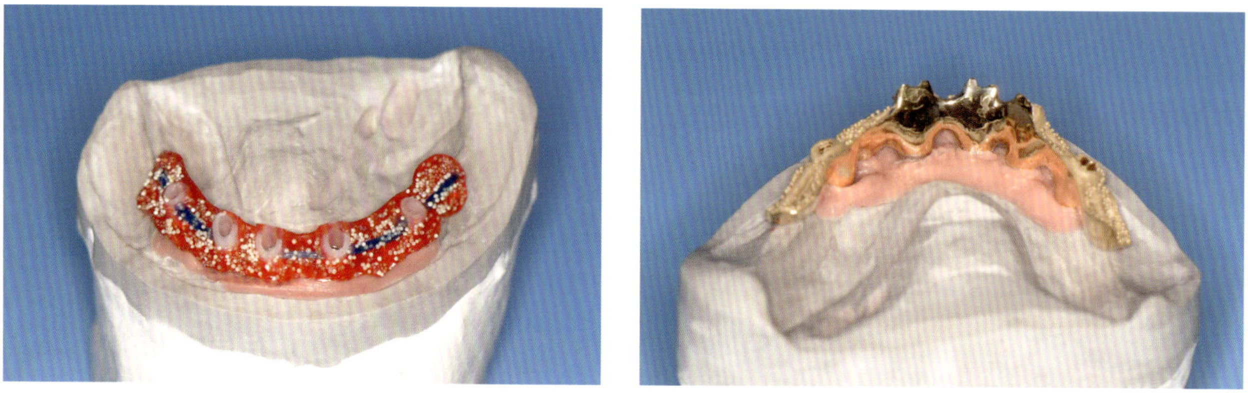

그림 15-67 하악 bridge frame 제작

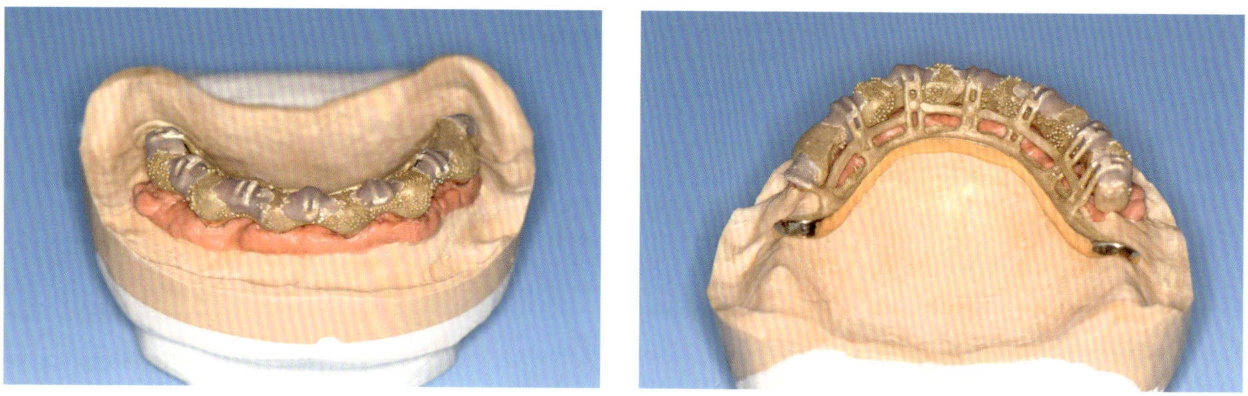

그림 15-68 상악 rider에 frame 부착

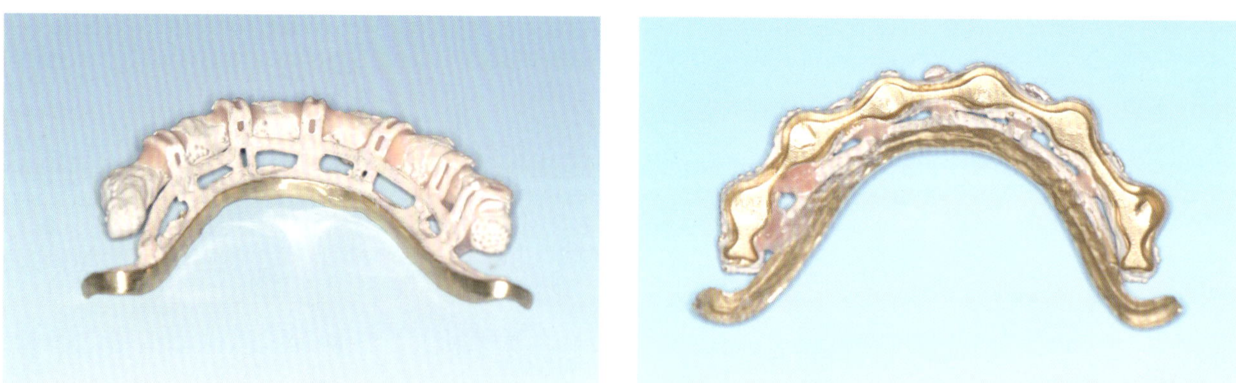

그림 15-69 rider와 frame이 부착된 상태

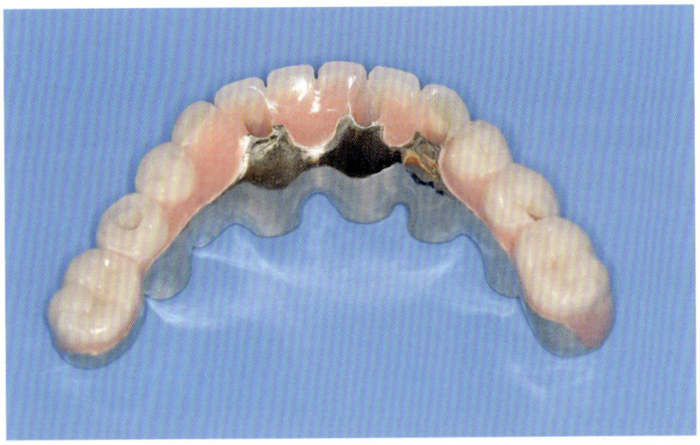
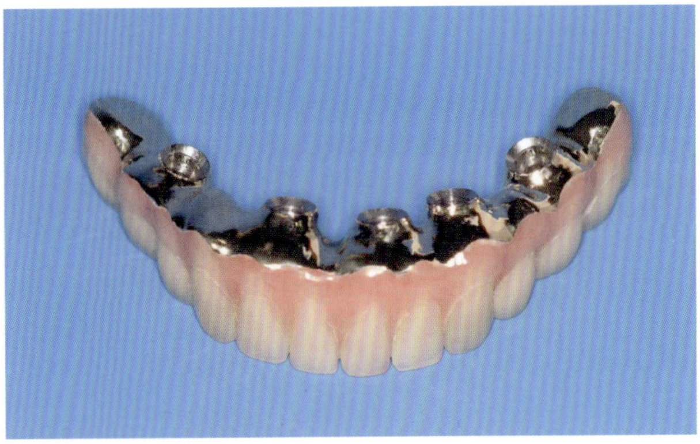

그림 15-70 완성된 하악 hibrid bridge

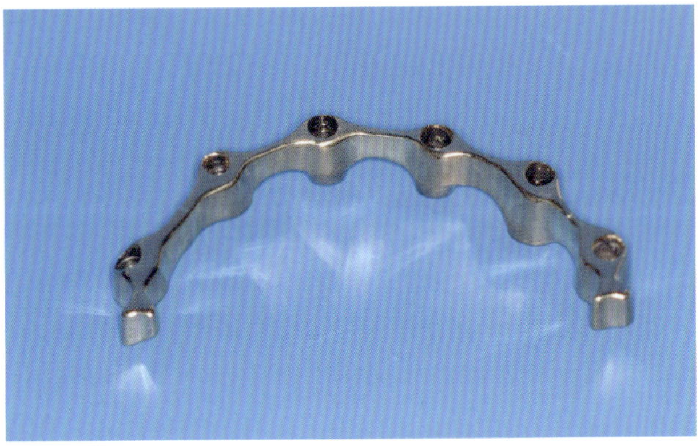
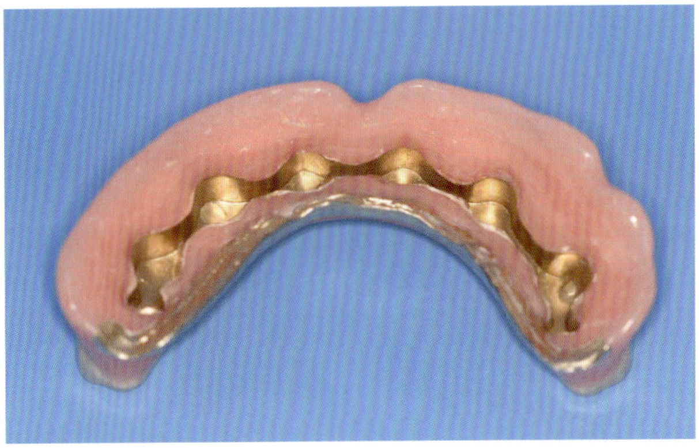

그림 15-71 bar joint와 완성된 상악 피개의치 점막면

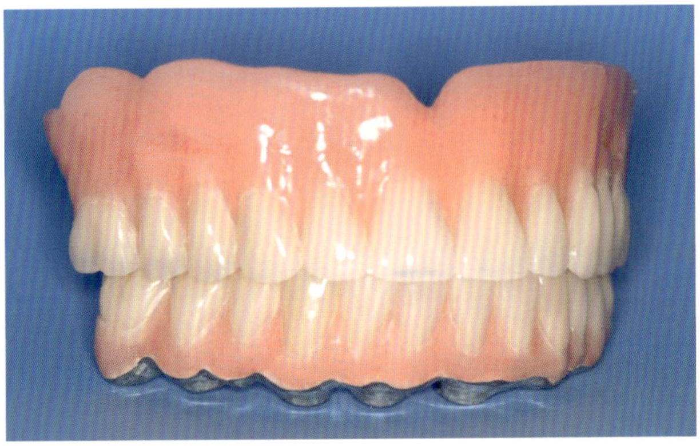
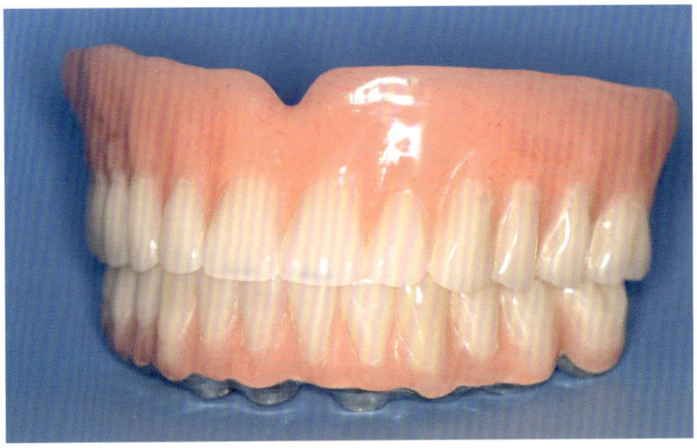

그림 15-72 완성된 상악피개의치와 하악 나사고정 hybrid bridge

제 16 장

시멘트 고정 Implant 보철

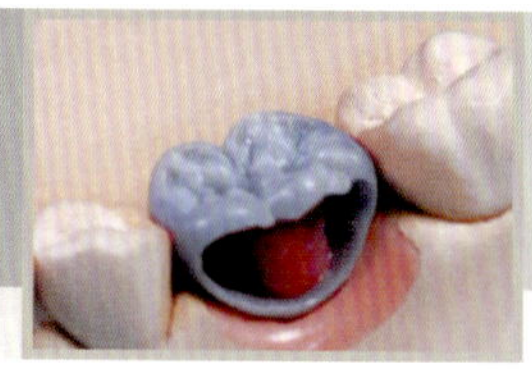

시멘트 고정방식은 지대주에 치과용 시멘트로 크라운을 고정하는 방식(cementation fixation)이다. 고도의 정밀도를 요구하는 나사 고정방식에서의 부적합성을 시멘트 고정방식에서는 지대주와 크라운 사이에 시멘트가 들어가는 공간으로 조절이 가능하여 수동적 적합이 나사고정 보다 쉬운 장점이 있다.

1. 시멘트 고정(cementation fixation)

시멘트 고정방식은 수동적 적합이 나사고정보다 쉽다. 따라서 fixture에 가해지는 응력이 적어짐으로 인하여 나사풀림 현상이 감소하고 나사 홀이 없어 심미적이고 교합면 형태형성이 자유롭다.

위치를 벗어나 식립되어 있는 경우에도 기공과정을 통해 맞춤 지대주를 제작하여 각도를 조정할 수 있는 등의 장점이 있다. 시멘트 고정방식의 가장 큰 단점은 보철물 수리시 고정되어 있는 보철물의 탈착이 어렵다는 것이다. 다수의 크라운이 하나의 브릿지로 연결되어 있는 경우 어느 하나의 지대주라도 나사가 풀리거나 시멘트가 용해되면 모두 탈착시켜야 하는데, 다수의 지대주에 의해 유지력이 증가하므로 제거가 어려우며 무리한 힘을 가하게 되면 나사산이나 보철물이 손상될 수 있다. 시멘트 고정시에 연조직 부위에 시멘트가 유입될 수 있는 단점 등이 있다.

1) 시멘트 고정 맞춤 지대주(custom abutment) 제작시 고려사항

시멘트 고정방식의 지대주의 치관길이는 최소 4mm 이상이어야 시멘트가 용해되지 않고 유지된다.

따라서 치관길이가 짧거나 긴 경우 milling으로 치관의 각도를 조절하여 시멘트 고정방식이 유지되도록 해야 하며 일반적으로 solid abutment는 $6° + 6° = 12°$ 이다.

전치부 보철에서 margin의 위치는 심미에 많은 영향을 준다. 대부분의 증례에서 점막의 높이가 낮거나 특히 얇은 경우 전치부 순측 치은선의 변화가 일어난다. 따라서 inner crown을 제작하여 구강내에 시적한 다음 margin의 위치를 확인하거나 필요에 따라 재설정하는 과정을 거쳐 outer crown을 제작하여야 한다. 전치부 순면의 margin은 치은선 하방에 약 1.5~2.0mm에 설정하고 설측은 시멘트가 점막으로 유입되는 우려를 고려하여 치은선과 같게 한다.

2) Customized Transfer key to inner crown의 제작

Milling이 끝나면 분리제는 사용하지 않고 자가중합레진을 이용하여 제작한다. inner crown을 작업모형에서 분리시켜 구강내에 결합시킬 때 guide역할을 하며, 작업모형의 변위 확인을 하고자 할 때에는 margin에서 상방으로 약 1~1.5mm는 0.3mm정도의 두께로 제작한다. 작업모형의 lab analog가 fixture의 위치와 일치하지 않을 경우 margin부위에서 "딱"하는 소리와 함께 Transfer key가 터지게 된다.

internal connection system에서는 식립각도가 서로 다른 경우 인접치 또는 인접 inner crown에서 지지를 얻도록 transfer key를 제작한다.

제작방법 I Excellent solid abutment

특징 및 장점

Excellent solid abutment는 solid abutment에 비하여 체적이 20% 증가되어 있다. 체적이 커서 직접법 인상채득이 용이하며 screw와 abutment가 일체형이다. 보철물의 회전을 방지하기 위한 단면이 있으며 지대주의 높이는 4, 5.5, 7mm가 있다.

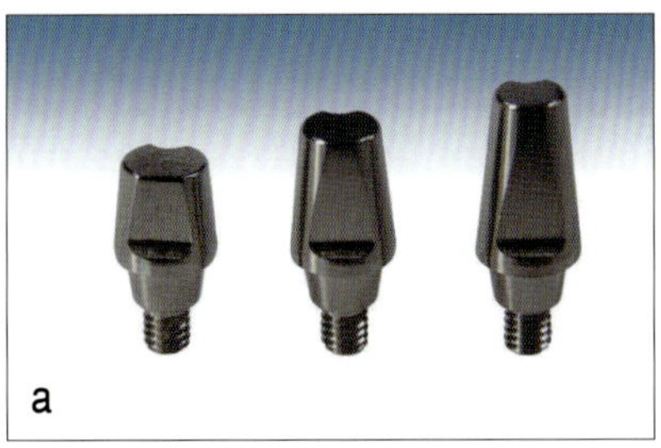

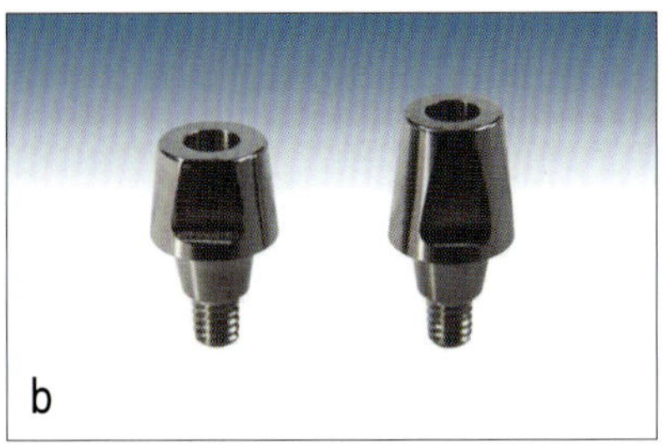

그림 16-1 Excellent solid abutment regular용(a)과 Excellent solid abutment wide용(b)

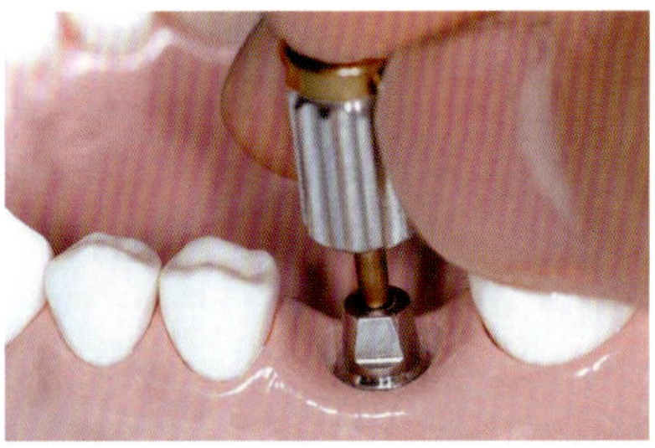

그림 16-2 Abutment 연결

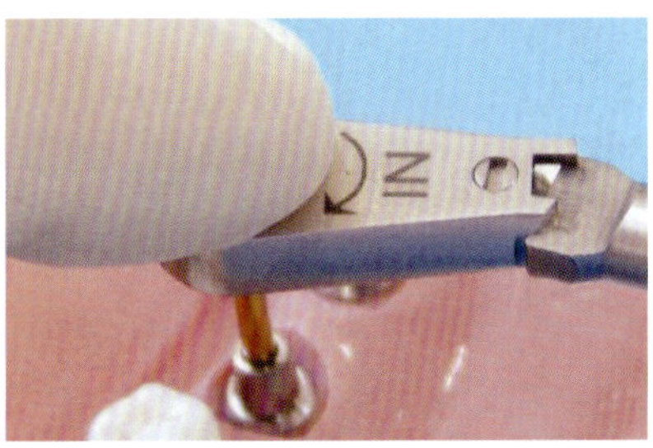

그림 16-3 Guide torque (30Ncm)

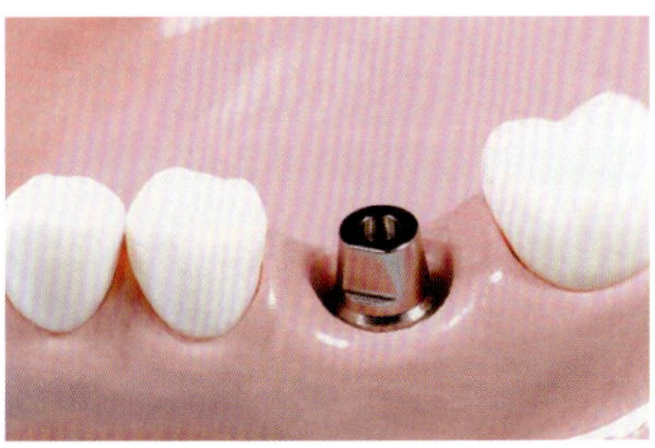

그림 16-4 Abutment 체결 완료

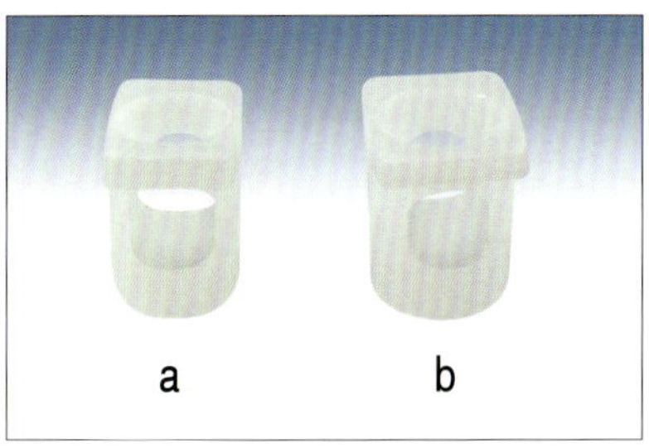

그림 16-5 Impression cap regular용(a)과 Impression cap wide용(b)

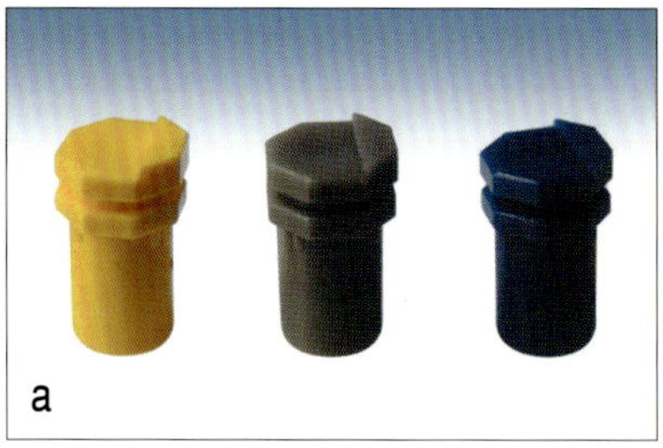
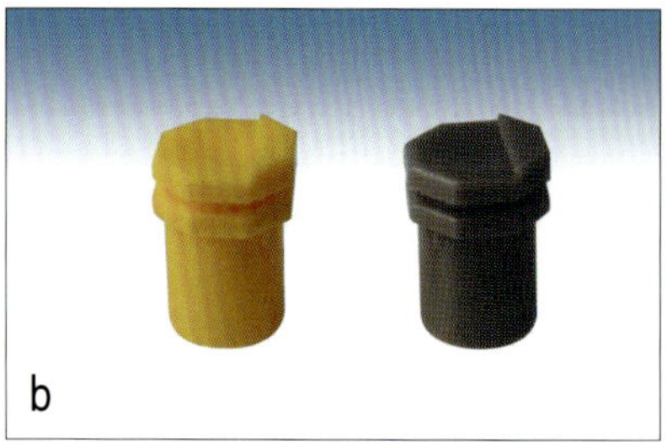

그림 16-6 Positioning cylinder regular용(a)과 positioning cylinder wide용(b)

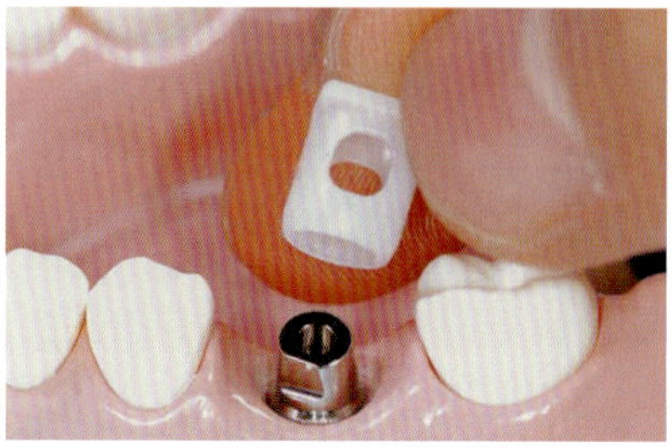

그림 16-7 Impression cap 연결

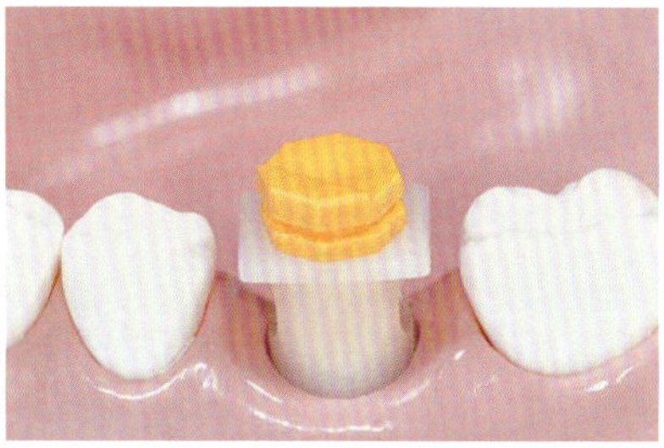

그림 16-8 Positioning cylinder 삽입

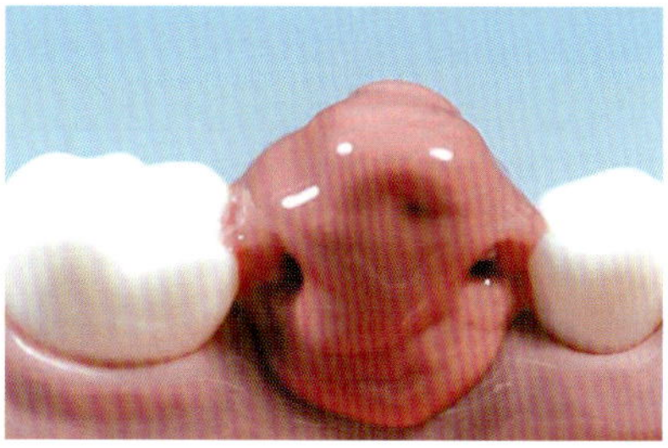

그림 16-9 Cap 주위 인상재 주입

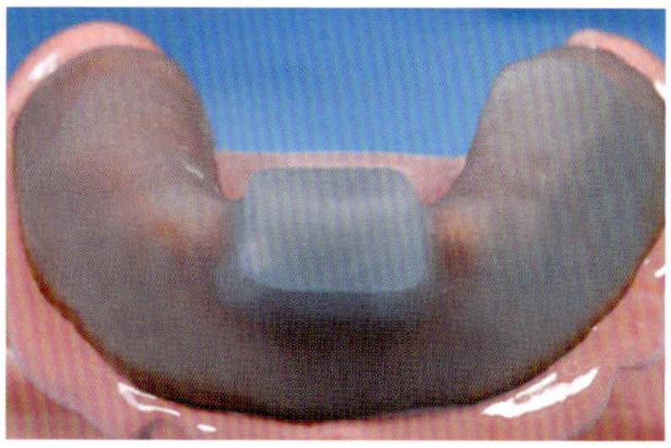

그림 16-10 Impression

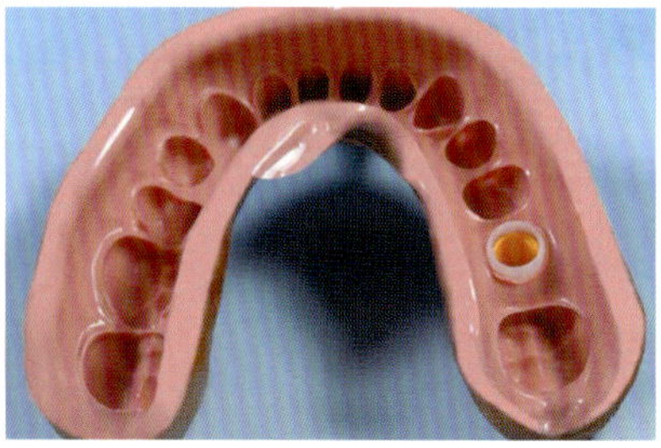

그림 16-11 채득된 인상체

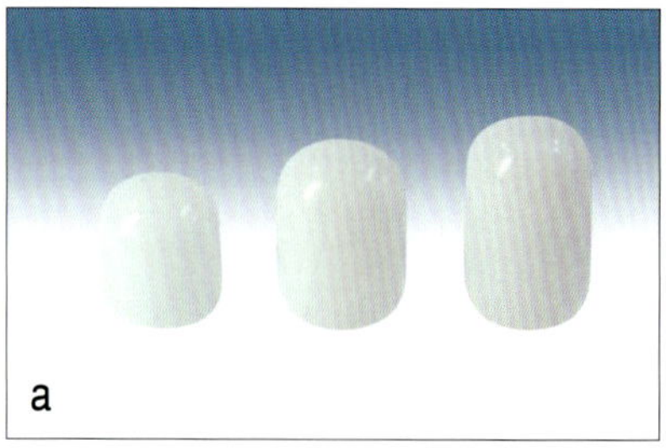
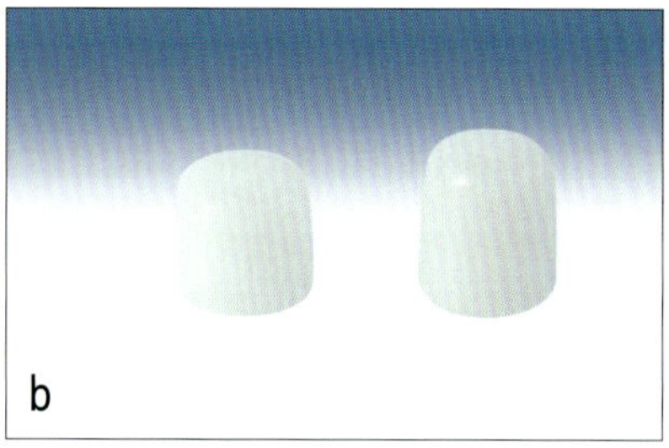

그림 16-12 Protect cap regular(a)와 Protect cap wide(b)
상부보철물이 제작될 동안, 구강내에 체결된 abutment는 이물감 해소 및 보호를 위해 protect cap을 연결해 둔다. Protect cap을 "딸깍"하며 locking될 때까지 눌러 위치시킨다.

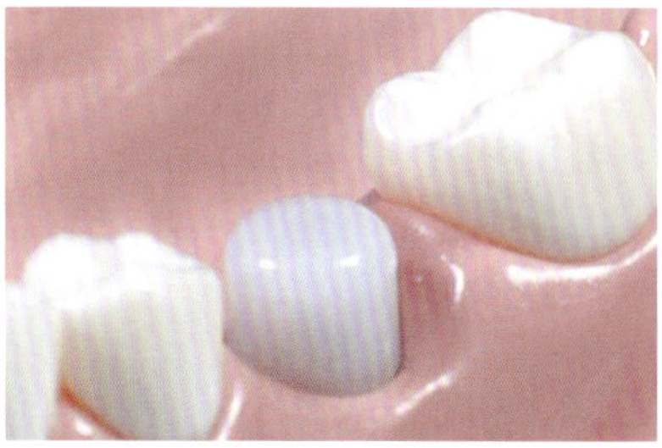

그림 16-13 구강내 protect cap이 연결된 모습

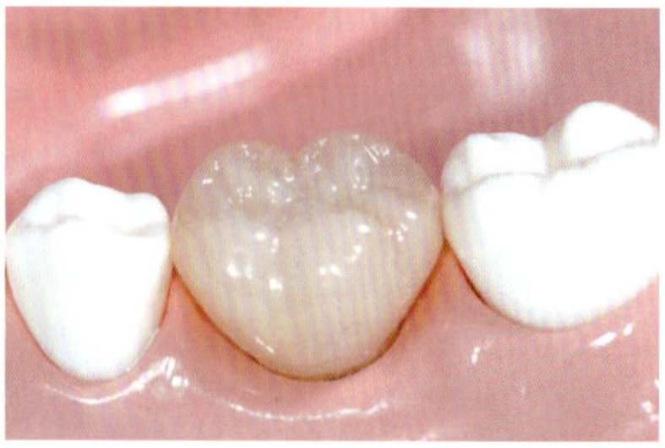

그림 16-14 Resin temporary crown

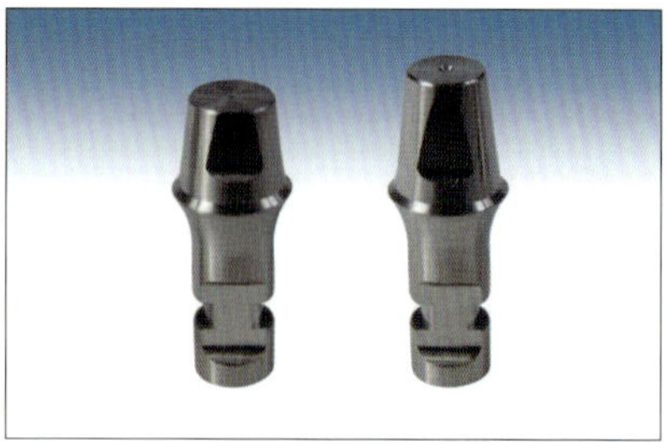

그림 16-15 Excellent solid lab analog wide용

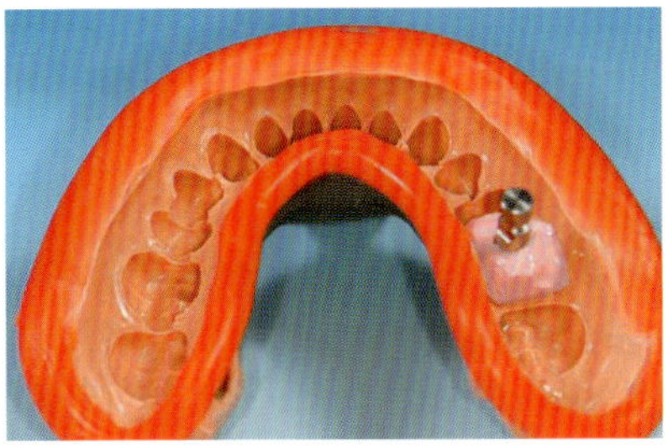

그림 16-16 Analog를 인상체내에 있는 positioning cylinder안으로 "딸깍" 소리가 들릴 때까지 밀어넣고 일반적인 방법으로 작업모델을 제작한다.

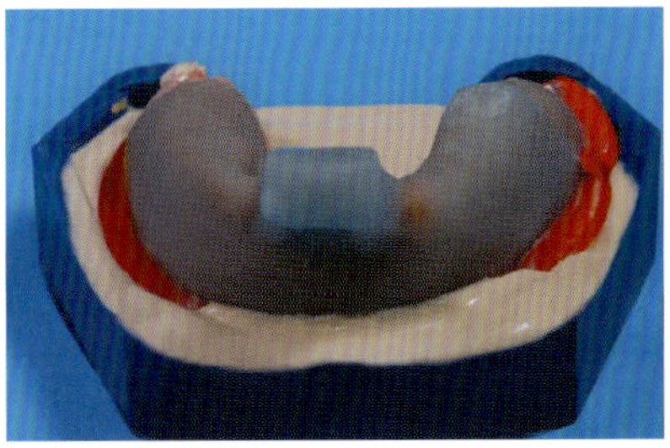

그림 16-17 석고 pouring

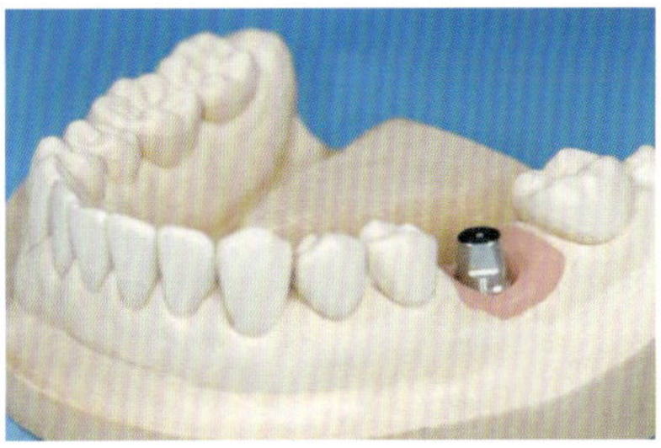

그림 16-18 완성된 작업모형

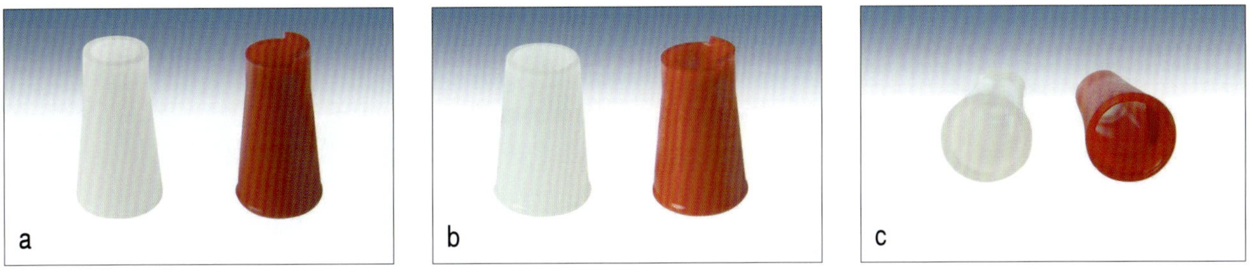

그림 16-19 a. Plastic coping regular용 b. Plastic coping wide용 c. Plastic coping 내면

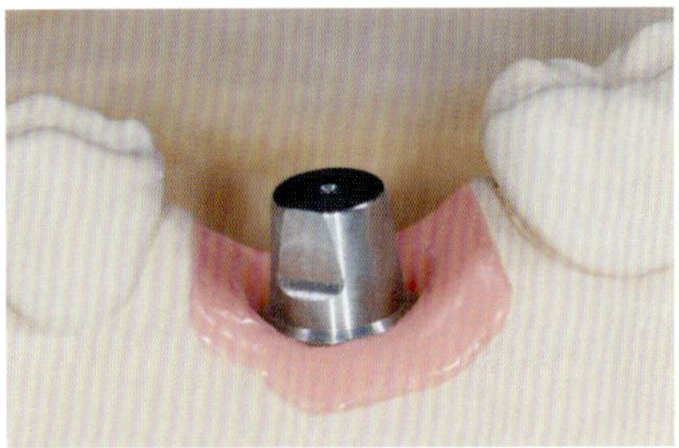

그림 16-20 모형상의 lab analog

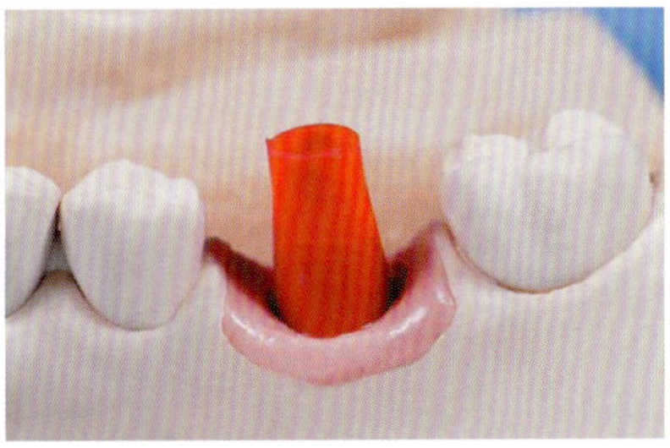

그림 16-21 Excellent single용 plastic coping을 analog에 연결하여 (연결 시 coping 상방의 돌출부와 analog의 단면과 방향을 일치시켜 연결한다) analog의 abutment 높이에 맞추어 길이를 조정하고 gold 교합면과 resin facing을 위한 wax up을 한다.

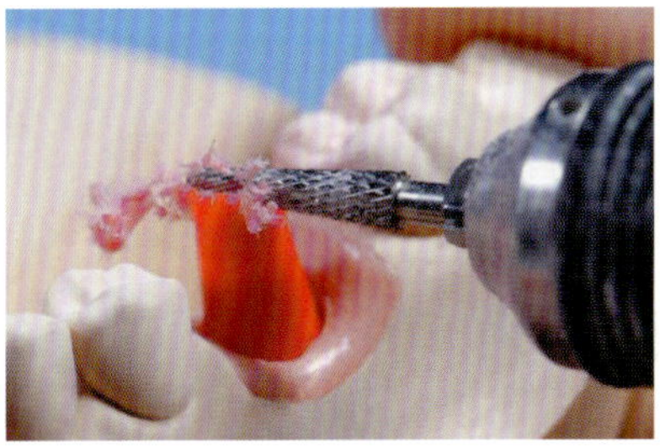

그림 16-22 Bur로 길이 조정

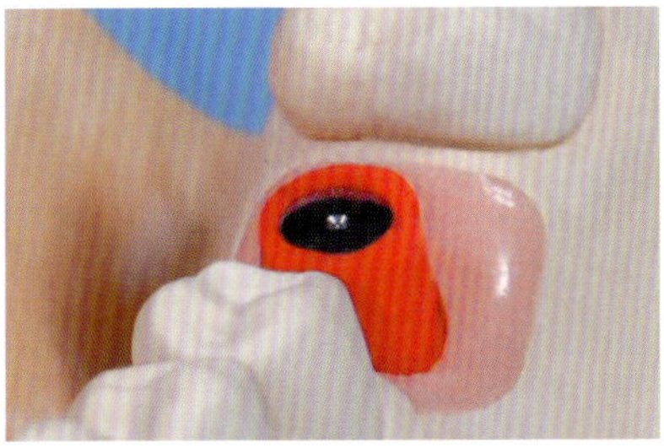

그림 16-23 조정 완료

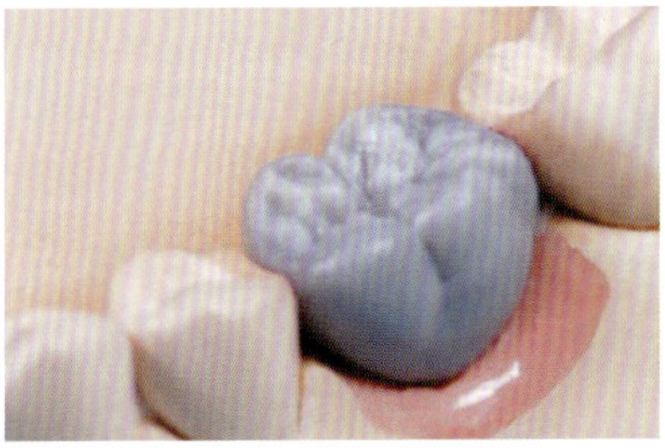

그림 16-24 Wax up

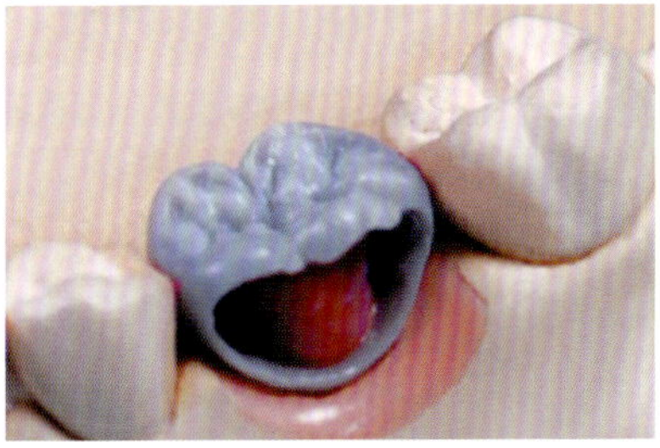

그림 16-25 Labial surface opening

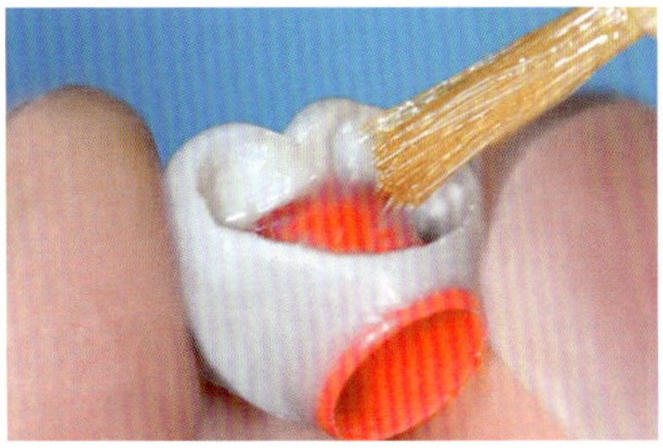

그림 16-26 Adhesive 도포

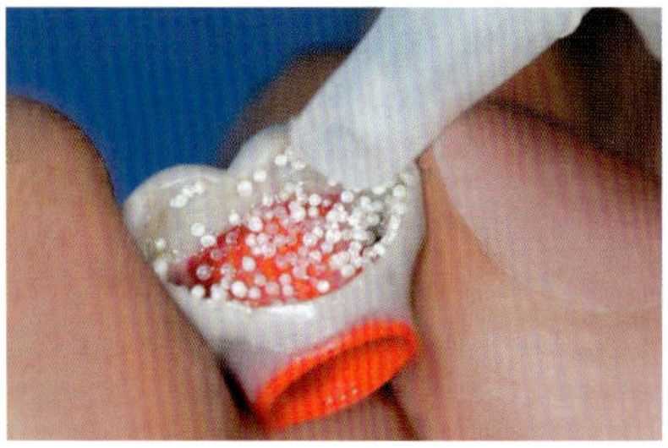

그림 16-27 Beading

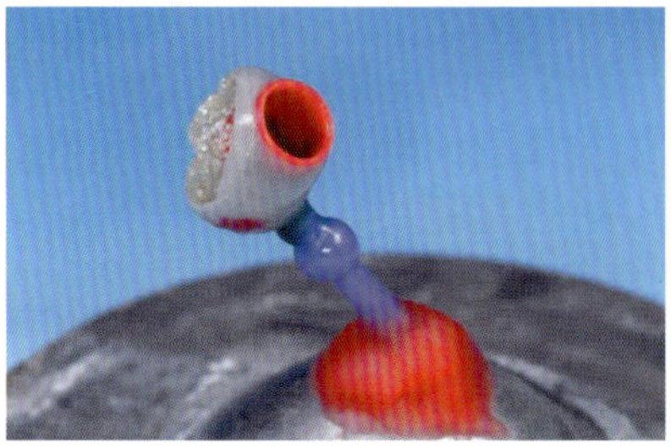

그림 16-28 Spruing

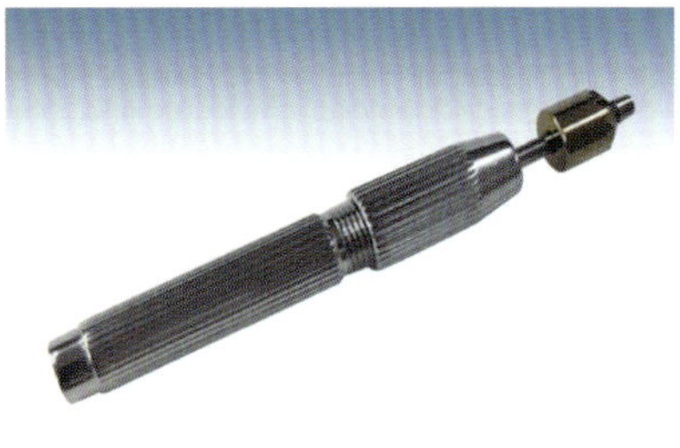

그림 16-29 Reamer

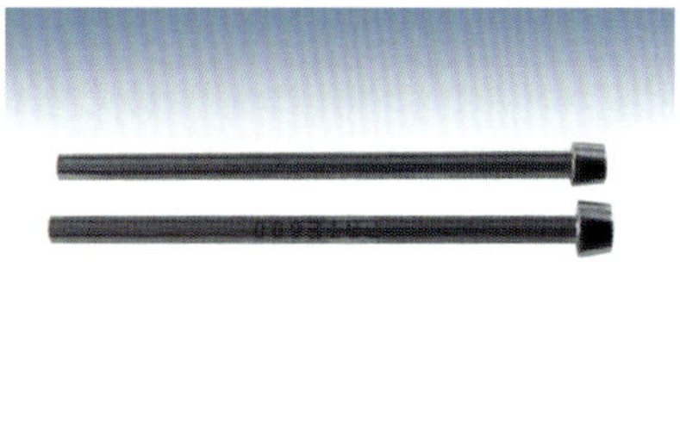

그림 16-30 Reamer tip

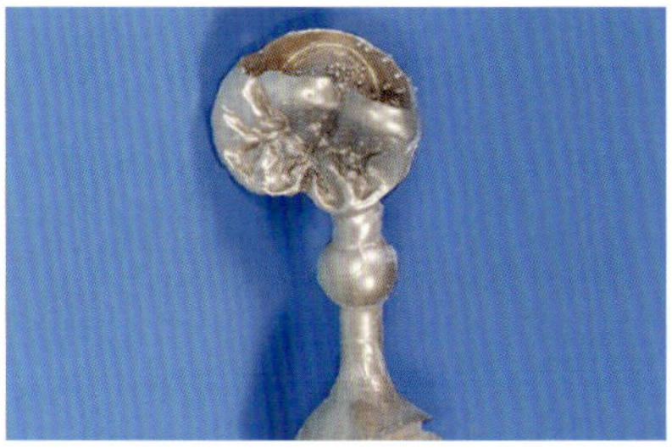

그림 16-31 Gold casting이 끝나면 reamer로 주조체 내면의 snap-on mechanism에 의한 lip을 제거한 뒤, 모형상에서 적합을 보고 resin facing을 한다.

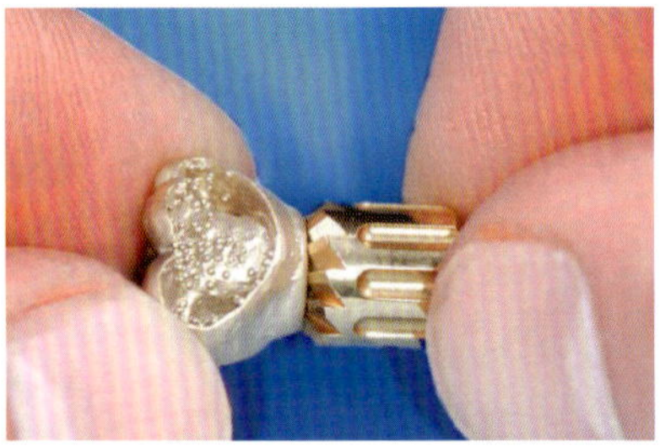

그림 16-32 Reaming

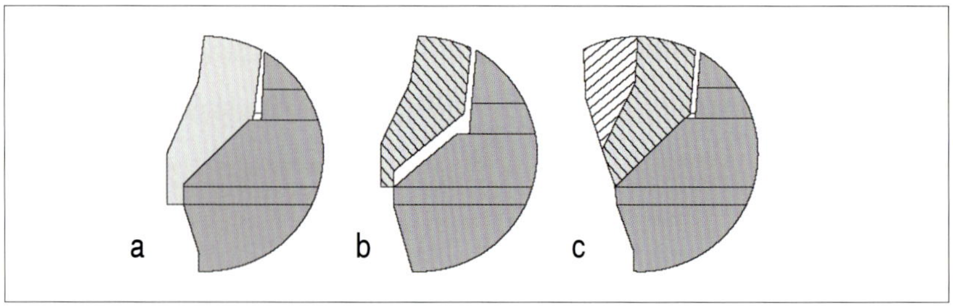

그림 16-33 Shoulder부위의 locking 기능 해지
주조체에서는 plastic coping이 가지고 있던 shoulder부 lock기능이 필요 없다. 주조 후 제거기(reamer)를 이용하여 제거한다.

a. 주조 전의 plastic coping이 implant shoulder에 lock 기능으로 완전 결합되어 있는 모습
b. Metal은 비탄성재이므로 주조 후에는 정상 결합이 되지 않는다.
c. Reamer로 lock부를 밀링하여 analog 상부에 잘 접합된 metal coping

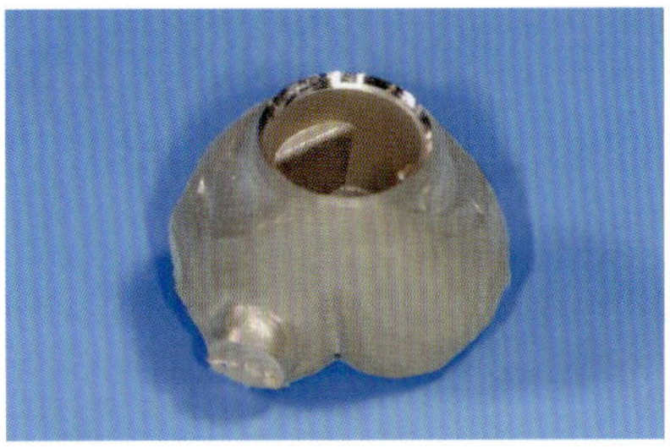

그림 16-34 Reaming 완료

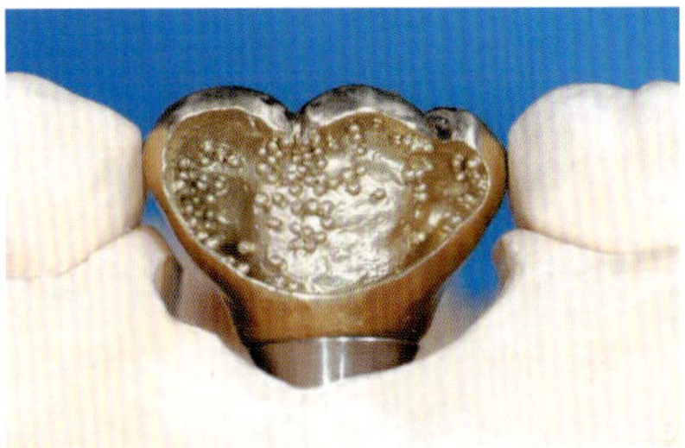

그림 16-35 모형상에 적합

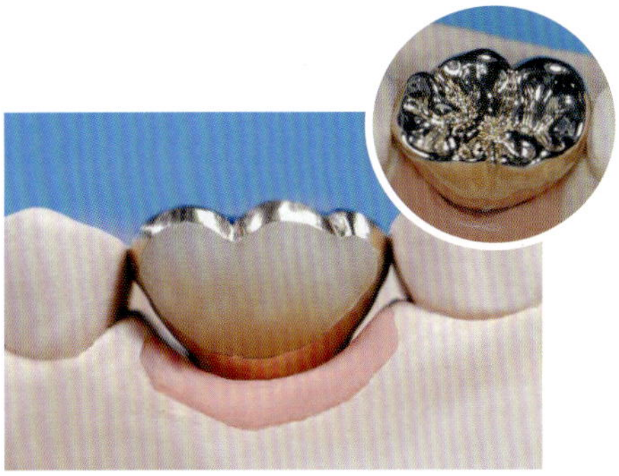

그림 16-36 Resin facing과 gold 교합면(위)

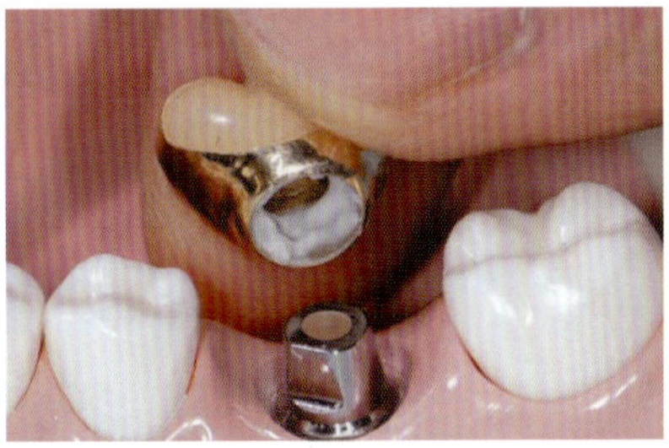

그림 16-37 보철물 margin의 passive fit상태를 점검하고 교합과 심미성 여부를 확인한 후 cementation한다.

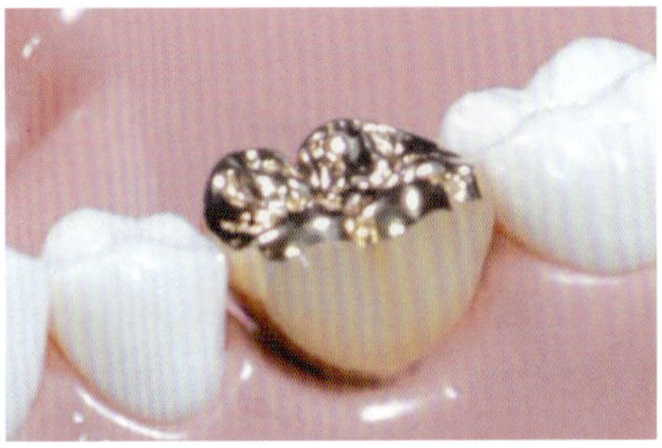

그림 16-38 구강내 장착

제작방법 II External hexagon connection fixture

상악에 implant를 식립하여 시멘트 고정방식으로 설계한 증례이다.

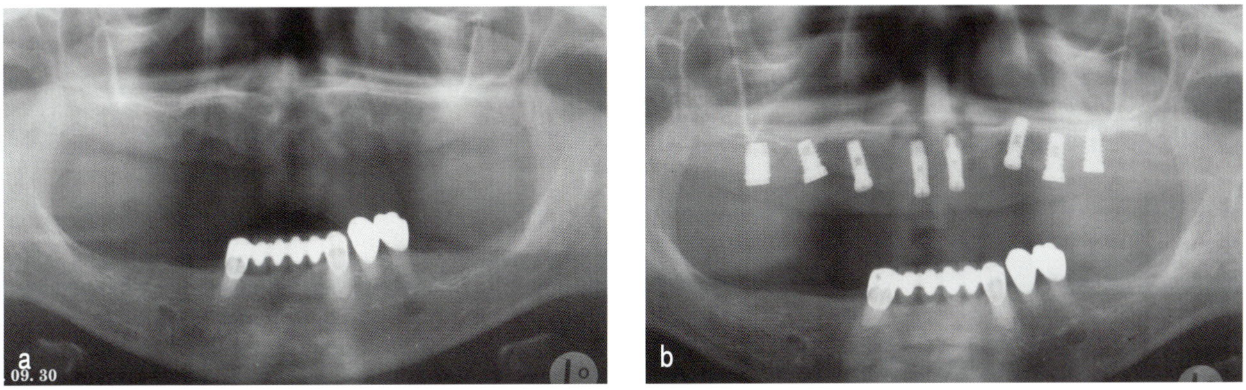

그림 16-39 진단과 implant fixture가 식립된 방사선 사진

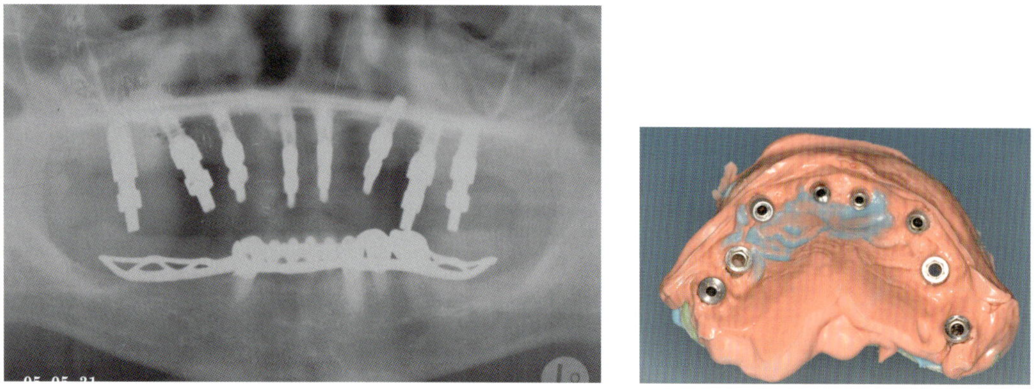

그림 16-40 Pick up impression coping을 연결하여 방사선 촬영을 통해 결합여부를 확인한다. Coping의 변위방지를 위해 rigidity가 있는 인상재로 impression 채득

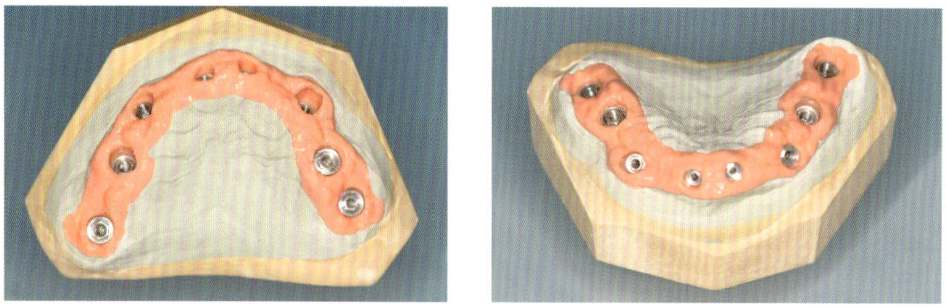

그림 16-41 인상체에 gum gingival 주입후 작업모형제작

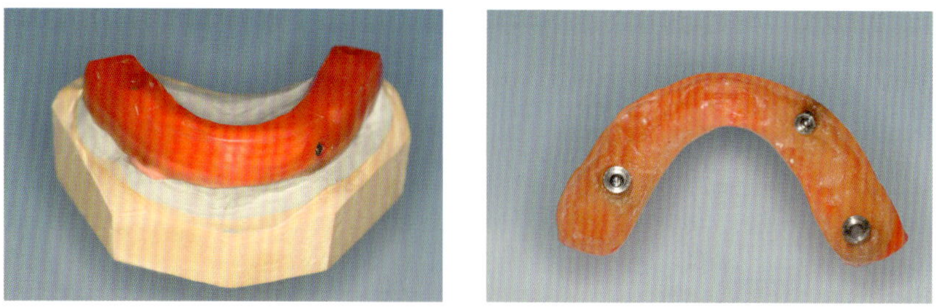

그림 16-42 3개의 temporary abutment를 resin base에 고정하여 기초상 제작

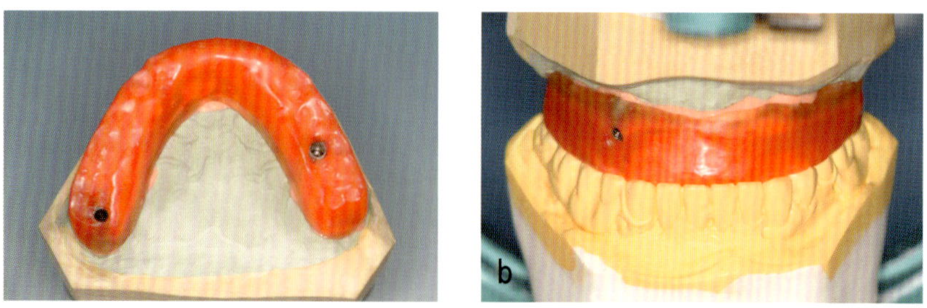

그림 16-43 교합기에 부착

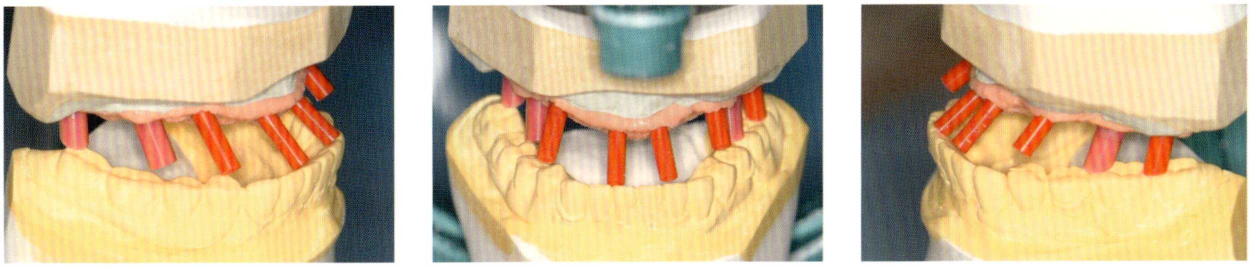

그림 16-44 UCLA abutment를 결합하고 크라운의 형태를 설계

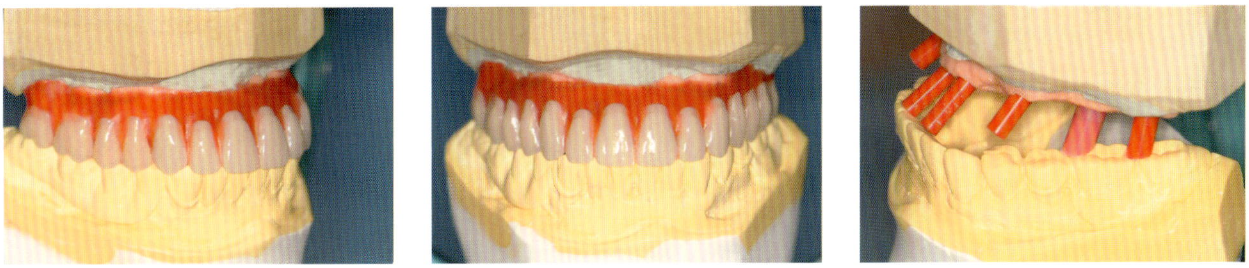

그림 16-45 인공치아를 배열하여 구강내에서 교합, 심미등을 체크한다.

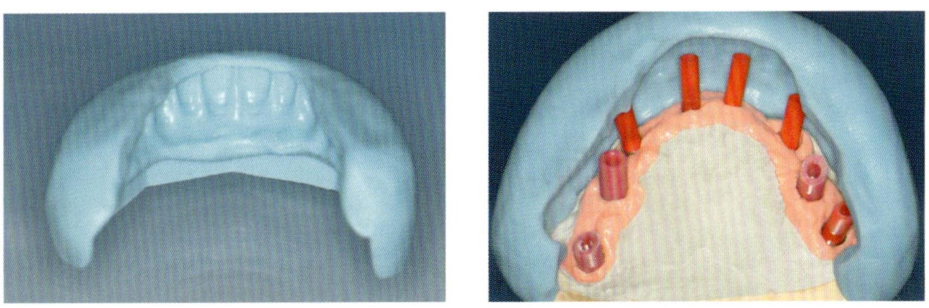

그림 16-46 인상재 putty를 이용하여 index key를 제작한다.

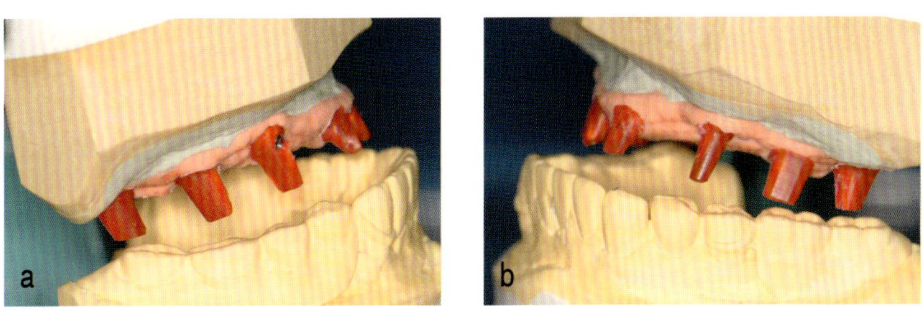

그림 16-47 자가중합레진으로 inner crown을 제작을 위한 milling

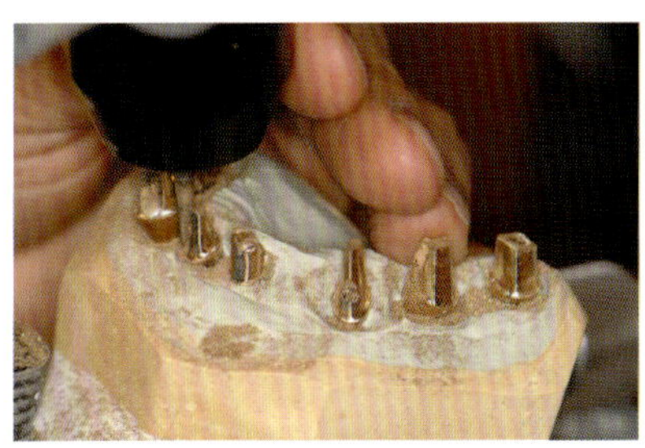

그림 16-48 주조체 milling

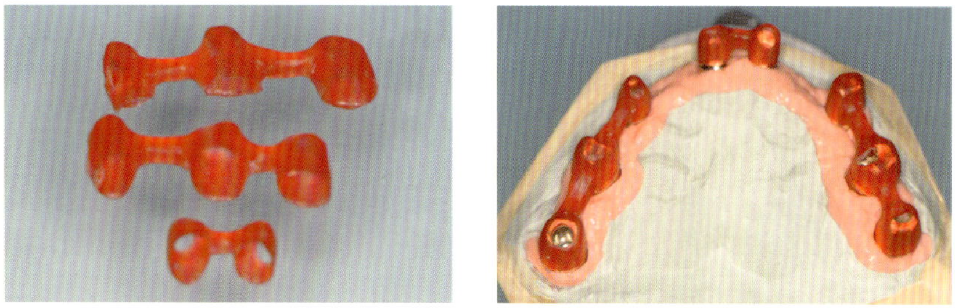

그림 16-49 Milling이 끝나면 곧바로 transfer key를 제작한다.

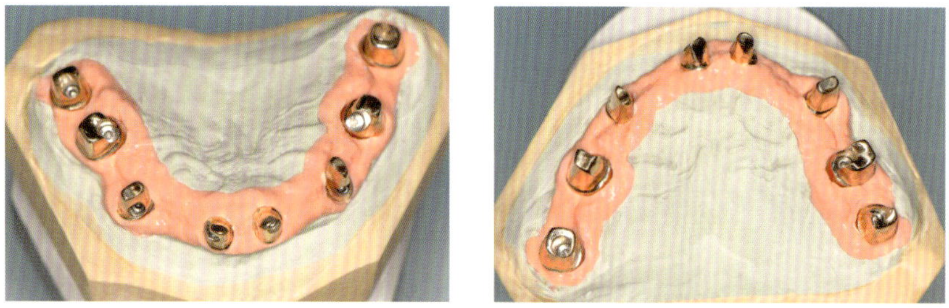

그림 16-50 Milling이 끝난 inner crown

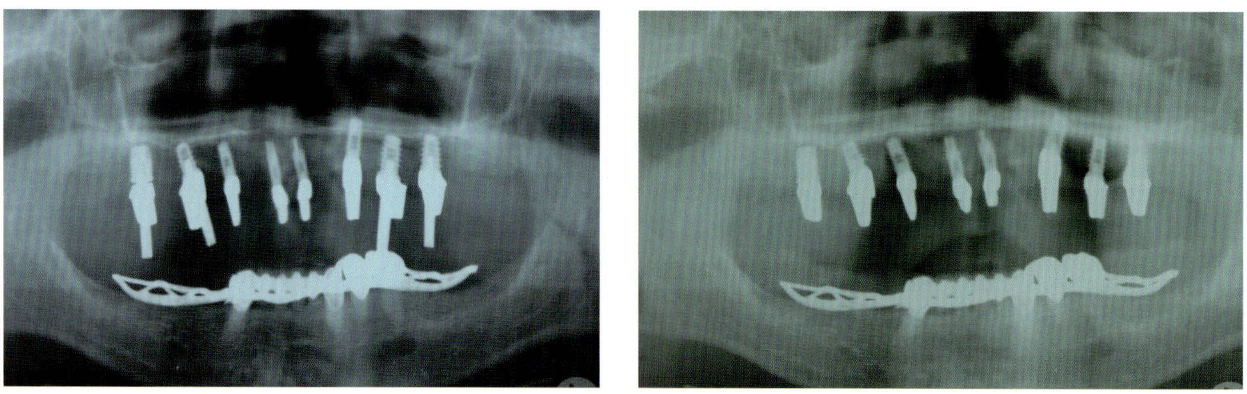

그림 16-51 Inner crown을 구강내에 체결하고 fixture와 결합을 확인하여 방사선 촬영을 한다.

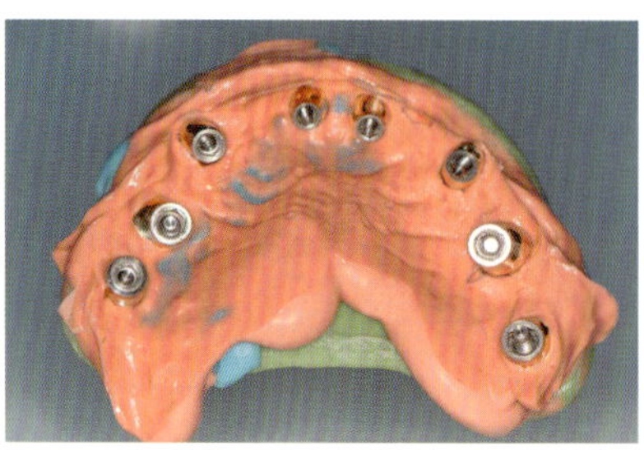

그림 16-52 Inner crown을 체결하고 impression한 인상체

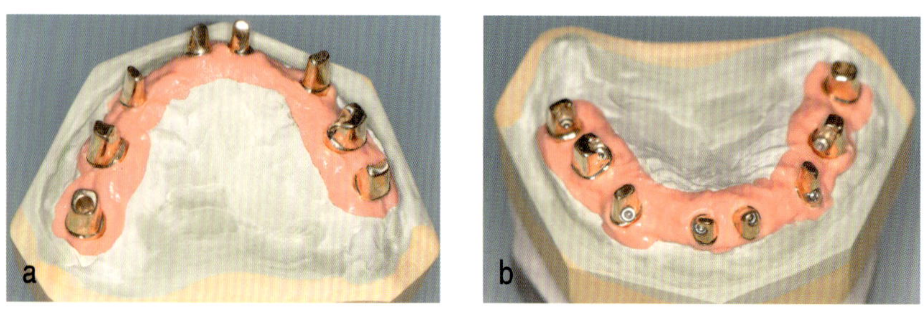

그림 16-53 Margin의 위치수정과 삽입로 수정을 위해 milling한다.

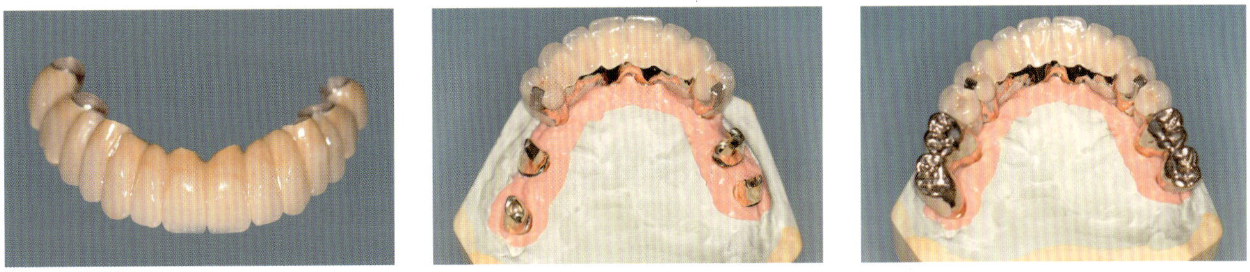

그림 16-54 완성된 outer crown

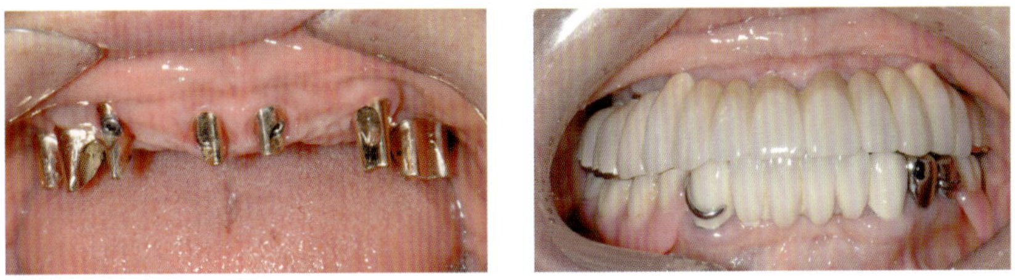

그림 16-55 구강내에 장착한다.

제작방법 Ⅲ UCLA abutment를 이용한 inner crown의 각도 조정 및 점막부 크라운의 적절한 contour

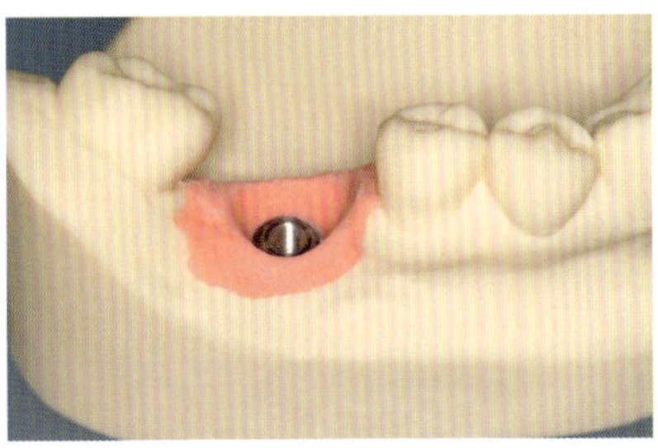

16-56 하악 제1대구치가 결손된 증례

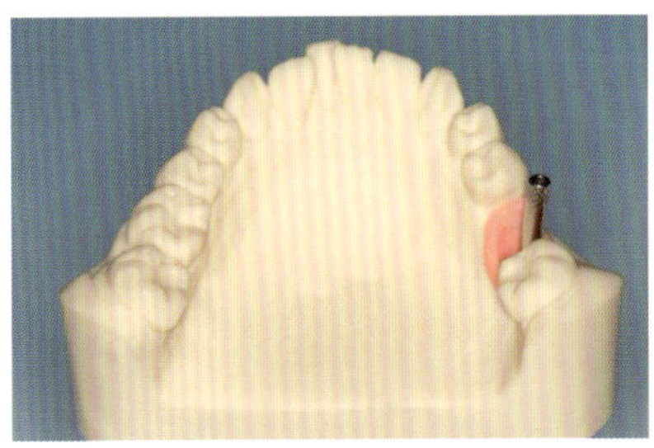

16-57 Fixture의 방향이 협측으로 경사져 있다.

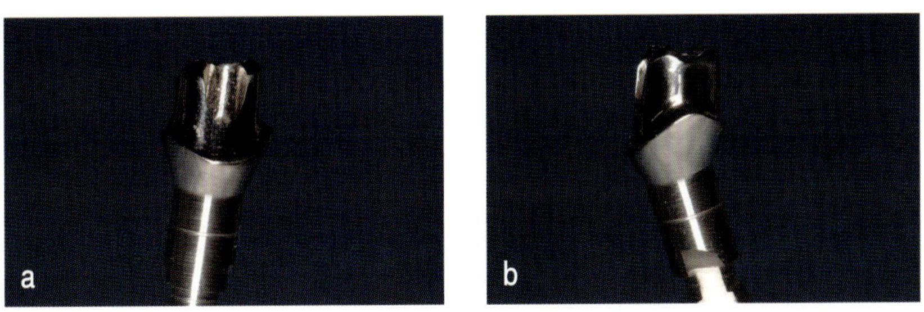

16-58 점막 속에 위치한 inner crown의 contour는 청소성이 매우 중요한 역할을 하므로 over contour시켜서는 안된다.

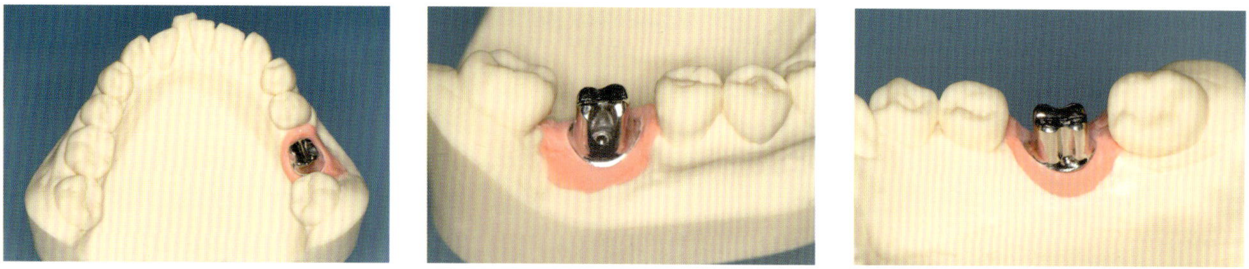

16-59 Inner crown 완성

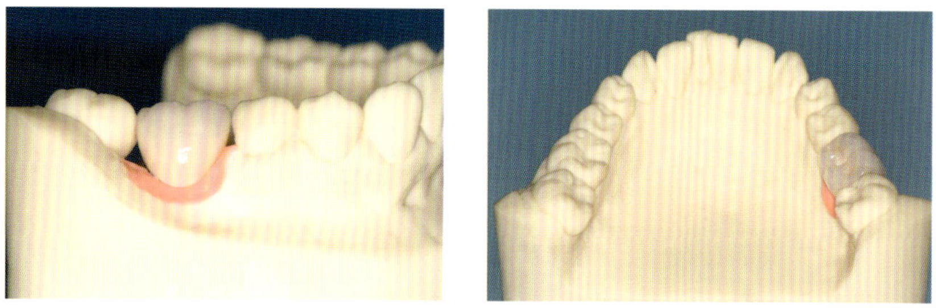

16-60 Ceramic outer crown 완성

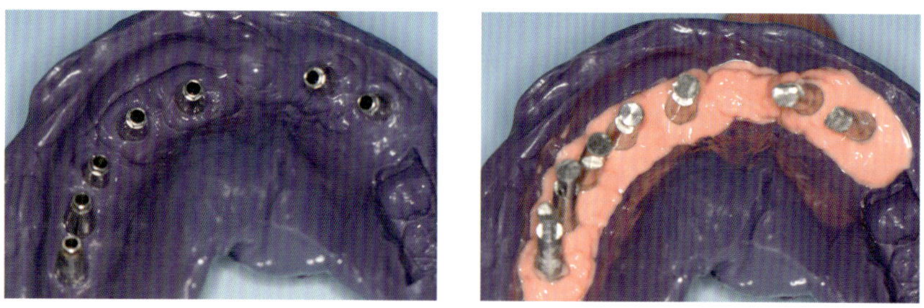

그림 16-61 인상체에 gum gingival 제작

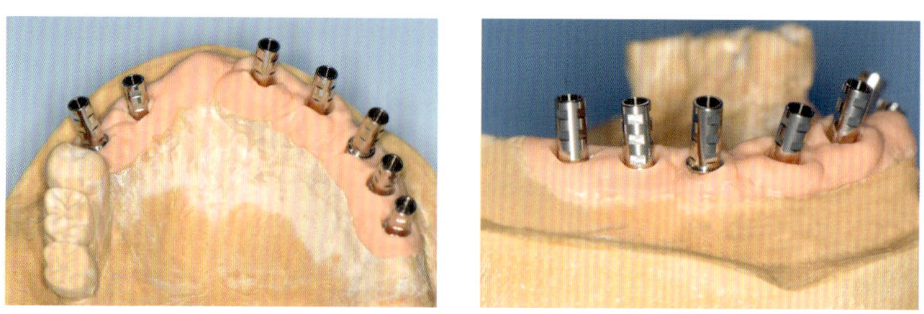

그림 16-62 작업모형

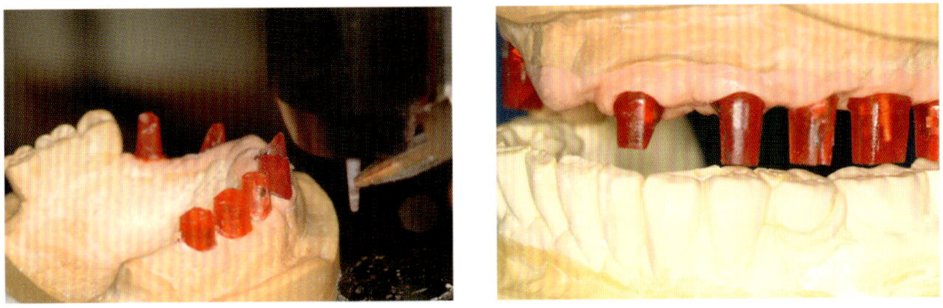

그림 16-63 자가중합레진으로 제작한 시멘트 고정방식의 inner crown milling

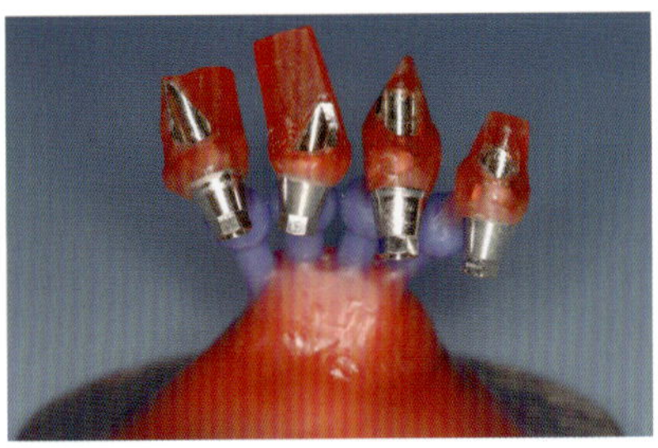

그림 16-64 Sprue 연결

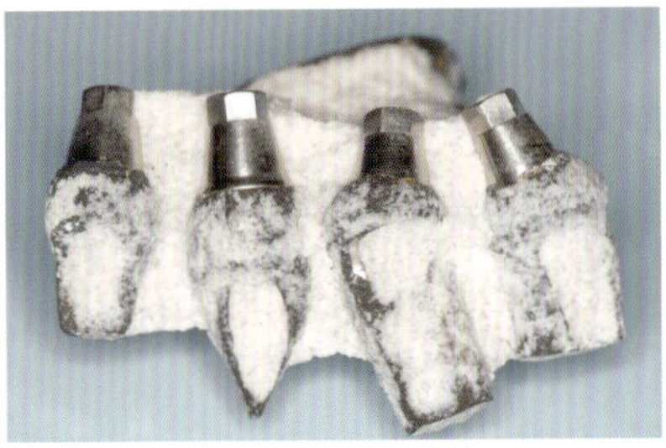

그림 16-65 주조체

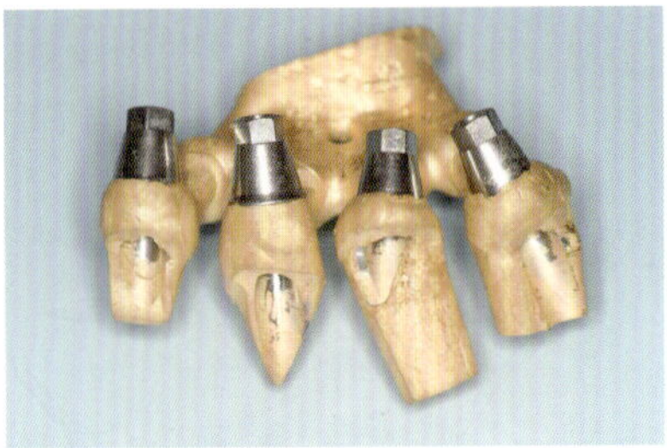

그림 16-66 산처리
abutment 주위는 wax로 block out하여 산처리 하여야 한다.

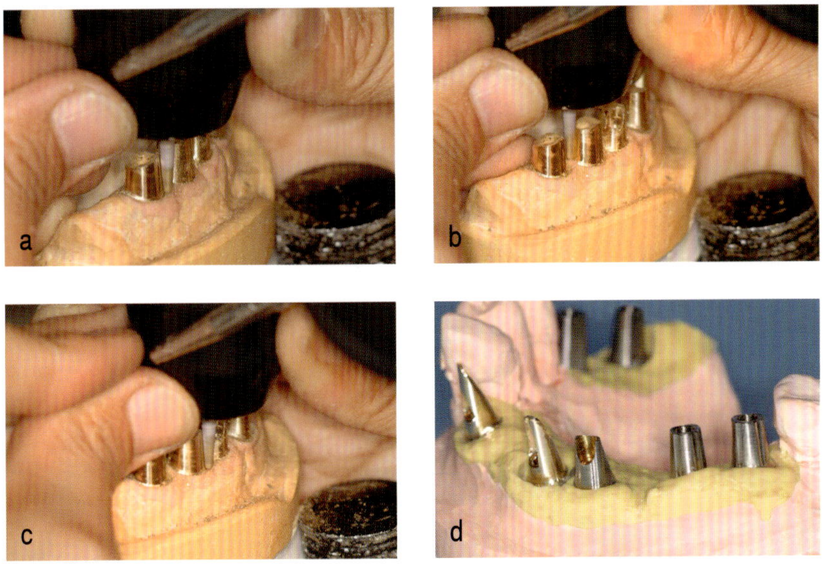

그림 16-67 삽입과 철거로를 고려하고 적절한 outer crown 제작을 위해 inner crown milling

제 17 장

복합 고정 Implant 보철

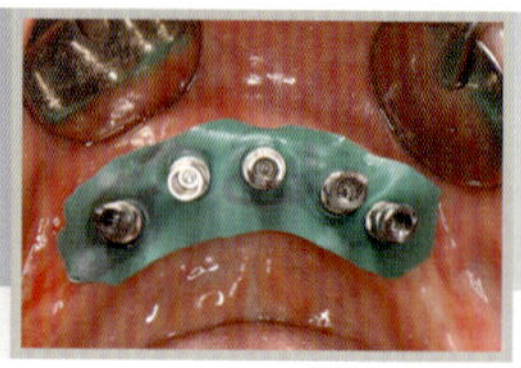

복합 고정방식 (combination fixation)은 SCRP(screw cement retained prostheses), SRCP(screw retained cement prostheses)라 하며 나사고정과 시멘트고정의 장점을 혼합한 방식이다.

1. 복합 고정(combination fixation, SCRP, SRCP)

복합고정방식은 전용 지대주를 나사로 고정하고 시멘트 고정방식의 outer crown을 제작한 다음 나사 고정방식에서와 같이 screw access hole을 형성한다. 지대주를 나사로 fixture에 고정하고 outer crown을 시멘트로 지대주에 결합시킨다. Outer crown에 형성해 놓은 screw access hole을 이용하여 지대주 나사를 풀면 지대주와 outer crown이 일체형이 되어 fixture에서 분리된다.

수동적 적합과 연조직으로 유입된 시멘트 제거가 손쉽고 치은연하에 위치한 부분의 over contour 수정이 자유로우며 보철물 수리를 위한 탈착이 쉬운 장점이 있다. 단점으로는 각도가 서로 다른 internal connection fixture에서는 적용이 어려우며 이 때에는 fixture에 지대주를 나사로 고정하고 그 위에 보철물을 제작해야 한다. Screw access hole로 인하여 심미성이 떨어지고 교합면 형성이 어려운 단점 등이 있다.

2. 복합 고정방식 지대주와 시멘트 고정방식 지대주의 차이점

복합고정방식의 지대주는 60° 이상의 path보상각도를 부여하고 회전각은 2° 이하이며 회전저항은 128.0Ncm이다. 복합 고정방식의 지대주로는 ER abutment와 EZ post 등이 있다. 시멘트 고정방식의 지대주는 hex 또는 octa와 같은 회전방지각이 있다.

하악의 잔존치아를 발치하고 복합고정방식의 implant 보철을 설계한 증례이다.

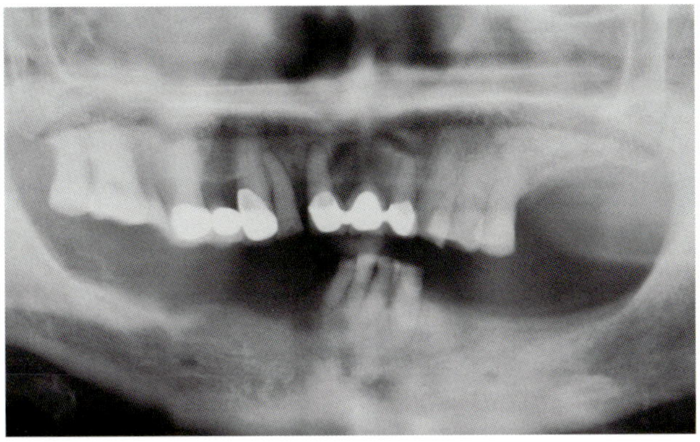

그림 17-1 방사선 진단

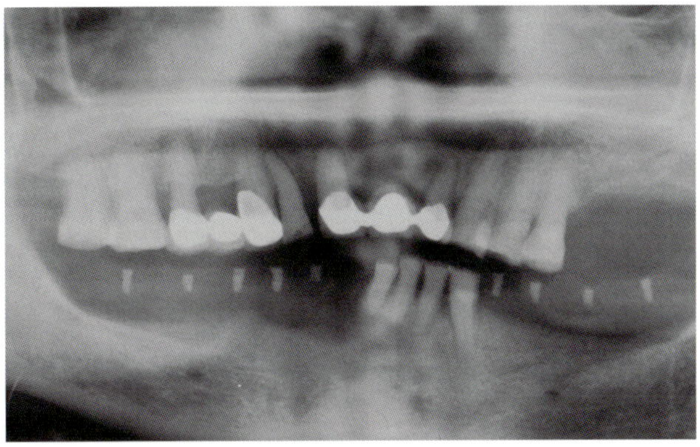

그림 17-2 진단용 스텐트를 장착하고 방사선을 촬영

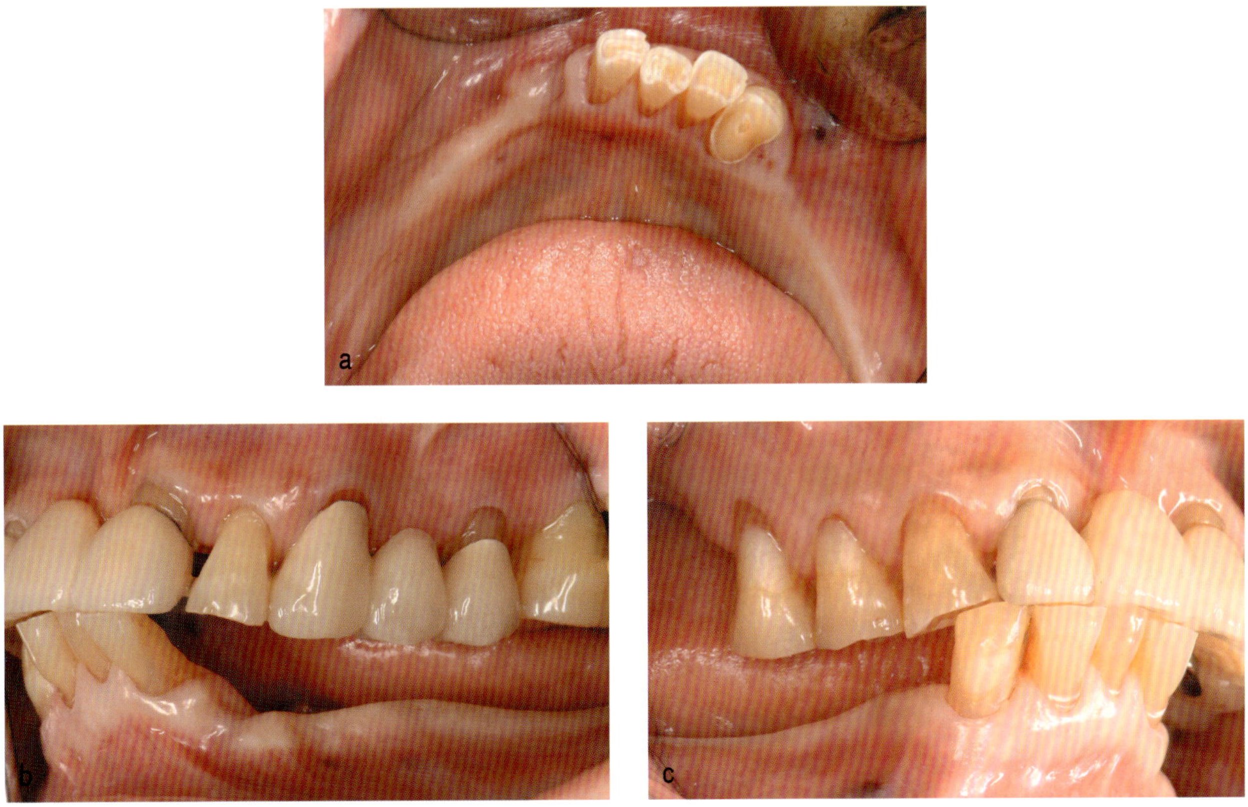

그림 17-3 구강내 직접검사

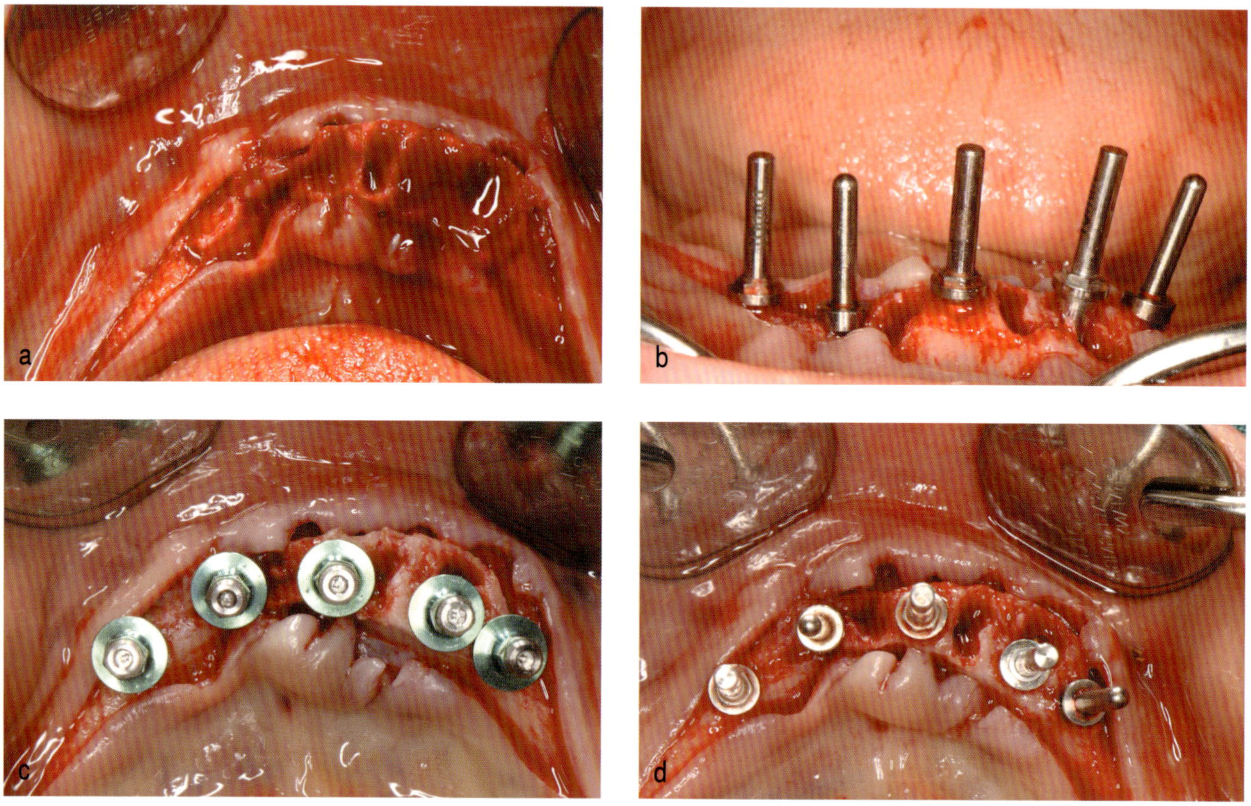

그림 17-4 발치와 동시에 fixture 식립 수술

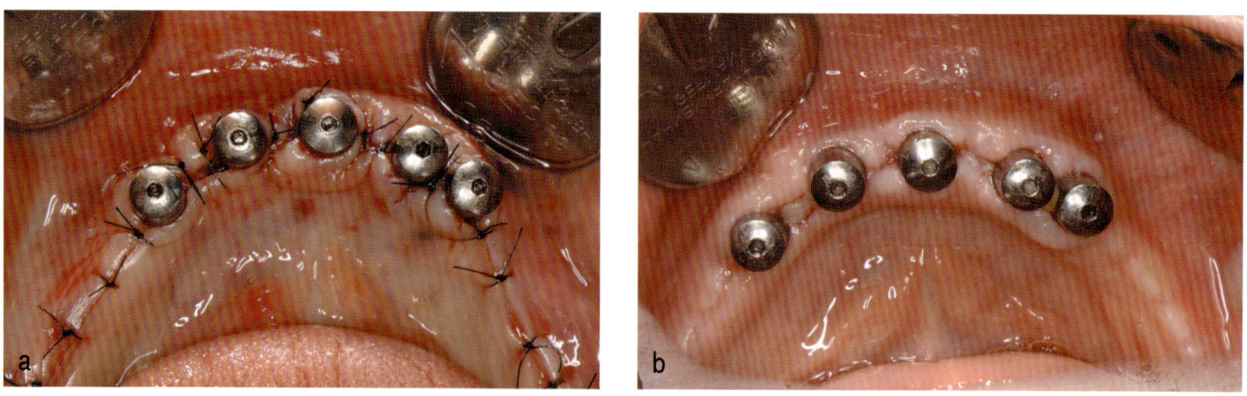

그림 17-5 1회법 수술방식으로 healing abutment 체결후 봉합

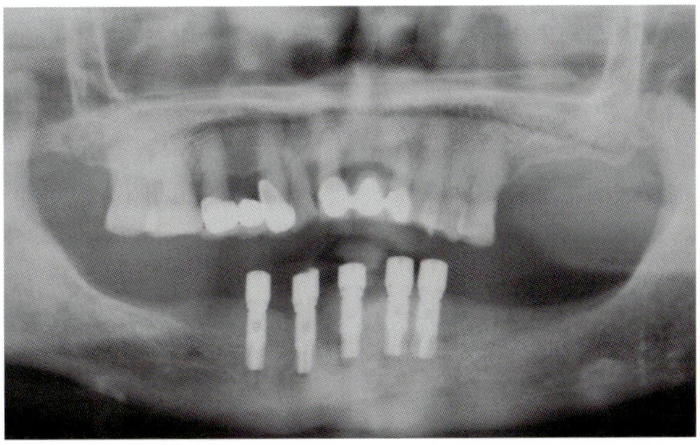

그림 17-6 식립후 방사선 검사

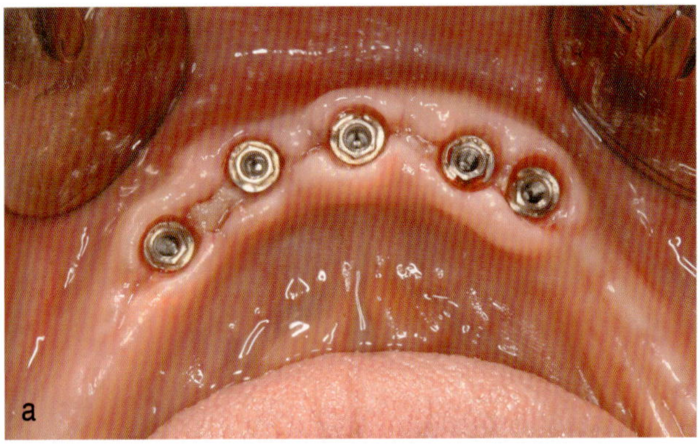

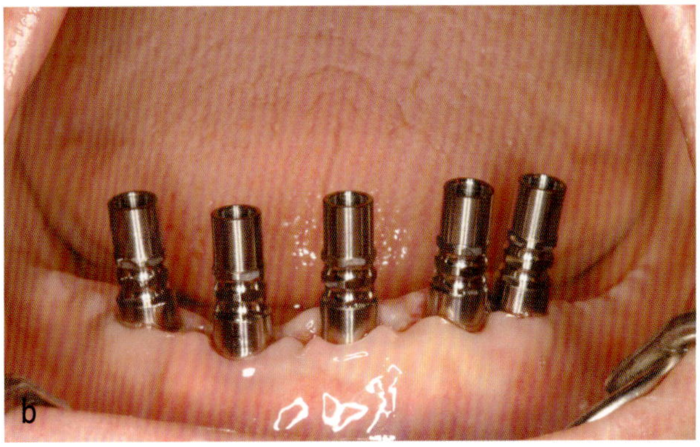

그림 17-7 Healing abutment를 분리하고 임시수복물 제작을 위해 temporary 지대주를 체결

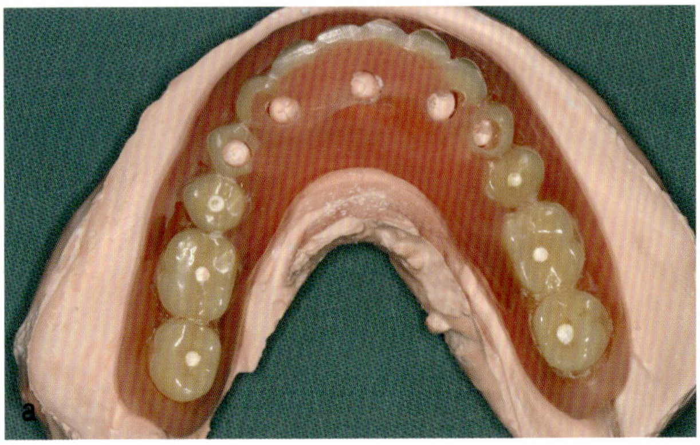

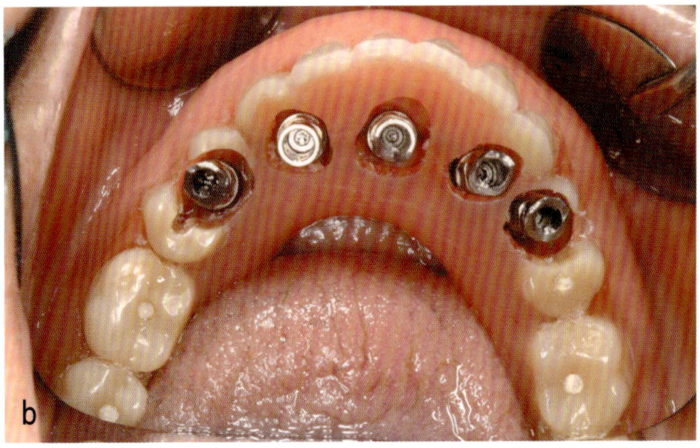

그림 17-8 환자가 사용하던 의치에 metal pin을 넣어 진단용 스텐트로 촬영한 후 구멍을 뚫어 수술용 스텐트로 사용했다. 이제 임시수복물로 사용한다.

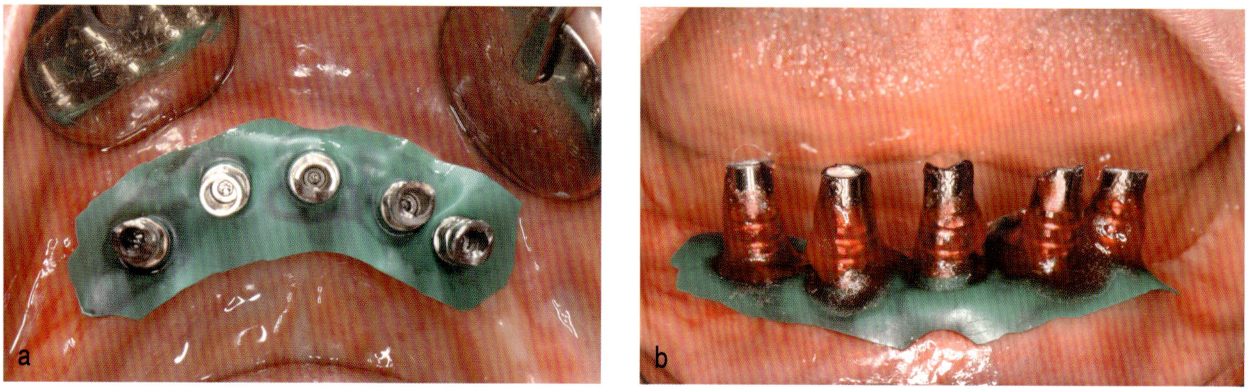

그림 17-9 자가중합레진이 점막내로 유입되는 것을 방지하기 위하여 rubber dam으로 덮고 레진을 주입한다.

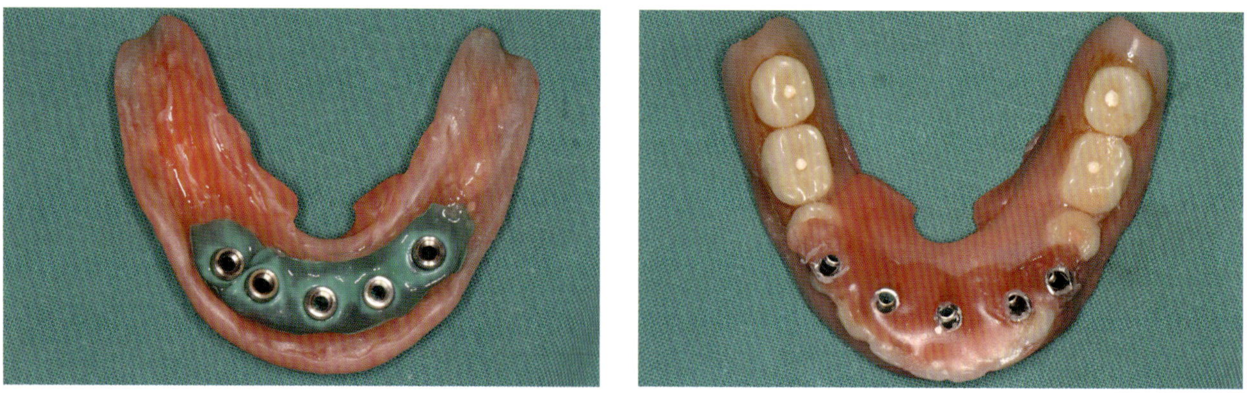

그림 17-10 자가중합레진이 중합되면 분리하여 수정한다.

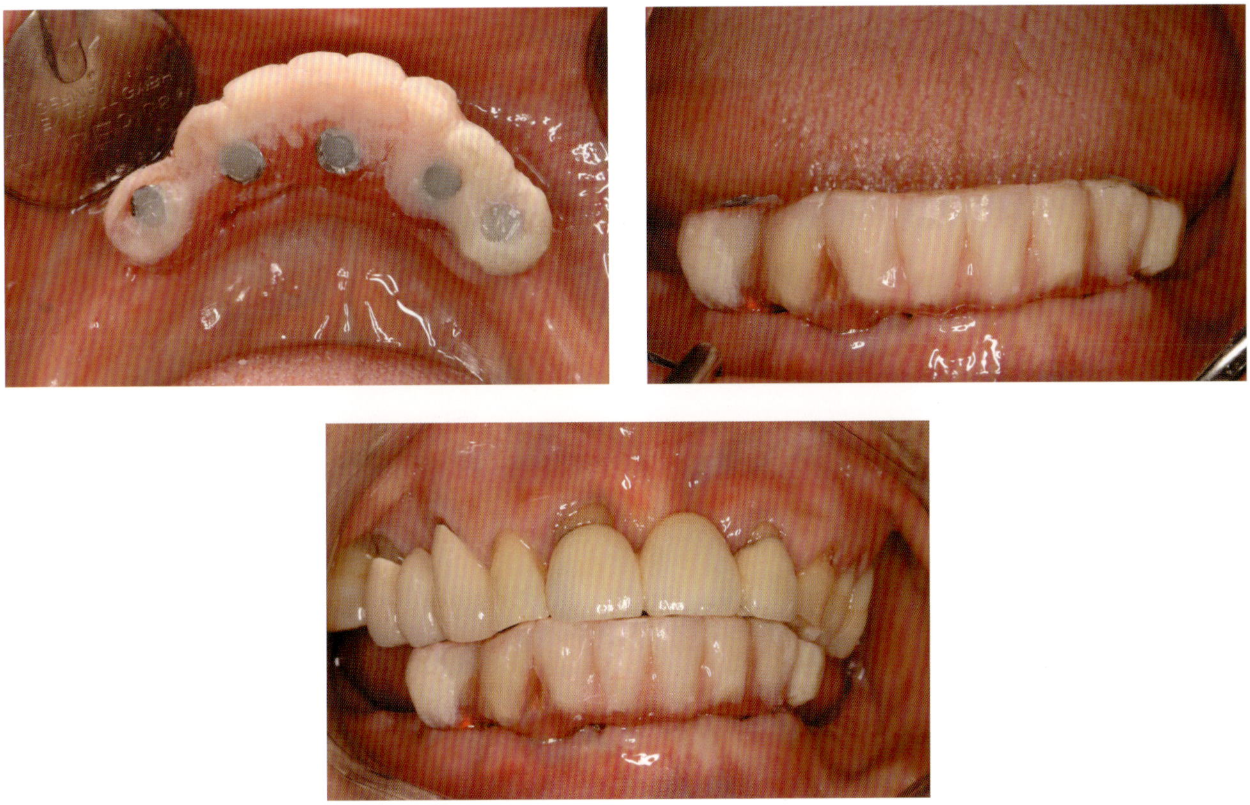

그림 17-11 환자가 사용하던 의치를 수정하여 완성된 임시수복물

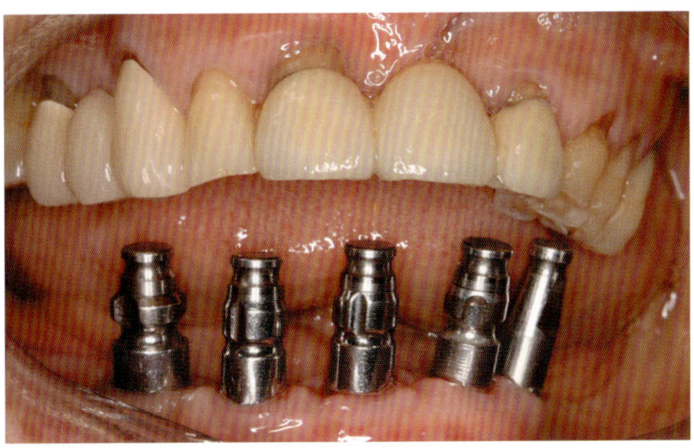

그림 17-12 Impression

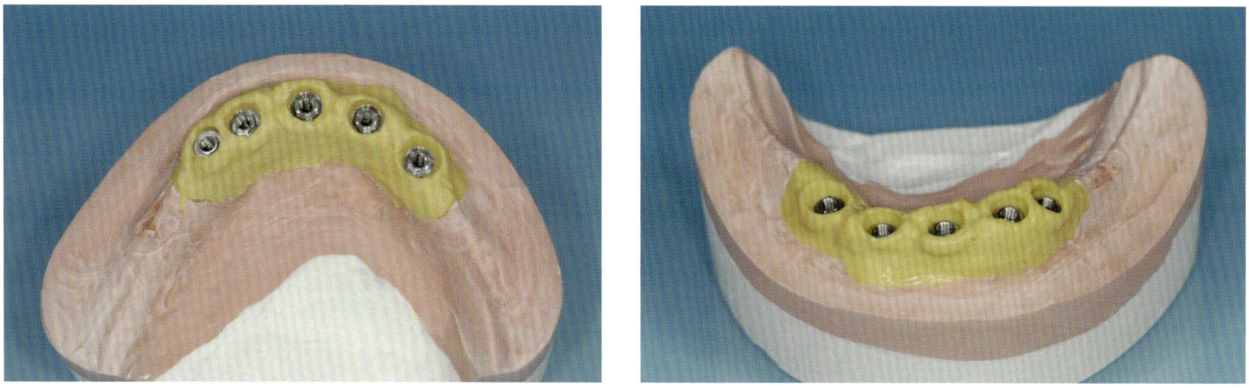

그림 17-13 작업모형

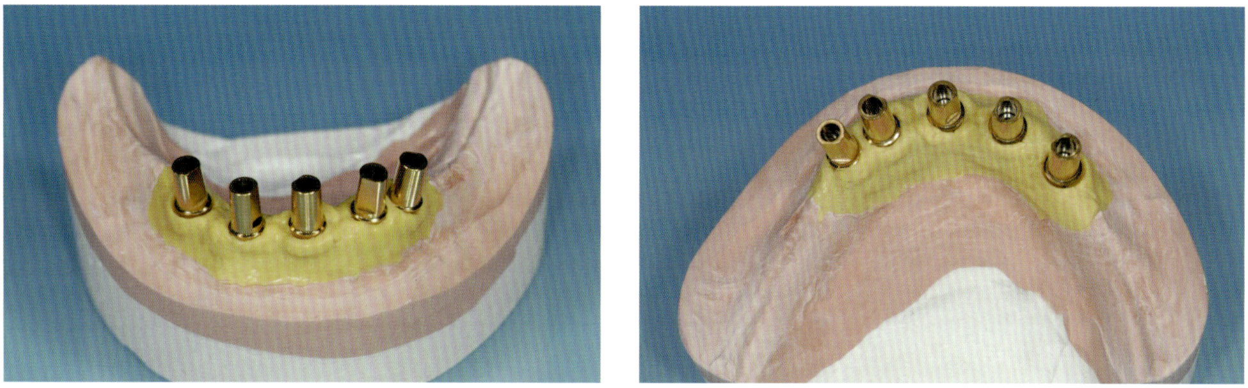

그림 17-14 복합 고정방식용 지대주를 결합한다.

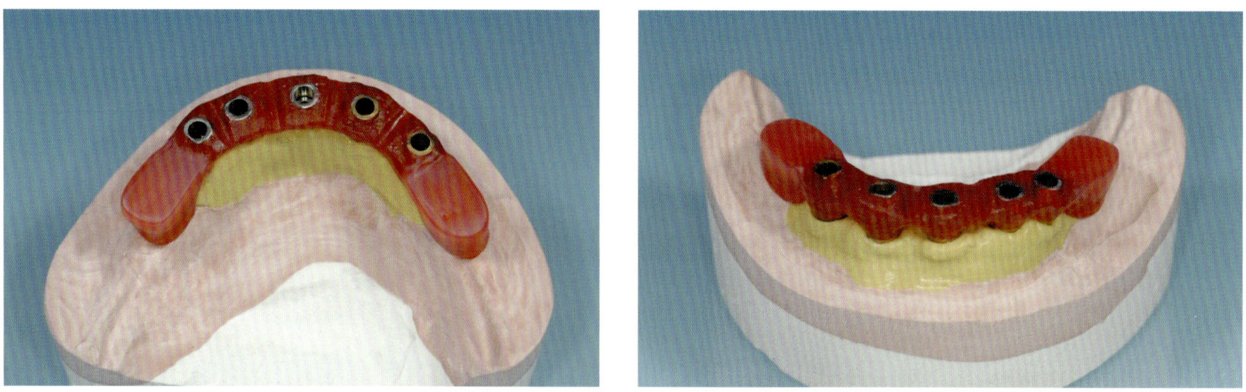

그림 17-15 자가중합레진으로 연결하여 구강내에서 one screw test와 악간관계 기록을 위해 table을 넓게 제작한다.

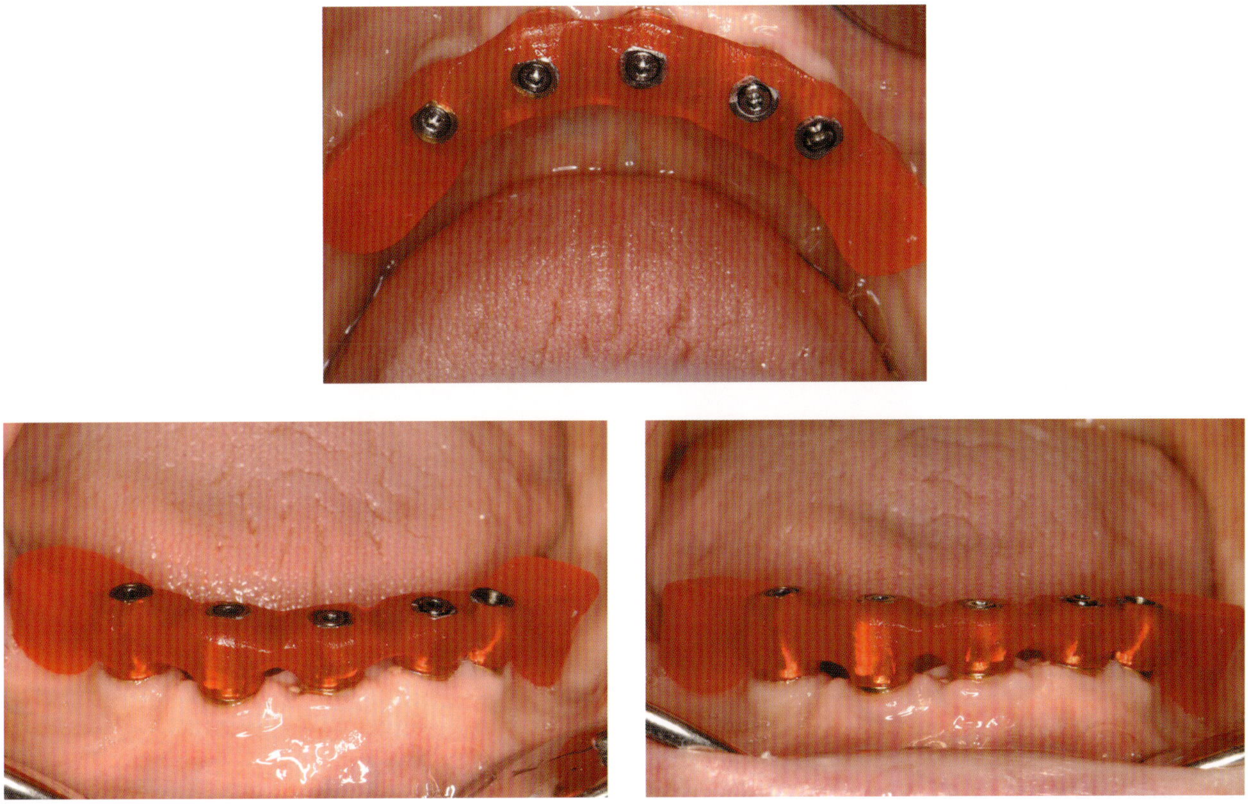

그림 17-16 구강내에서 one screw test후 악간관계 기록

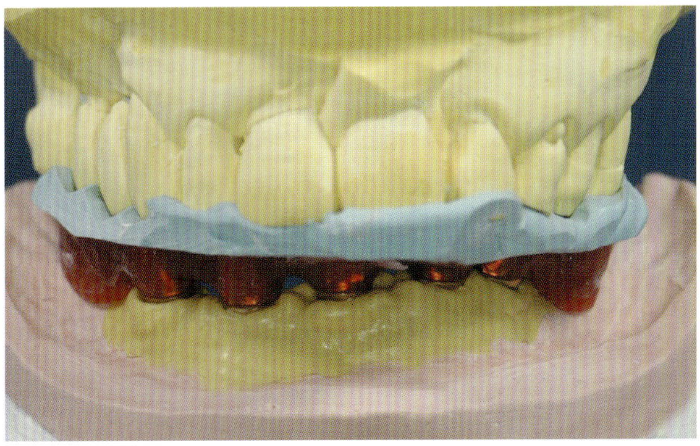

그림 17-17 교합기에 부착

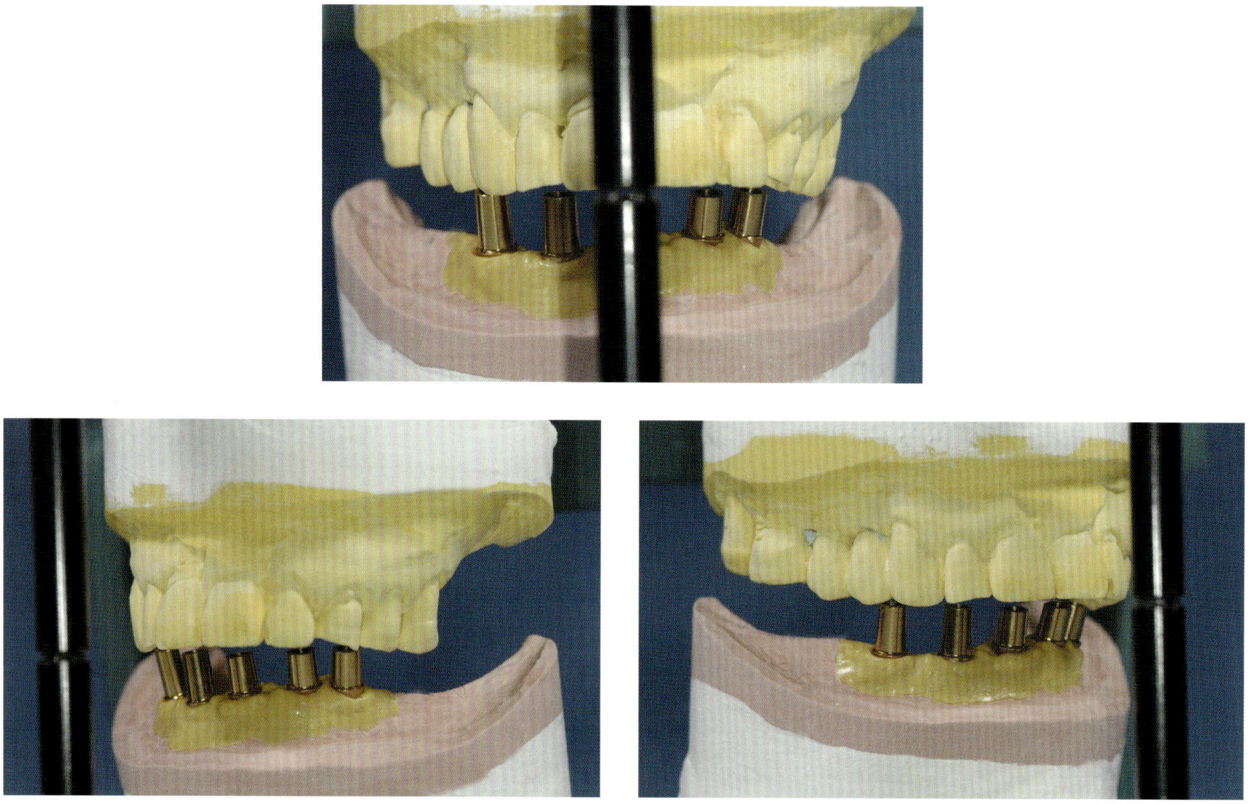

그림 17-18 교합기상에서 abutment를 체결하고 outer crown 제작을 위한 설계

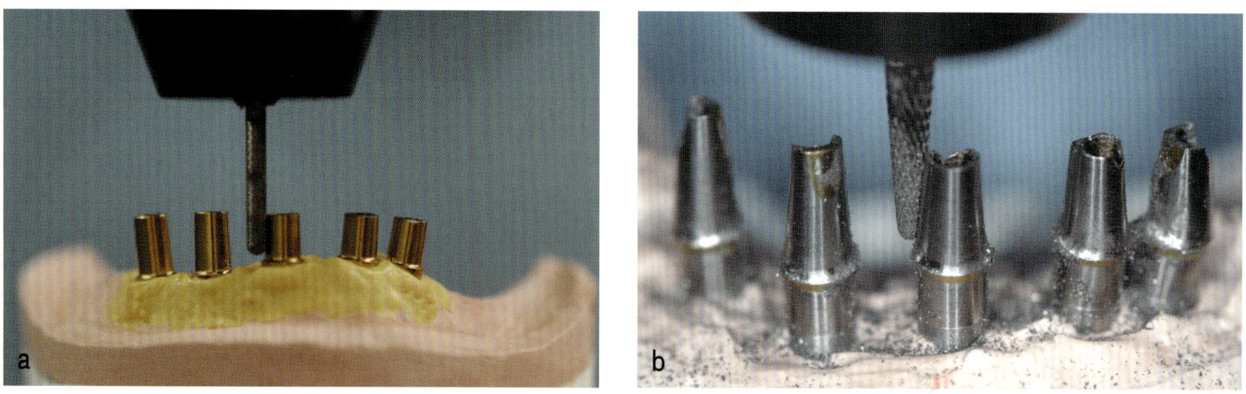

그림 17-19 인공치아를 배열하여 인상재 putty로 index를 제작한 다음 index를 맞추어가며 outer crown의 형태와 공간 확보 및 삽입로 조정을 위한 milling

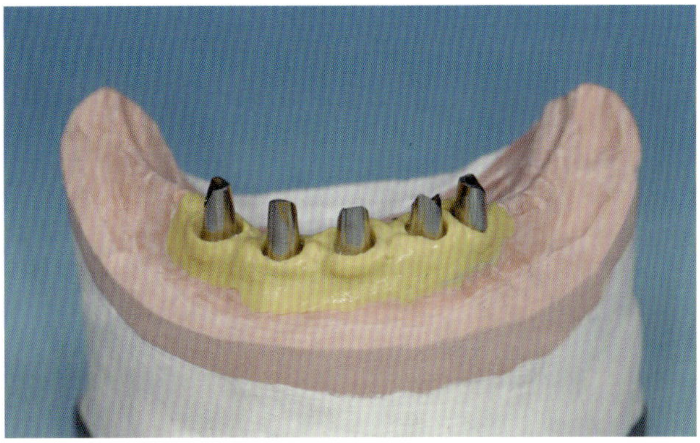

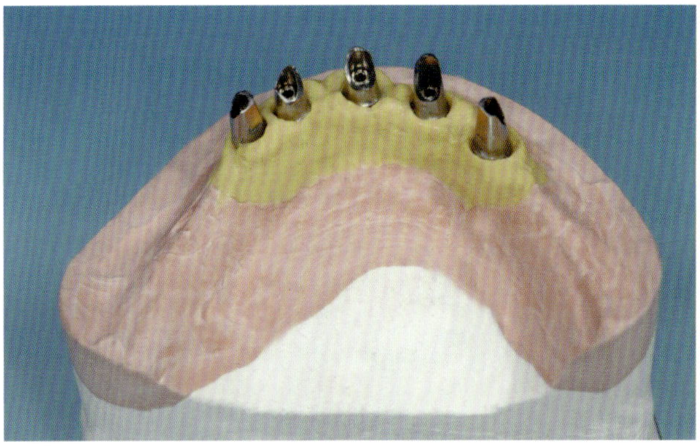

그림 17-20 Milling이 완성된 지대주

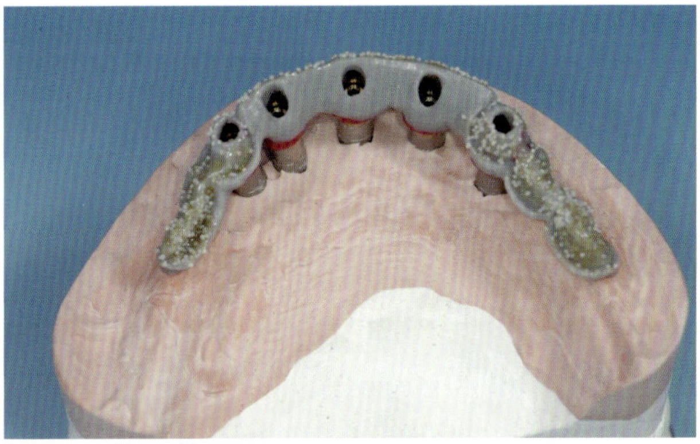

그림 17-21 그림 17-19에서 제작한 index를 맞추어가며 outer crown wax up

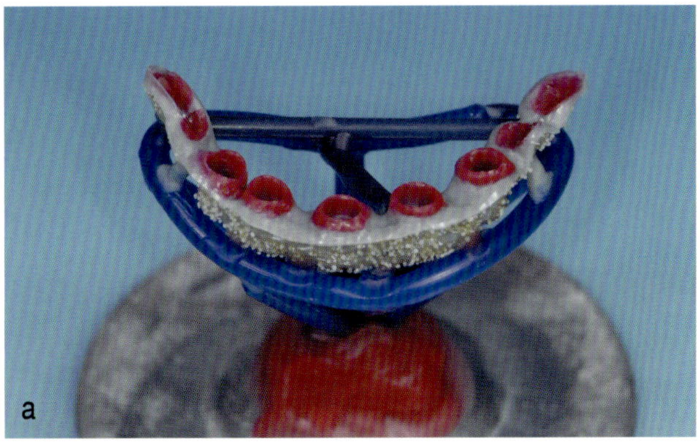

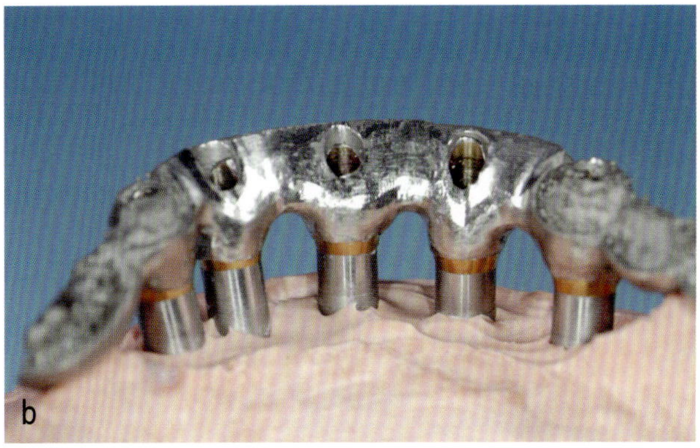

그림 17-22 스프루 연결, outer crown 시적

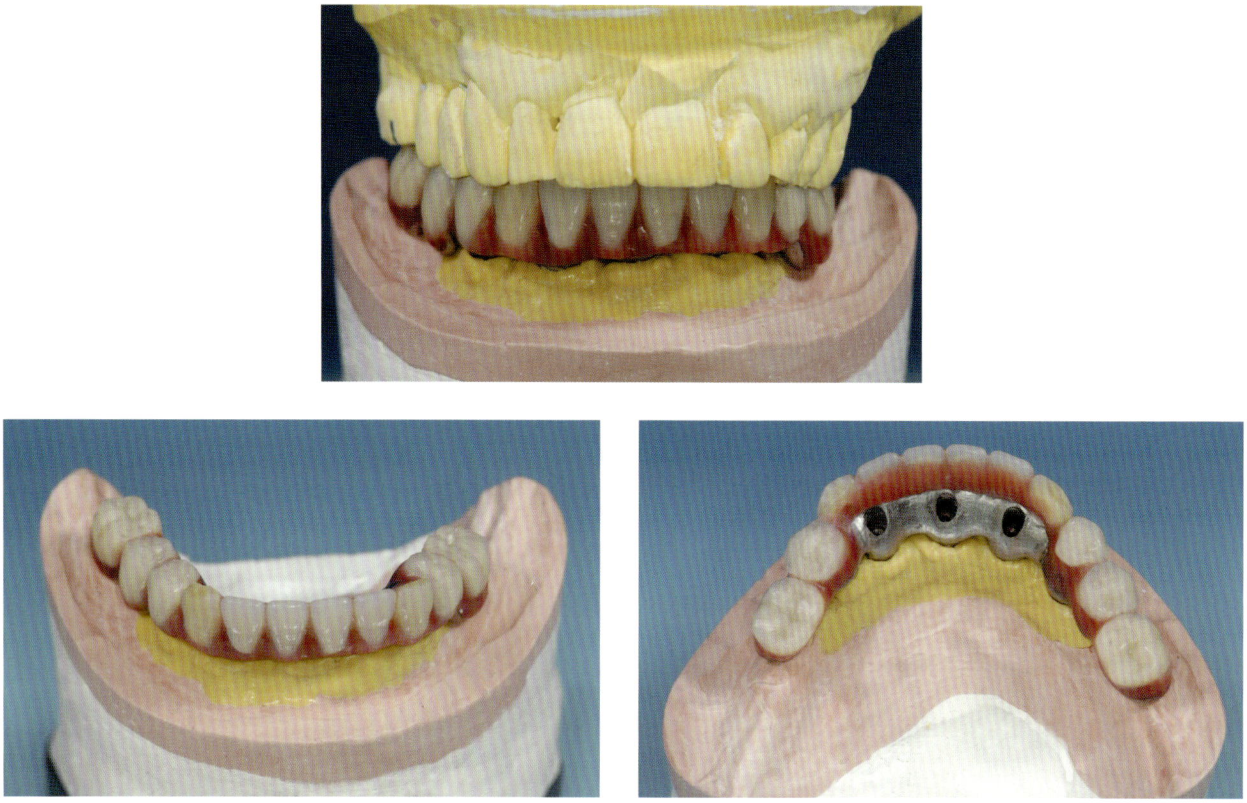

그림 17-23 인공치아 배열

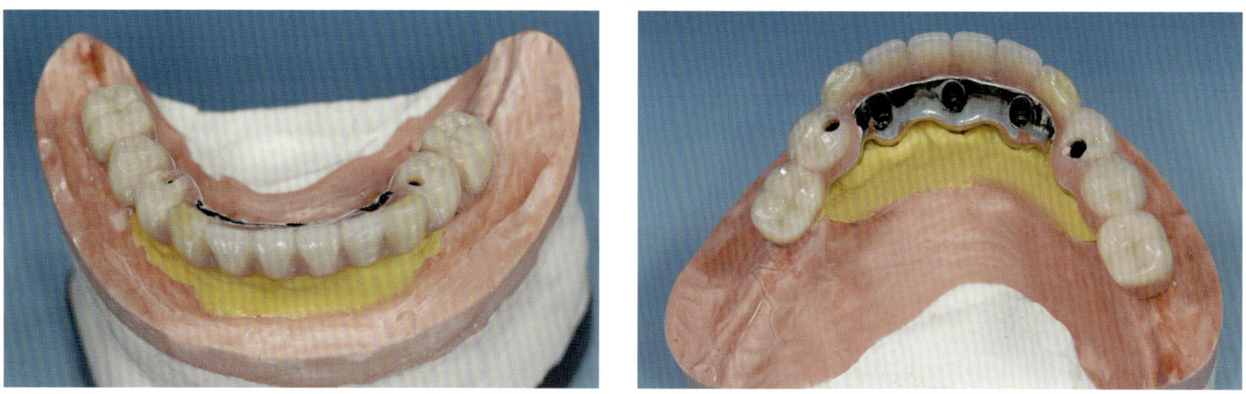

그림 17-24 완성된 상부구조

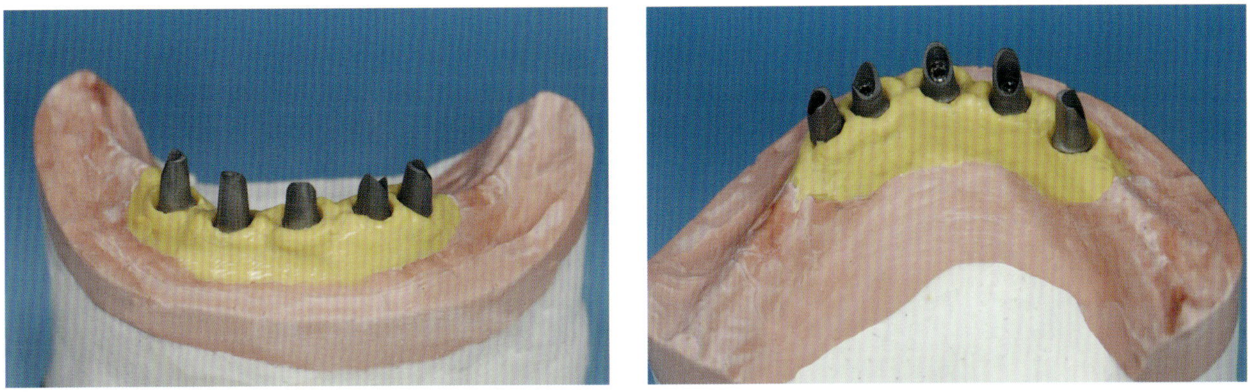

그림 17-25 시멘트 유지를 위해 마진으로부터 1mm 상방에 50㎛으로 펜 브라스팅을 실시한다.

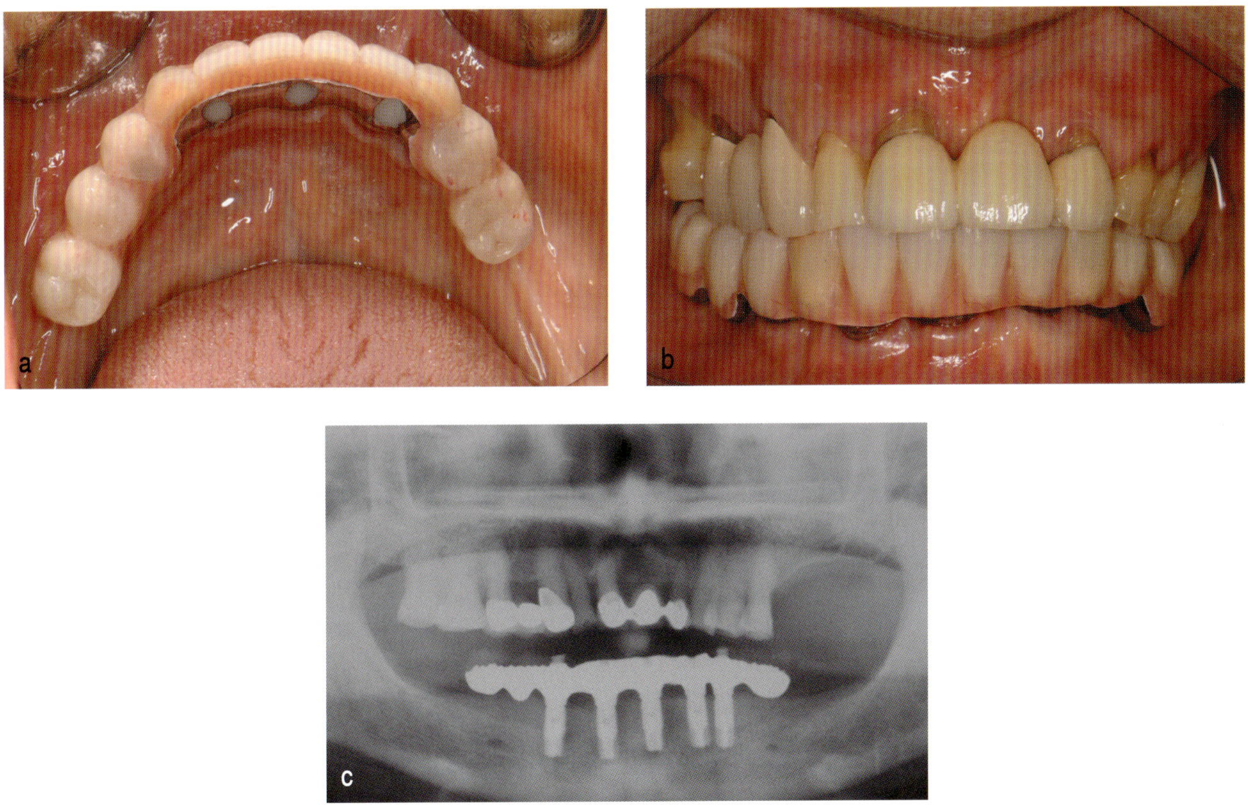

그림 17-26 구강내 장착

제 18 장

가철성 Implant 보철

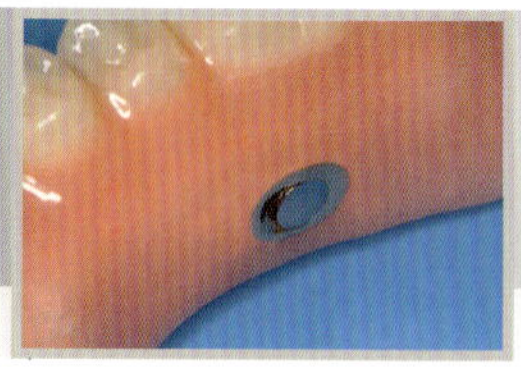

가철성 implant보철은 유지와 지지, 안정을 얻을 수 있는 장치물을 fixture에 나사로 고정하고 그 위에 착탈이 가능하도록 제작하는 피개의치(overdenture, overlay denture, onlay denture, telescopic denture)이다.

1. 가철성 implant 보철의 특징

가철성 implant보철의 장점으로는 발음과 심미성 회복이 우수하고 환자 스스로 장착과 철거를 할 수 있으며 위생 관리가 쉽다. Fixture가 식립되어 있는 주위 골(bone)의 퇴축이 예방되며 교합고경을 유지할 수 있고 점막에서 지지와 유지를 얻는 가철성 총의치보다 교합기능, 발음기능, 유지와 안정 등이 매우 향상된다. 따라서 저작근의 안면표정 유지로 심미성이 증가되고 정신적 건강과 자신감이 향상된다.

2. 가철성 보철물 제작순서

Step 1. 개인용 트레이 제작을 위한 impression
Step 2. 개인용 트레이 제작
Step 3. Pick up impression
Step 4. 작업모형 제작
Step 5. One screw test & 악간관계 기록
Step 6. 인공치아 배열
Step 7. 구강내 시적
Step 8. Bar 제작
Step 9. 구강내 시적
Step 10. Rider제작
Step 11. 구강내 시적
Step 12. 레진 주입
Step 13. Delivery

1. Locking pin snap E를 이용한 가철성 피개의치

(Regular Ø4.8 internal connection fixture, octa abutment, octa gold cylinder non hex)

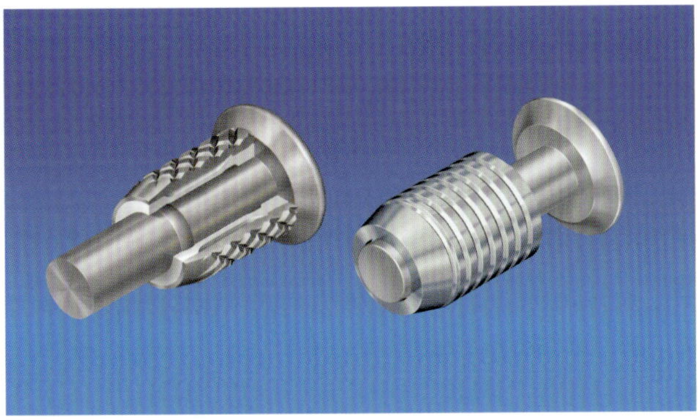

① Locking pin snap E
전체가 titanium이며 plastic matrix는 soft snap friction을 제공한다.

② Locking pin snap A
Pin이 platinum – iridium – containing 되어있다.

Step 1. Abutment를 체결하여 개인용 트레이 제작을 위한 impression

보철물 제작을 위해 환자가 내원하였다. 1.2 hex hand driver로 healing abutment를 분리하고 octa abutment를 octa hand driver로 연결한 다음 octa driver를 torque wrench에 끼워 30Ncm의 torque를 주어 완전 체결한다.

Protect cap으로 octa abutment를 덮고 1.2 hex hand driver로 screw를 체결한 후 개인 트레이 제작을 위한 인상을 채득하여 석고를 주입한다.

Step 1.

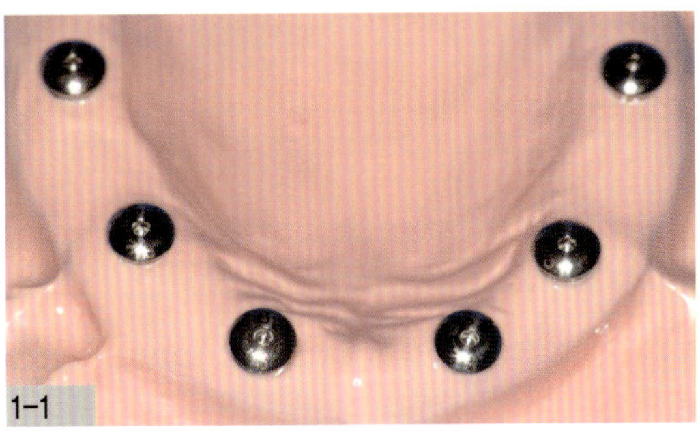

1-1

Healing abutment가 연결되어 있는 구강내 모습

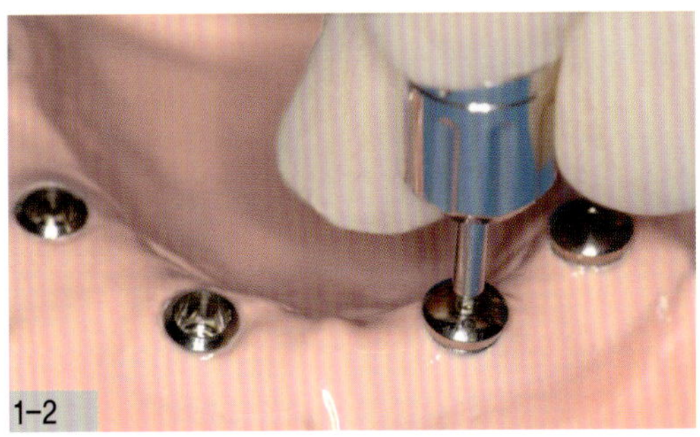

1-2

1.2 hex hand driver를 이용하여 healing abutment 분리

Step 1.

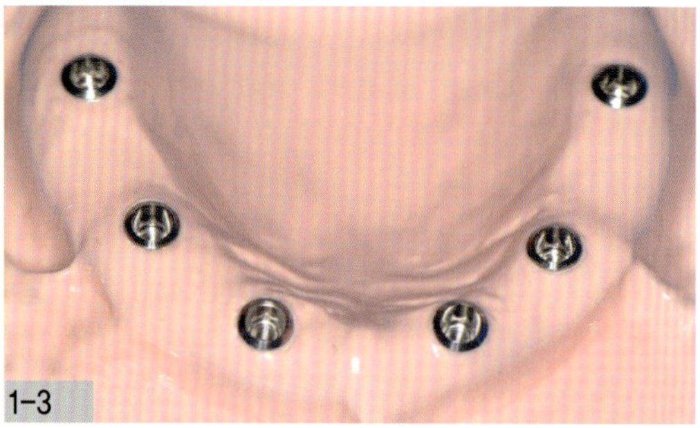

1-3

Healing abutment가 분리된 internal connection type implant fixture

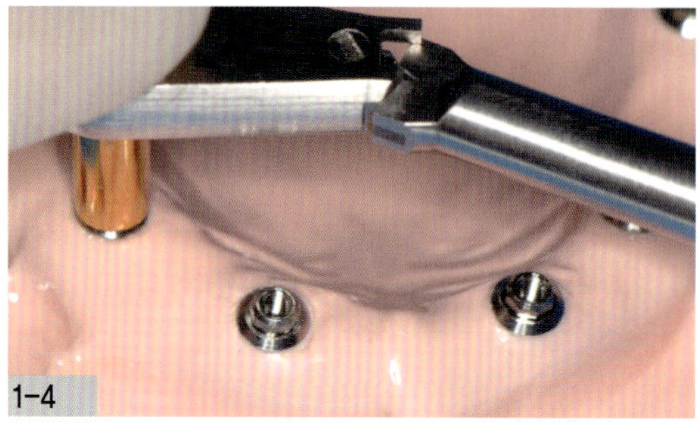

1-4

Octa driver를 torque wrench에 연결하여 완전체결

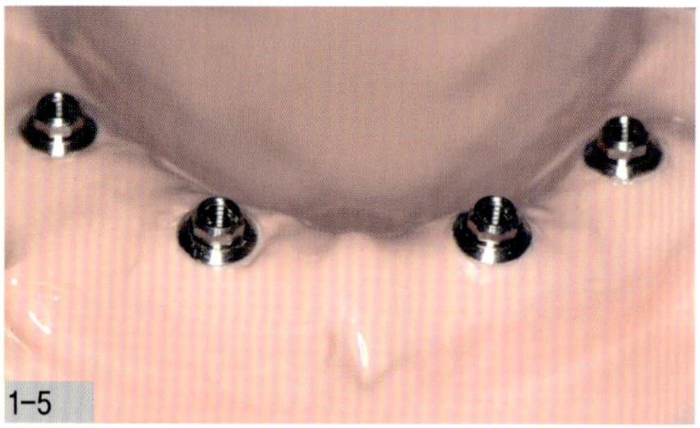

1-5

Octa abutment가 체결된 상태

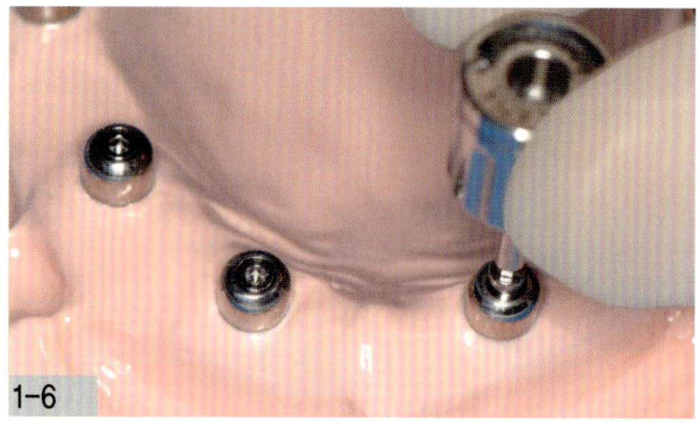

1-6

Protect cap을 1.2 hex driver로 연결

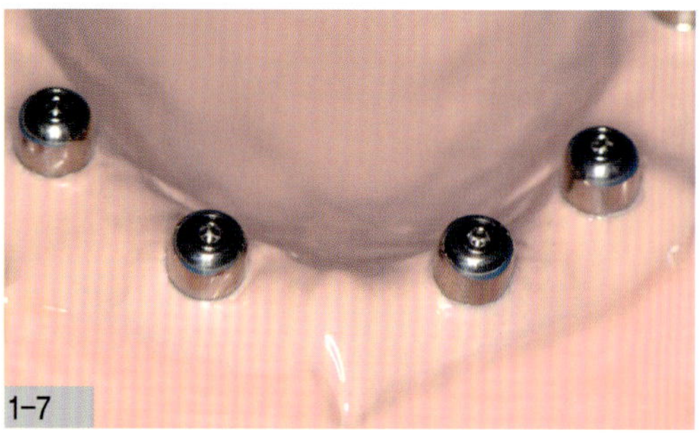

1-7

Protect cap이 체결된 상태

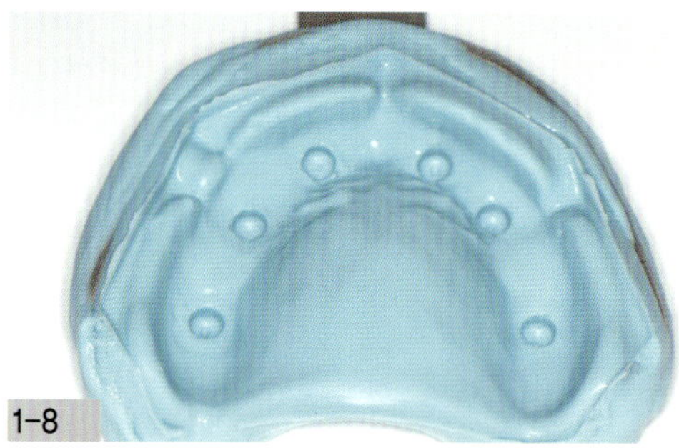

1-8

기성 트레이를 이용하여 alginate 인상재로 인상채득

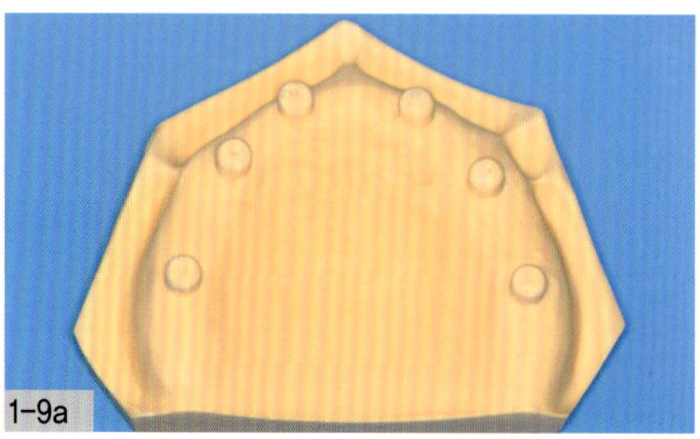

1-9a

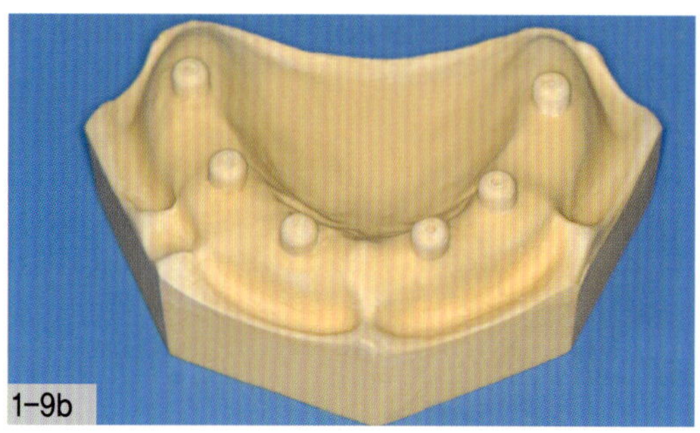

1-9b

개인용 트레이 제작을 위한 모형

Step 2. 개인용 트레이 제작

개인용 트레이 제작을 위해 석고 모형상에 impression coping이 들어갈 공간과 인상재가 들어갈 공간을 확보하여 wax로 blockout한다.

1. 개인용 트레이의 요구조건

1) 인상재와 대조되는 색상을 사용해야 한다.
2) 손잡이의 형태는 인상채득시 주변조직의 운동을 제한하거나 방해하지 않도록 상악은 45°, 하악은 90°로 제작한다. 인상채득시 변형이나 파절되지 않을 만큼의 일정한 강도를 가져야 한다.
3) Pick up octa impression coping의 높이는 10mm이고, 유지부 폭경은 5.5mm이다. 따라서 coping 주변과 점막부는 rubber base 인상재가 들어갈 2~3mm의 공간을 확보하여 blockout하고 기계적 유지 증가를 위해 #8 round bur로 유지공을 형성한다.

Step 2

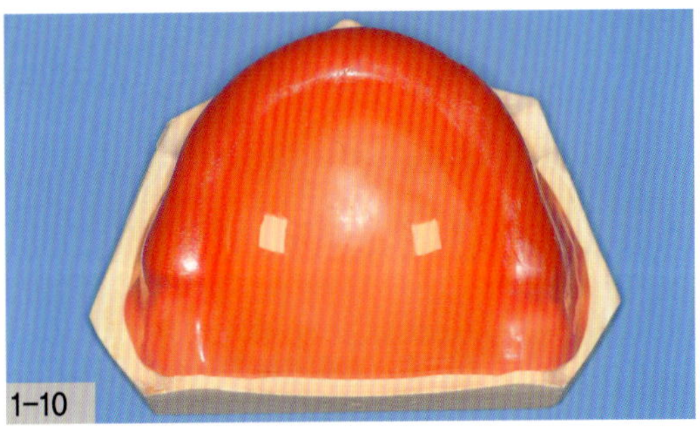

1-10

Baseplate wax로 block out

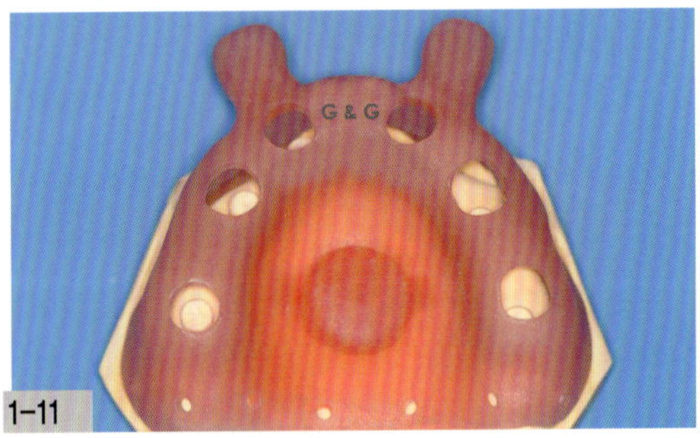

1-11

Guide pin이 위치할 hole을 형성하고 환자이름을 기록

Step 3. Pick up impression

보철과정에서 impression은 구강내 fixture의 위치를 정확하게 작업모형상으로 재현해 내는 작업이다.

인상체를 구강내에서 분리하는 과정 또는 작업모형 제작을 위하여 lab analog를 체결하는 과정에서 coping의 위치변화를 최소화하기 위해 자가중합 레진으로 coping을 연결하였으며 레진이 중합되는 과정에서 물리적 변형을 최소화 하기위해 coping을 두 개씩 묶어서 pick up impression을 했다.

Step 3

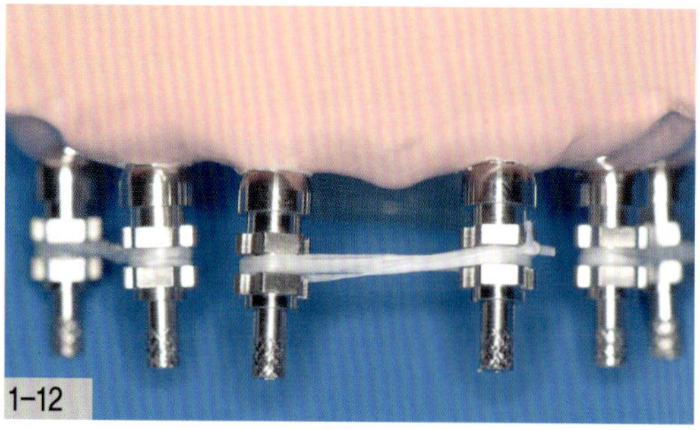
1-12

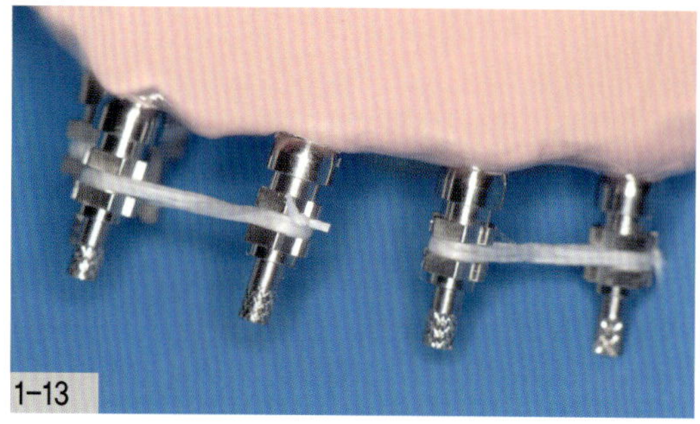
1-13

1-12, 13 레진 부착을 용이하게 하기 위하여 dental floss로 연결

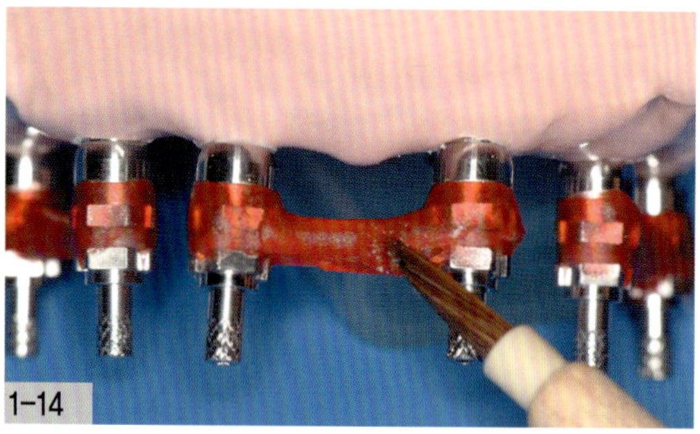
1-14

자가중합레진으로 연결

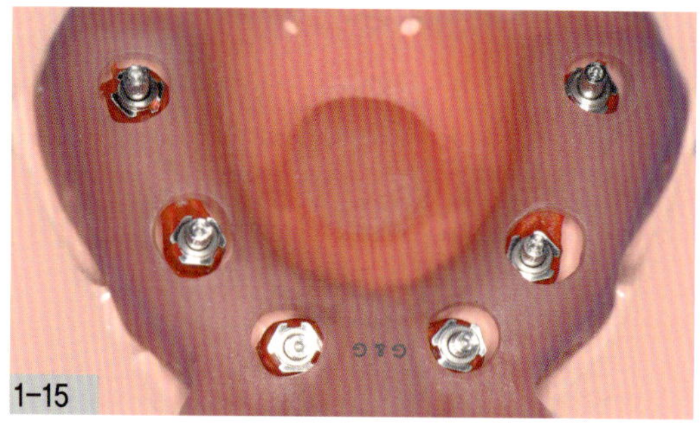
1-15

개인용 트레이를 구강내 시적

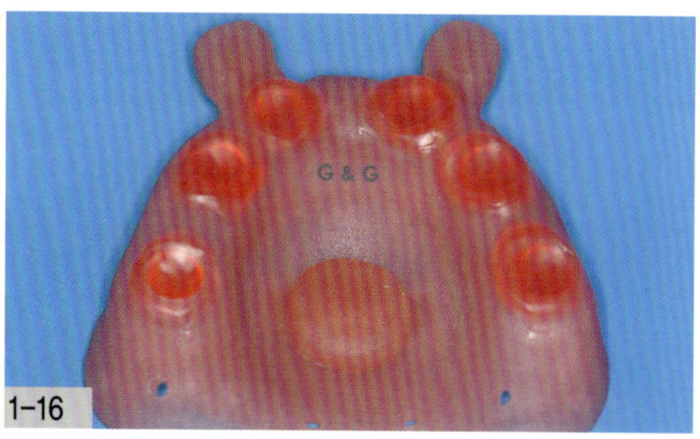

1-16

Baseplate wax로 guide pin이 위치할 hole 폐쇄
Hole을 폐쇄하지 않을 경우 인상재가 흘러나오게 되어 coping 유지부에 기포가 형성될 수 있다.

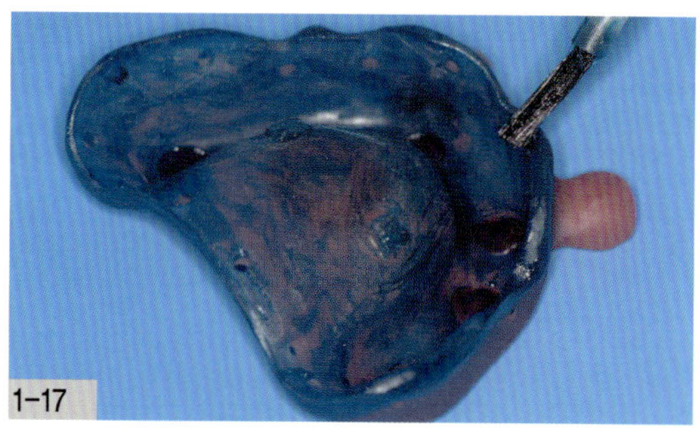
1-17

Adhesive 도포

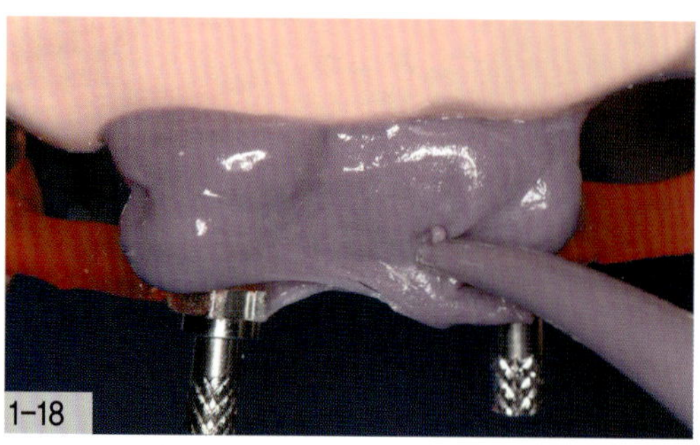
1-18

인상채득

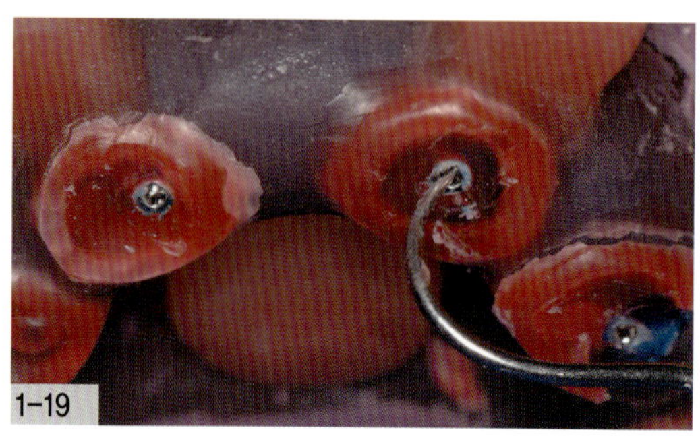
1-19

Guide pin의 driver hole에 들어가 있는 wax와 인상재 제거

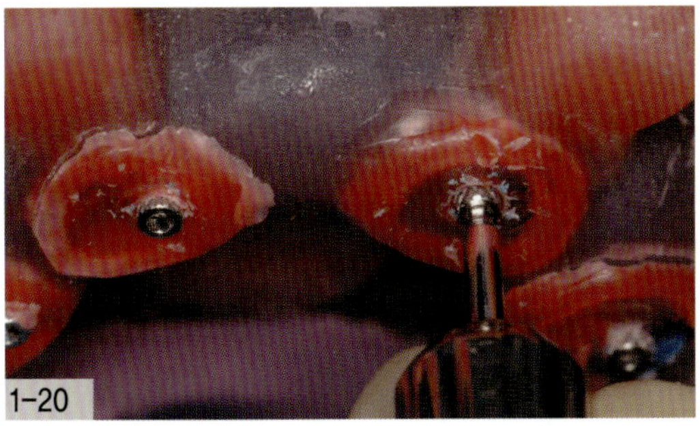

1-20

1.2 hex driver를 이용하여 guide pin을 푼다. Pin이 다 풀리게 되면 "딸각 딸각"하는 소리와 느낌을 느낄 수 있다. Pin을 약간 들어올린 다음 트레이를 구강내에서 분리한다.

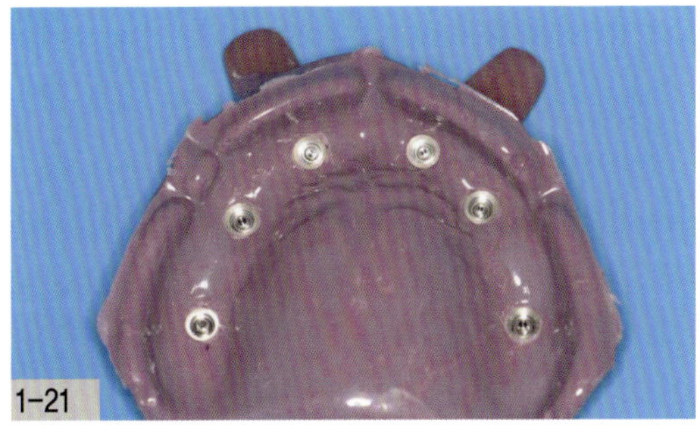

1-21

인상체의 내면

Step 4. 작업모형 제작

1) Lab analog를 impression coping에 체결시 한손으로 lab analog를 잡고 다른 손으로 guide pin을 잠근다.
   이때 인상체를 잡거나 외부의 힘에 의지해서는 안된다.
2) Gum tissue 제작
   치은을 표현해 주는 탄력과 색상을 지닌 silicone계통의 재료로 작업모형에서 lab analog 주위의 석고를 대신한다.
   상부구조 제작시 접합부 확인 점막내에 위치할 크라운의 형태 재현 등을 위해 필요하다.
   Gum gingival의 두께는 약 3mm가 적합하며 너무 두꺼울 경우 lab analog가 석고에 묻히는 부분이 적어 모형상에서 lab analog가 움직일 수 있고 너무 얇으면 그 효과를 낼 수 없다.
   전용 gum gingival재료의 색상은 핑크색을 띄고 있는데 이는 작업모형상에서 ceramic을 이용한 build up, contouring, shade 조정시 구강내와 유사한 시각적 효과를 나타내기 위함이다.

Step 4

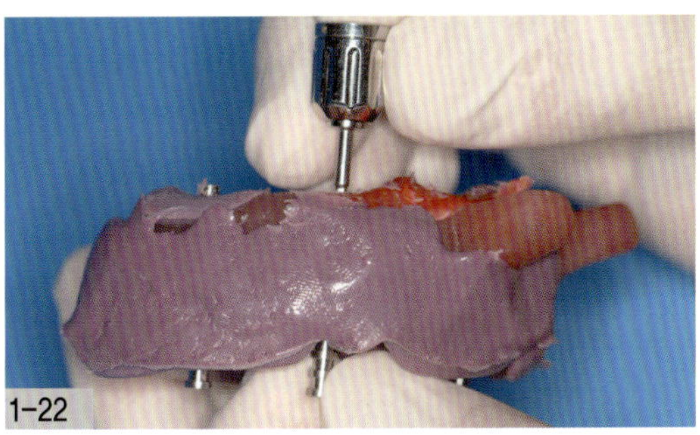

1-22

Lab analog를 impression coping에 결합

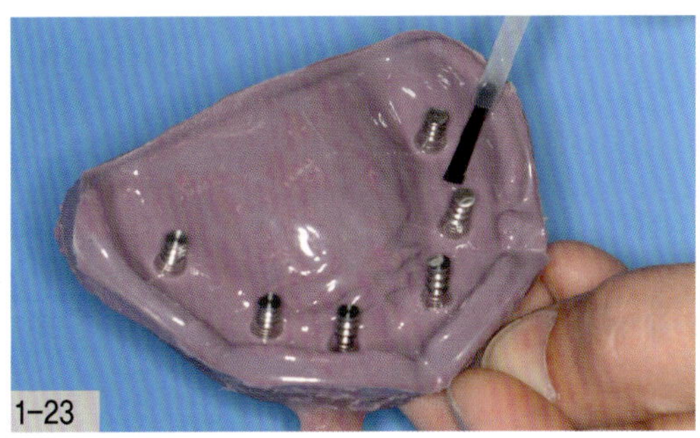

1-23

분리제 도포

Step 4

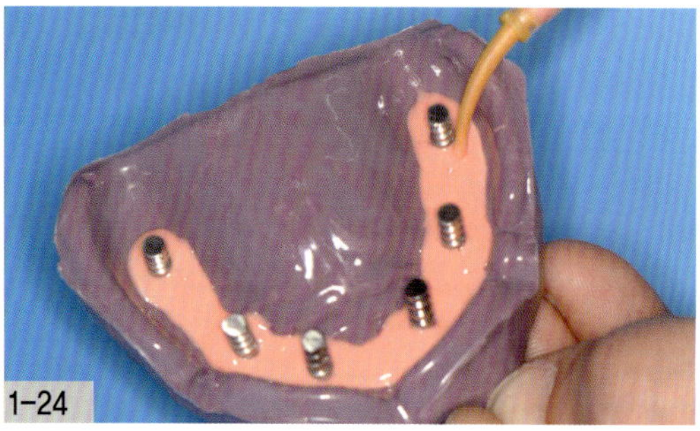

1-24

Gum gingival 주입

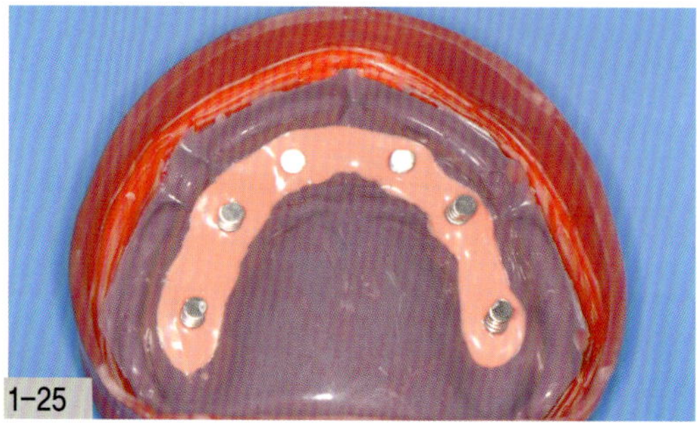

1-25

인상체 변연에서 하방으로 3~5mm 되는 부위에 폭 3~5mm 가 되도록 beading wax를 고정시키고 boxing. 인상체의 가장 높은 부분에서 약 13mm 정도 높이가 되도록 boxing wax의 높이를 조절하거나 wax에 표시한 후 석고 주입

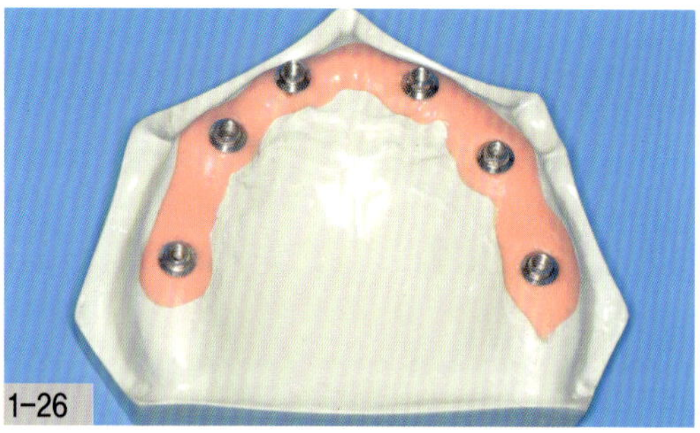

1-26

완성된 작업모형

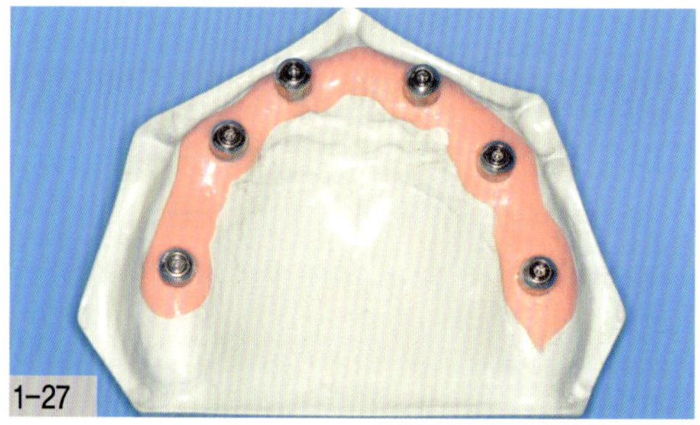

1-27

기초상 제작을 위해 구강내에 체결되어 있는 것과 같은 protect cap을 체결 후 resin base 제작

구강내에서 악간관계를 기록할때 protect cap에 의해 적절한 유지와 지지를 얻을 수 있다.

또 다른 방법으로는 2~3개의 temporary abutment를 resin base에 고정하여 기초상을 제작하는 방법도 있으나 이 경우 구강내에 체결되어 있는 모든 protect cap을 풀어야 하고 악간관계 기록이 끝나면 다시 체결해야 하는 번거로움이 있다.

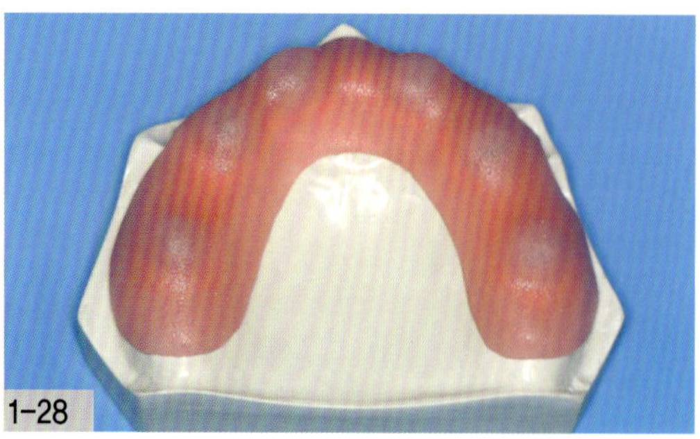

1-28

광중합레진으로 기초상 제작

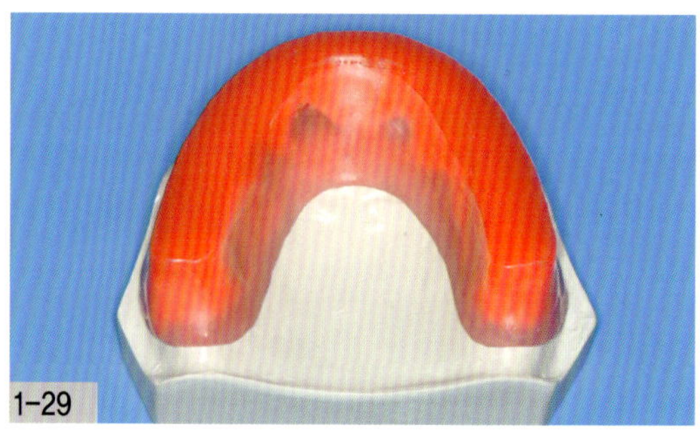

1-29

교합제 제작

일반적으로 폭은 전치부 4~5mm, 소구치부 7~8mm, 대구치부 10~11mm로 하고 전치부 순측 border의 가장 깊은 곳에서 약 22mm, 구치부는 상악결절 부위에서 7~8mm 높이로 제작한다.

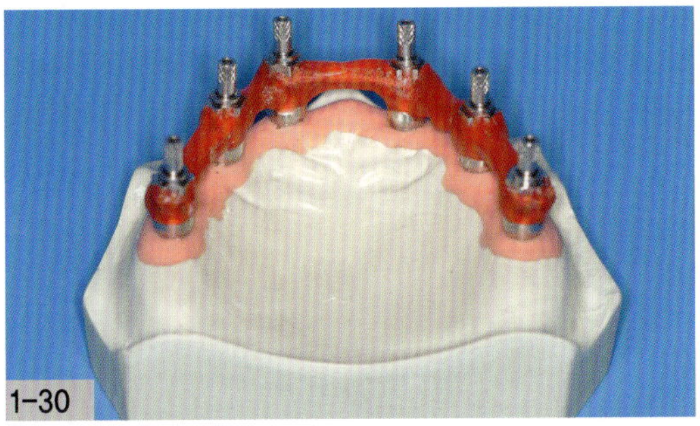

1-30

구강내 fixture의 위치와 작업모형상의 lab analog위치가 일치하는지 확인하기 위하여 impression coping을 자가중합레진으로 연결한 후 one screw test를 시행하여 적합상태를 확인한다.

Step 5. One screw test & 악간관계 기록

Step 5

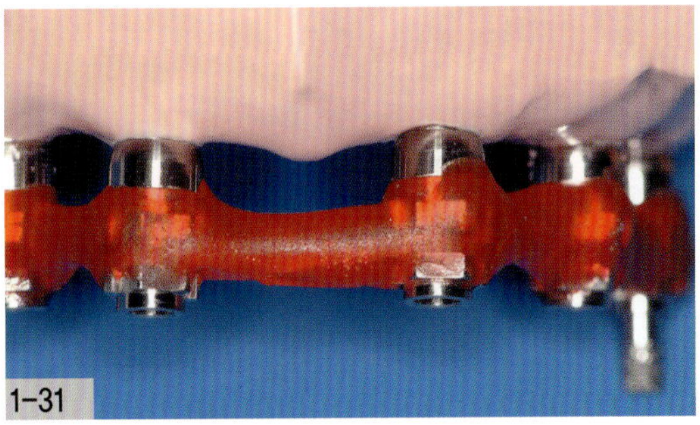

1-31

최후방 impression coping에 guide pin을 체결하고 다른 쪽 적합관계를 확인한 후 위치를 바꿔가며 반복 확인

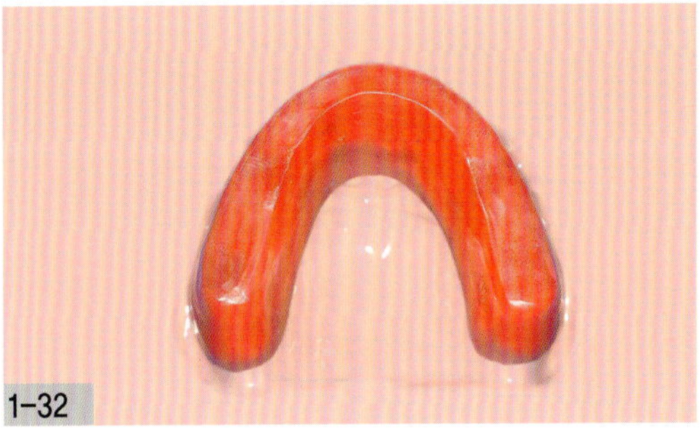

1-32

악간관계 기록

Step 6. 인공치아 배열

Step 6

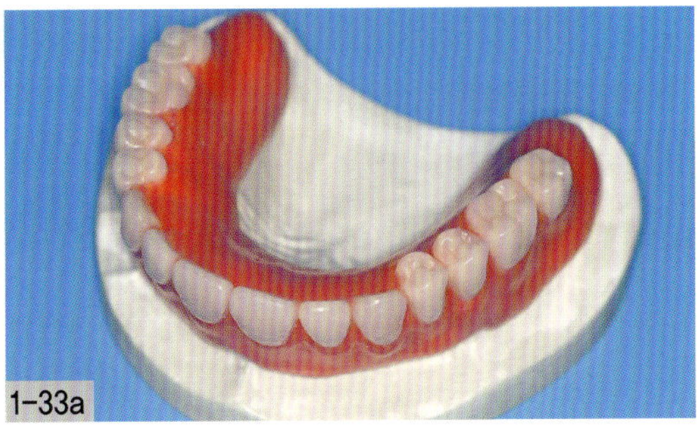

1-33a

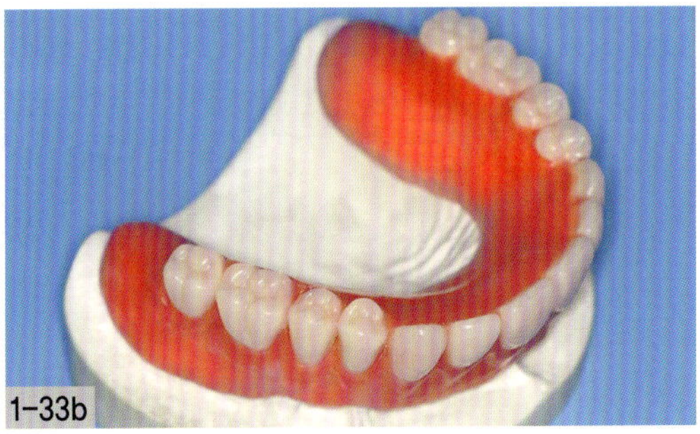

1-33b

최종보철물과 유사한 형태로 인공치아를 배열

Step 7. 구강내 시적

교합, 발음, 심미, 색상, 치아 크기, 형태 등을 확인한다.

Step 7

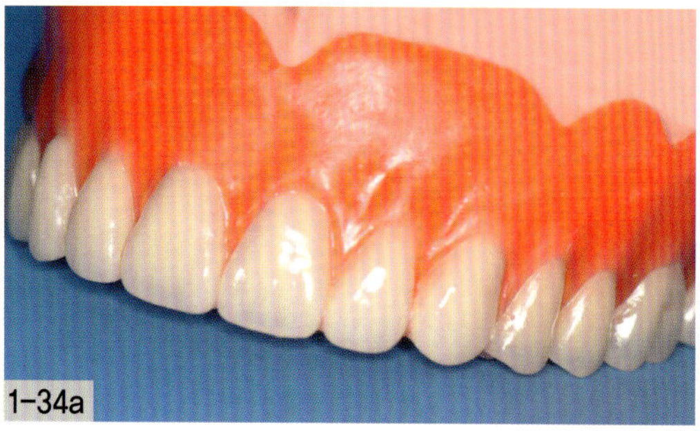

1-34a

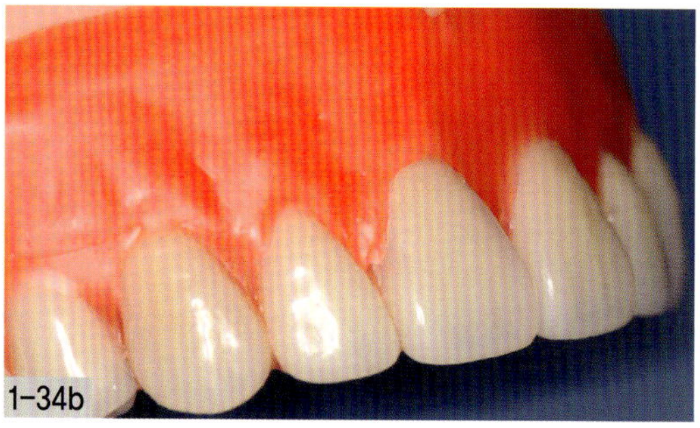

1-34b

납의치(wax denture) 구강내 시적

Step 8 Bar 제작

Step 8

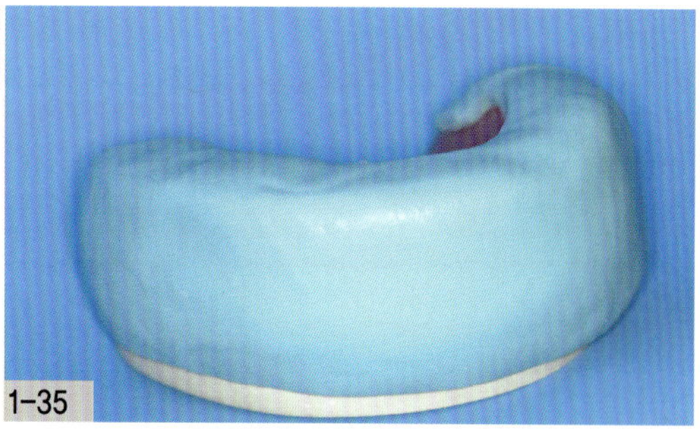

1-35

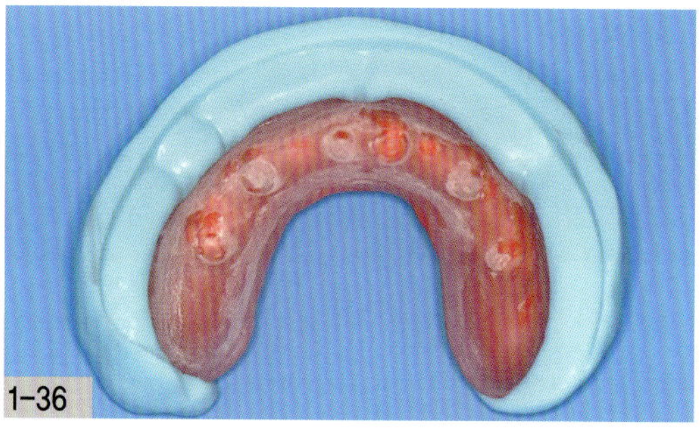

1-36

1-35, 36 구강내에 시적하여 치아배열 관계가 최종 확정되면 Index를 제작한다.

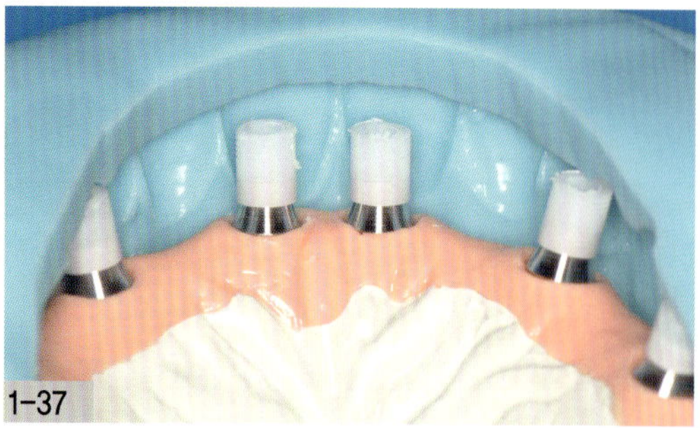

1-37

Non hex octa cylinder를 체결하고 index를 맞추어가며 bar의 높이, 크기, 형태 등을 조정한다.

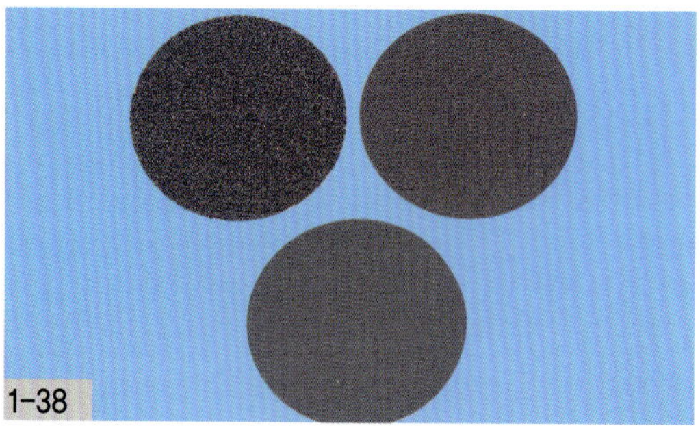

1-38

교합평면을 milling할 수 있는 sandpaper의 종류는 fine, medium, coarse가 있다.

Step 8

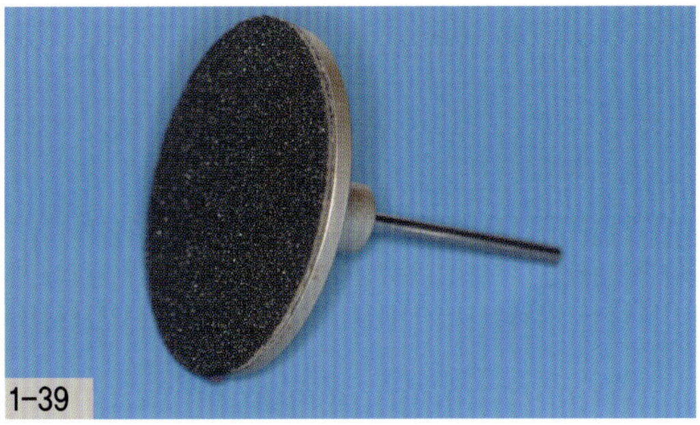

1-39

Sandpaper가 부착된 mandrel

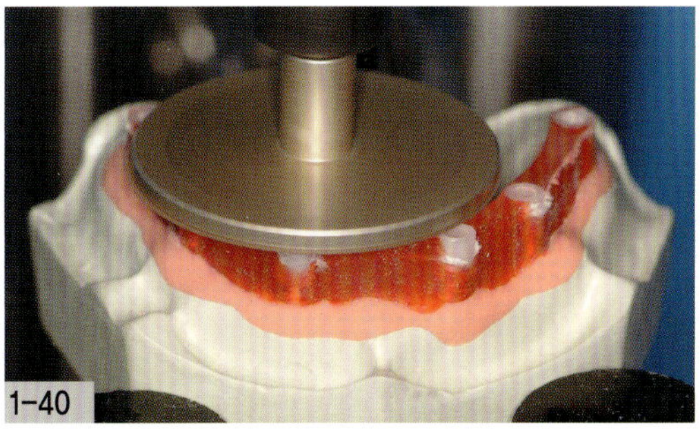

1-40

자가중합레진으로 연결된 bar의 상면을 교합평면과 일치하도록 milling한다.

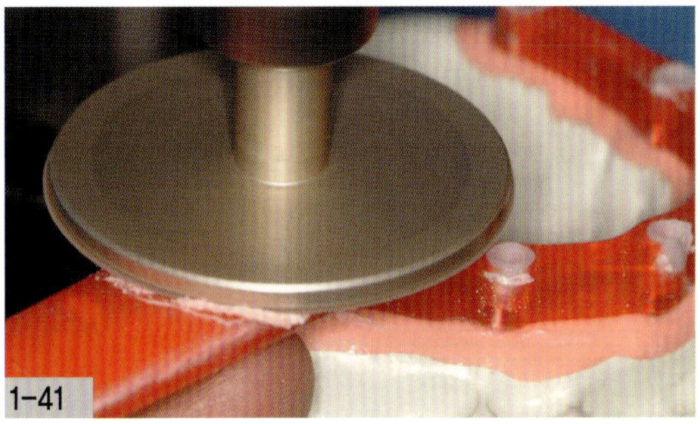

1-41

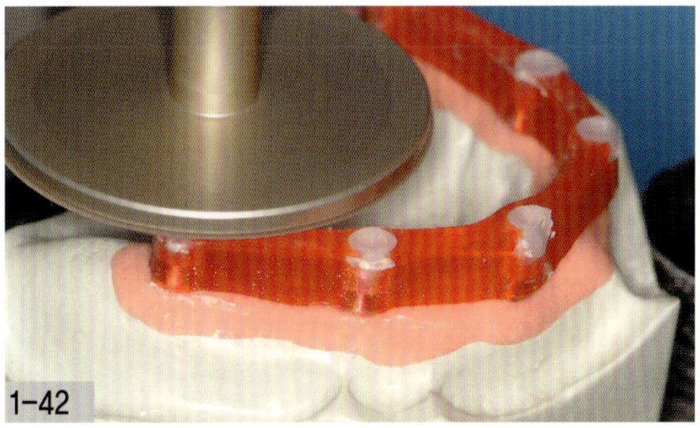

1-42

1-41,42 Baseplate wax를 도포한 후 표면을 활택하게 한다.

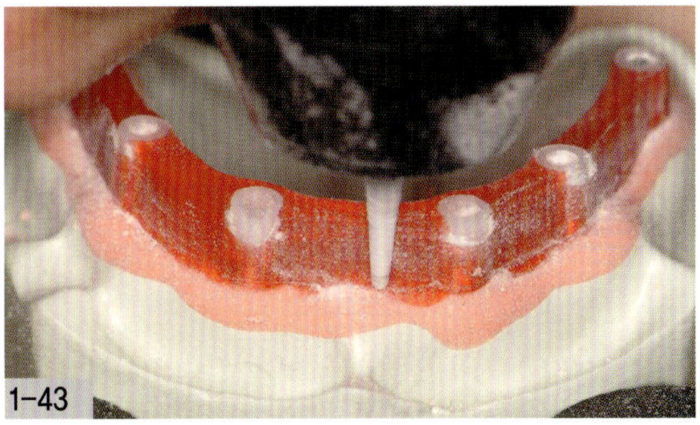

1-43

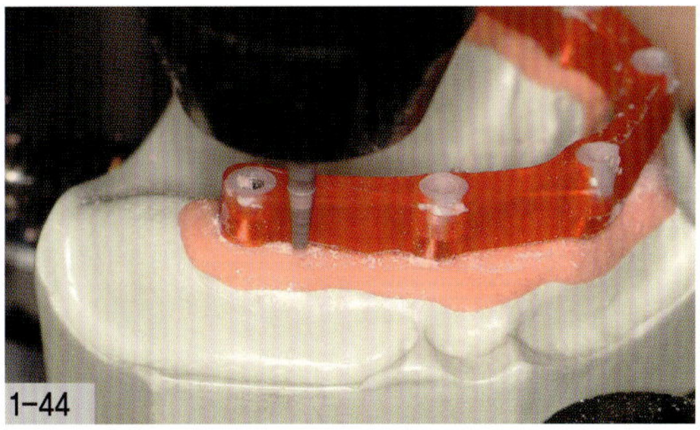

1-44

1-43, 44 순, 협, 설면 milling시에도 baseplate wax를 이용하여 표면을 활택하게 한다.

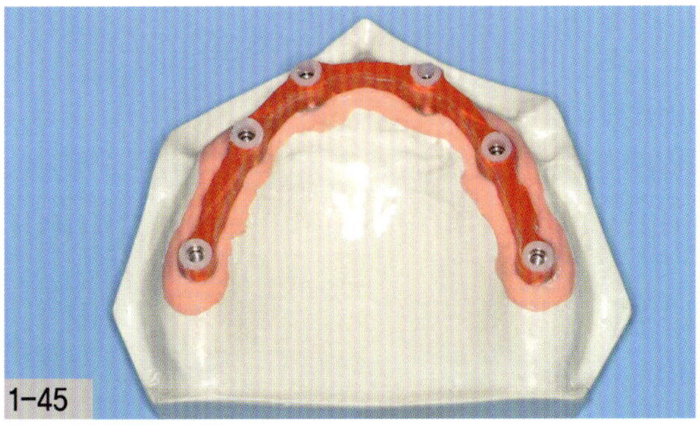

1-45

Milling이 끝난 bar joint

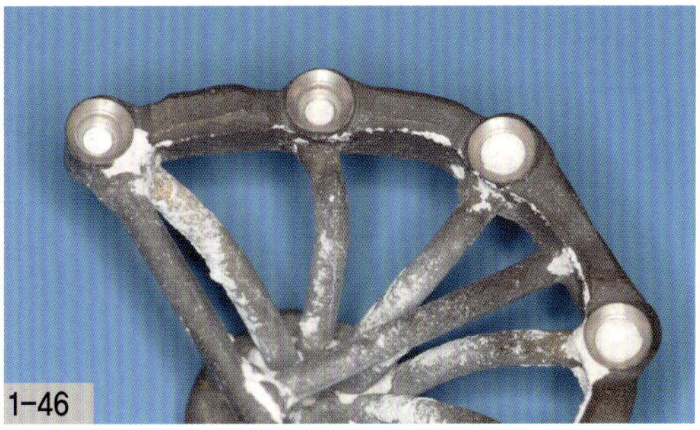

1-46

주조체의 cylinder collar부는 원래 상품의 색상을 띄고 있어야 하며 주조금속이 over되어서는 안된다.

Step 8

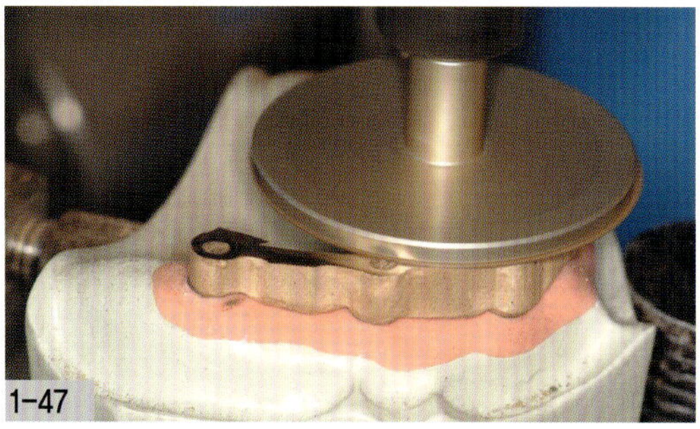

1-47

Bar의 평면 형성을 위해 sandpaper wheel로 milling한다.

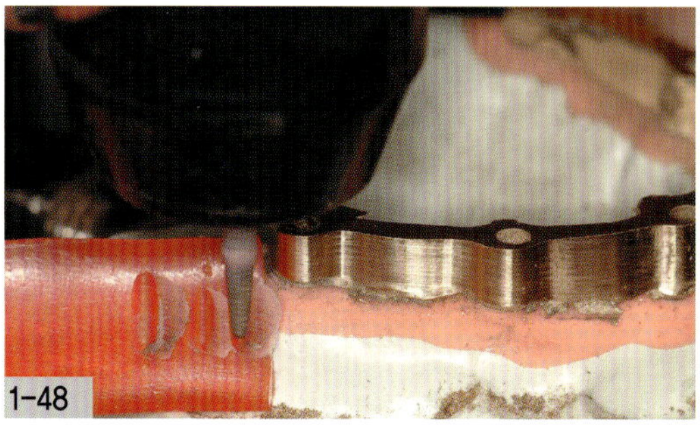

1-48

주조체 milling시에도 baseplate wax를 이용하여 표면을 활택하게 한다.

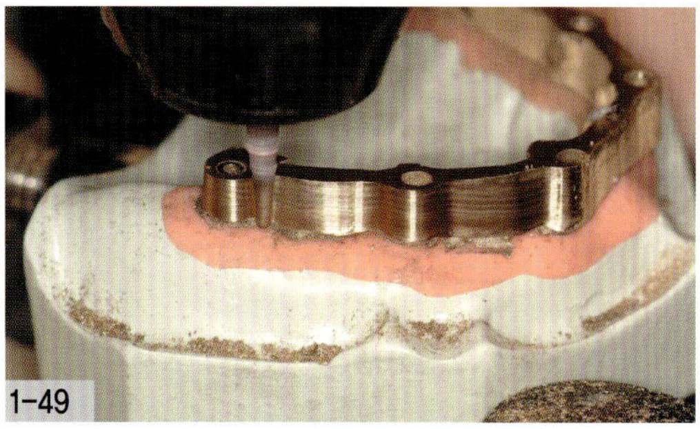

1-49

Bar의 순 · 협 · 설면을 2° 로 milling한다.

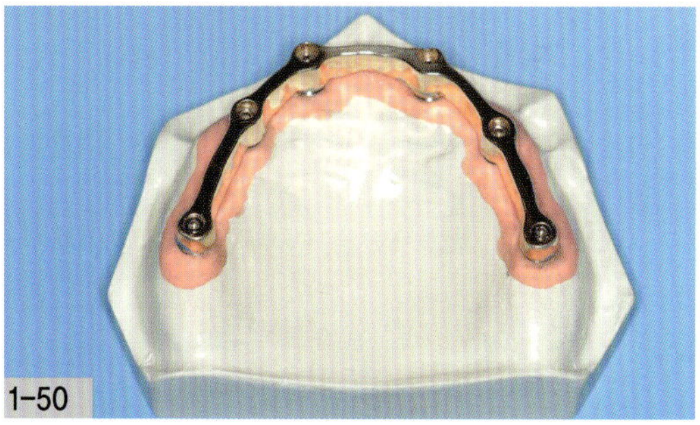

1-50

Milling이 완성된 bar

Step 9. 구강내 시적

완성된 bar를 구강내에서 one screw test를 거쳐 적합관계 등을 확인한다.

Step 9

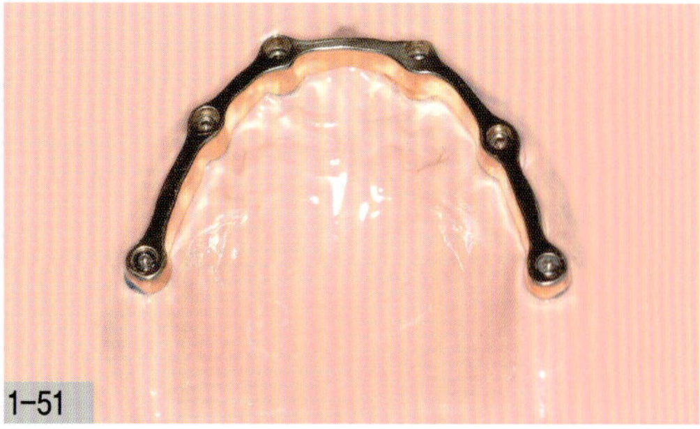

1-51

구강내에서 bar 시적

Step 10 Locking pin snap E를 bar attachment에 부착하여 rider제작

Step 10

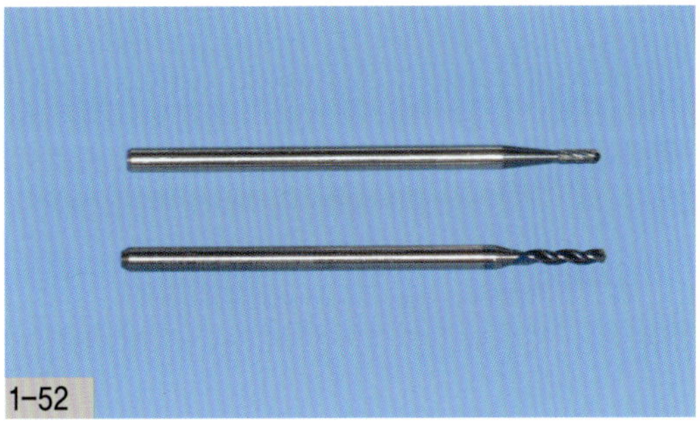
1-52

HM center drill과 diatit-multidrill

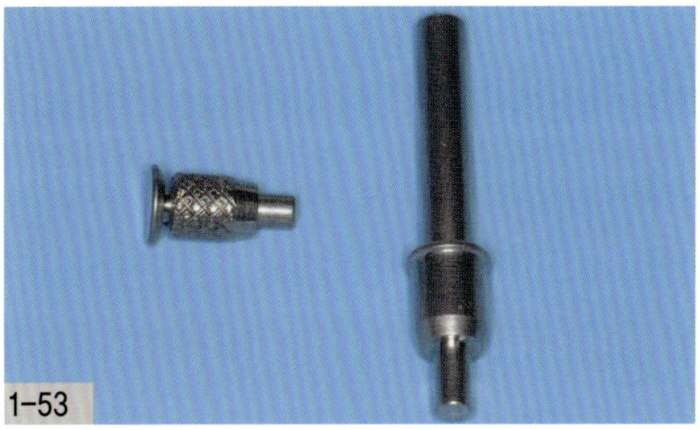
1-53

Locking pin snap E attachment와 modeling pin E

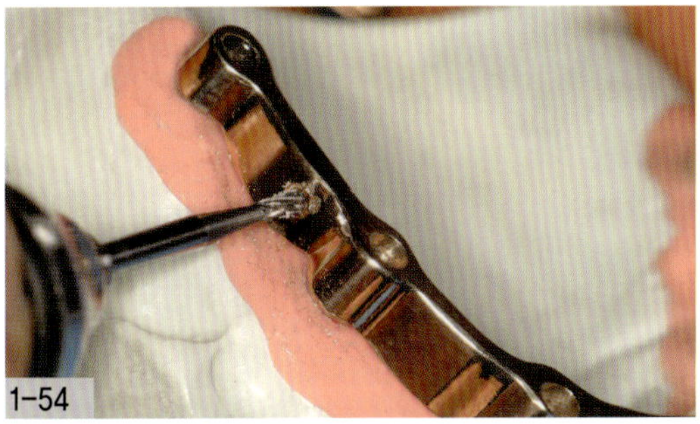
1-54

Center drill로 locking pin의 위치를 결정하고 작은 홈을 낸다.

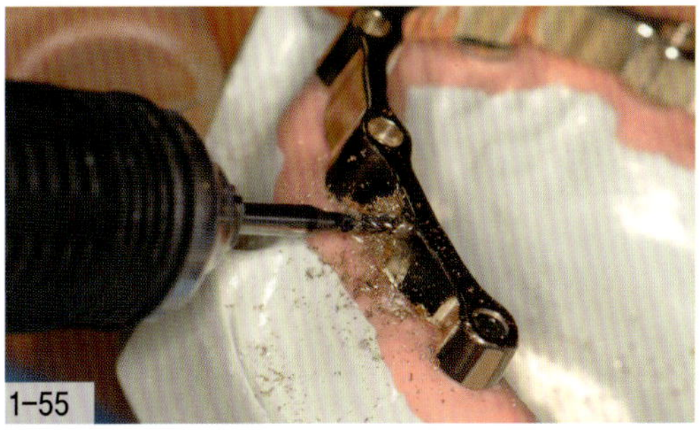
1-55

Pin hole의 직경이 1.5mm인 diatit-multidrill을 안전하게 중심을 잡고 hole을 형성한다.
이때 drill에 바세린을 약간 도포한 후 drilling하면 부드럽게 hole을 만들 수 있다.

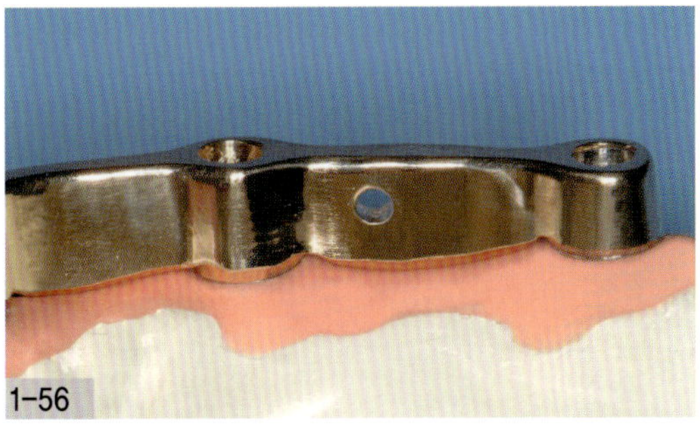
1-56

Locking pin snap E는 공간을 적게 차지하므로 bar에 hole을 형성하기가 쉽다.

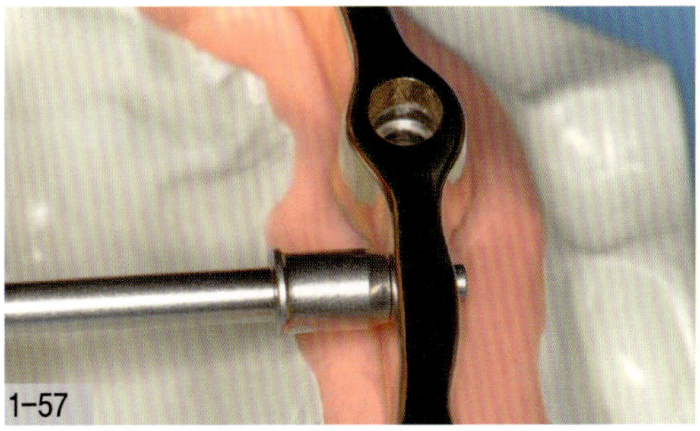
1-57

Modeling pin E를 정지부에 이를때까지 hole안으로 넣는다.

Step 10

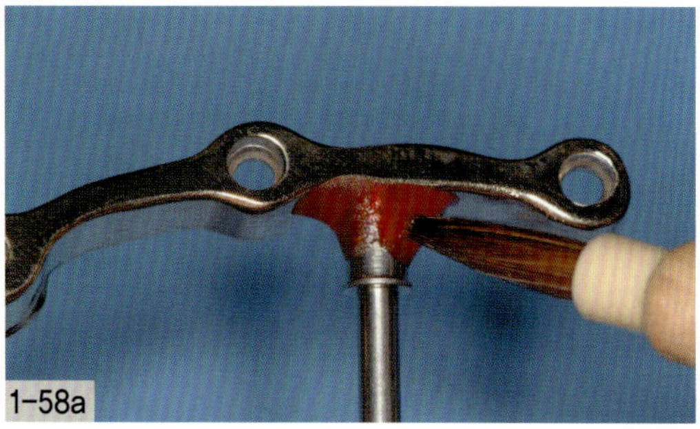
1-58a

자가중합레진과 modeling wax로 pin E를 pattern내에 적합

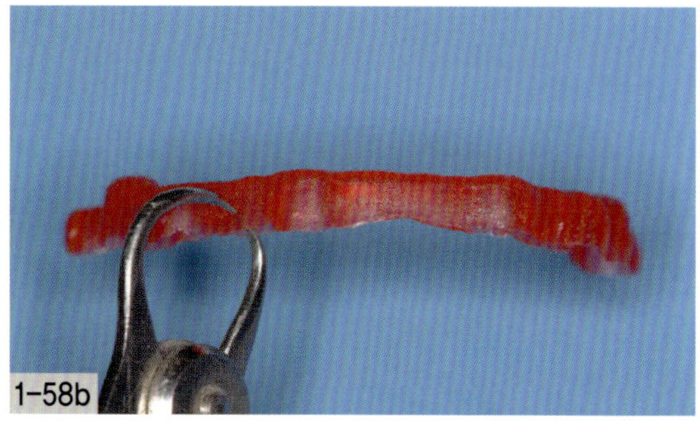
1-58b

Rider는 자가중합레진을 이용하여 0.5mm 두께로 제작

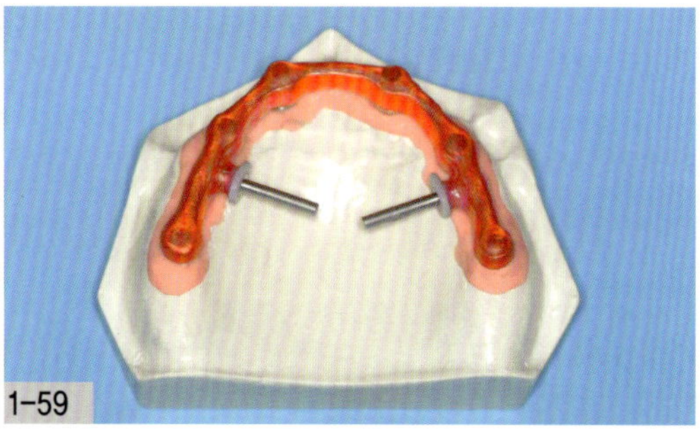
1-59

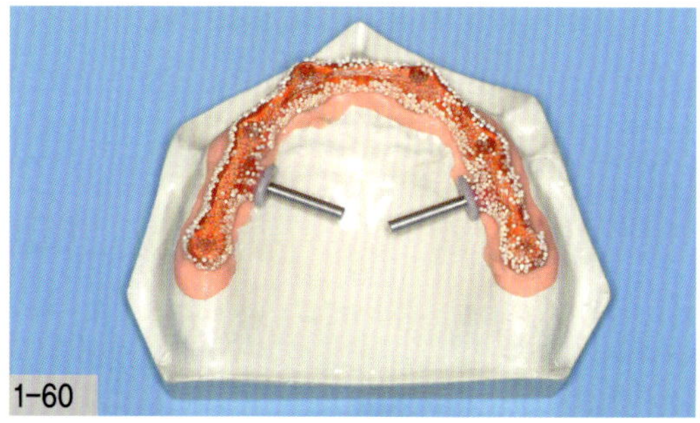
1-60

1-59, 60 Rider를 완성하고 pin E는 플라이어로 가볍게 돌려 제거한다.

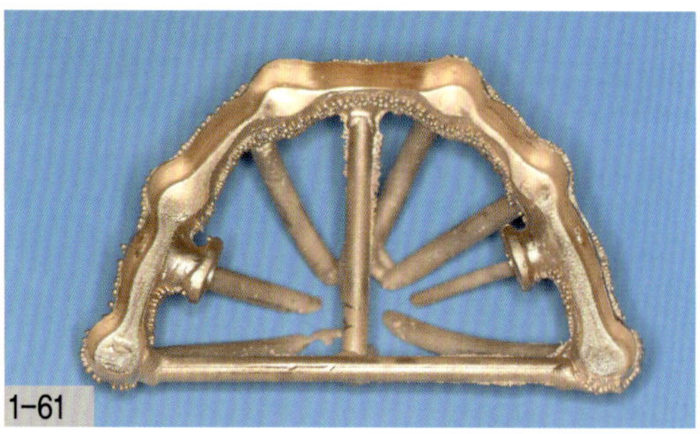
1-61

Rider 주조체 내면

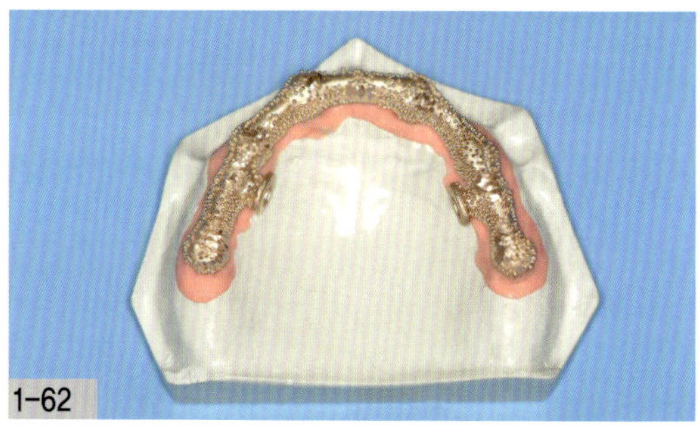
1-62

Rider 체결

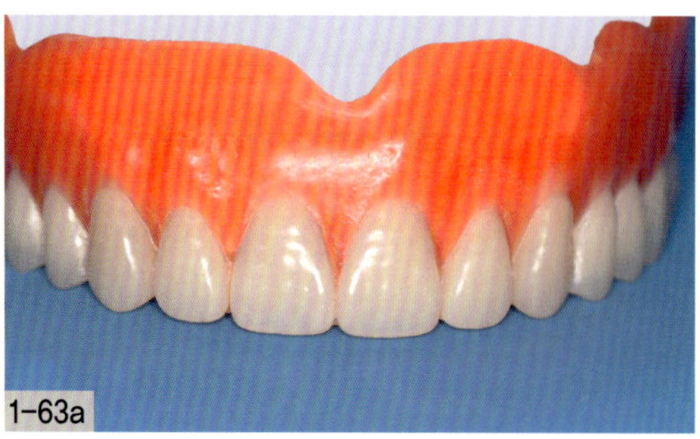
1-63a

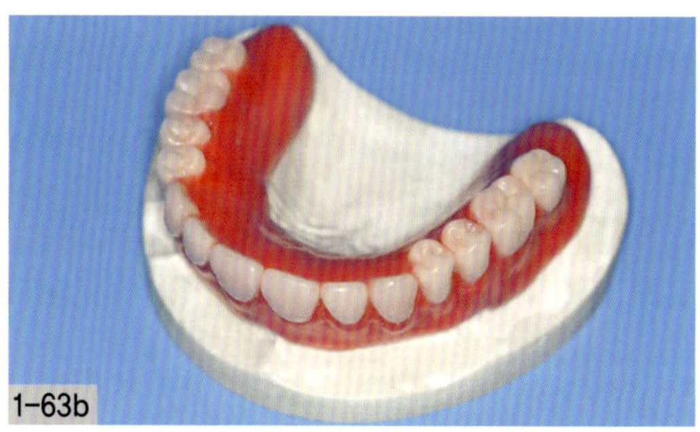
1-63b

작업모형에서 인공치아 배열

Step 11 교합, 발음, 심미, 색상, 치아 크기 등을 최종확인하는 구강내 시적

Step 11

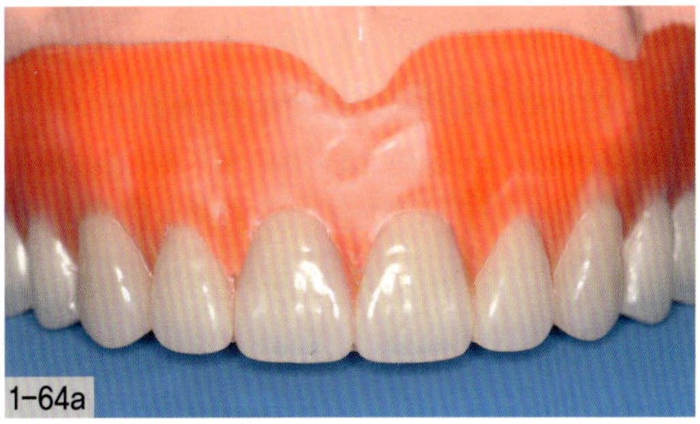

1-64a

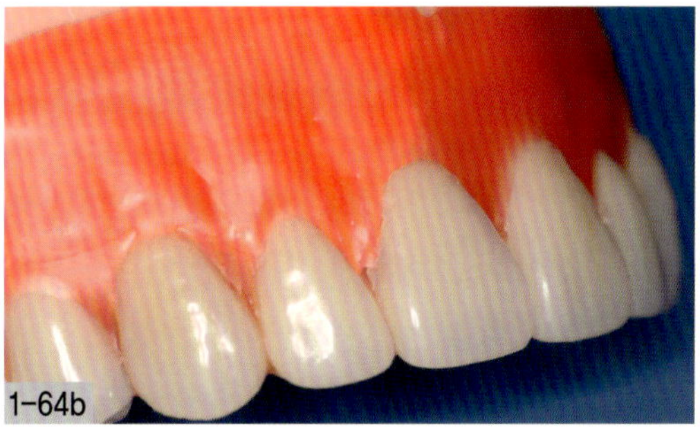

1-64b

Wax denture 구강내 시적

Step 12 레진 주입

Step 12

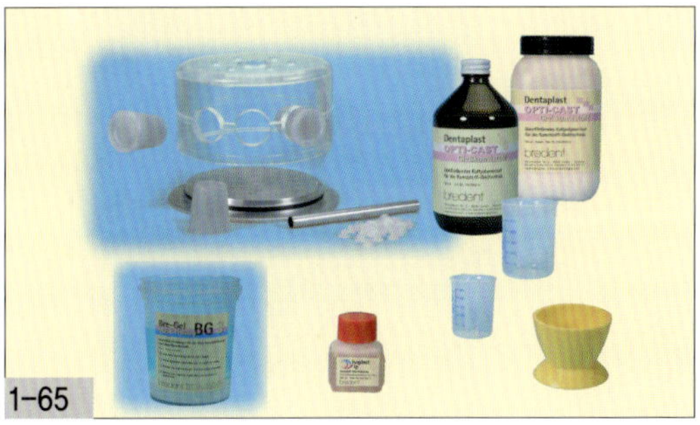

1-65

Opti-cast casting resin system

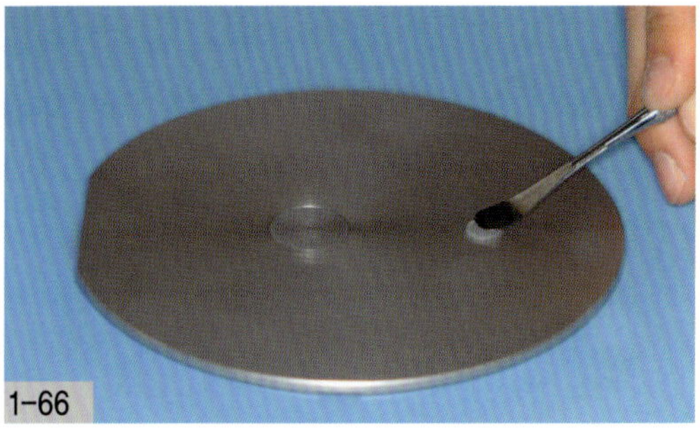

1-66

Deflasking 할 때 원하지 않는 압력이 생기는 것을 방지하기 위하여 lower flask에 plug삽입

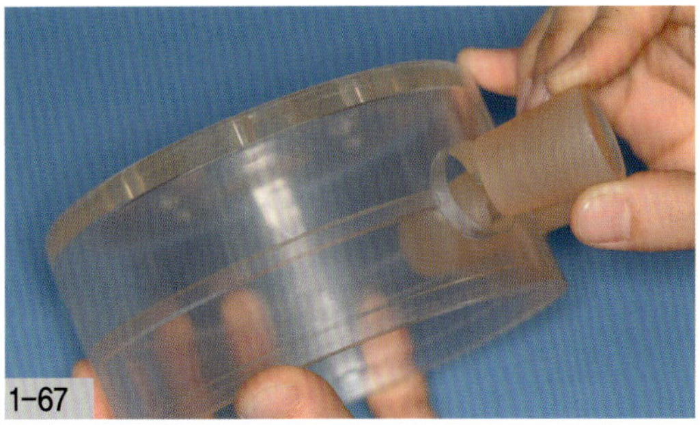

1-67

Silicone plug를 눌러 넣는다.

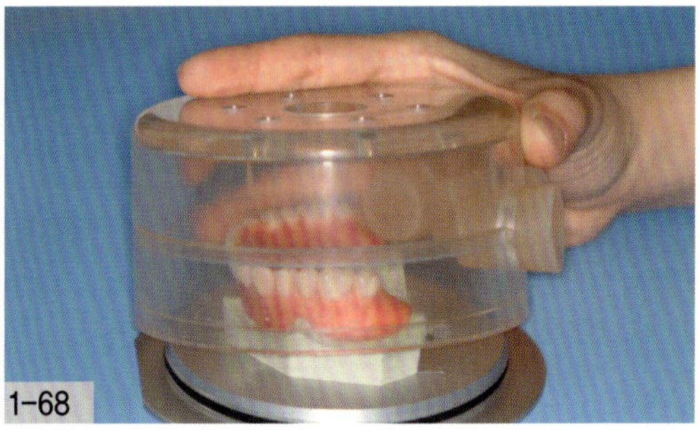

1-68

실온수에 담가 놓은 wax denture를 lower flask에 위치시키고 sprue의 적절한 위치를 확인하기 위하여 모델과 상함을 일치시킨다. Baseplate에 있는 magnet에 의해 모델은 잘 지지된다.

Step 12

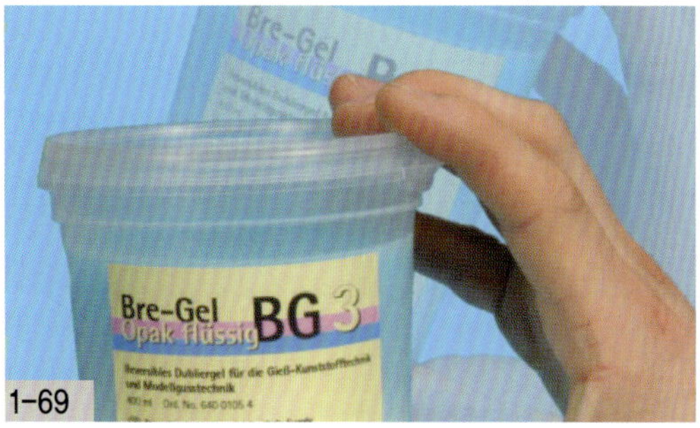

1-69

Duplicating – gel을 상 · 하로 흔들면 균일한 농축액이 된다.

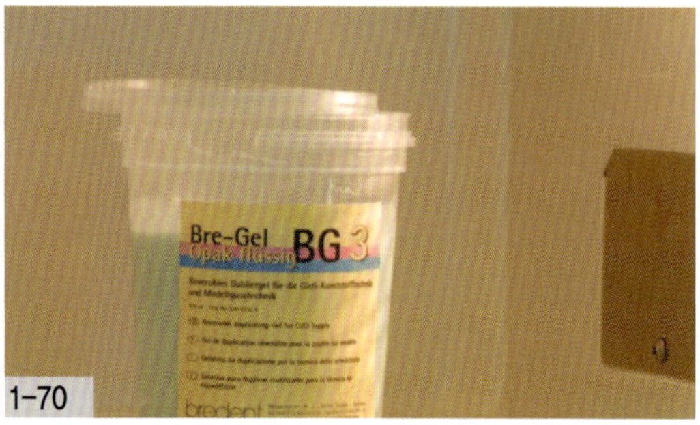

1-70

녹일 때 압력에 의한 폭발 방지를 위하여 뚜껑을 조금 열어둔다.

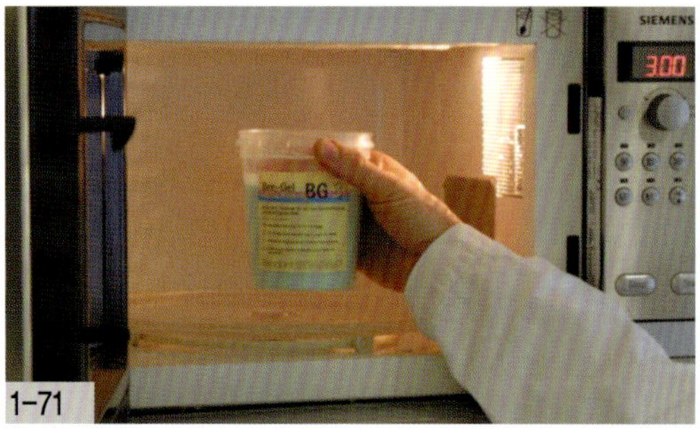

1-71

600~800W 전자레인지에 3분 동안 녹인다.

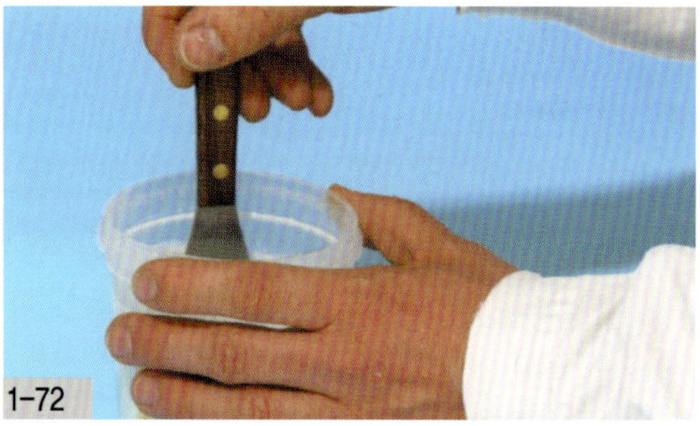

1-72

균일한 상이 되도록 mixing하고 다시 2분간 녹인다.

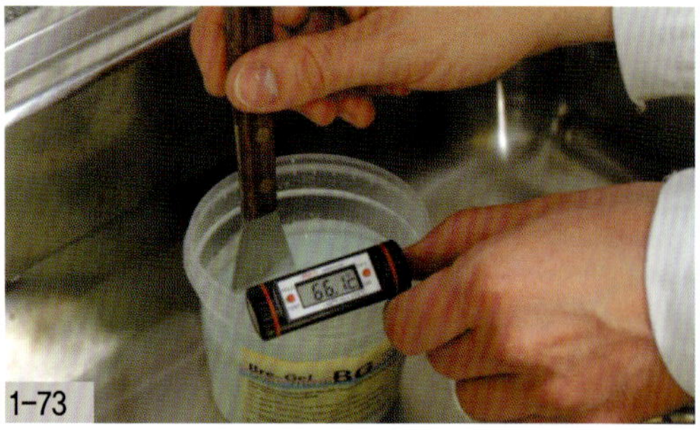

1-73

40~45℃로 온도가 내려갈 때까지 수조에서 mixing 하면서 냉각시킨다.

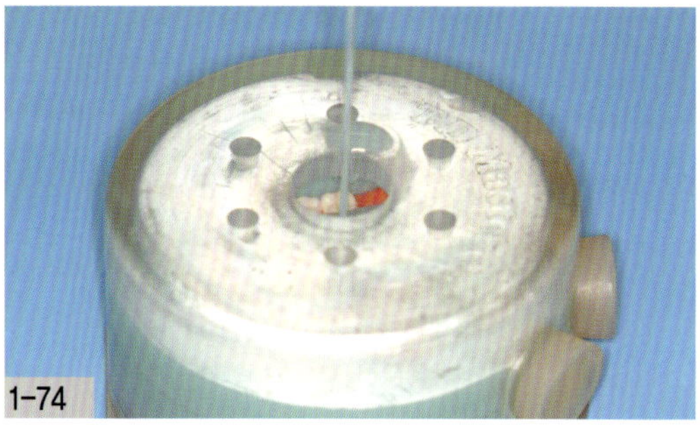

1-74

주입구에서 조금 over될 때 까지 flask안으로 주입한다.

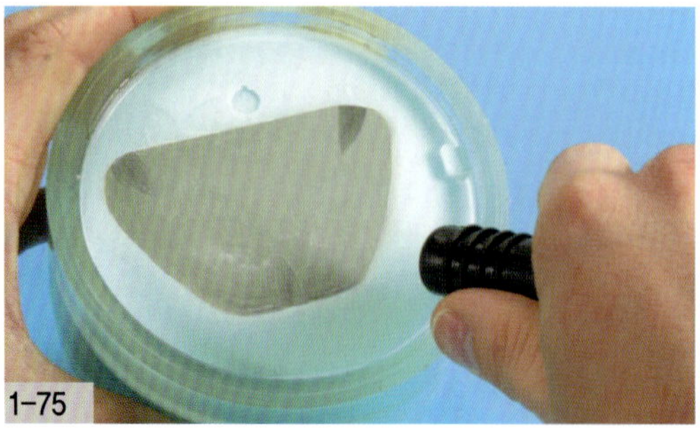

1-75

수조에서 45분이 지나면 최종강도에 도달하게 되는데 압축공기를 이용하여 조심스럽게 mold와 분리시킨다.

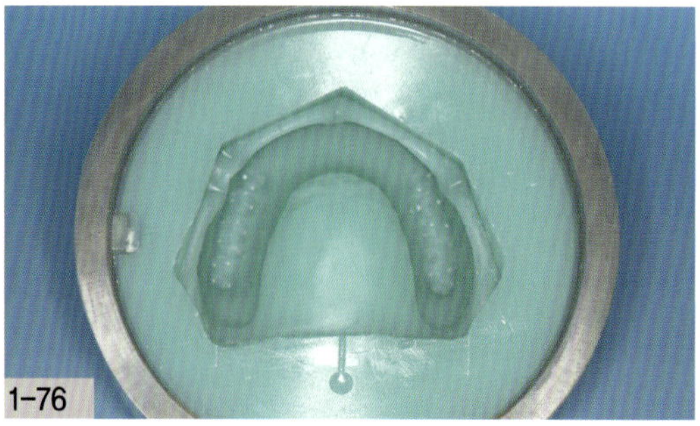

1-76

치은부와 함께 정밀하게 재현된 mold

Step 12

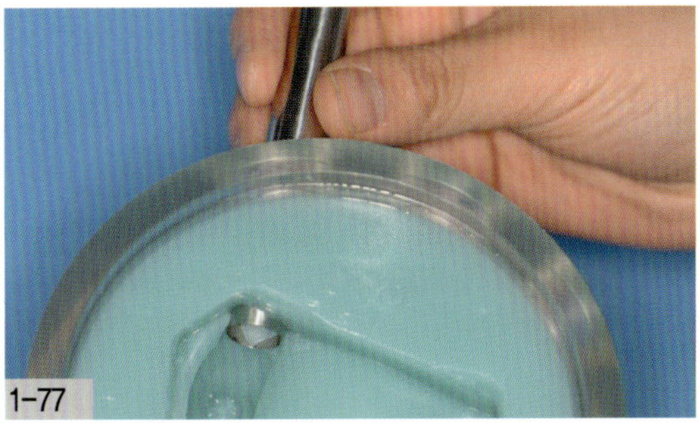

1-77

주입구는 조그만 펀칭튜브로 꼭 맞게 펀칭한다.

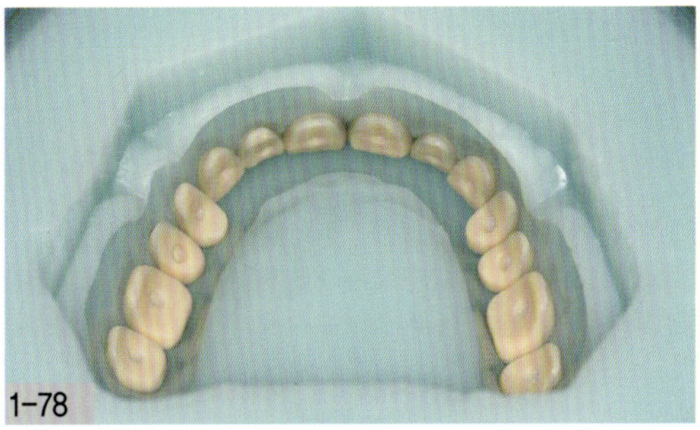

1-78

인공치에 유지공을 형성한 후 인공치의 위치안정을 위하여 구치부 교합면과 전치부 순면에 바세린을 약간 도포하고 인공치를 위치시킨다.

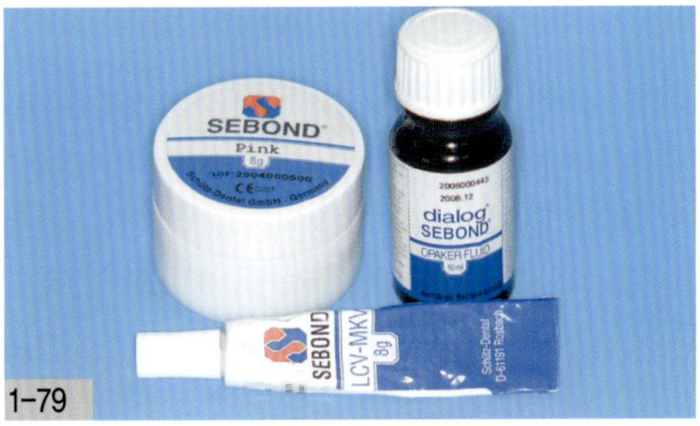

1-79

광중합 opaque set(SEBOND)

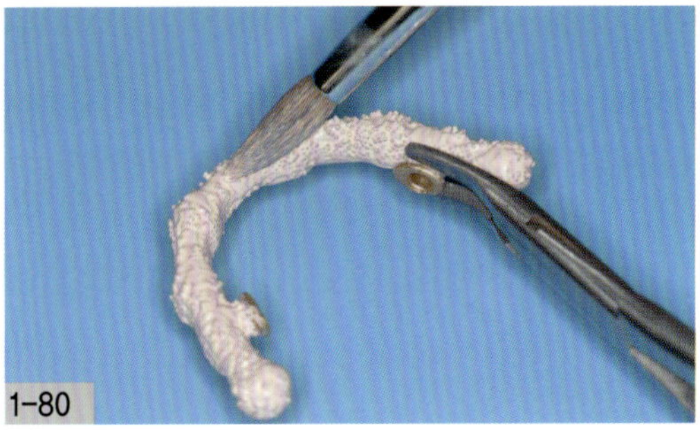

1-80

Rider에 pink opaque 도포

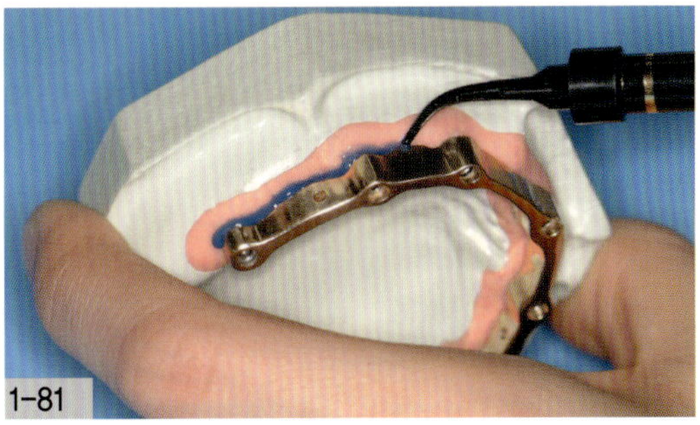

1-81

Bar하부의 undercut 부위를 광중합레진으로 block out

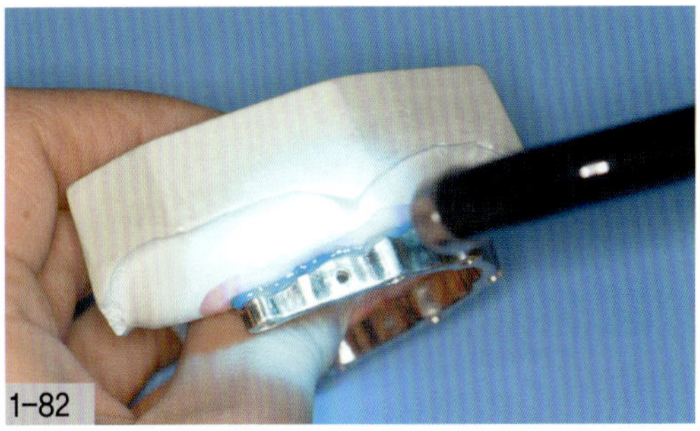

1-82

광중합

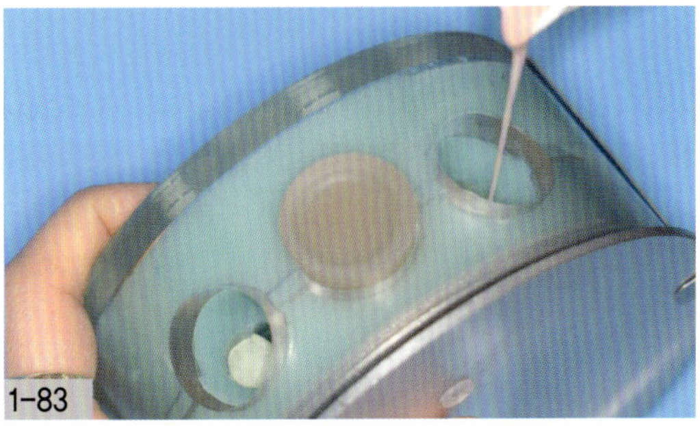

1-83

레진주입

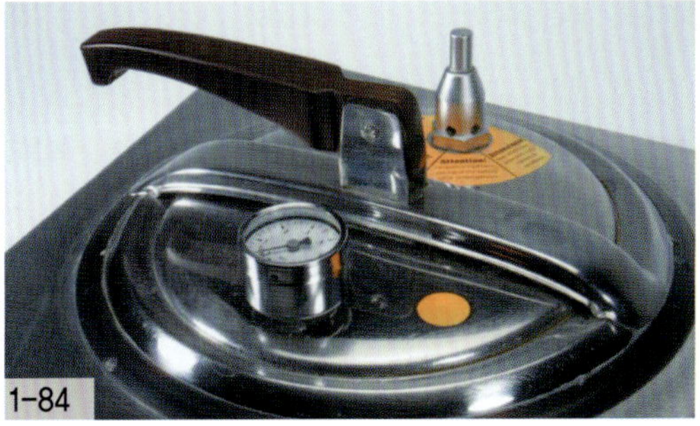

1-84

30~40℃/2~6 bar 유지상태의 pressure pot에서 중합

Step 12

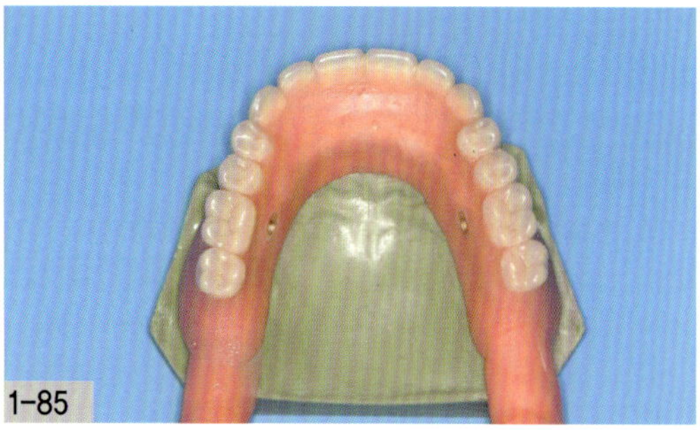
1-85

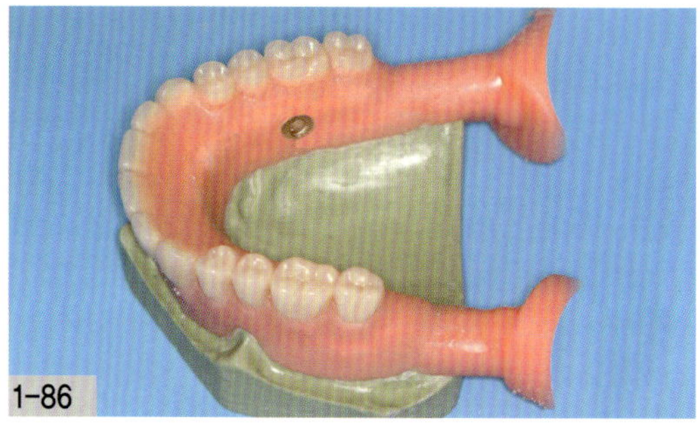
1-86

1-85, 86 Curing이 완료된 상부구조

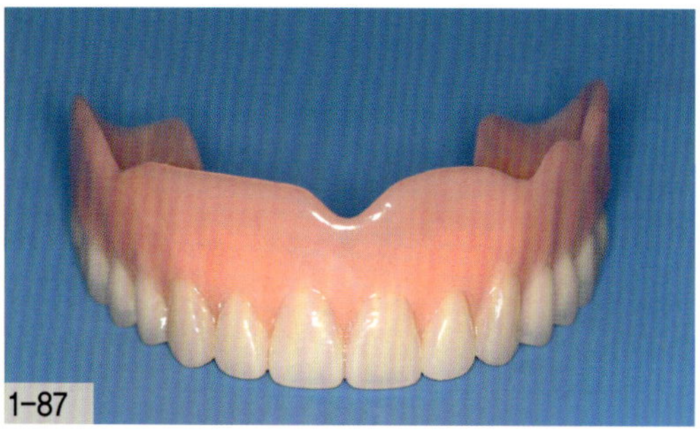
1-87

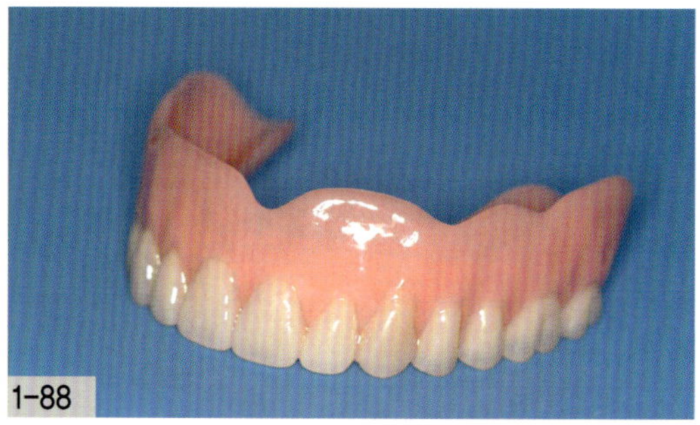
1-88

1-87, 88 통법에 의하여 polishing한다. 완성된 피개의치

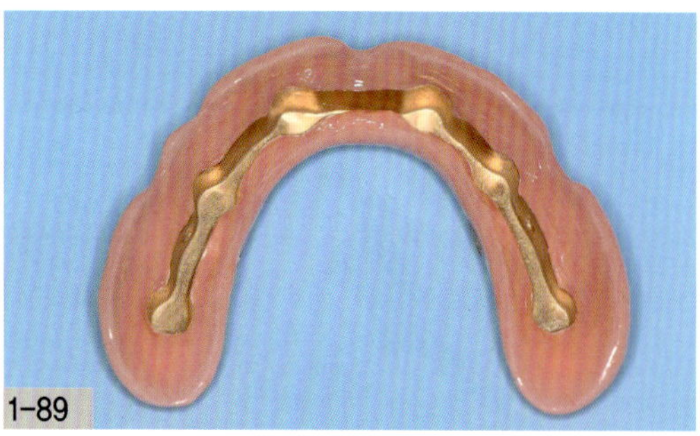
1-89

상부구조물의 점막면

Step 13 Locking pin snap E 부착

접착해서는 안되는 부위는 FGP 분리제를 도포한다.

Step 13

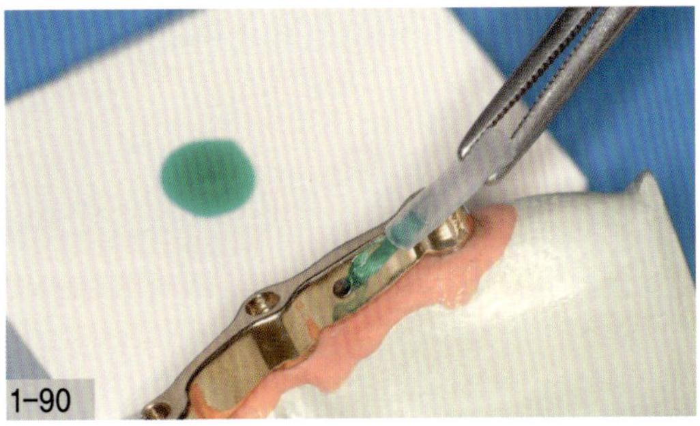

1-90

Bar hole과 그 주위 2~3mm까지 FGP 분리제 도포

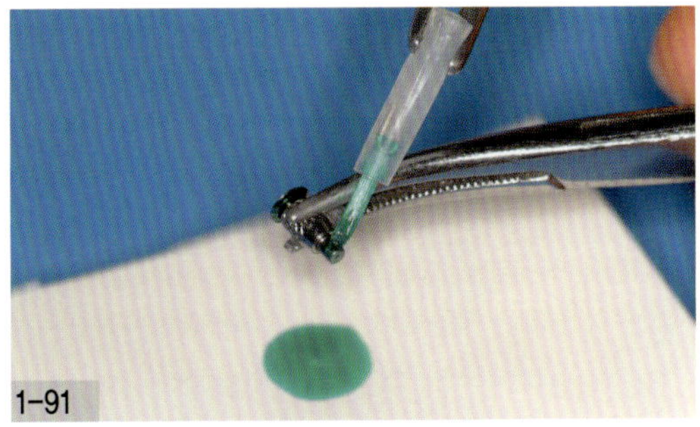

1-91

Locking pin의 stud가 sleeve까지 이르는 부위와 locking pin lens의 rider와 contact 하는 부위

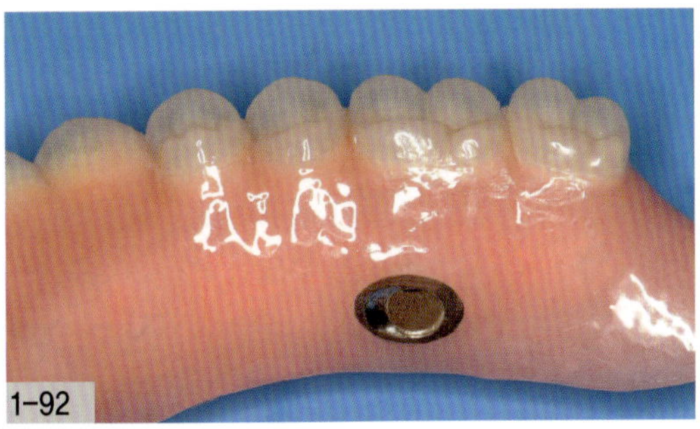

1-92

Locking pin이 위치할 hole

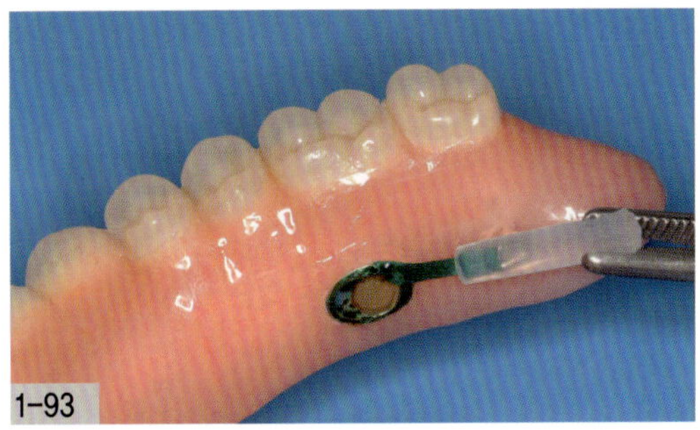

1-93

Rider의 locking pin lens와 contact 하는 부위

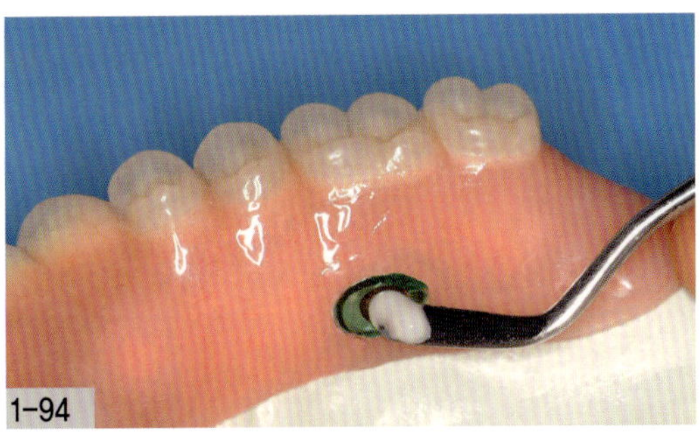

1-94

Bar에 rider를 위치시키고 DTK 접착제를 rider의 hole 안에 균일하게 도포한다.

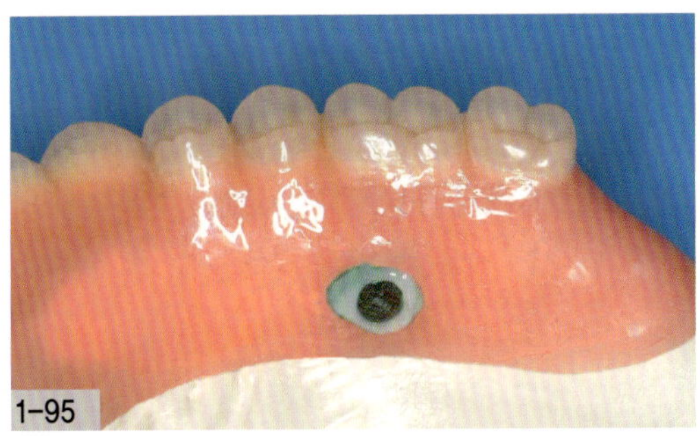

1-95

Locking pin sleeve에 DTK 접착제를 얇게 도포하고 rider구조물 내로 눌러 넣은 후 경화된 다음 여분의 접착제는 제거한다.

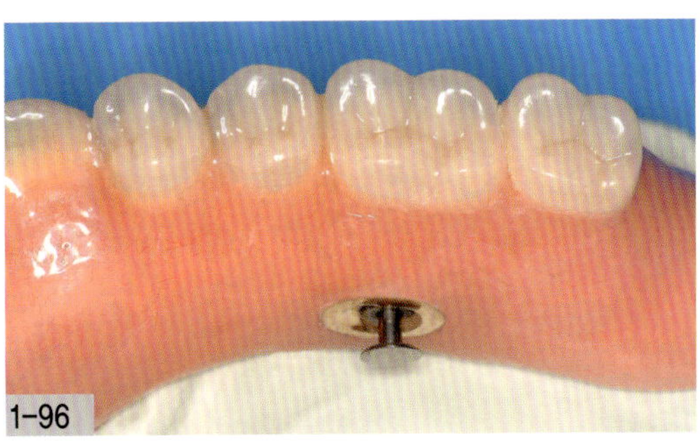

1-96

Locking pin이 열려있는 상태

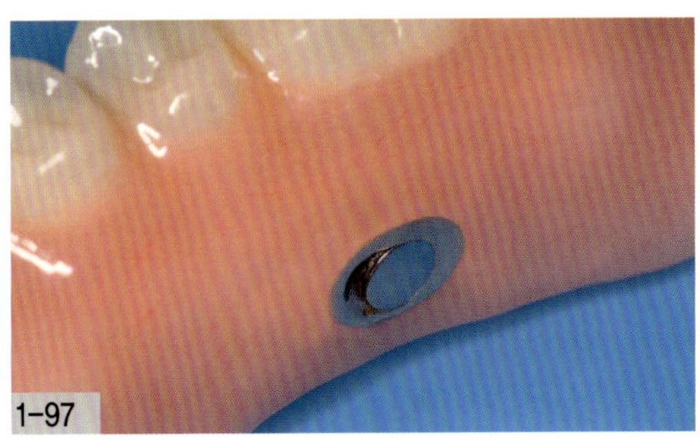

1-97

Locking pin이 닫혀있는 상태

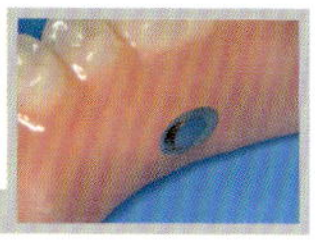

Step 13

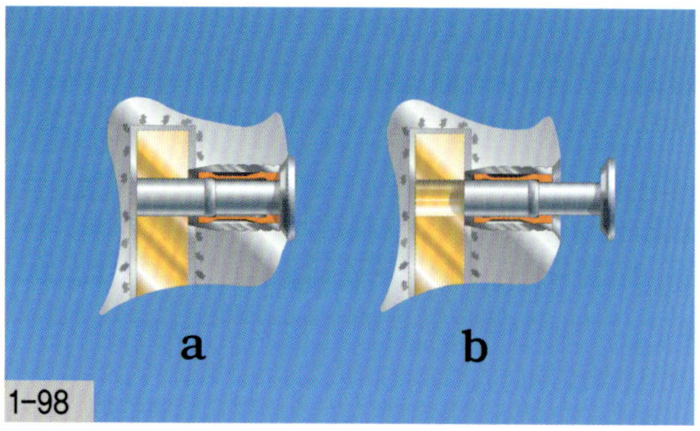

1-98

a - 스냅에 의하여 닫힘 위치로 완전히 잠기게 된다.
b - 스냅에 의하여 환자는 lock이 완전히 열림을 인지하고 denture를 제거한다.

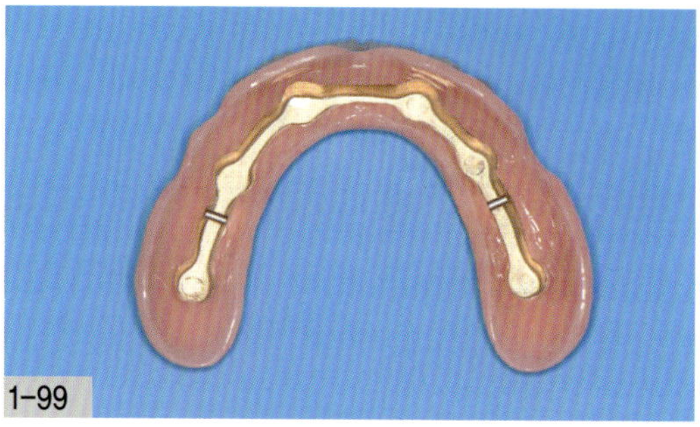

1-99

Locking pin이 잠겨있는 점막면

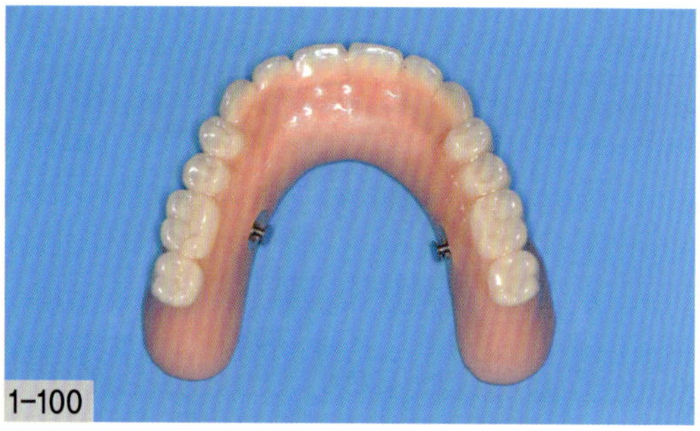

1-100

Locking pin이 열려 있는 교합면

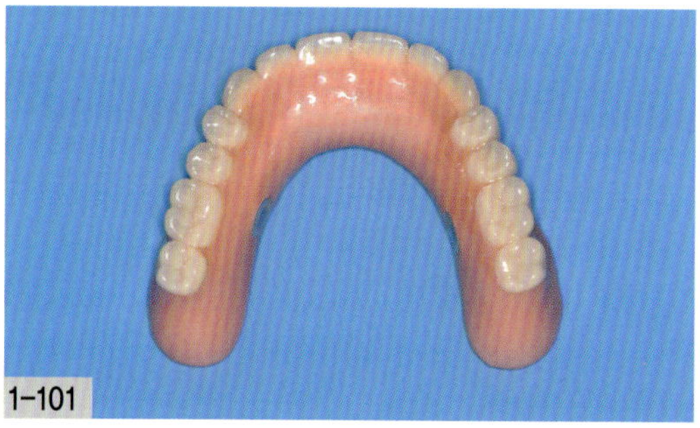

1-101

Locking pin이 닫혀 있는 교합면

Step 14 Delivery

Step 14

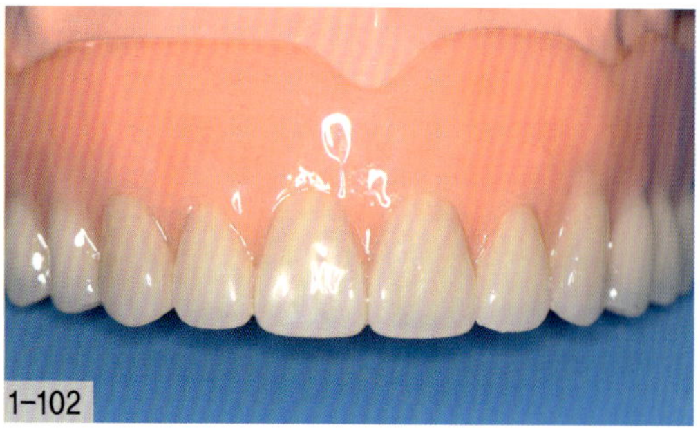

1-102

구강내 장착

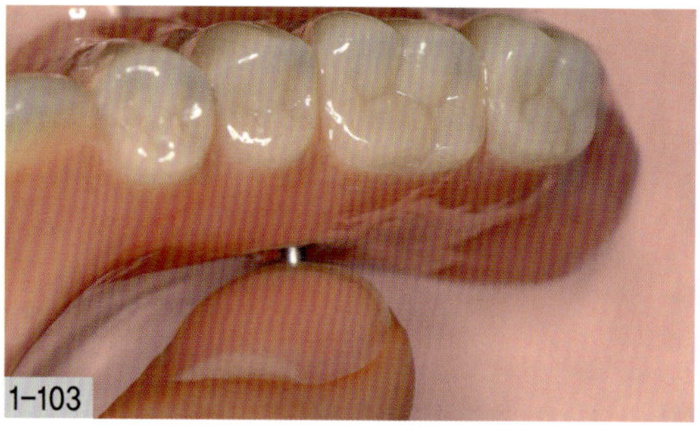

1-103

검지손가락을 이용하여 locking pin을 연다.

2. Swivel lock SR attachment를 이용한 피개의치

(Regular Ø4.8 internal connection fixture, octa abutment, octa gold cylinder non hex)

상악 양측 제2소구치 부위까지 6개의 fixture가 식립된 증례에서 최후방 fixture의 원심에 swivel type lock system SR attachment를 부착하여 가철성 상부구조 제작

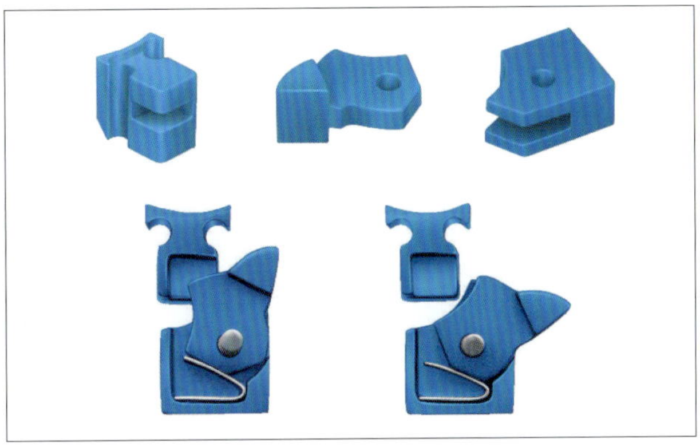

Attachment 구성제품

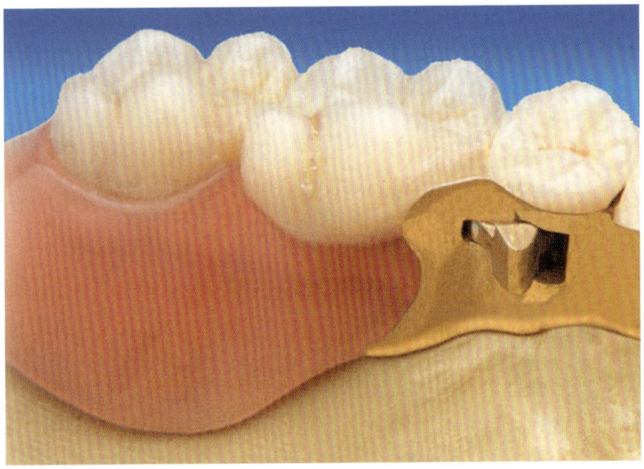

완성작품(이미지 그림)

Step 7까지는 Locking pin snap E를 이용한 가철성 상부구조 제작과정과 동일하다.

Step 8 Bar 제작

Step 8

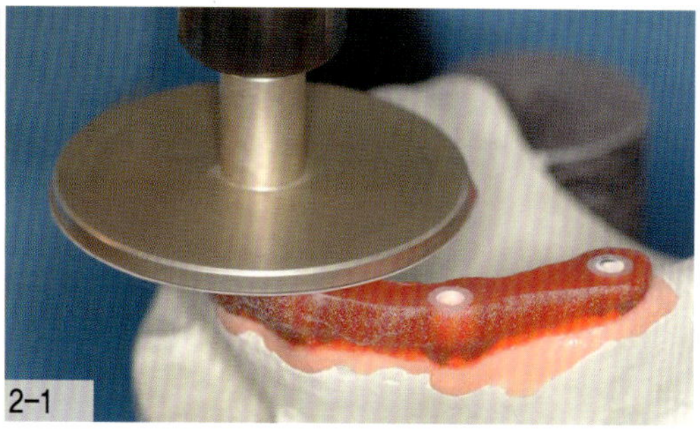

2-1

자가중합레진으로 연결된 bar의 평면 milling

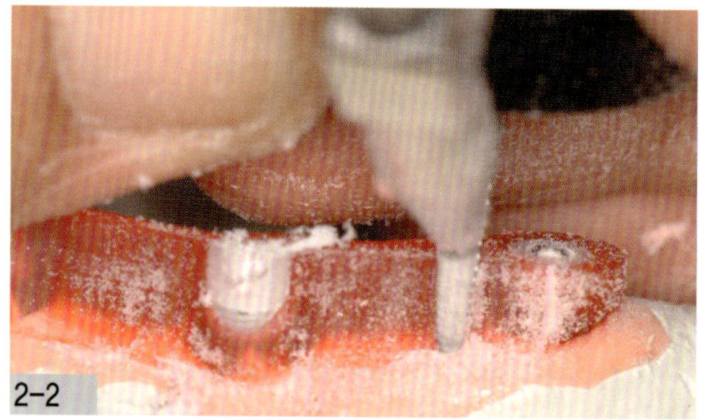

2-2

식립방향이 순측으로 경사져 있어 cylinder 설측부에 bar를 연결하고 milling한다.

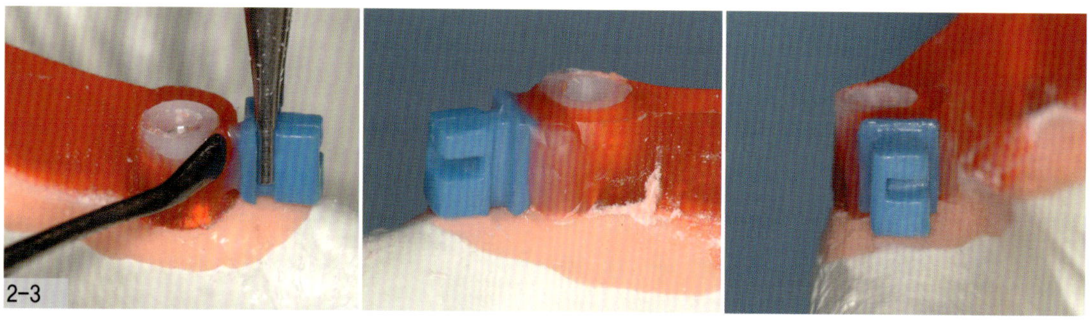

2-3

Mandrel을 이용하여 latch retainer wax로 부착한다. Latch retainer가 부착된 원심면과 설면

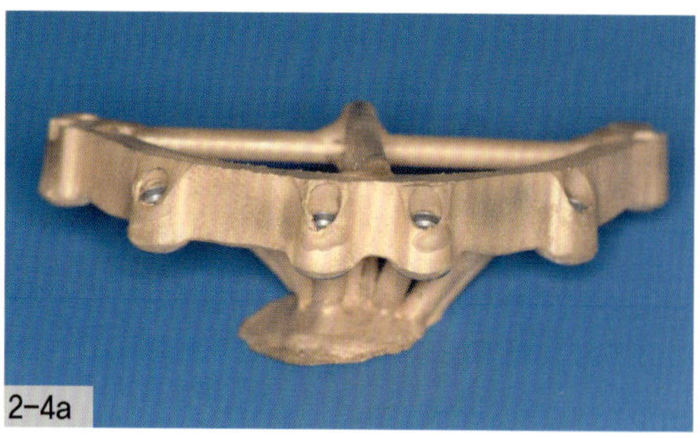

2-4a

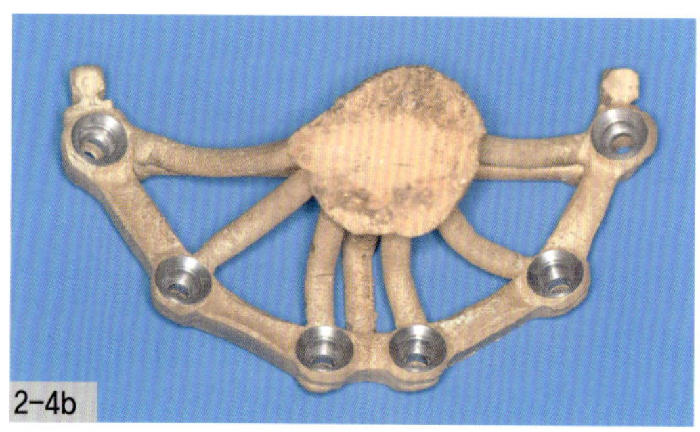

2-4b

주조체의 cylinder collar부는 원래의 색상을 띄고 있어야 하며 주조금속이 over되지 않아야 한다.

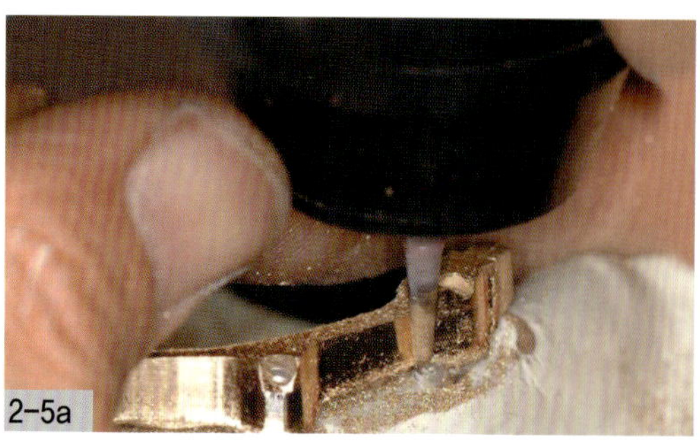

2-5a

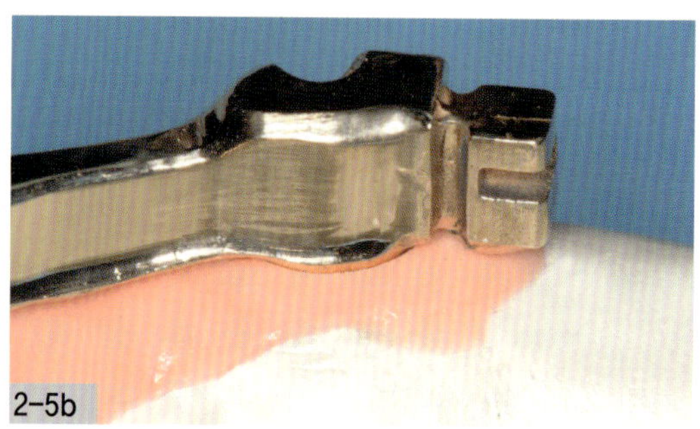

2-5b

Bar의 협 · 설 · 순면을 2˚로 milling한다.

Step 9 구강내 시적

Step 9

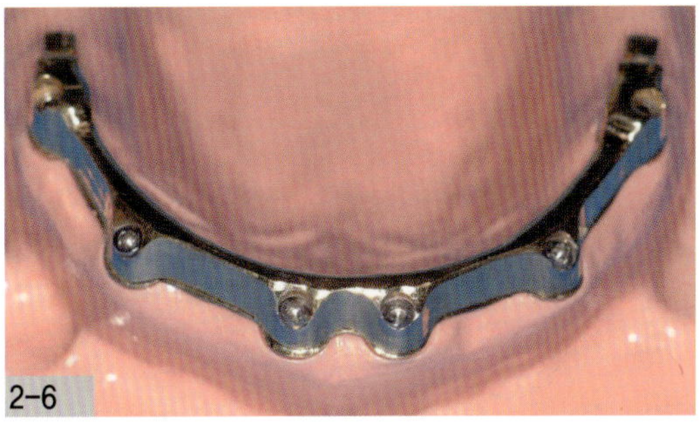
2-6

완성된 bar를 구강내에서 one screw test를 거쳐 적합관계 등을 확인한다.

Step 10 Rider 제작

Step 10

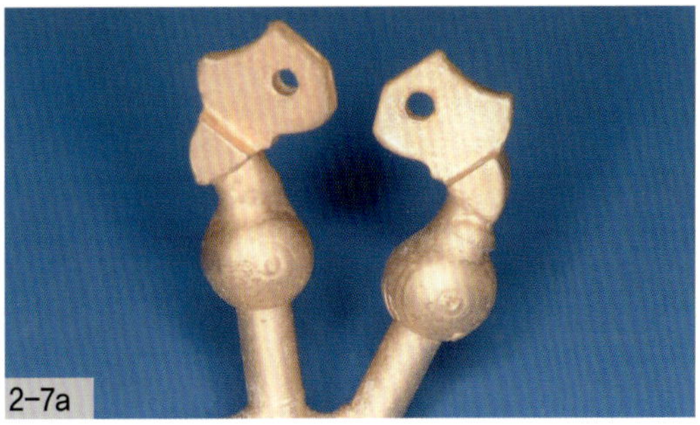
2-7a

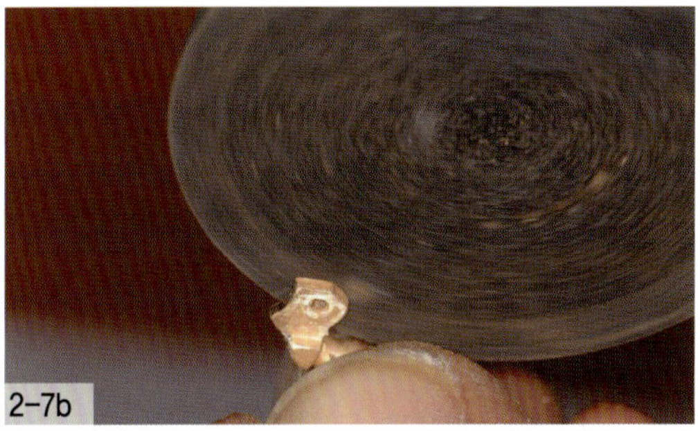
2-7b

Wax로 된 latch torque를 주조하여 디스크로 그라인딩하여 수정한다.

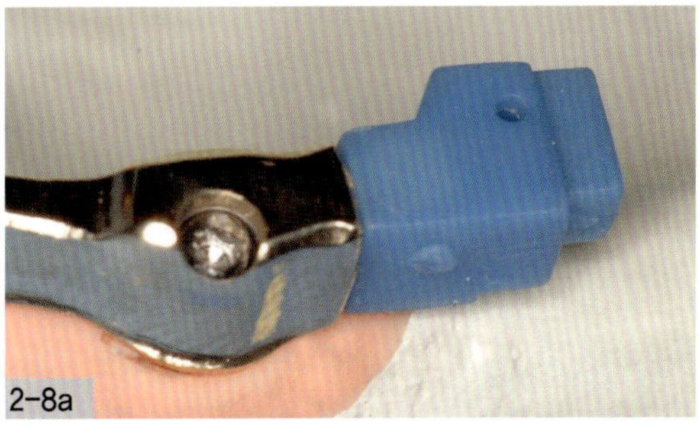
2-8a

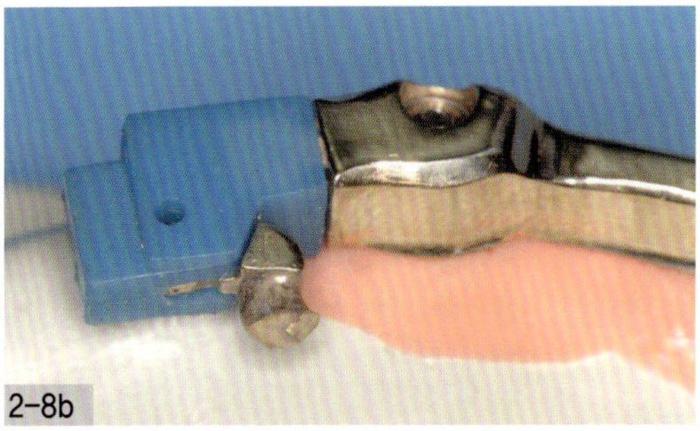
2-8b

Swivel의 latch torque는 retainer 내부에 수평으로 연결한다.

Step 10

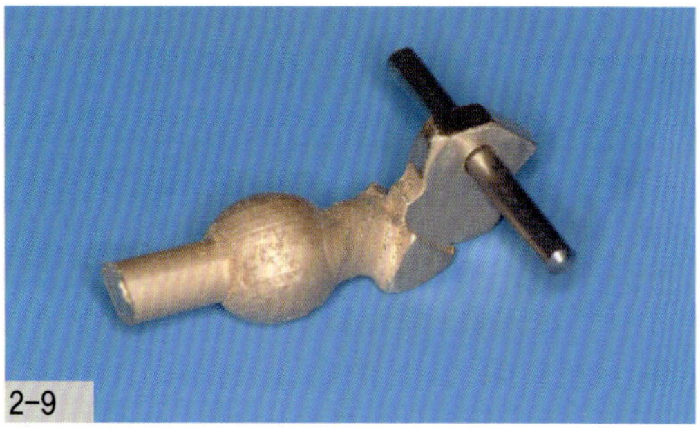
2-9

Oxide steel pin 적합

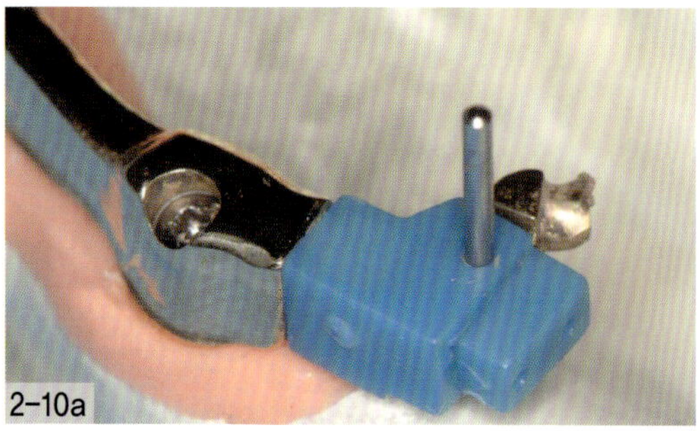
2-10a

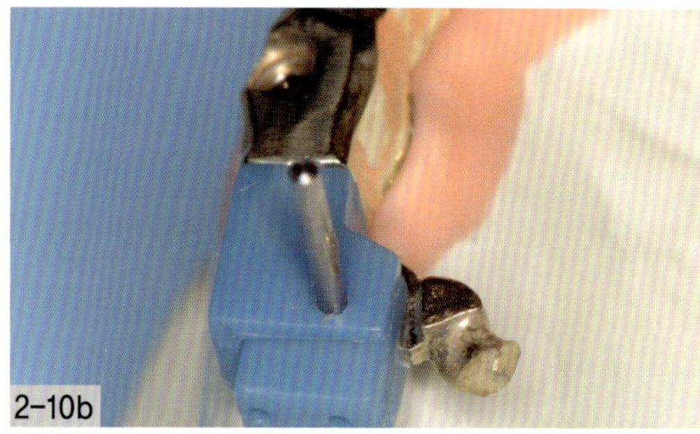
2-10b

Swivel의 latch torque는 retainer 내부에 수평으로 연결한다.

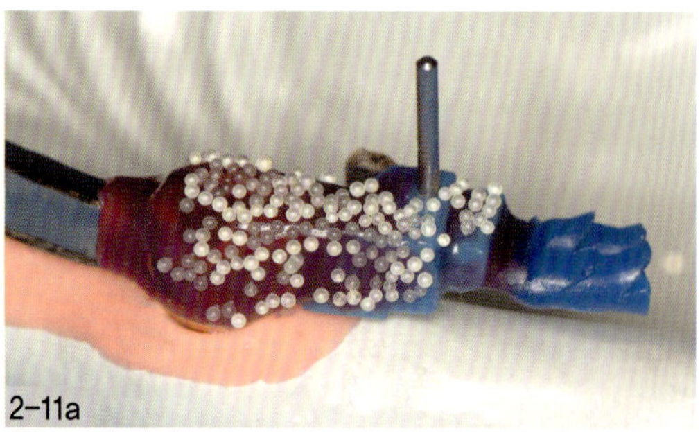
2-11a

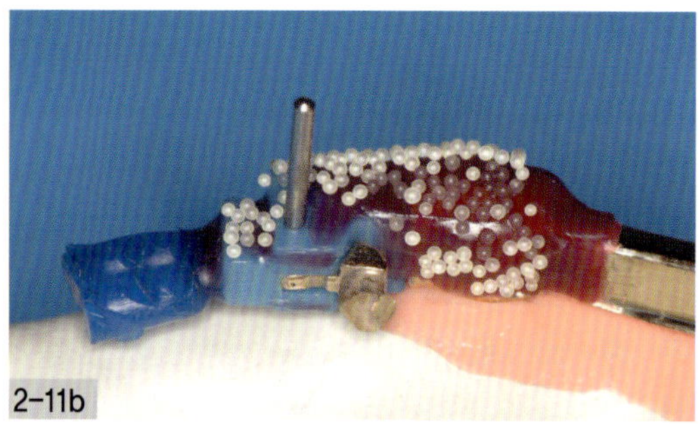
2-11b

유지부 형성

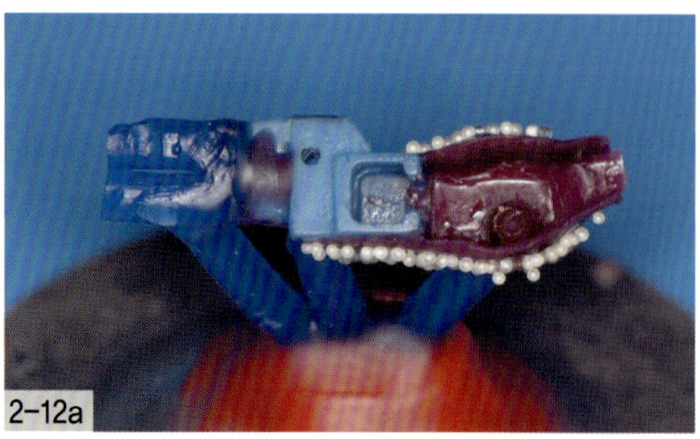
2-12a

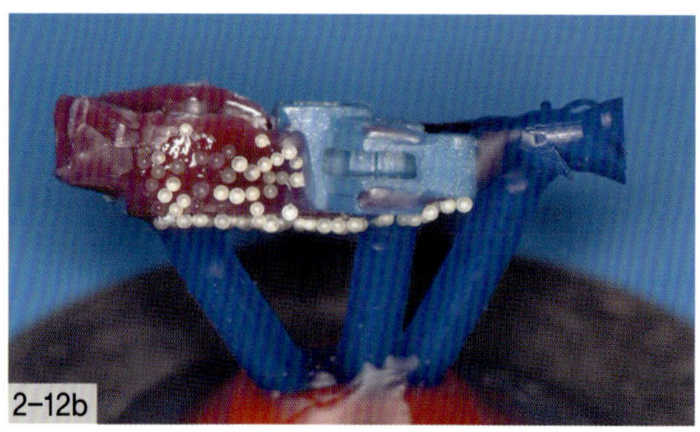
2-12b

Investing & casting

Step 10

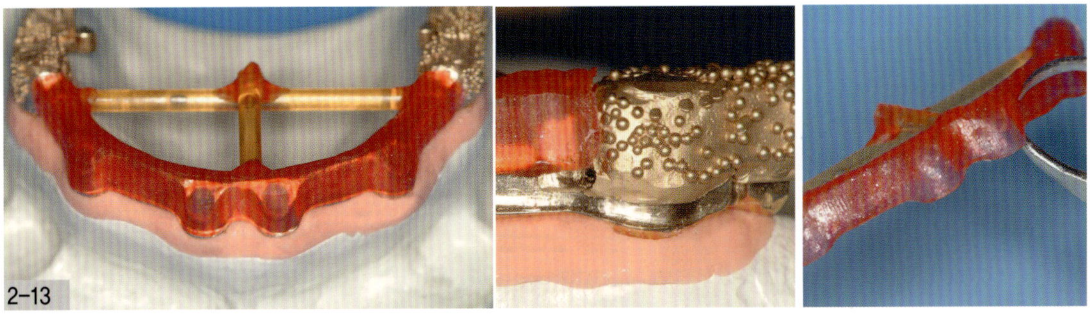

2-13

Attachment part 와 rider는 solder 하지 않는다. 자가중합 레진을 이용하여 rider를 제작한다.

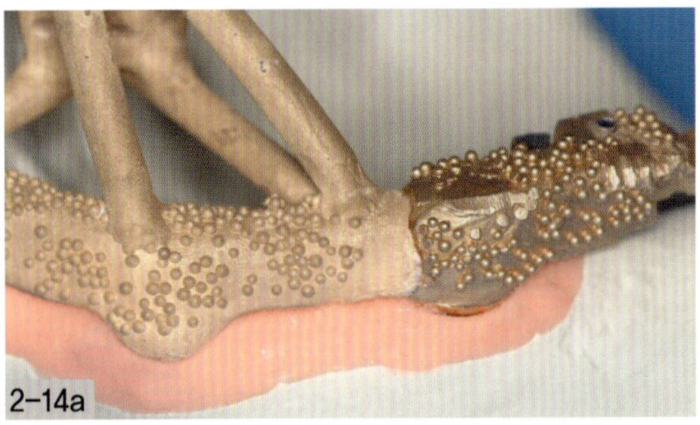

2-14a

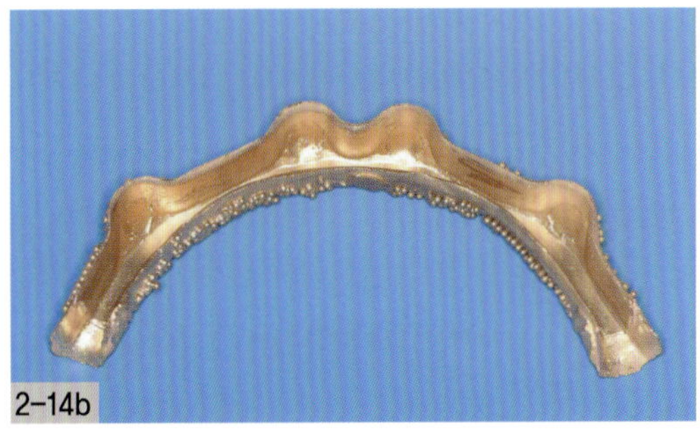

2-14b

Solder block, solder gold의 응고수축 등 물리적 변형을 적응하지 못하면 오히려 유지력이 떨어진다. 따라서 긴밀한 접촉이 이루어지도록 제작한 다음 resin packing으로 고정하는 방식을 사용한다.

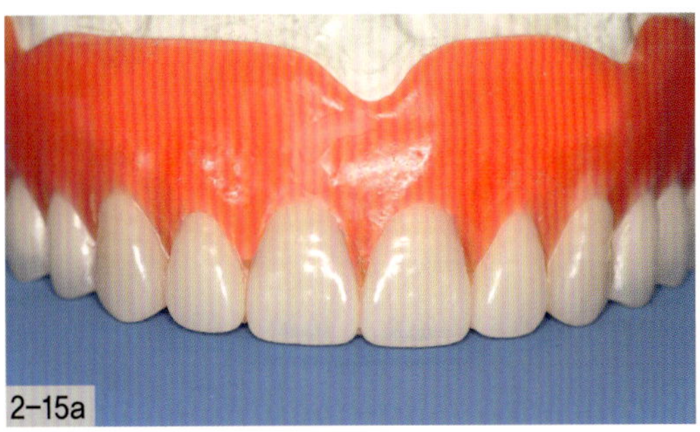

2-15a

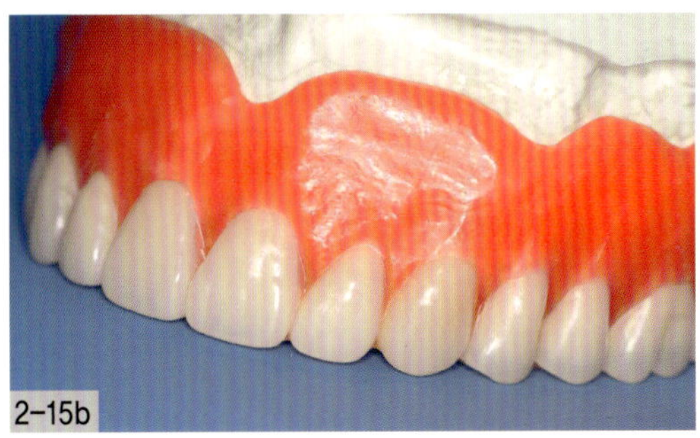

2-15b

인공치아 배열

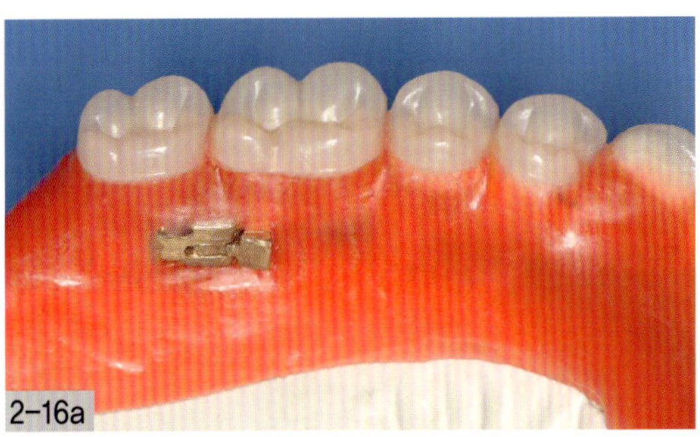

2-16a

Wax denture의 설면

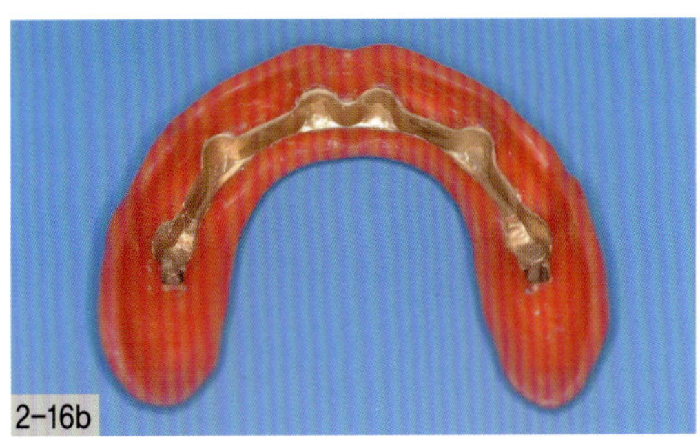

2-16b

Wax denture의 점막면

Step 11 구강내 시적

Step 11

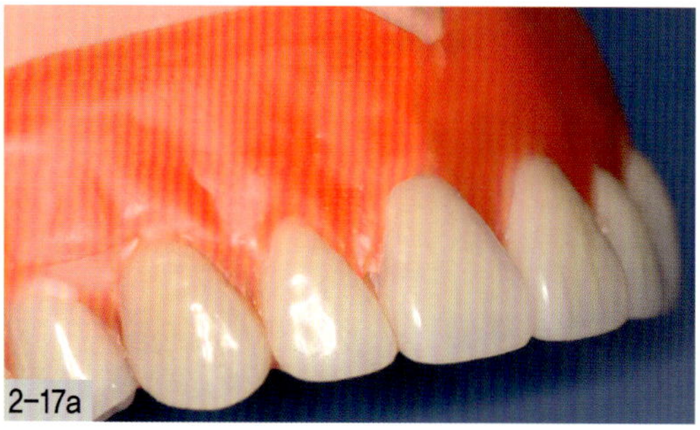
2-17a

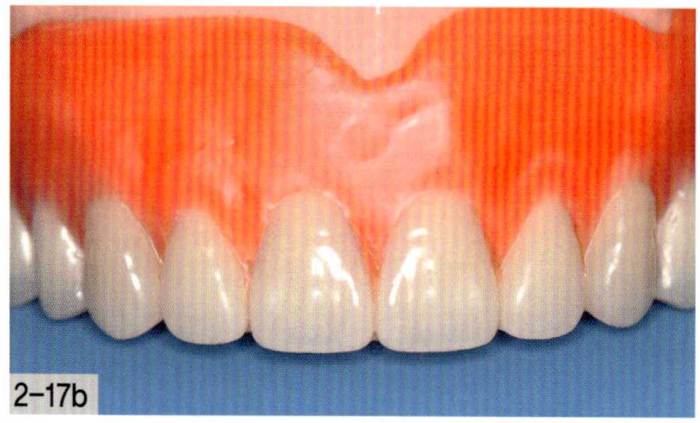
2-17b

구강내 시적

(레진 주입은 Locking pin snap E curing system과 동일하다.)

Step 12 레진주입

Step 12

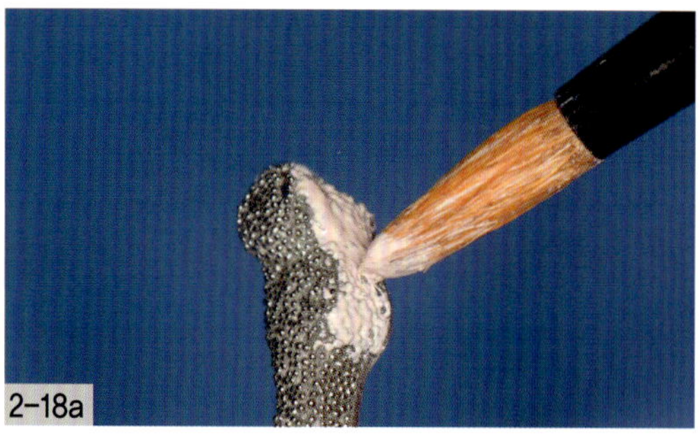
2-18a

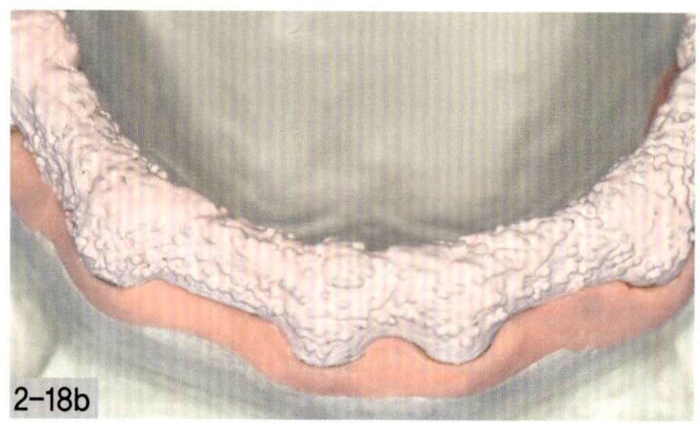
2-18b

Rider에 pink opaque 도포

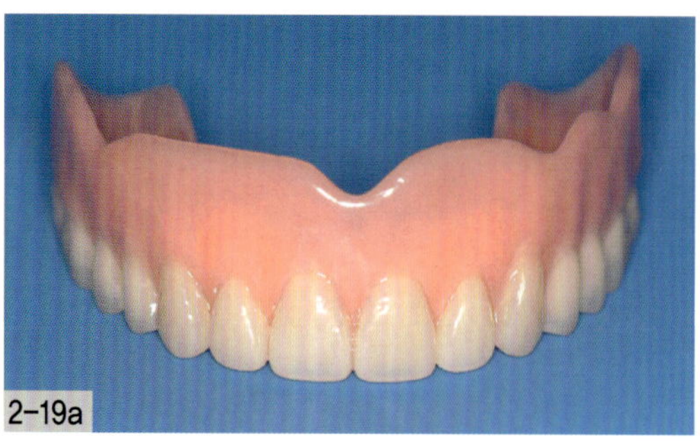
2-19a

Polishing

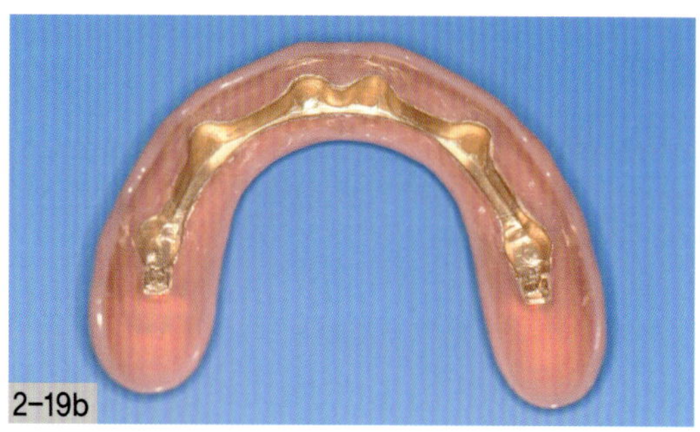
2-19b

완성된 상부구조의 점막면

Step 12

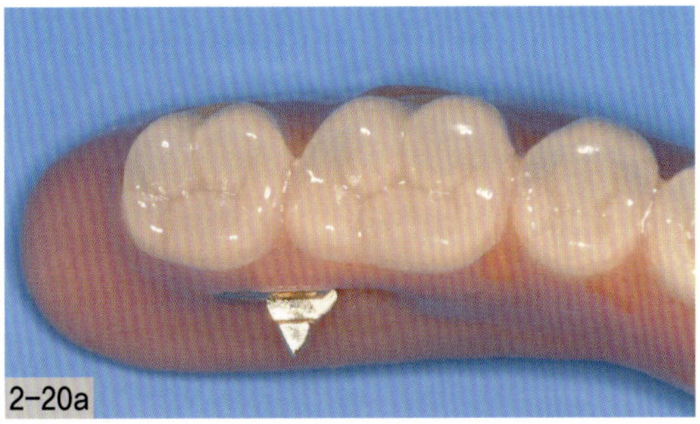

2-20a

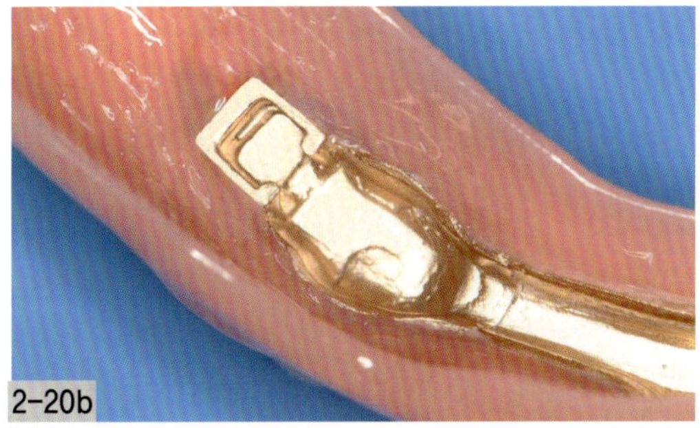

2-20b

Latch open된 설면과 점막면

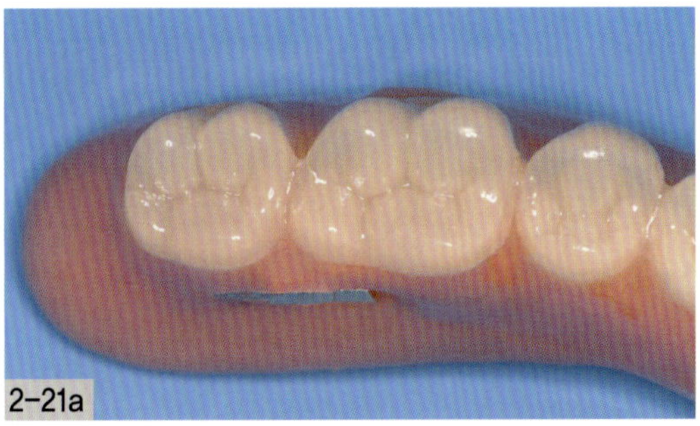

2-21a

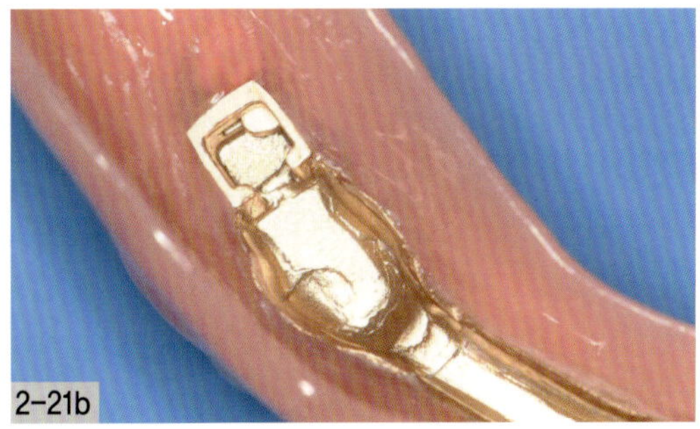

2-21b

Latch close된 설면과 점막면

Step 13 Delivery

Step 13

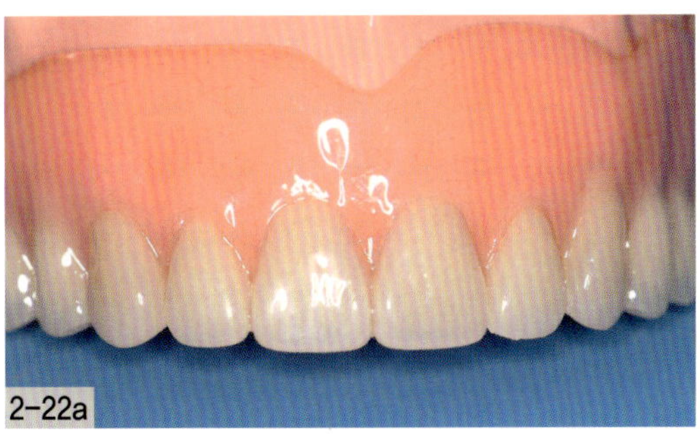

2-22a

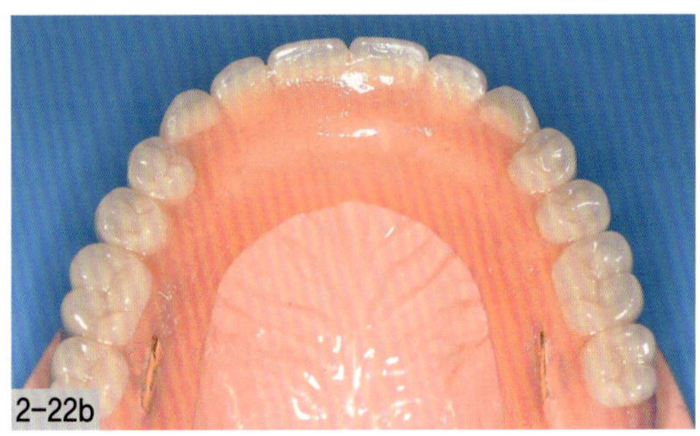

2-22b

구강내 장착

3. Ceka attachment를 이용한 가철성 피개의치

(Regular Ø4.8 internal connection fixture, octa abutment, octa gold cylinder non hex)

붉은색 matrix는 귀금속 주조용
파란색 matrix는 비귀금속 주조용

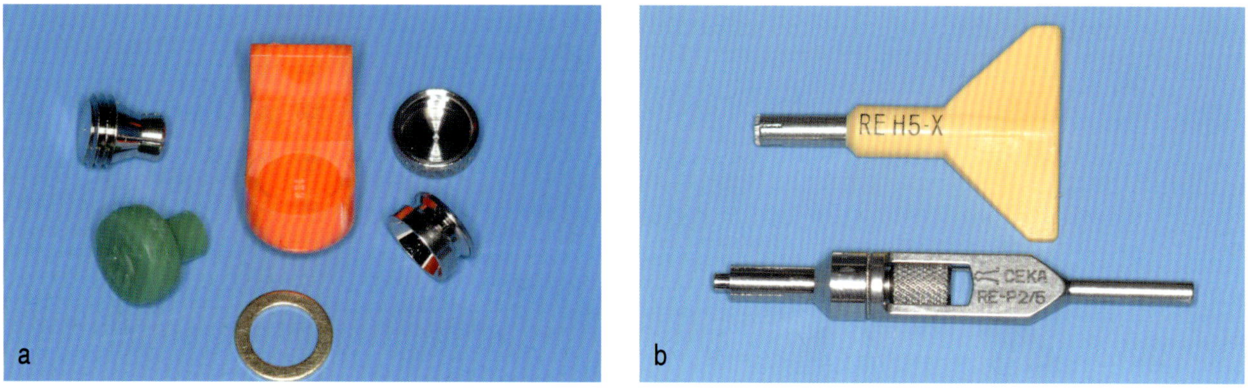

a. Ceka attachment b. RE H 5 laboratory key와 평행 mandrel

(Step 7까지는 Locking pin snap E를 이용한 가철성 상부구조 제작과정과 동일하다.)

Step 8 Bar 제작

＊ CEKA attachment의 특징

① 장착 시 삽입이 쉽다.
"딸깍" 소리와 함께 matrix와 patrix가 장착 · 결합되면서 끼워져 보철물이 안정적으로 유지된다.

② 안정성이 높아 보철물의 수명이 길다.
Clasp는 보철물 착탈 시 지레의 작용으로 치아에 무리한 힘을 가하지만 CEKA attachment는 주 유지부가 지대치 외부에서 matrix와 patrix의 결합원리로 이루어지기 때문에 지대치의 문제점을 줄일 수 있고 또한 attachment를 최대한 치근쪽에 내려 부착할 수 있어 보철물의 수명을 장기적으로 연장시킬 수 있다.

③ 수직악간 거리에 따라 선택하여 사용할 수 있다.
수직악간 거리나 지대치의 협 · 설간의 폭경이 충분한 경우에는 REVAX Standard(M2)가 사용되며 보철물의 안정성을 높일 수 있고 착탈에 따른 마모도에 저항할 수 있어 보철물 수명이 장기적이다.
수직악간거리나 지대치의 협 · 설간의 폭경이 작은 경우나 bar를 이용한 보철물 등에 REVAX Macro(M3)가 사용된다. 안정성은 다소 떨어지지만 수직악간거리가 좁은 경우에 폭넓게 적용할 수 있어 이용범위가 넓다고 할 수 있다.

Step 8

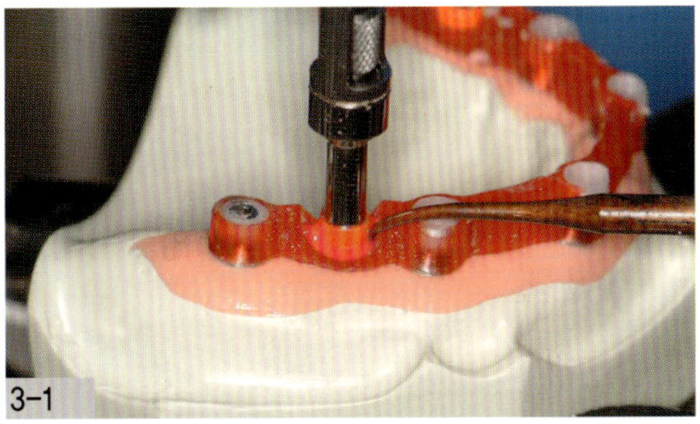

3-1 Mandrel를 이용하여 bar에 retainer assembly 부착

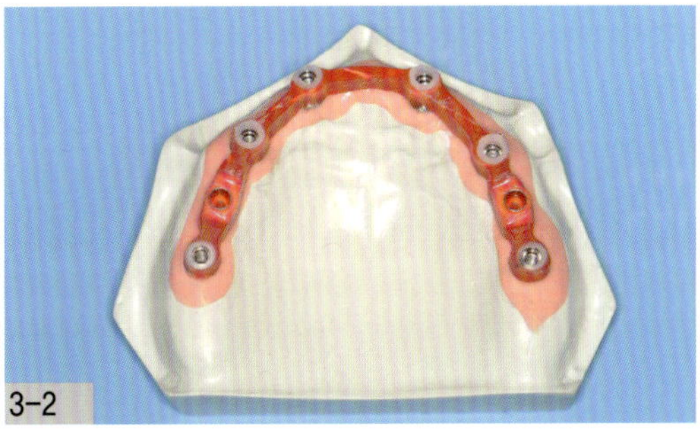

3-2 Resin bar 완성

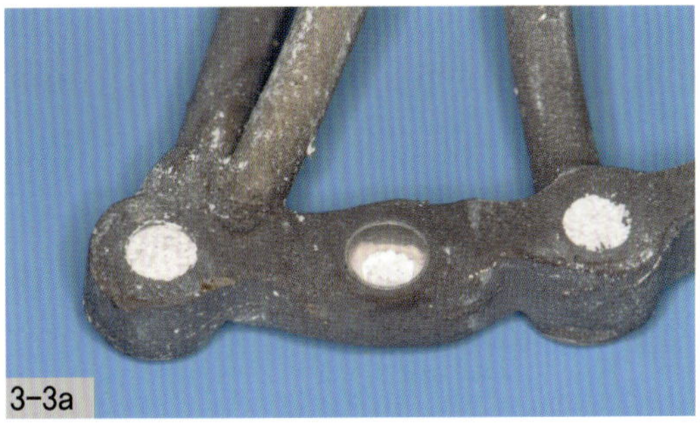

3-3a

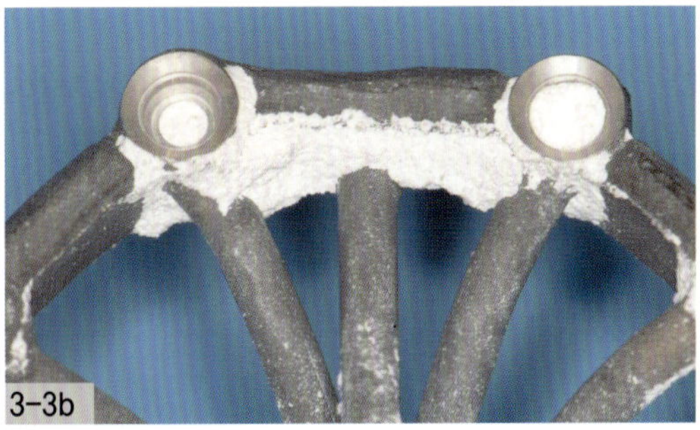

3-3b

주조체의 cylinder collar부는 원래 상품의 색상을 띄고 있어야 하며 주조 금속이 over되어서는 안 된다.

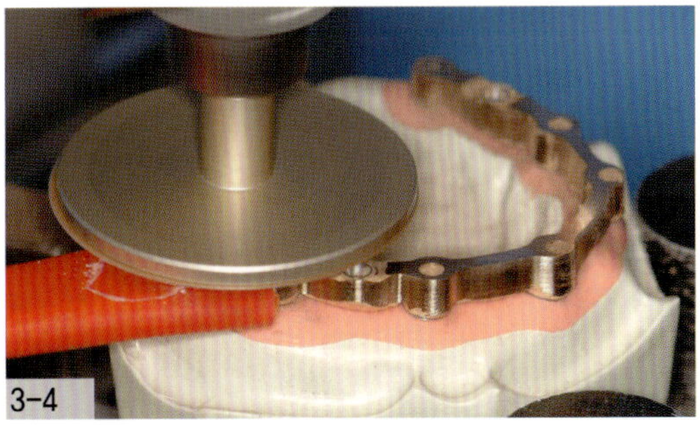

3-4 Bar 상부의 평면형성을 위해 sandpaper wheel로 milling

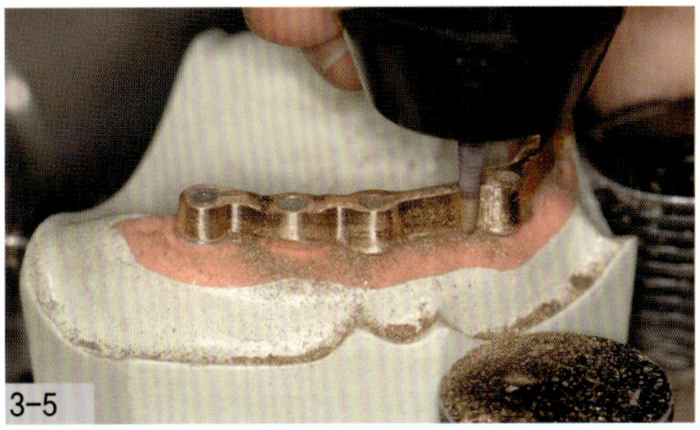

3-5 Bar의 외면을 2° 로 milling

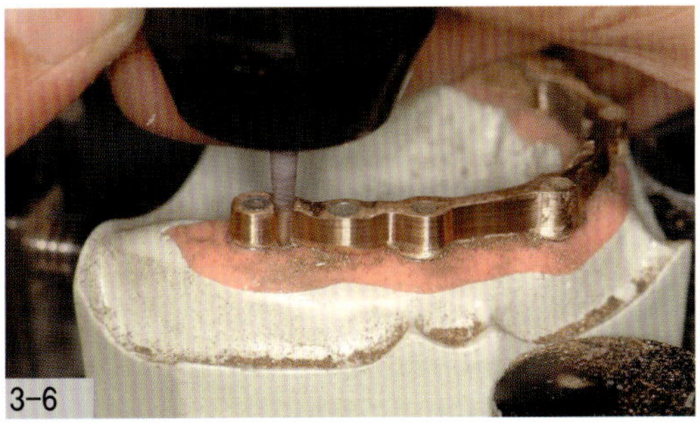

3-6 Baseplate wax를 이용하여 표면을 활택하게 한다.

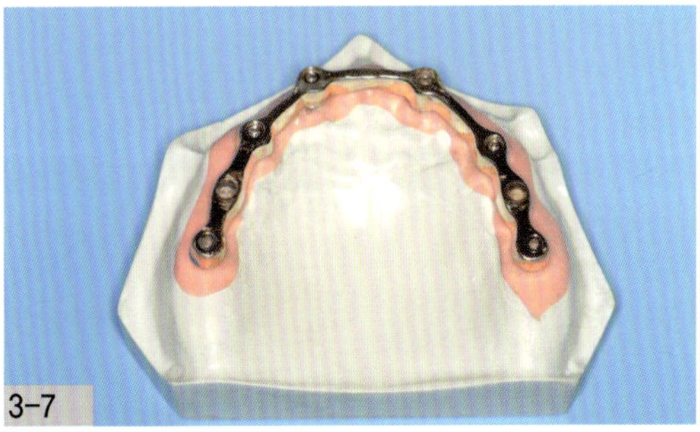

3-7 Milling이 완성된 bar

Step 9 구강내 시적

Step 9

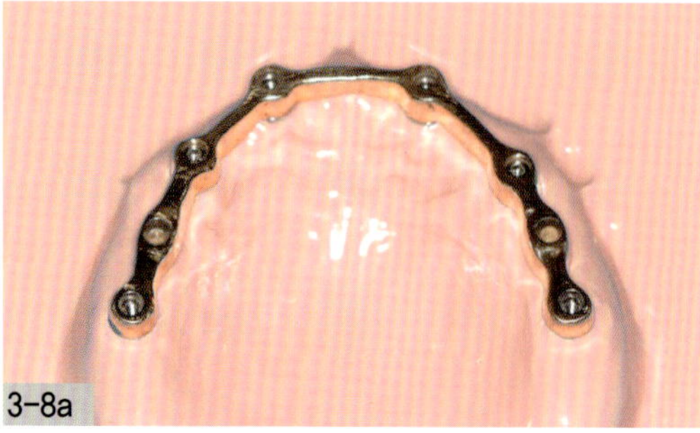
3-8a

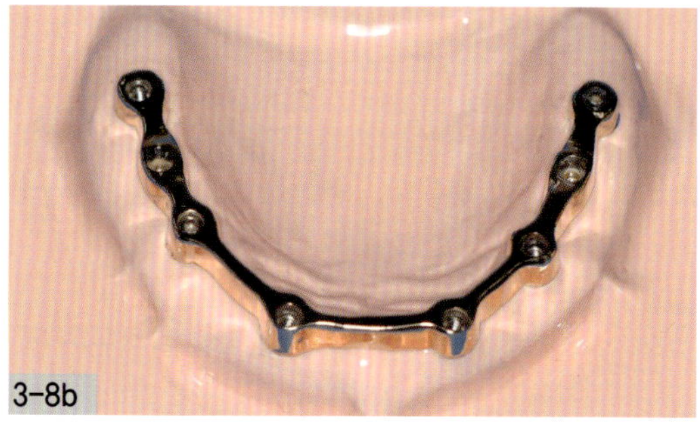
3-8b

완성된 bar를 구강내에서 one screw test를 거쳐 적합관계 등을 확인한다.

Step 10 Rider 제작

Step 10

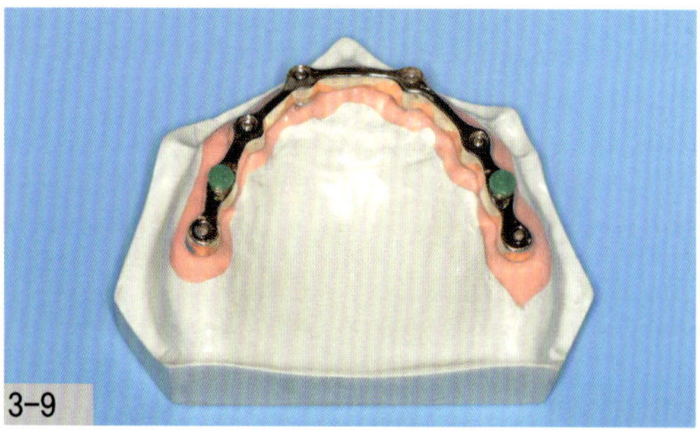
3-9

Retainer assembly part를 제작하기 위하여 duplicating dummy를 체결한다.

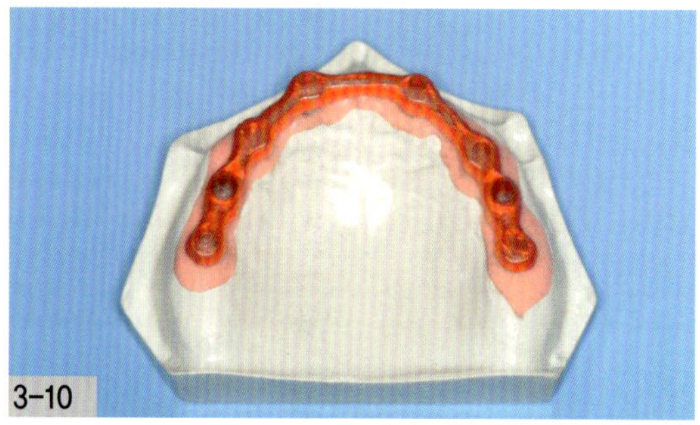
3-10

자가중합레진을 균일하게 도포한다.

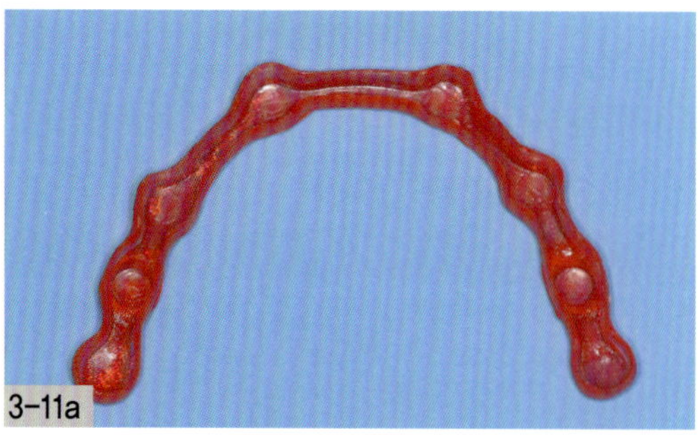
3-11a

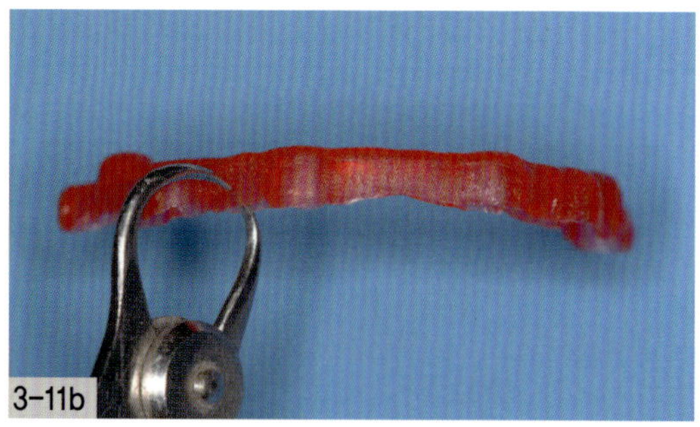
3-11b

자가중합레진을 이용하여 약 0.5mm 정도의 두께로 rider를 제작한다.

Step10

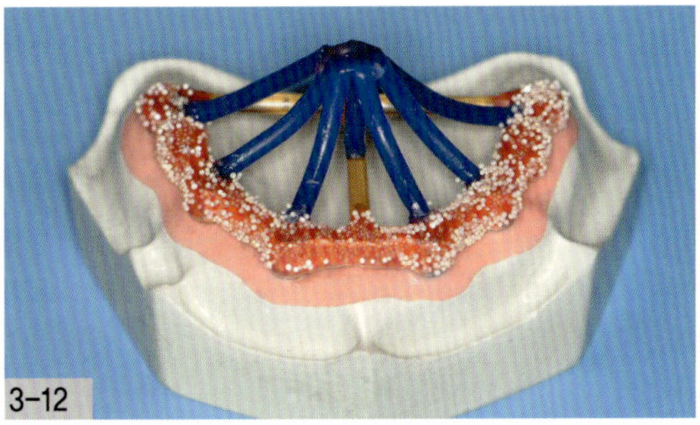
3-12

Retention bead를 부착하여 sprue 설치

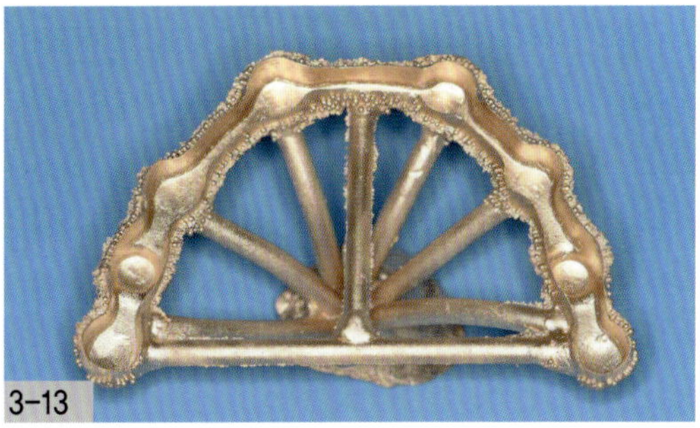
3-13

Rider 주조체 내면

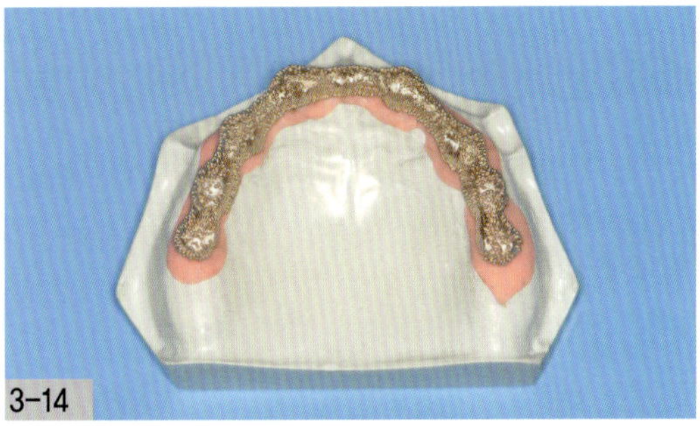
3-14

Rider 적합

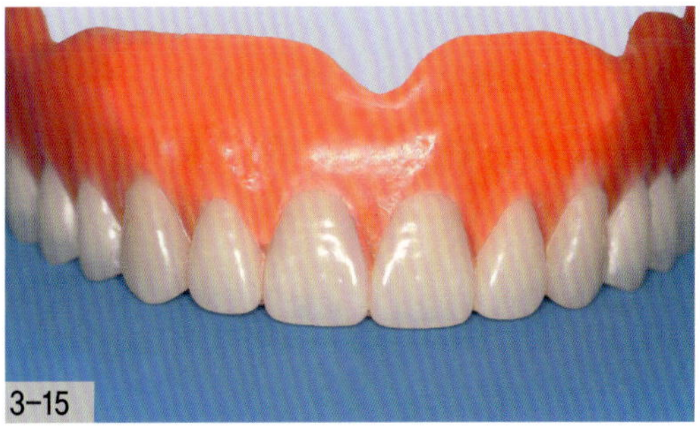
3-15

작업모형에서 인공치아 배열

Step 11 구강내 시적

Step 11

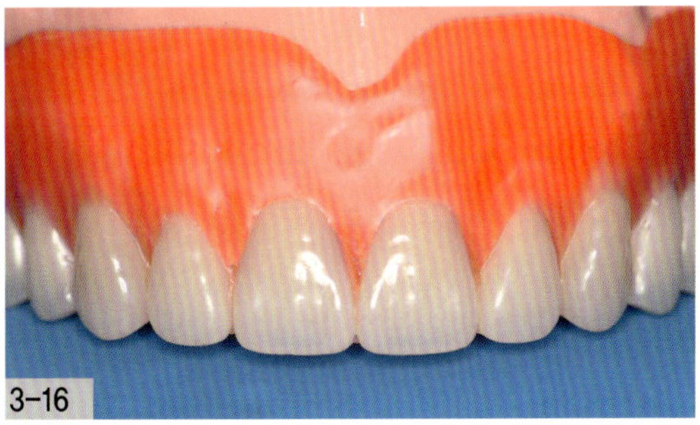
3-16

Wax denture 구강내 시적 후 교합, 발음, 심미, 색상, 치아 크기 등을 최종 확인한다.

(레진 주입은 Locking pin snap E curing system과 동일하다.)

Step 12 레진주입

Step 12

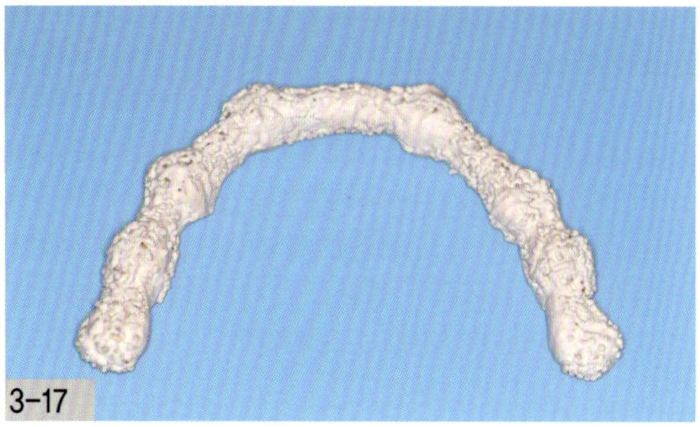
3-17

Rider에 pink opaque 도포

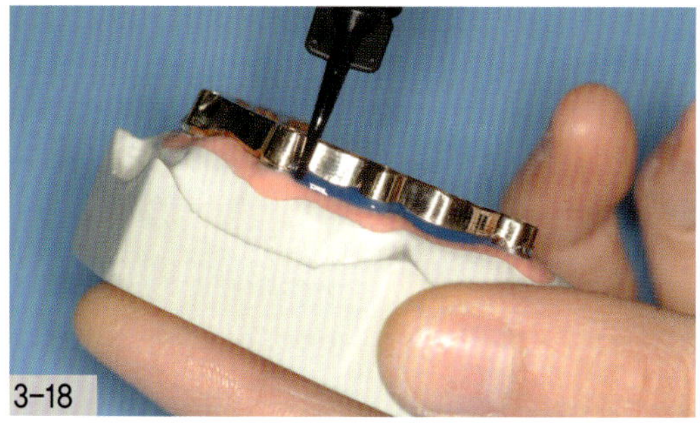
3-18

Bar하부의 undercut 부위를 광중합 레진으로 blockout한다.

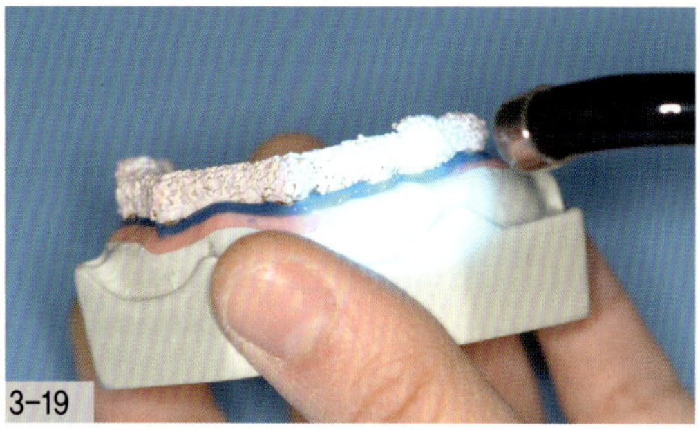
3-19

광중합

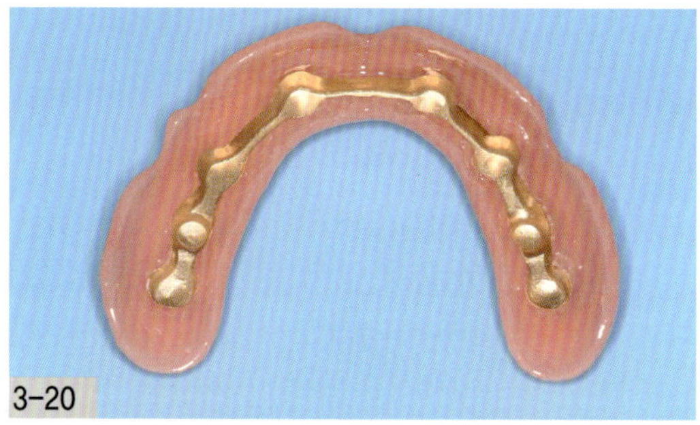
3-20

Polishing이 완성된 점막면

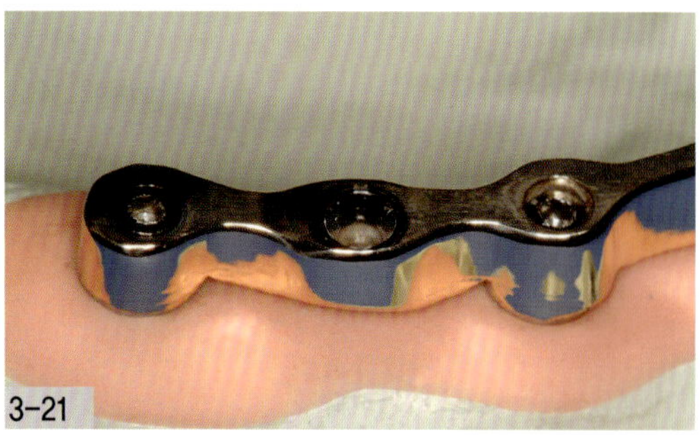
3-21

Bar joint 의 유지부

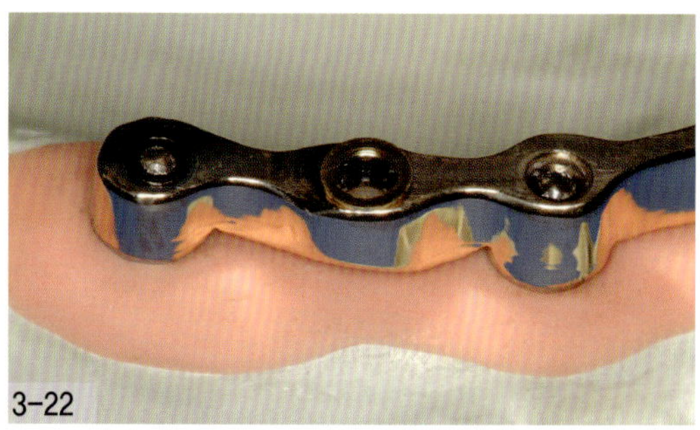
3-22

Metal space를 위치시킨다,

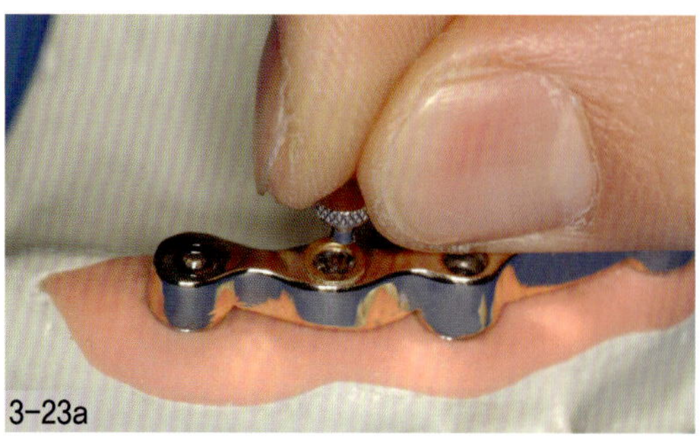
3-23a

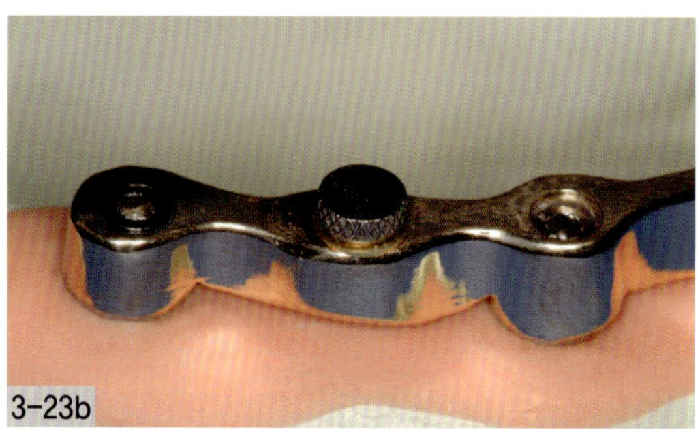
3-23b

Patrix를 Retainer assembly에 끼워 retention part에 결합 한다.

Step 12

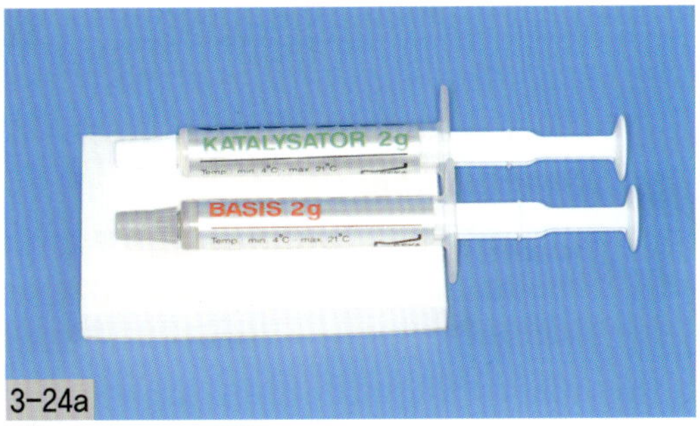

3-24a

Ceka site

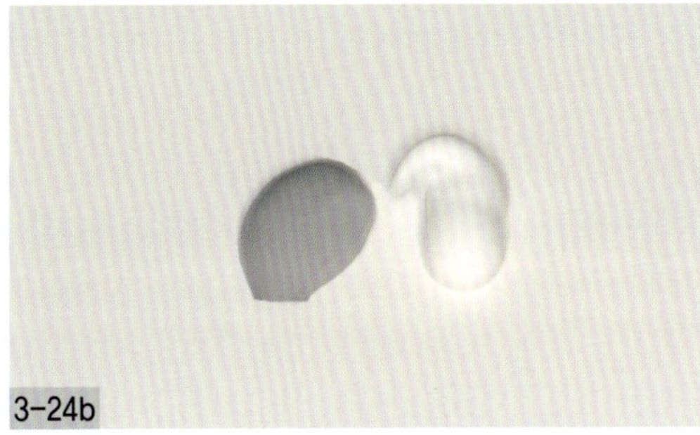

3-24b

베이스와 카탈리스트를 1:1의 비율로 혼합한다.

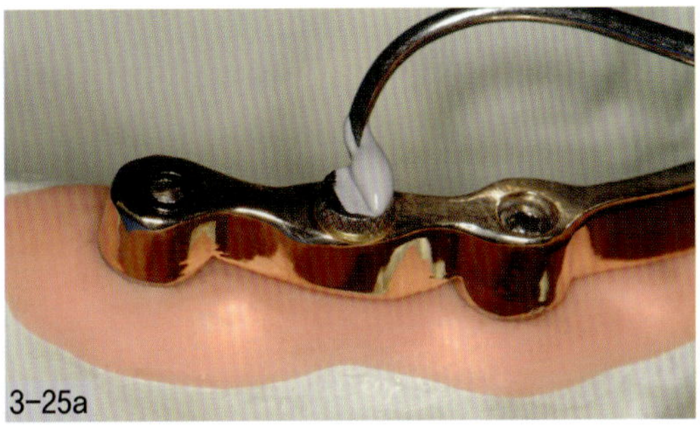

3-25a

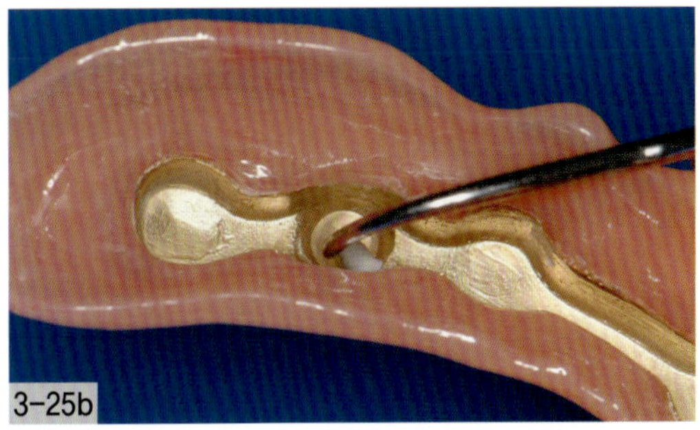

3-25b

접착력 증가를 위하여 retainer assembly를 50 마이크론으로 sand blasting한 후 ceka site를 rider와 assembly에 적당량 바른다,

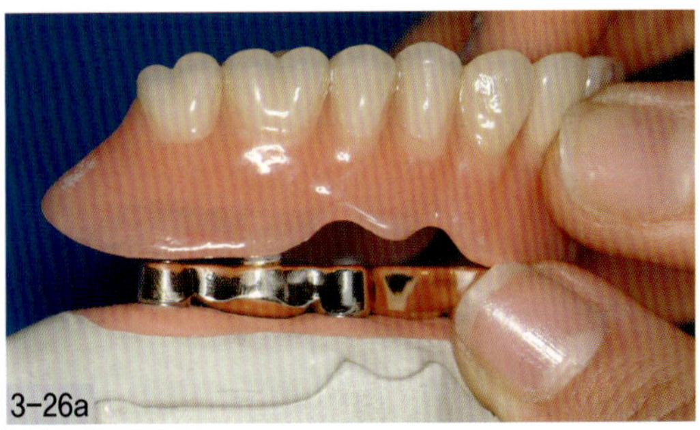

3-26a

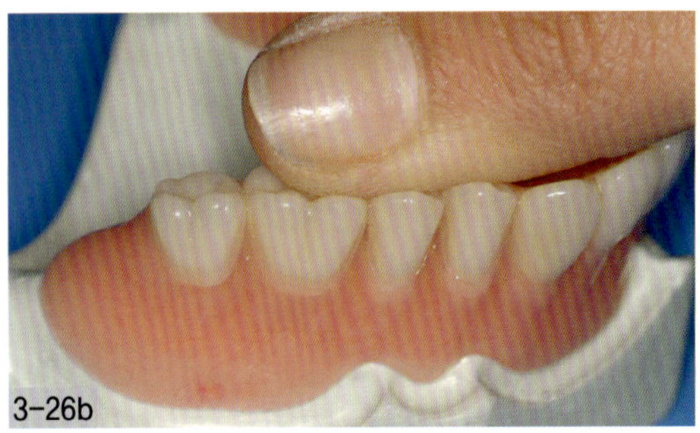

3-26b

피개의치를 작업모형의 bar joint 에 결합시킨다.

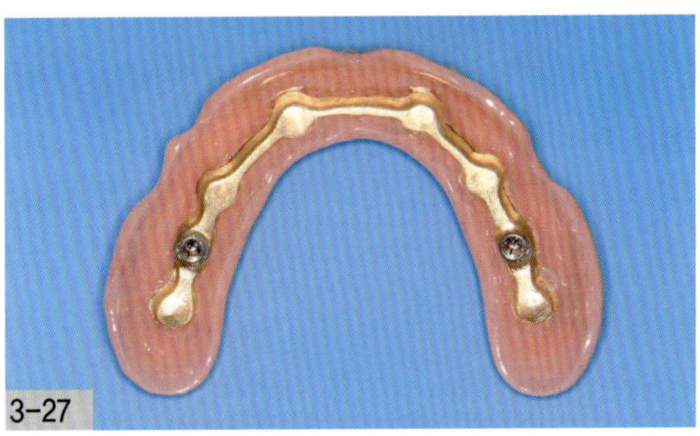

3-27

Retainer assembly가 부착된 점막면

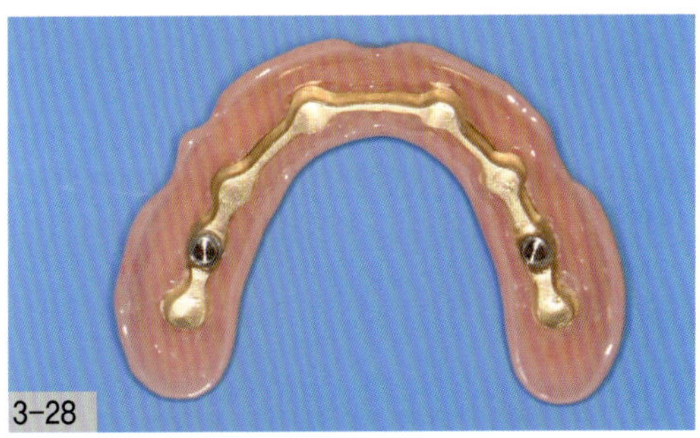

3-28

Patrix가 분리된 점막면

Step 12

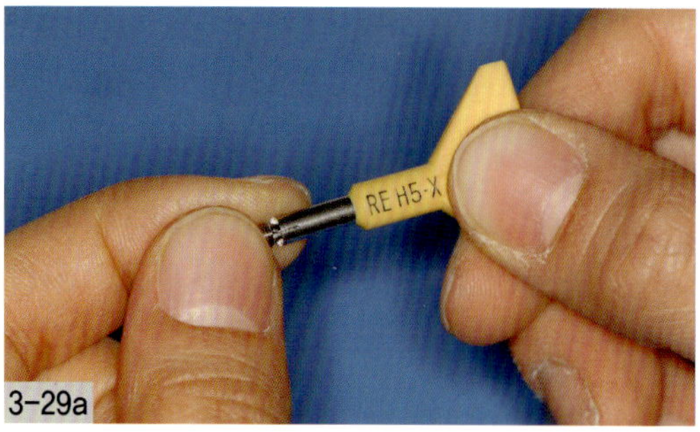

3-29a

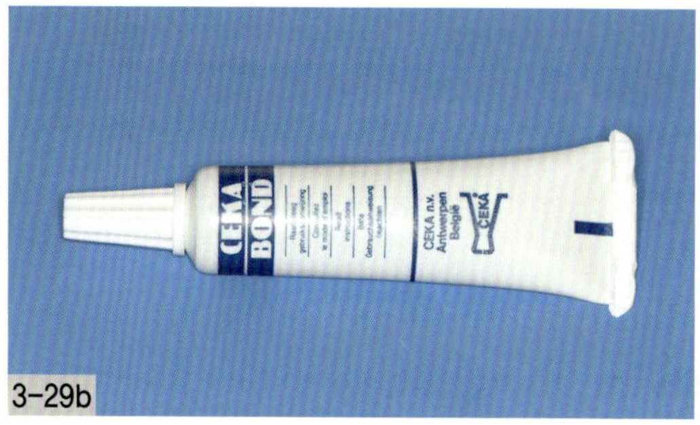

3-29b

Patrix를 REH5 laboratory key의 유지부에 끼워 넣는다.

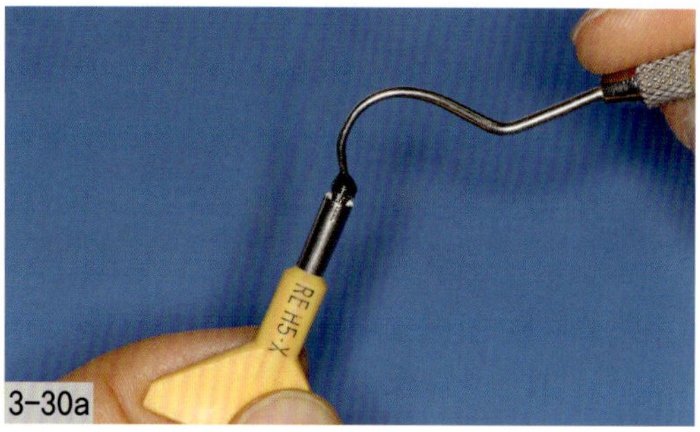

3-30a

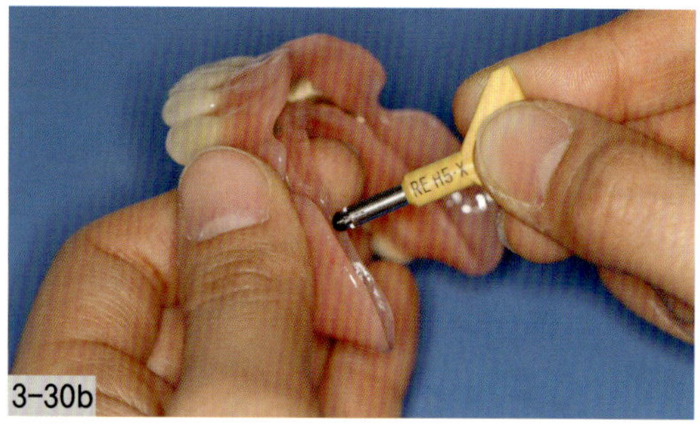

3-30b

Ceka bond 를 바른후 retainer assembly에 결합 시킨다.

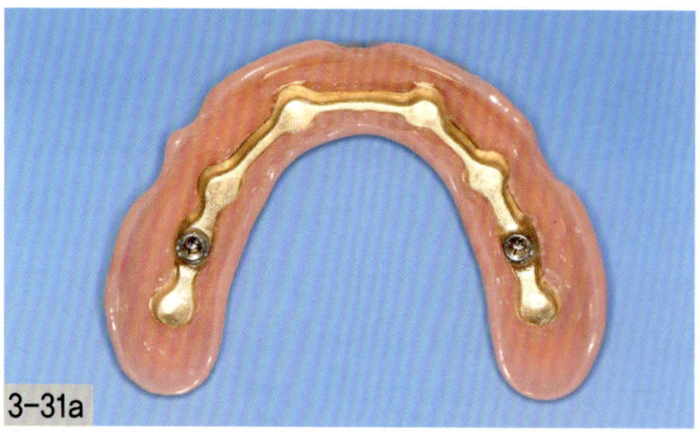
3-31a

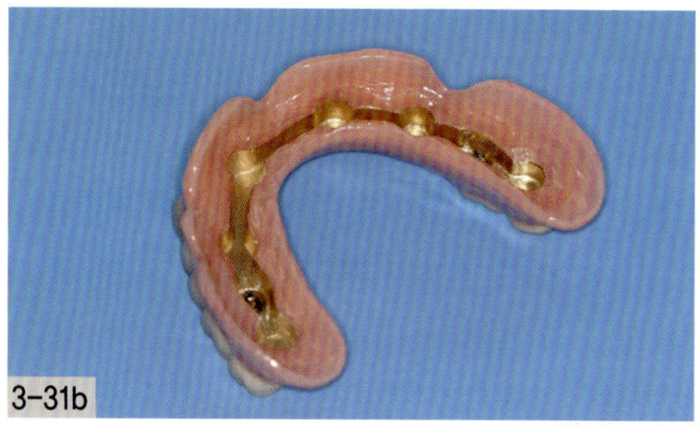
3-31b

Patrix가 부착된 점막면

Step 13 Delivery

Step 13

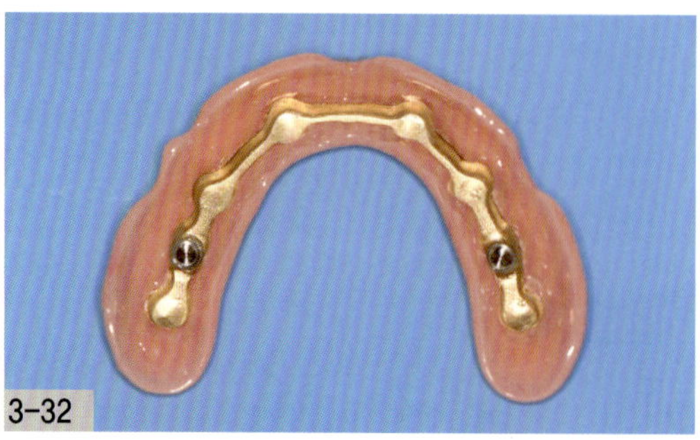
3-32

구강내 bar 체결

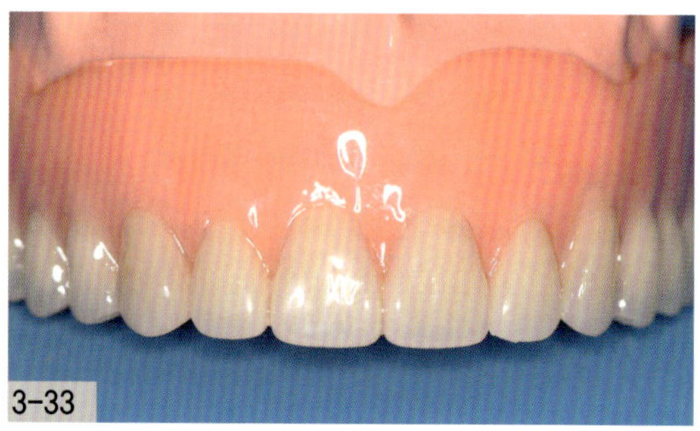
3-33

구강내 완성된 resin denture 장착

4. Ceka attachment를 이용한 가철성 피개의치

(Regular Ø4.8 internal connection fixture, octa abutment, octa gold cylinder non hex)

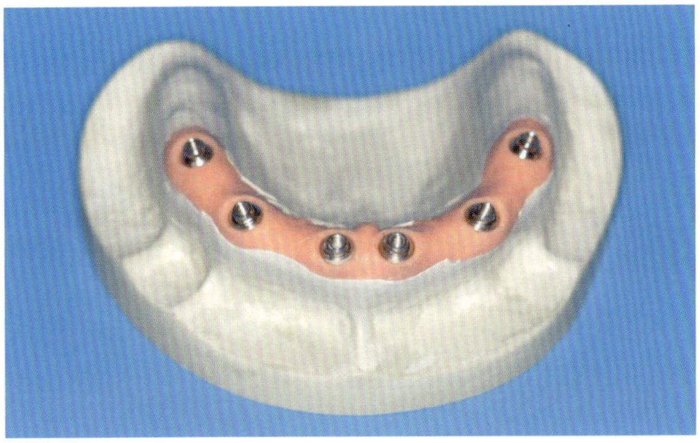
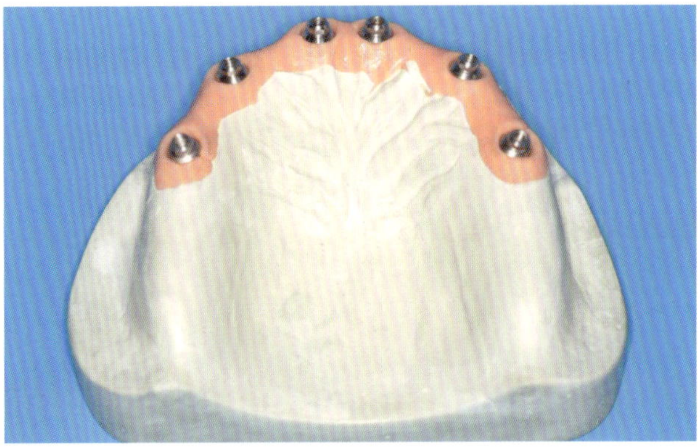

작업모형의 순면과 교합면

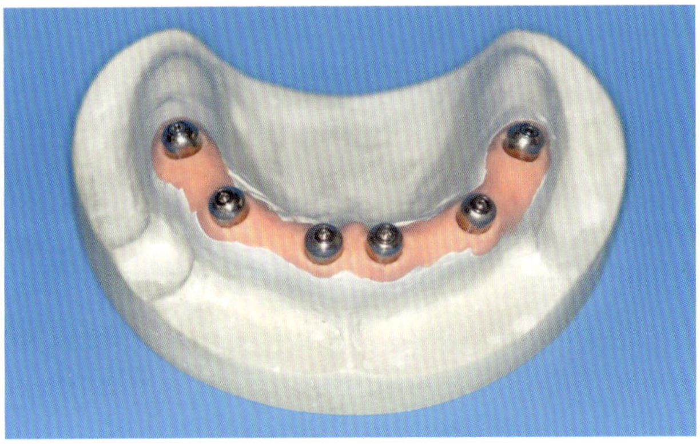
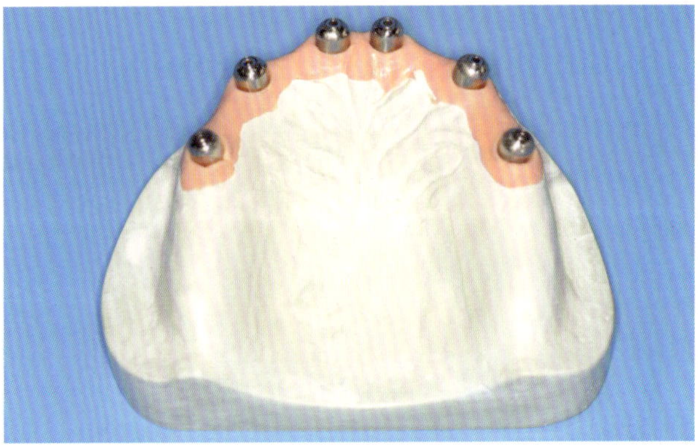

기초상 제작을 위해 구강내에 체결되어 있는 것과 같은 protect cap을 체결하고 resin base를 제작한다. 구강내에서 악간관계를 기록할 때 protect cap에 의해 적절한 유지와 지지를 얻을 수 있다. 또 다른 방법으로는 2~3개의 temporary abutment를 resin base에 고정하여 기초상을 제작하는 방법도 있으나 이 경우 구강내에 체결되어 있는 모든 protect cap을 풀어야 하고 악간관계 기록이 끝나면 다시 체결해야 하는 번거로움이 있다.

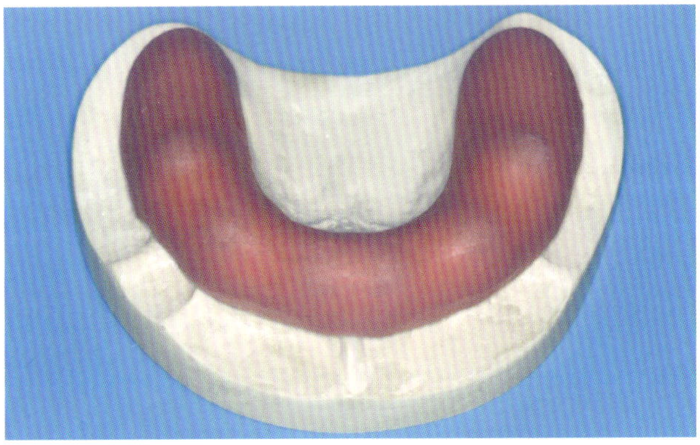
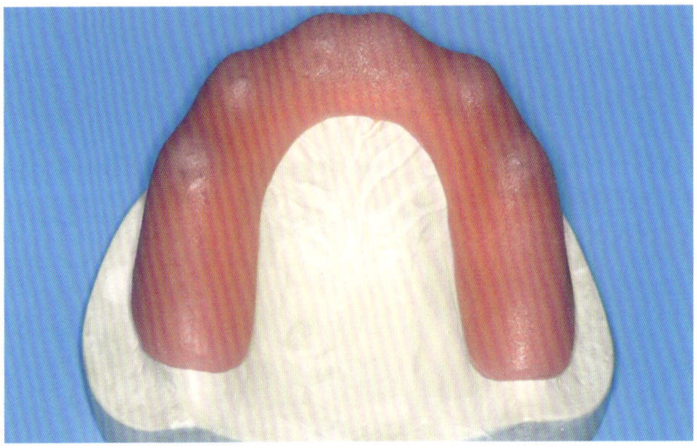

광중합 레진으로 기초상을 제작한다.

(Step 7까지는 Locking pin snap E 의 세작과정과 동일하다.)

Step 8 Bar 제작

Step 8

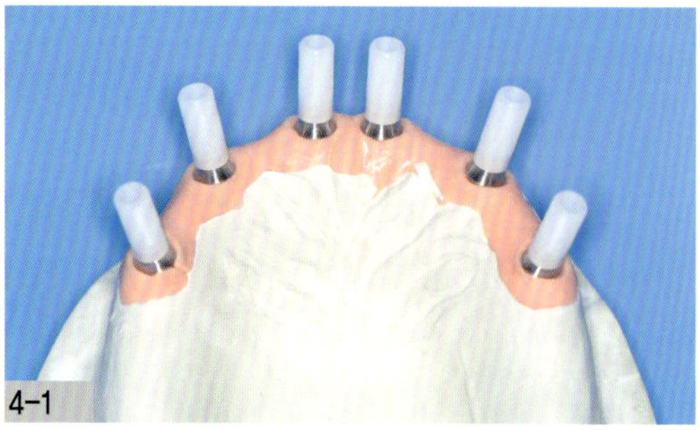

4-1

Octa cylinder를 체결하고 index에 맞춰 bar의 순·협설 위치와 높이 등을 설계한다.

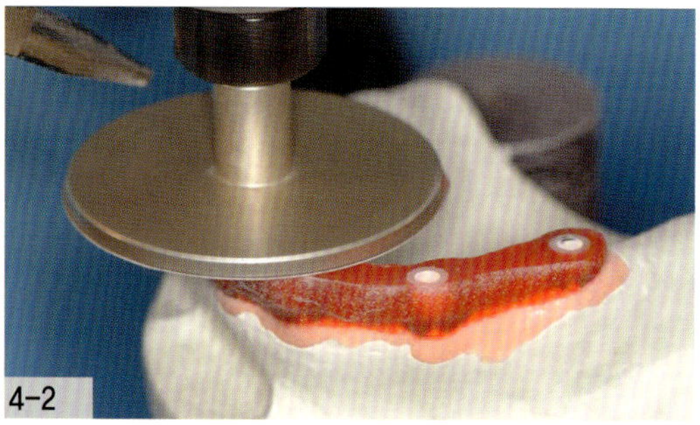

4-2

Sandpaper를 이용하여 평면을 형성한다. Paper는 fine, medium, coarse가 있다.

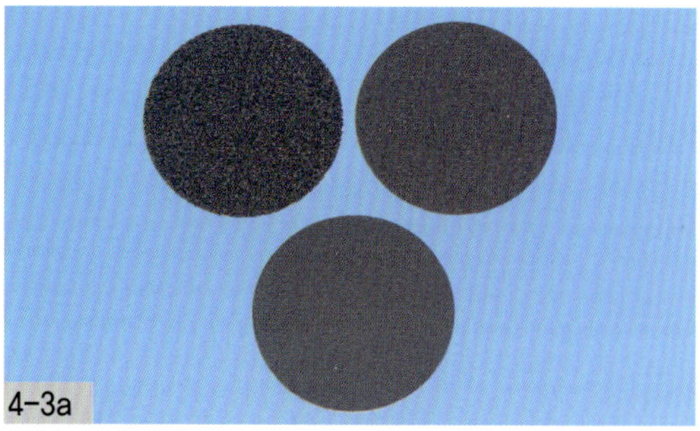

4-3a

3종류의 sandpaper와 mandrel

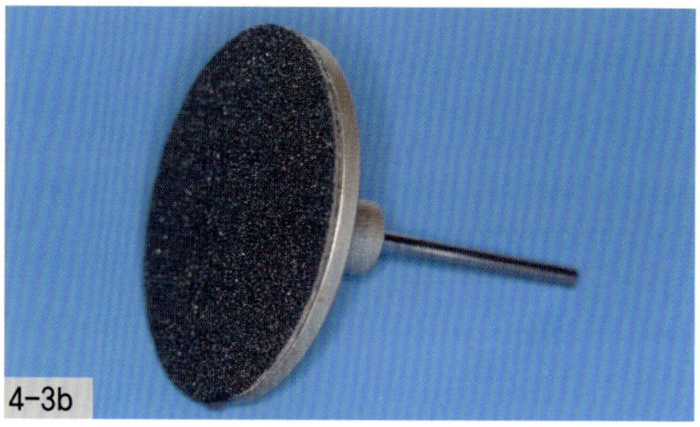

4-3b

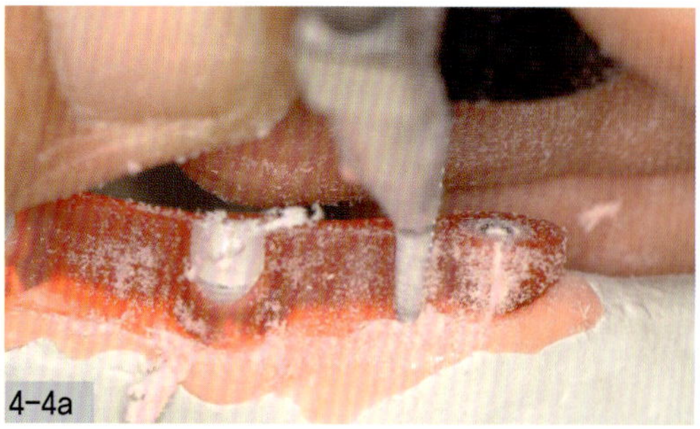

4-4a

2° 로 milling한다.

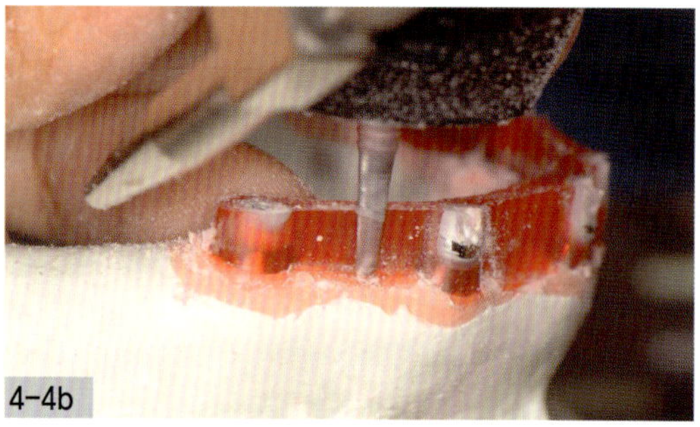

4-4b

Baseplate wax를 이용하여 표면을 활택하게 한다.

Step 8

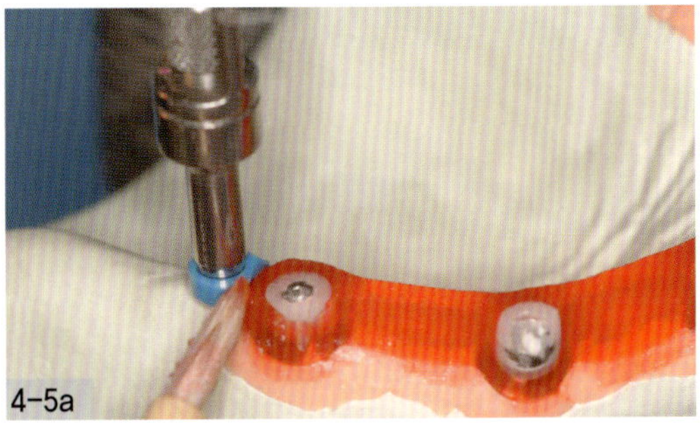
4-5a

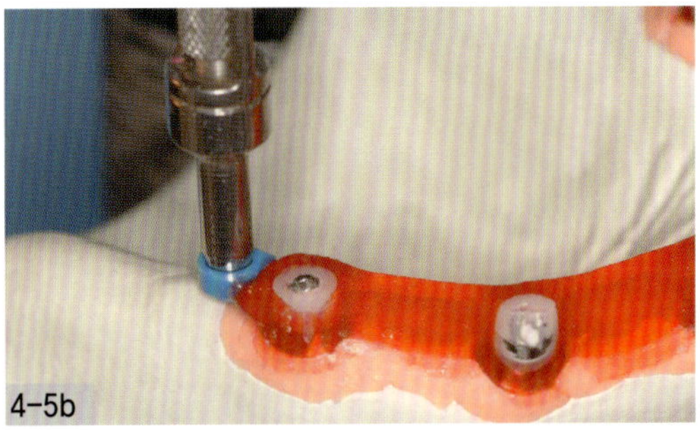
4-5b

Mandrel를 이용하여 매식체 후방에 retainer부착

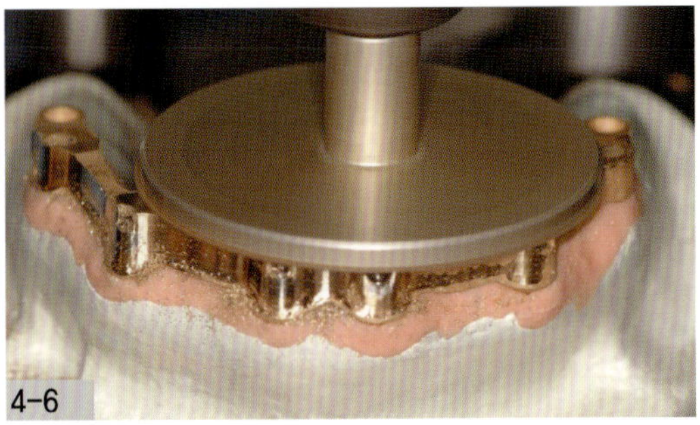
4-6

평면형성을 위한 milling

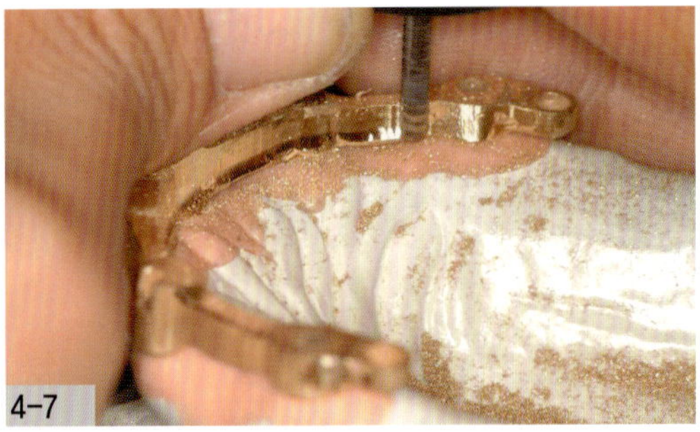
4-7

설면에도 2°로 milling한다.

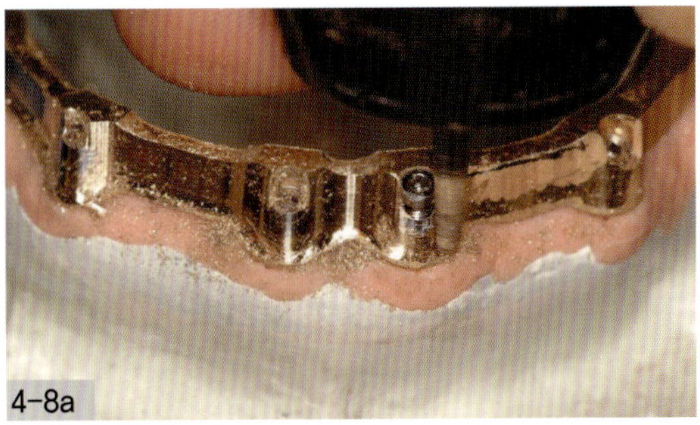
4-8a

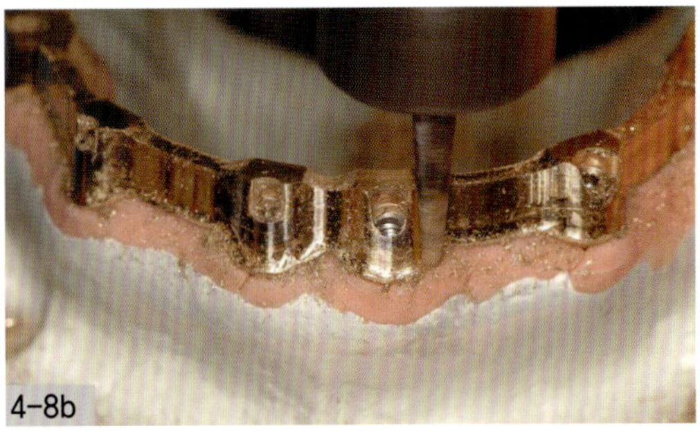
4-8b

무치악에서 상악 전치부 implant는 매식방향이 순측으로 많이 기울어져 있는 경우가 있다. 인공치아 배열 공간 확보와 상부구조 삽입로를 위한 milling시 전치부 screw가 bur에 걸려 조금씩 빠져나오거나 튕겨져 나오는 경우가 있는데 screw의 나사산이 파손되거나 손상을 입을 수 있다. 모든 implant 보철제작시 기공과정에서 사용하는 screw와 구강내에서 보철물을 고정하는 screw는 따로 사용해야 한다.

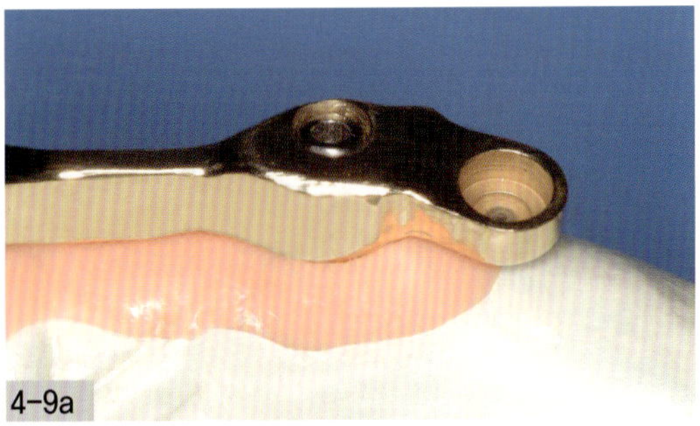
4-9a

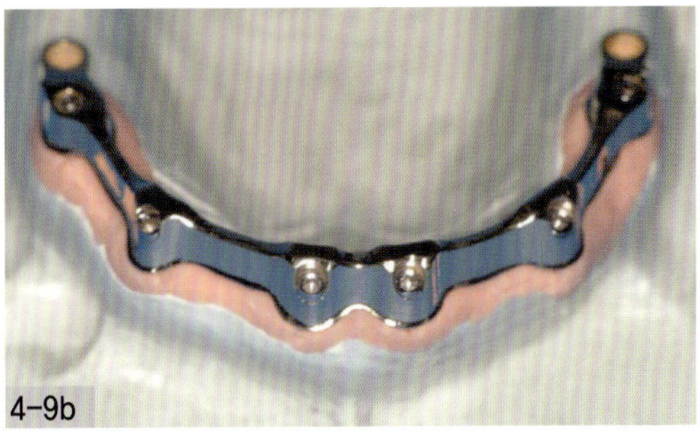
4-9b

Milling이 끝난 bar joint

Step 9 Rider 제작

Step 9

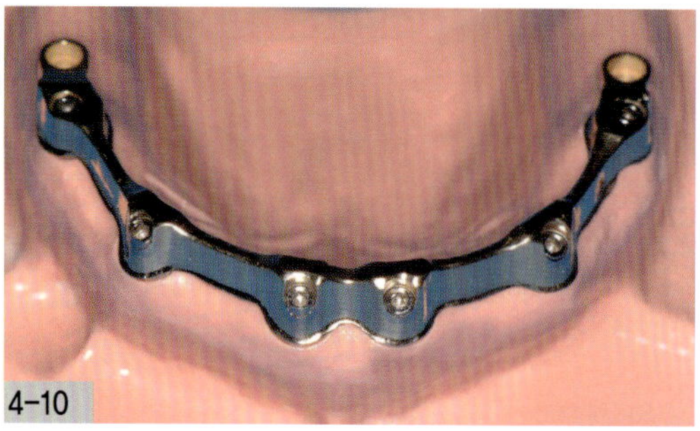

4-10

구강내에 시적하여 one screw test를 하여 적합을 확인한다.

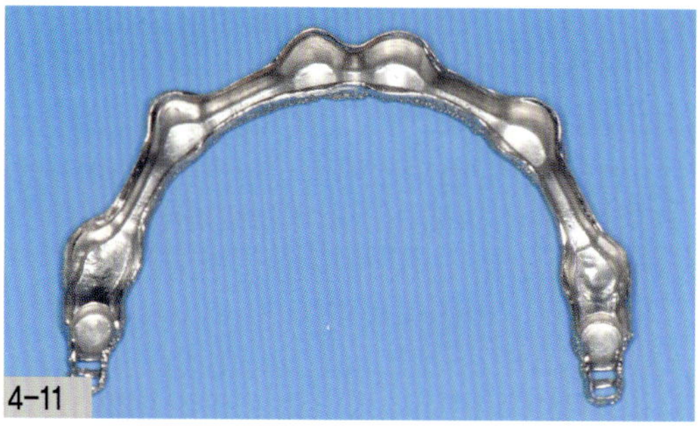

4-11

비귀금속으로 제작한 rider

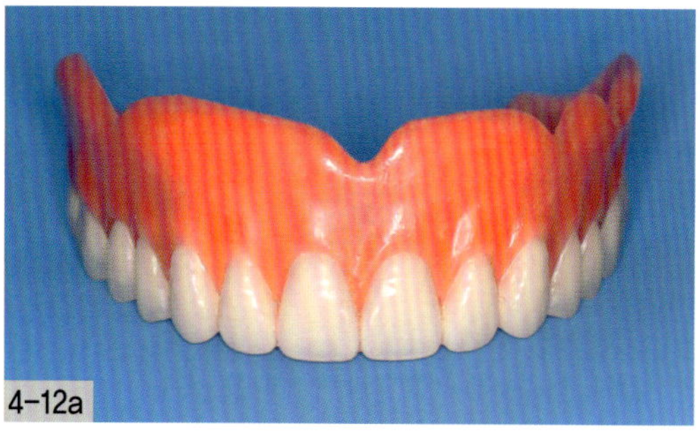

4-12a

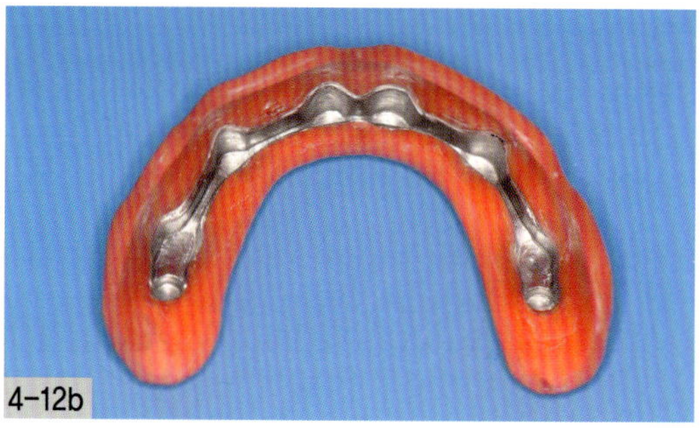

4-12b

Wax denture의 순면과 점막면

Step 10 구강내 시적

Step 10

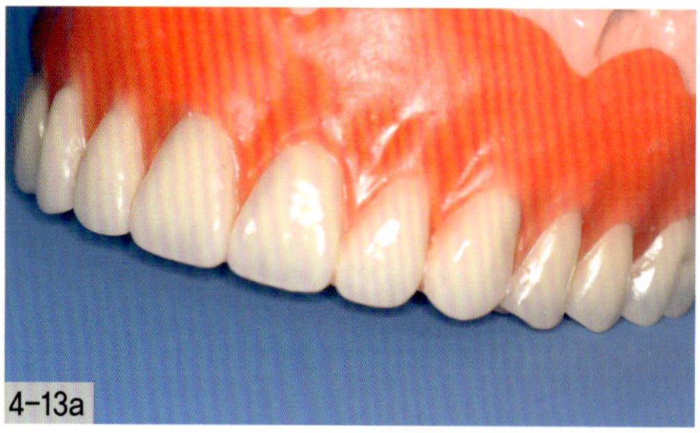

4-13a

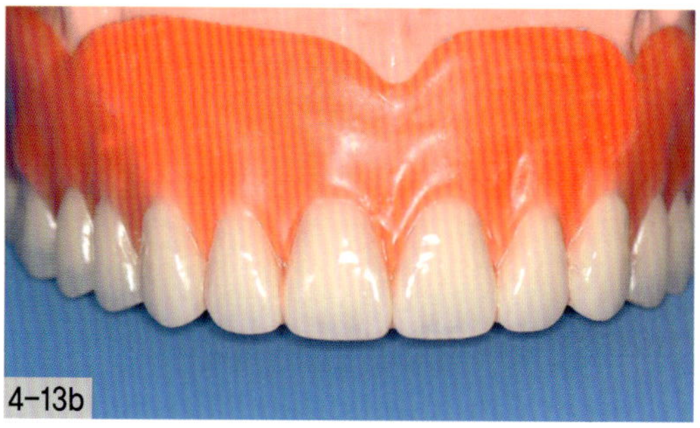

4-13b

구강내 시적

(레진 주입은 Locking pin snap E curing system과 동일하다.)

Step 11 레진주입

Step 11

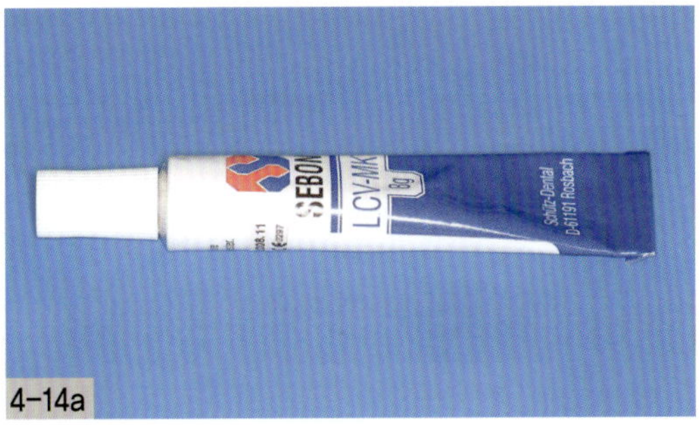

4-14a

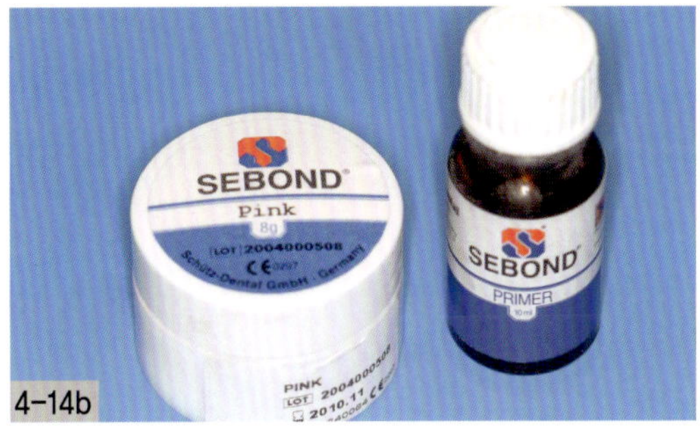

4-14b

Sebond

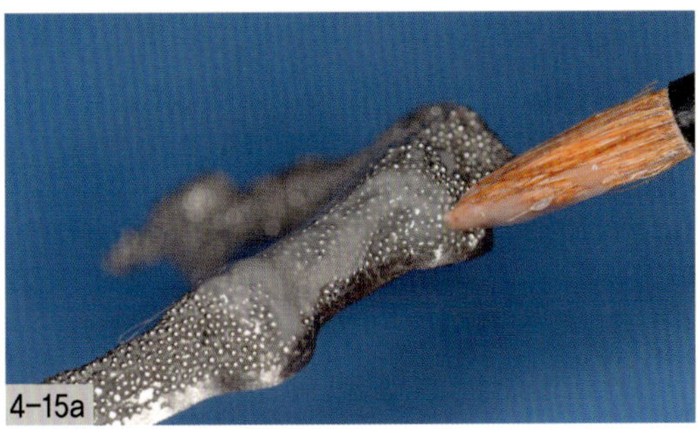

4-15a

Sebond 도포

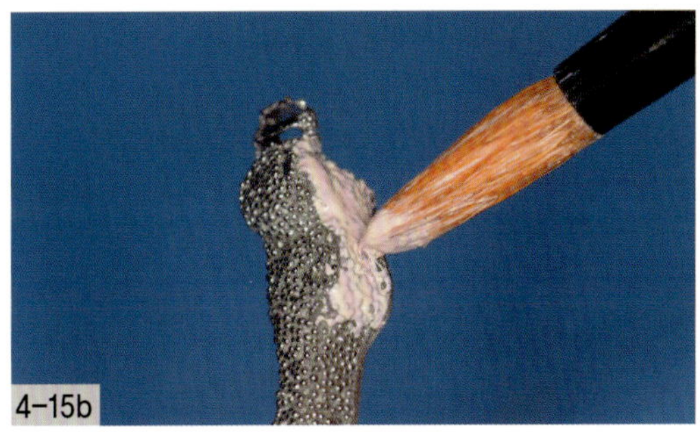

4-15b

Rider에 pink opaque 도포

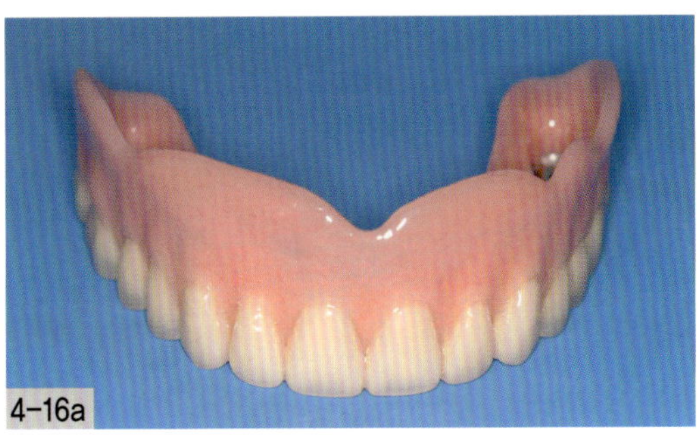

4-16a

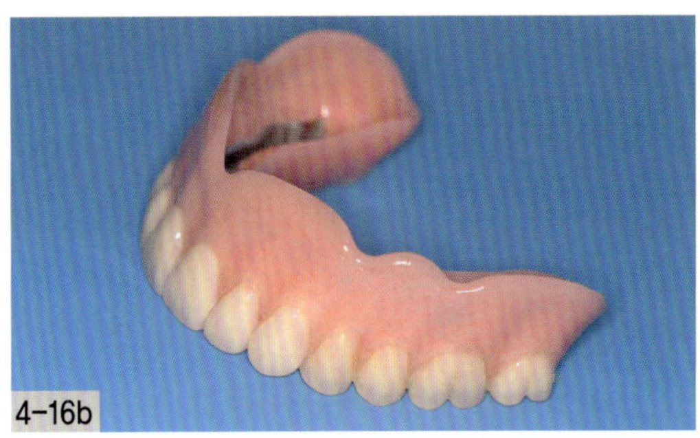

4-16b

Polishing이 끝난 피개의치의 순면과 측면

Step 11

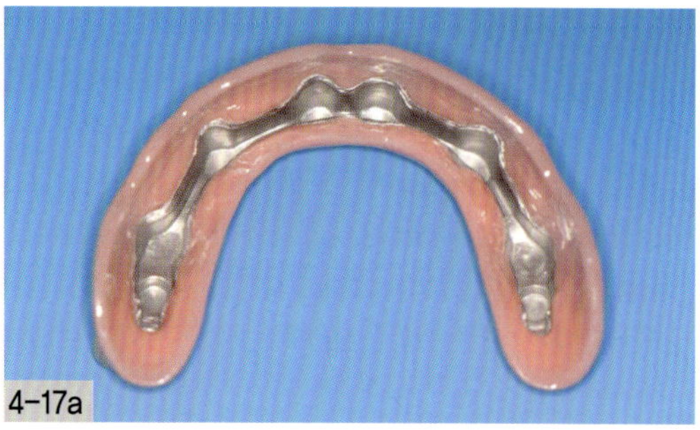
4-17a

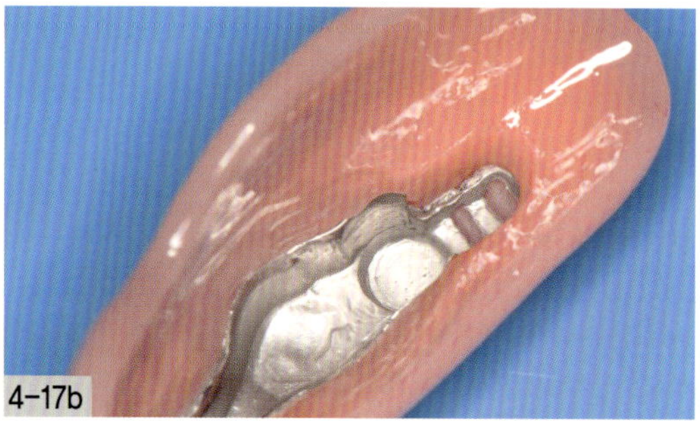
4-17b

Retainer assembly를 부착하지 않은 상부구조 점막면

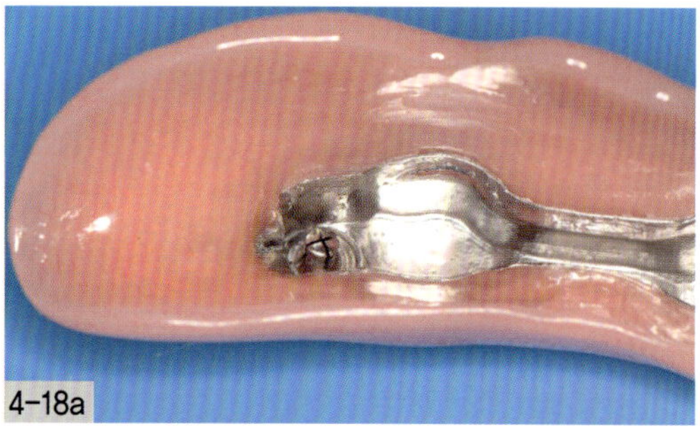
4-18a

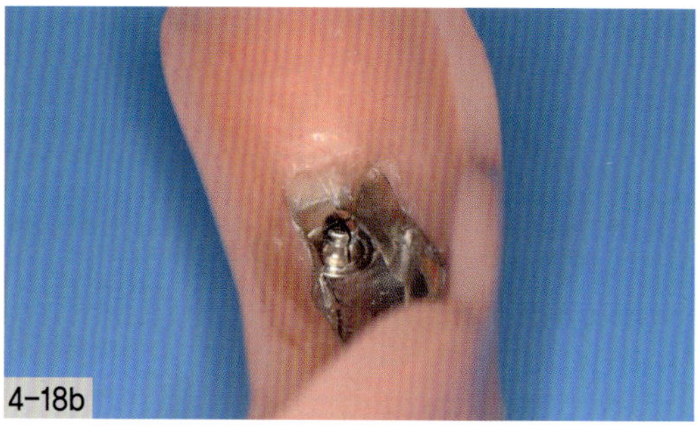
4-18b

Patrix를 부착한 점막면

Step 12 Delivey

Step 12

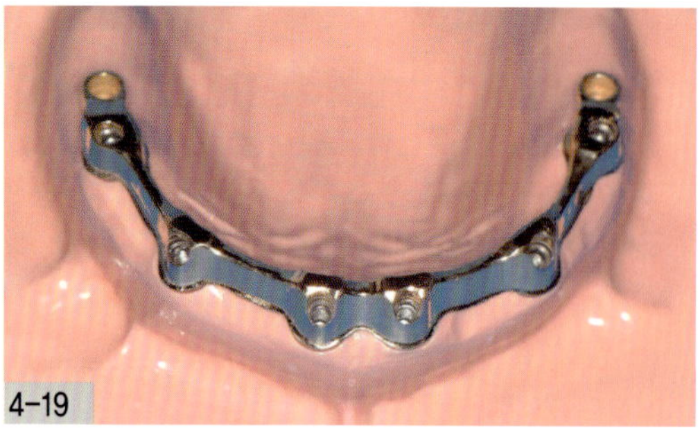
4-19

Bar joint 구강내에 체결

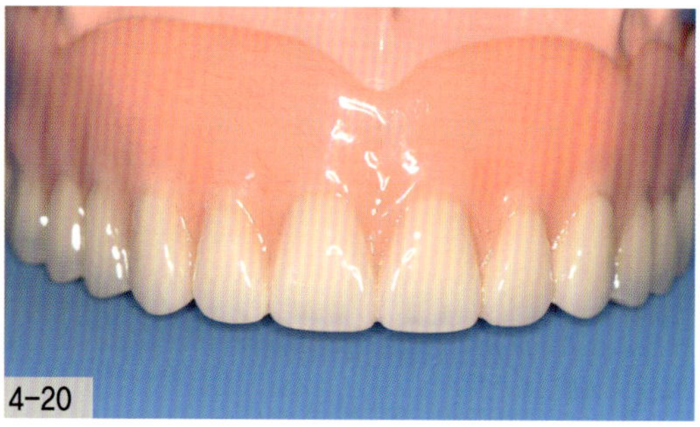
4-20

피개의치 체결

5. Dolder bar(ovoid) attachment를 이용한 가철성 피개의치

(Regular Ø4.8 internal connection fixture, octa abutment, octa gold cylinder non hex)

* Bar attachment의 분류

1) Single sleeve bar attachment
   Single sleeve bar attachment의 가장 대표적인 것은 dolder bar joint이다.
2) Multiple sleeve bar attachment
   Multiple sleeve bar attachment의 가장 대표적인 것은 round bar with rider이다.
3) Dolder bar는 dolder bar, dolder bar ovoid, round bar with rider, round bar burn out plastic이 있다.
4) 수직 및 회전운동은 허용하지만 측방운동에 대해서는 저항성을 갖는다.
5) Dolder bar는 유지력 조절이 가능한 귀금속 sleeve로 되어 있다.
6) Hader bar는 유지력을 조절할 수 없는 plastic clip으로 유지력이 떨어지면 clip을 교체해야 한다.

* Dolder Bar

● **개요**

Dolder bar joint는 bar(patrix part)와 sleeve(matrix part)가 모두 귀금속으로 되어 있으며, 공구를 이용하여 유지력 조절이 자유로운 resilient type의 bar attachment이다. 자연치 및 implant의 splinting 효과를 얻을 수 있으며, 의치상의 운동을 허용함으로써 지대치를 보호하고, 아울러 의치상의 안정성과 유지력을 증가시킬 수 있다.

● **운동성** Resilient type(비완압형)

● **적응증** 운동성을 허용해야 하는 경우

① 지대치가 2개 남아 있는 경우
② Implant 보철물의 연결
③ Overlay partial denture

● **특징**

① 치주가 약한 지대치의 연결로 splinting 효과를 얻을 수 있다.
② Implant 보철물에서 splinting 역할을 한다.
③ 전용 공구를 허용하는 resilient type으로 지대치를 보호한다.
④ 구성품인 spacer가 수직적 공간을 형성하여 수직운동을 허용한다.
⑤ Bar의 형태가 egg shape으로 되어 있어 rotation 운동을 허용한다.
⑥ 낮은 고경(자체크기 3.5mm)에 사용이 용이하다.
⑦ 구성 재질이 Au 68.6%, Pt 2.4%, 귀금속 재질로 되어있으며, 용융점이 880~940℃이므로 귀금속 재질의 지대치 코핑과 후납착에 의하여 연결한다.
⑧ Bar와 sleeve가 25mm와 50mm, 2종류가 제공되어 환자의 구강 상태에 따라 선택 사용이 가능하다.

Step 1 Abutment 를 체결하여 개인용 트레이 제작을 위한 impression

보철물 제작을 위해 환자 내원

1.2 hex hand driver로 healing abutment를 분리하고 standard abutment를 hand driver로 연결한 다음 torque wrench에 끼워 30Ncm의 torque를 주어 완전 체결한다.

그림 5-10~5-22는 lab analog를 이용한 트레이 제작법이다. Pick up impression coping을 자가중합레진으로 연결하려 할때 주로 사용하는 방법이다.

그림 5-23~5-30은 impression coping을 석고로 재현하여 트레이를 제작하는 방식이다.

Step 1

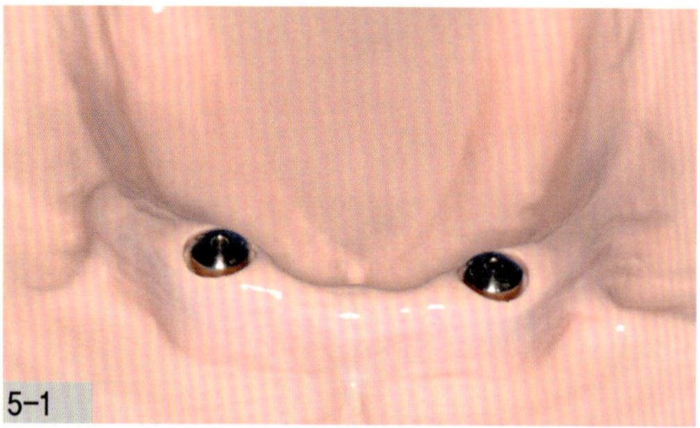
5-1

Healing abutment가 연결되어 있는 구강내 상태

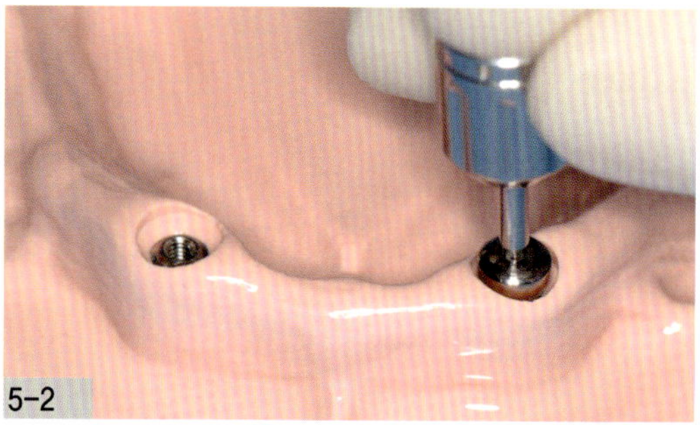
5-2

1.2 hex hand driver를 이용하여 healing abutment 분리

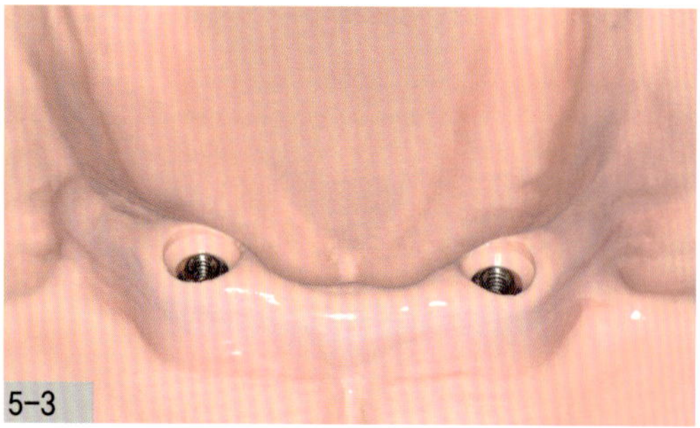
5-3

Healing abutment가 분리된 external hexagon connection type fixture

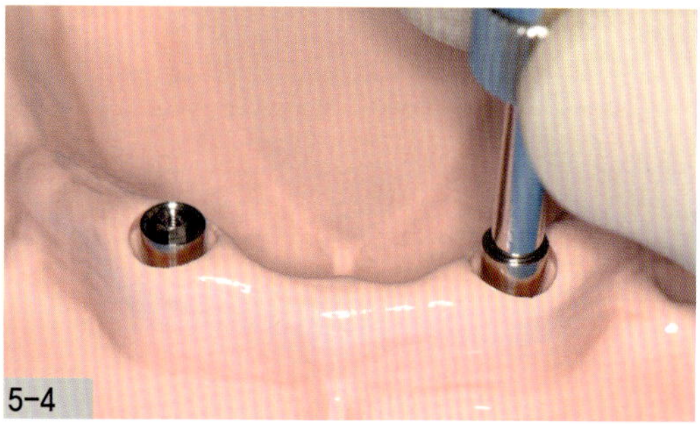
5-4

Standard abutment hand driver로 standard abutment 체결

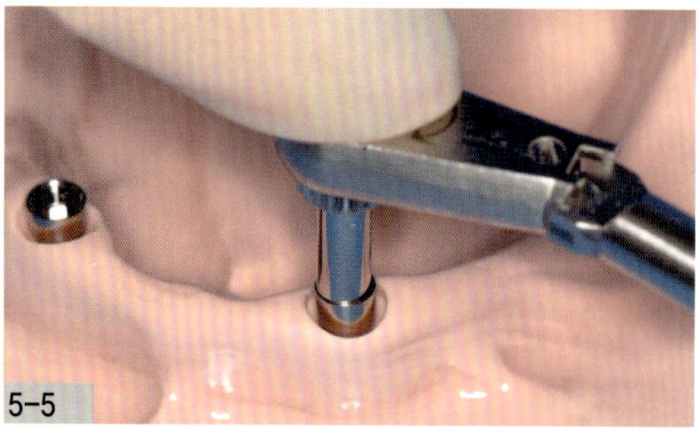
5-5

Standard driver를 torque wrench에 연결하여 30Ncm로 체결

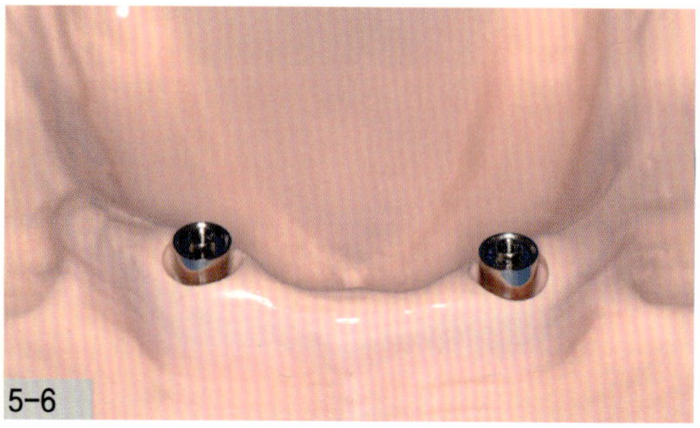
5-6

Standard abutment가 체결된 상태

Step 1

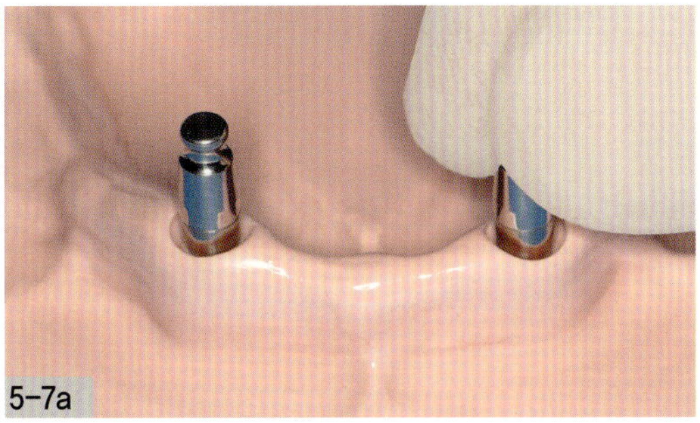

5-7a

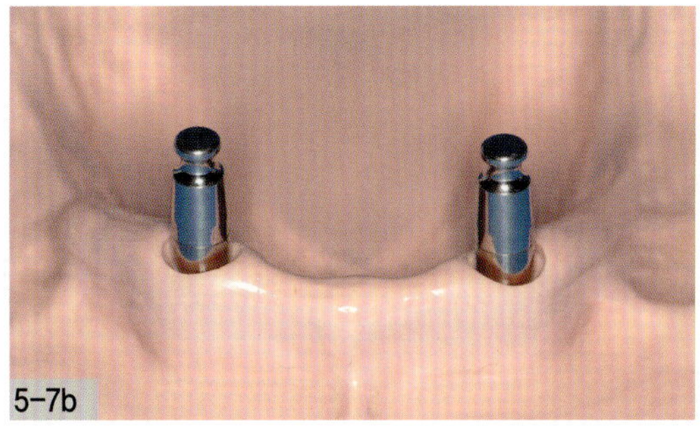

5-7b

Transfer impression coping 연결

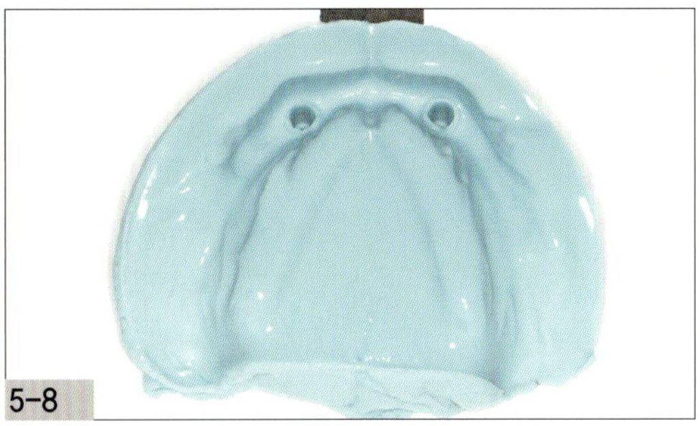

5-8

알지네이트 인상재를 이용하여 인상채득

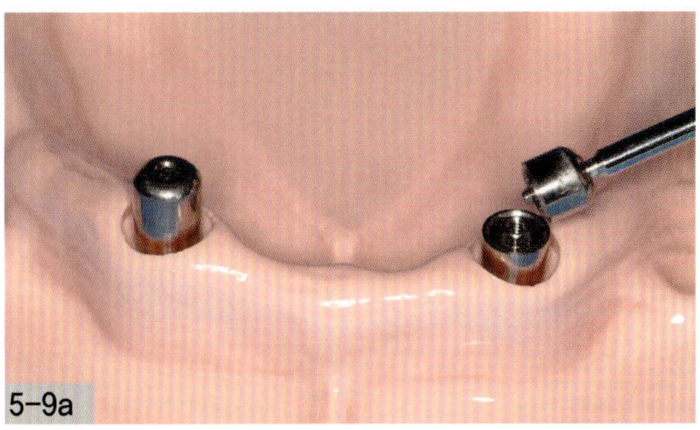

5-9a

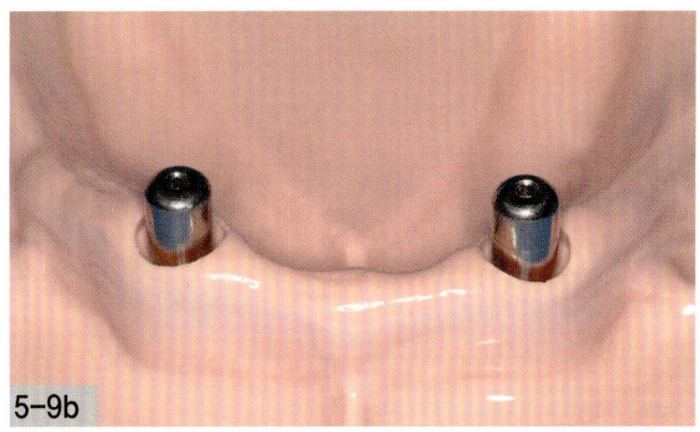

5-9b

Healing cap연결

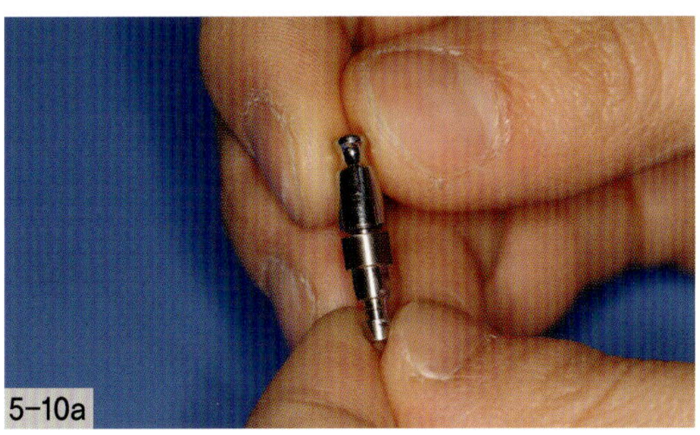

5-10a

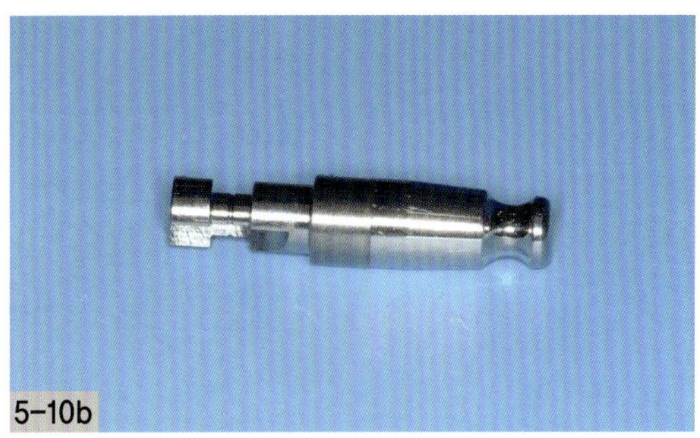

5-10b

Impression coping에 lab analog 연결

Step 1

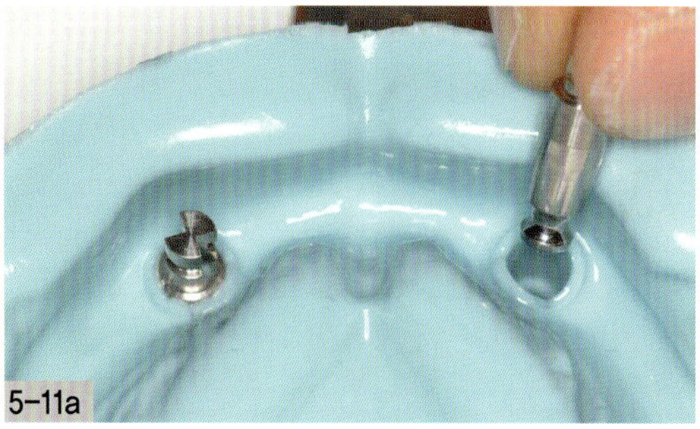
5-11a

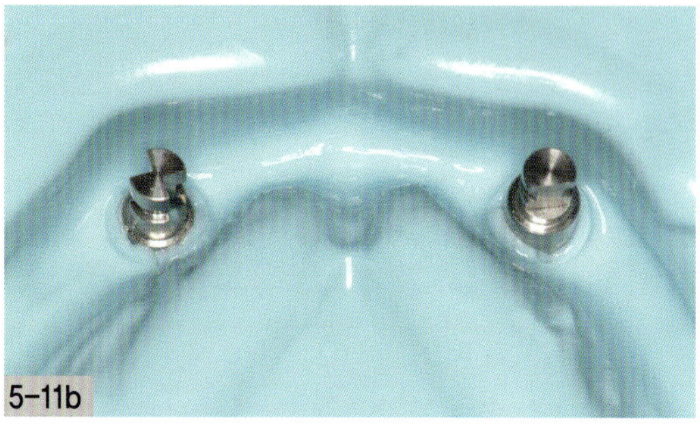
5-11b

Transfer impression coping에 lab analog를 연결하여 인상체에 삽입

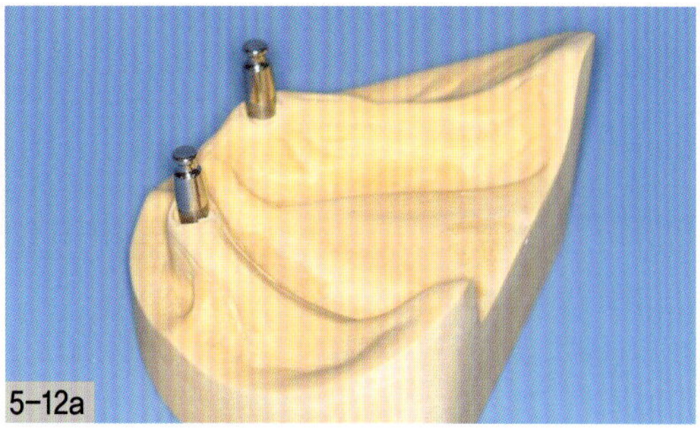
5-12a

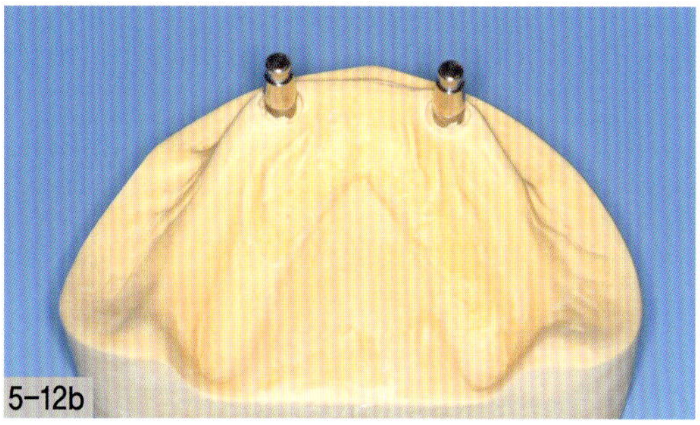
5-12b

개인용 트레이 제작을 위한 모형

Step 2 개인용 트레이 제작

개인용 트레이 제작을 위해 석고모형상에 impression coping이 들어갈 공간과 인상재가 들어갈 공간을 확보하기 위해 wax로 blockout한다.

1. 개인용 트레이의 요구조건

1) 인상재와 대조되는 색상 사용
2) 손잡이의 형태는 인상채득시 주변조직의 운동을 제한하거나 장애가 되지 않도록 해야 하며 상악은 45°, 하악은 90°로 제작한다.
   인상채득시 변형이나 파절되지 않을 만큼의 일정한 강도를 가져야 한다.
3) Standard pick-up impression coping의 높이는 8mm이고, 유지부 폭경은 4.5mm이다. 따라서 coping 주변과 점막부는 rubber base 인상재가 들어갈 2~3mm의 공간을 확보하여 block out 하며 기계적 유지 증가를 위해 #8 round bur를 이용하여 유지공을 형성한다.

Step 2

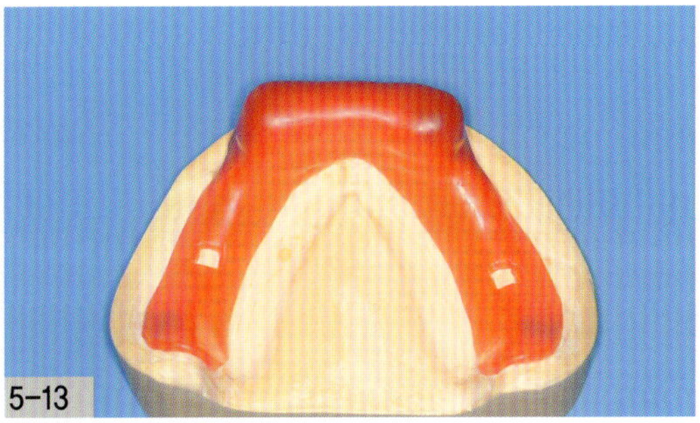

Baseplate wax를 이용하여 block out

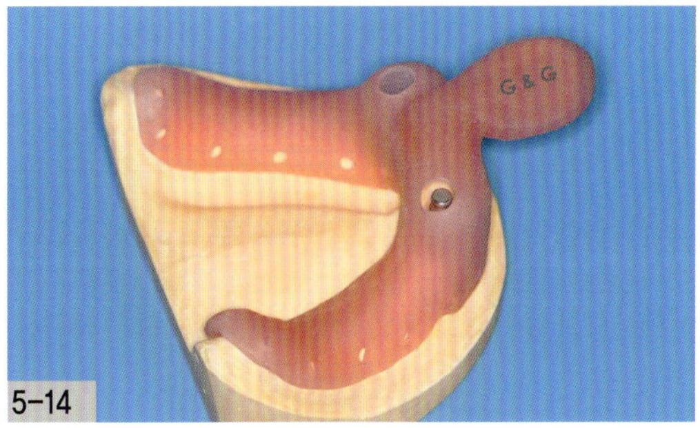

Guide pin이 위치할 hole을 형성하고 환자이름을 기록

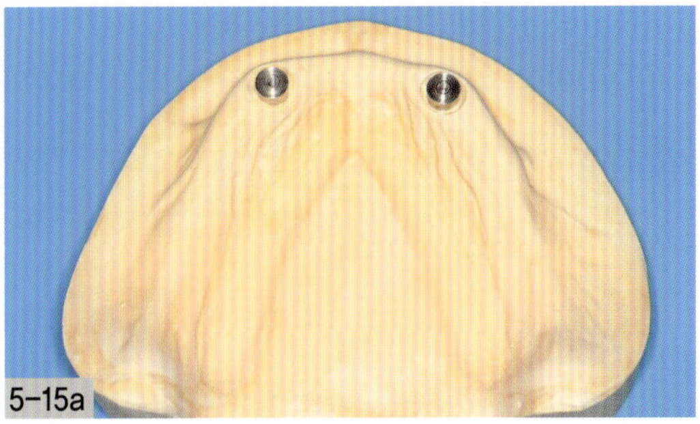

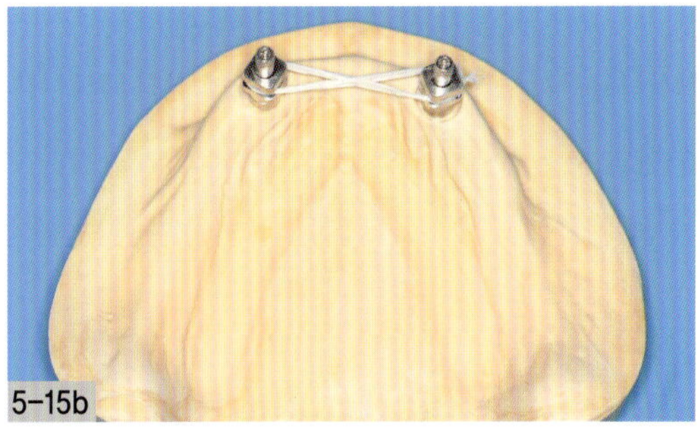

레진 부착을 용이하게 하기 위하여 dental floss로 연결

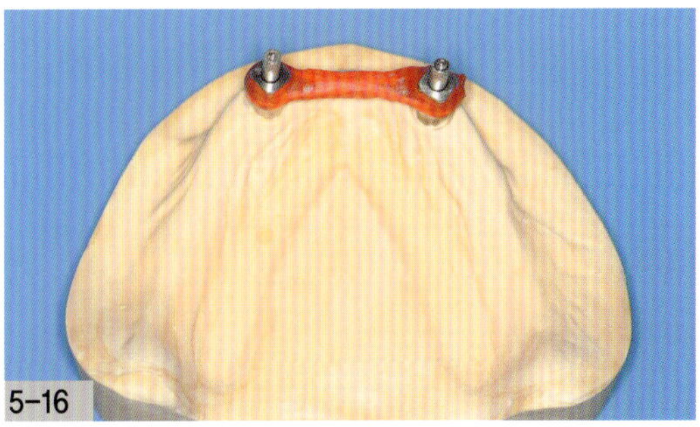

자가중합레진으로 연결하여 중합이 완료되면 얇은 디스크로 cutting

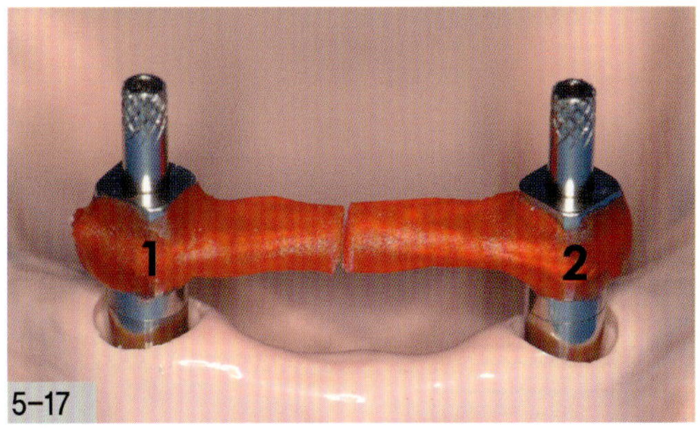

Cutting된 부분을 구강내에서 자가중합레진으로 연결

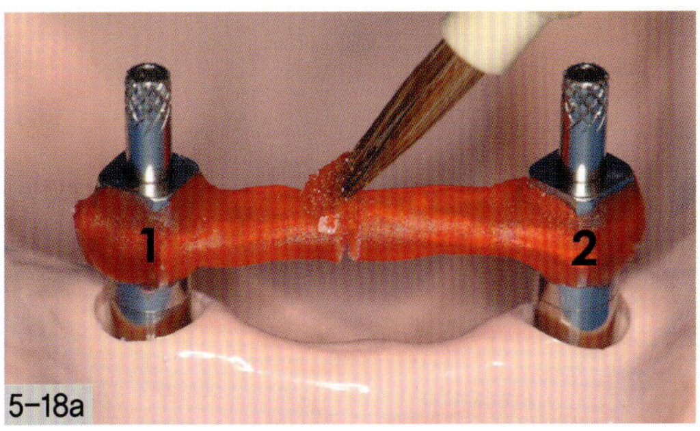

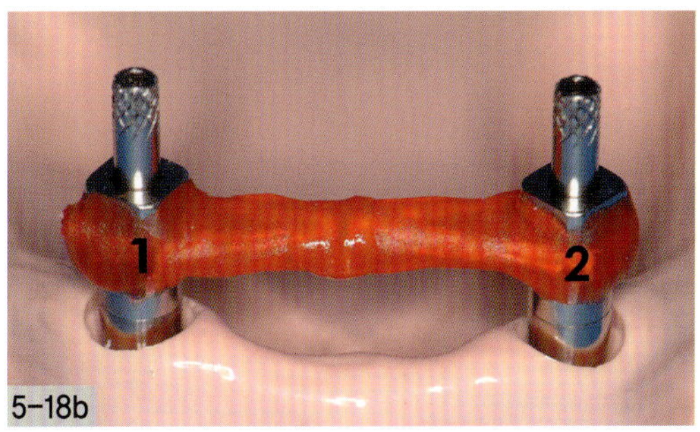

Cutting된 부분을 구강내에서 자가중합레진으로 연결

Step 2

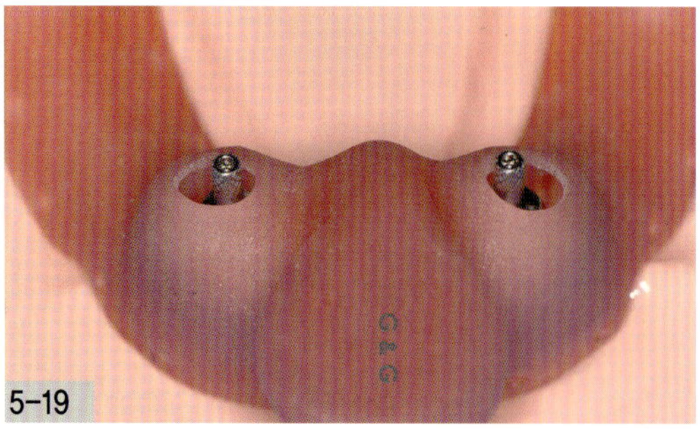

5-19 개인용 트레이를 구강내 시적

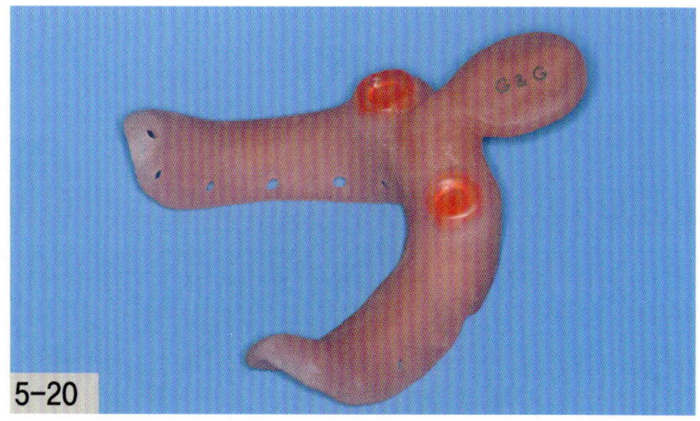

5-20 Baseplate wax로 guide pin이 위치할 hole 폐쇄
Hole을 폐쇄하지 않을 경우 인상재가 흘러나오게 되어 coping 유지부에 기포가 형성될 수 있다.

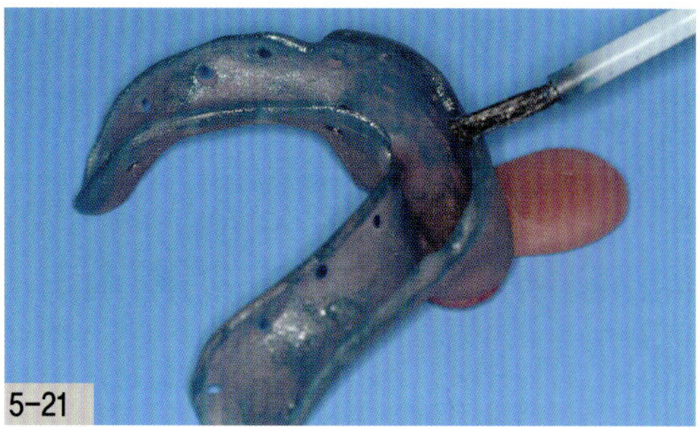

5-21 Adhesive 도포

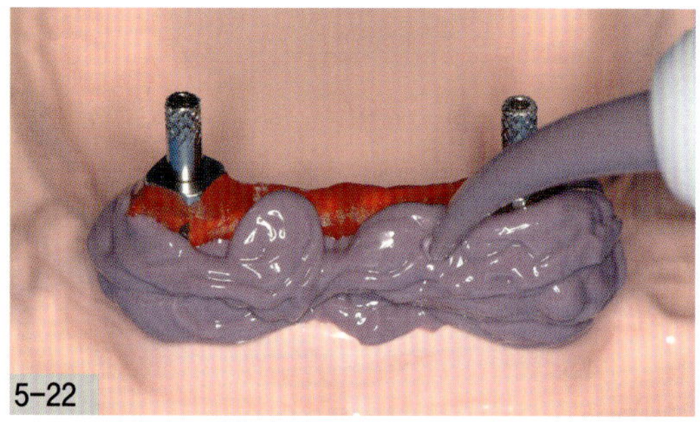

5-22 인상채득

Pick up impression II

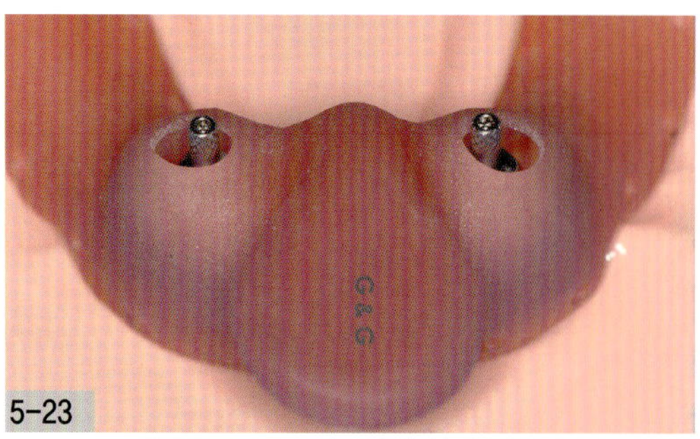

5-23 Pick up impression coping을 자가중합레진으로 연결하지 않을 경우 alginate 인상체에 stone을 주입한다.

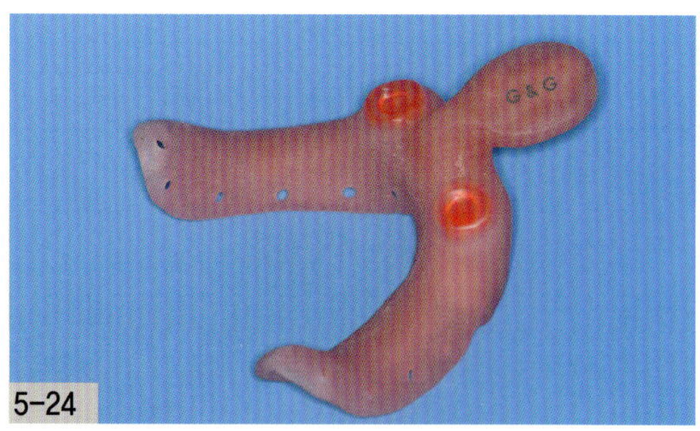

5-24 Standard impression coping의 높이는 8mm이고 유지부의 폭경은 4.5mm이다.
따라서 coping 주변과 조직부는 rubber base 인상재가 들어갈 2~3mm의 공간을 확보하여 blockout한다.

Step 2

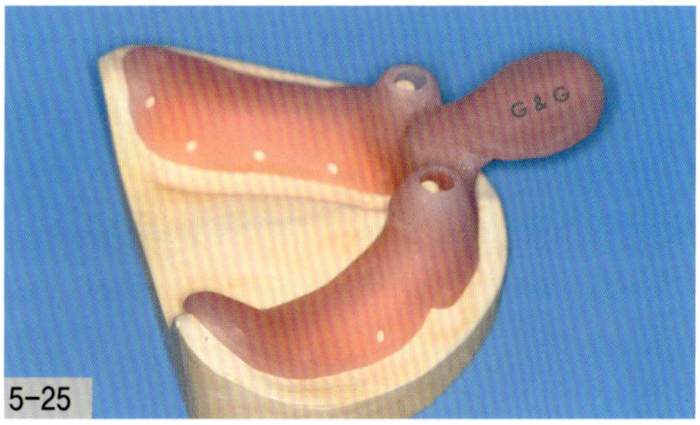

5-25

Guide pin이 위치할 hole을 형성하고 환자이름 기록

Step 3 Pick up impression

Step 3

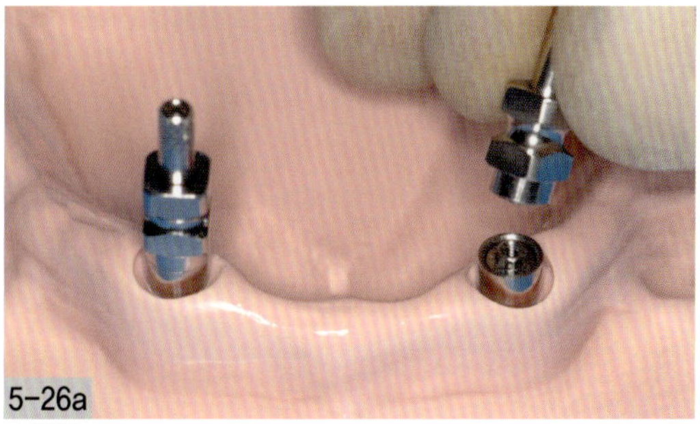
5-26a

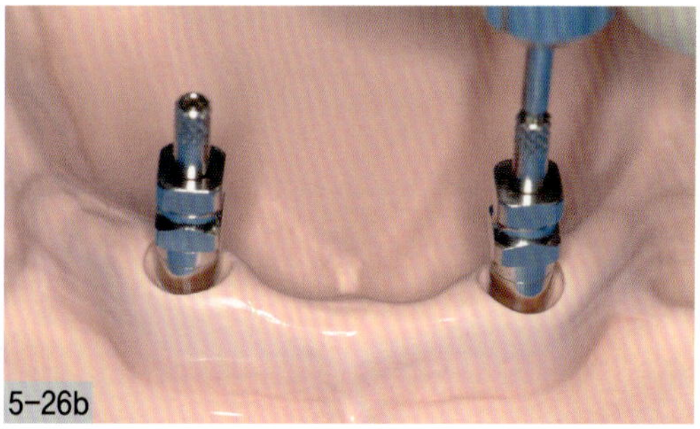
5-26b

Pick up impression coping 체결

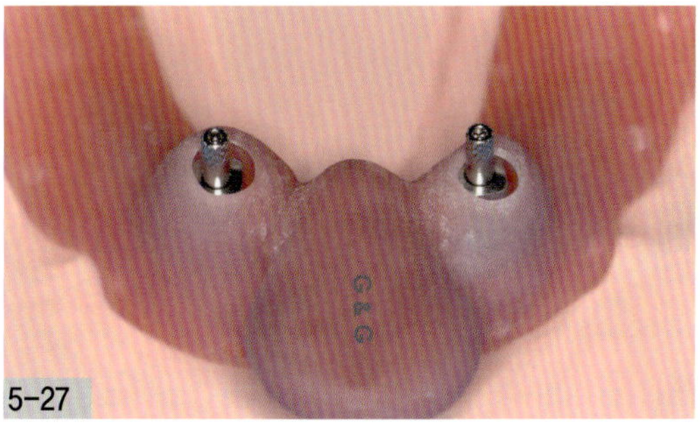

5-27

개인용 트레이를 구강내 시적한다.

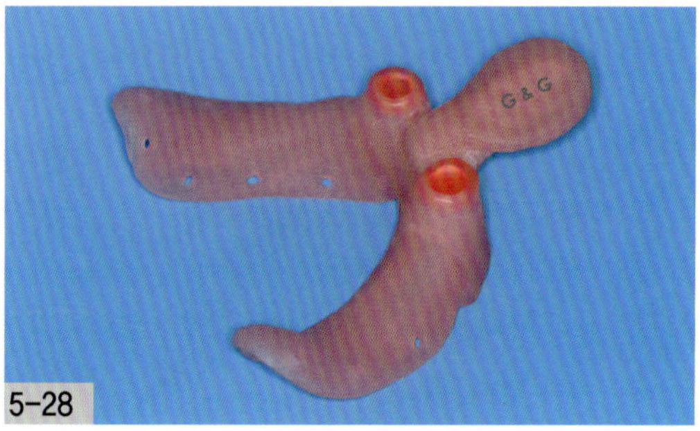

5-28

Baseplate wax로 guide pin이 위치할 hole 폐쇄
Hole을 폐쇄하지 않을 경우 인상재가 흘러 나오게 되어 유지부에 기포가 형성될 수 있다.

Step 3

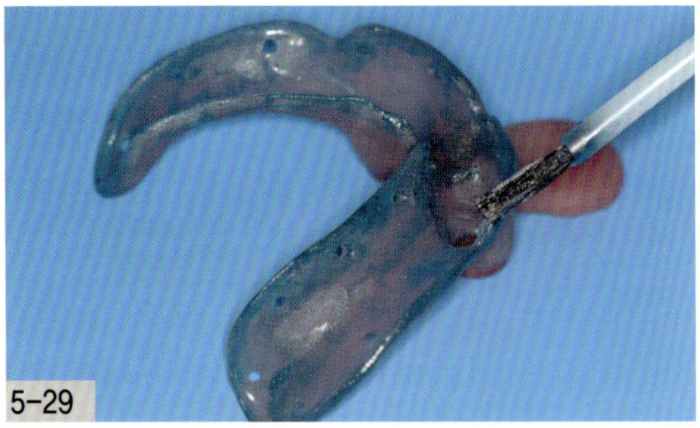

5-29

Adhesive 도포

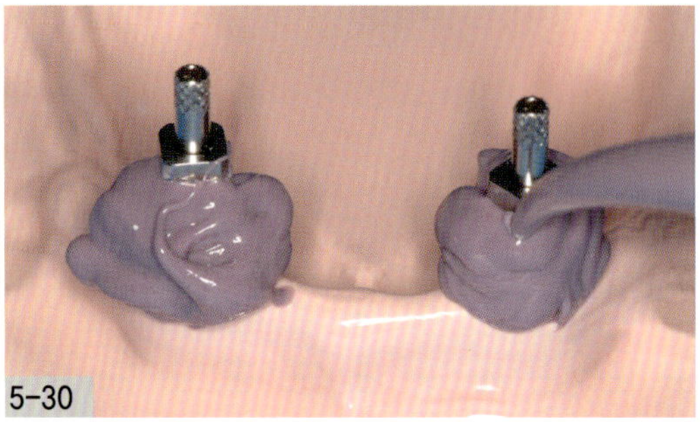

5-30

인상채득

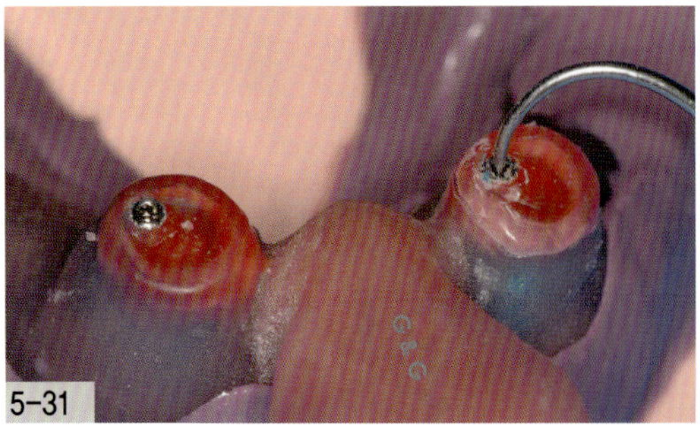

5-31

Guide pin의 driver hole에 들어가 있는 wax와 인상재 제거

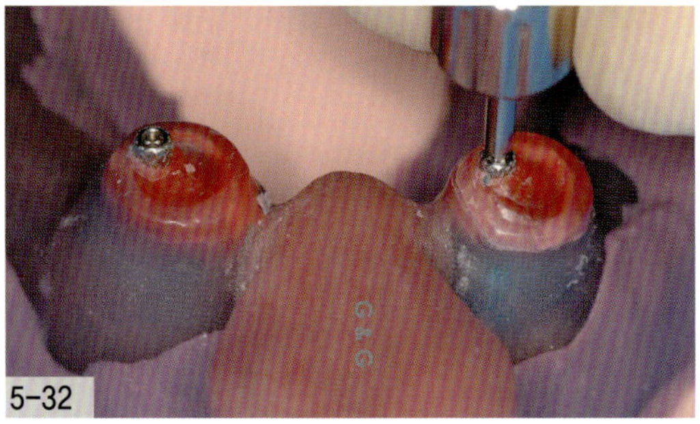

5-32

1.2 hex driver를 이용하여 guide pin을 푼다. Pin이 다 풀리게 되면 "딸가닥 딸가닥"하는 소리와 느낌을 느낄 수 있다.
Pin을 약간 들어올린 다음 트레이를 구강내에서 분리

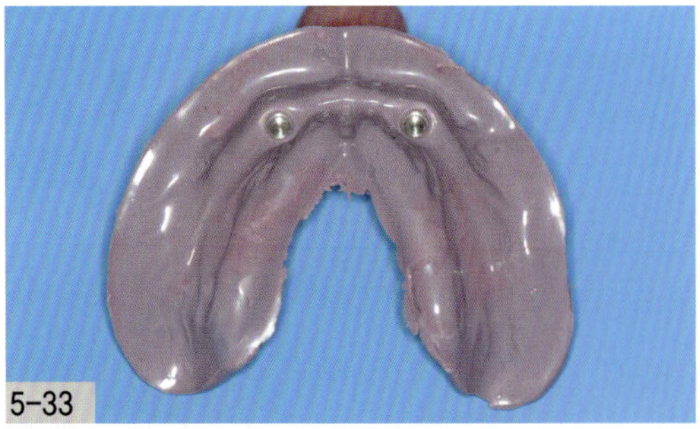

5-33

인상체 내면 모습

Step 4 작업모형 제작

1) Lab analog를 impression coping에 체결시 한손으로 lab analog를 잡고서 다른 손으로 guide pin을 잠근다. 이때 인상체를 잡거나 외부의 힘에 의지해서는 안된다.
2) Abutment가 치은연 위에 노출되어 있어 gum gingival을 제작하지 않는다.

Step 4

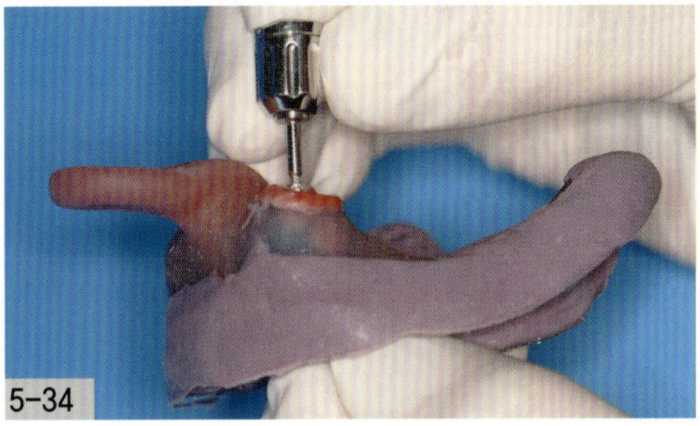
5-34

Lab analog를 impression coping에 결합

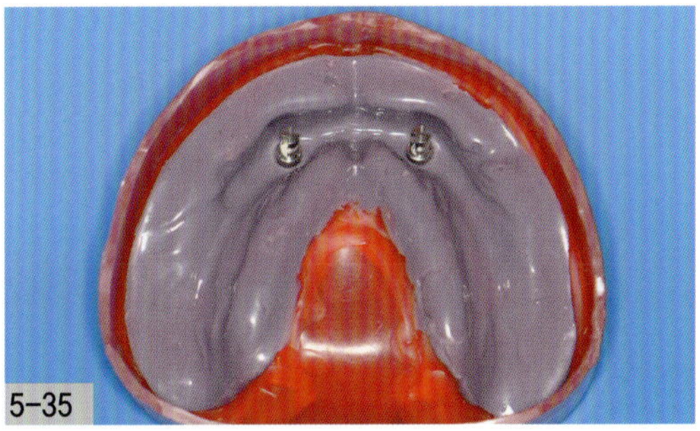
5-35

인상체 변연에서 하방으로 3~5mm되는 부위에 폭 3~5mm가 되도록 beading wax를 고정시키고 boxing 인상체의 가장 높은 부분에서 약 13mm 정도 높이가 되도록 boxing wax 높이를 조절하거나 wax에 표시 후 석고 주입

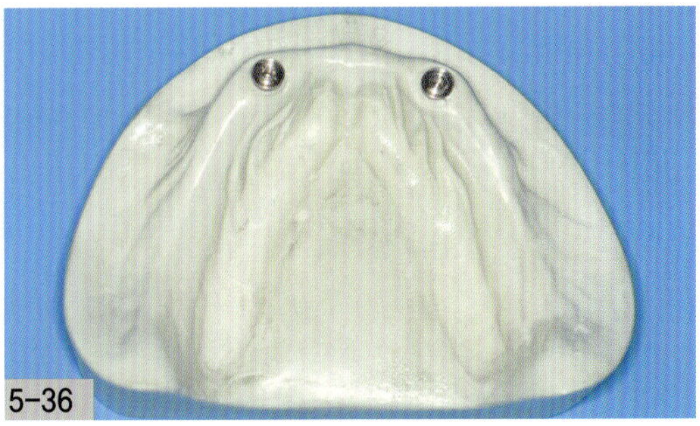
5-36

완성된 작업모형

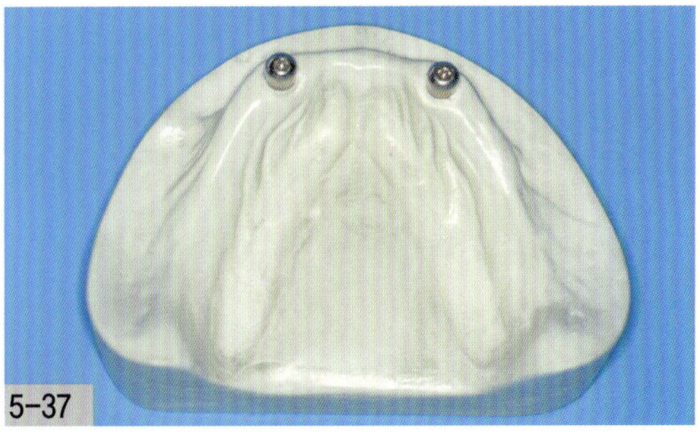
5-37

기초상 제작을 위해 구강내에 체결되어 있는 것과 같은 healing cap을 체결하고 resin base를 제작한다.

구강내에서 악간관계를 기록할 때 healing cap에 의해 적절한 유지와 지지를 얻을 수 있다. 또 다른 방법으로는 2개의 temporary abutment를 resin base에 고정하여 기초상을 제작하는 방법도 있으나 이 경우 모든 healing cap을 풀어야 하고 악간관계 기록이 끝나면 다시 체결해야 하는 번거로움이 있다.

Step 4

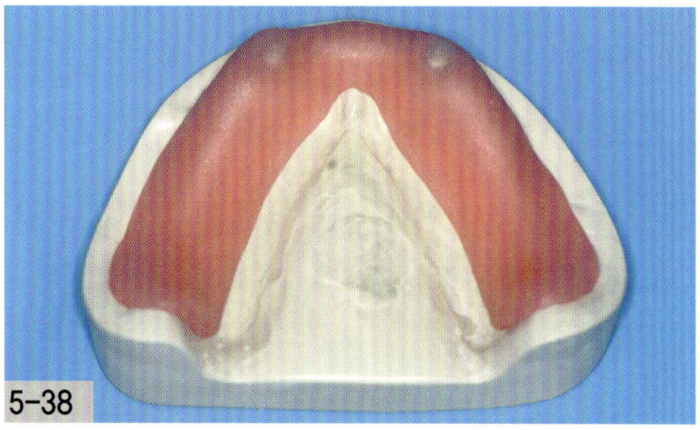
5-38

Resin base 제작

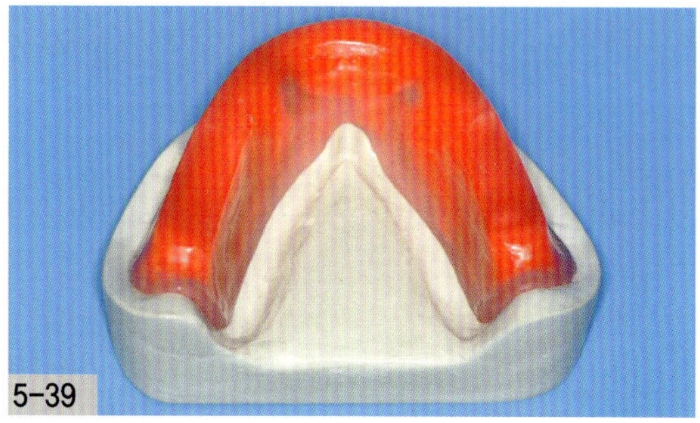
5-39

교합제 제작

교합제의 폭은 전치부 4~5mm, 소구치부 7~8mm, 대구치부 10~11mm로 하고 전치부 순측 border의 가장 깊은 곳에서 약 22mm, 구치부는 상악결절 부위에서 7~8mm 높이로 제작한다.

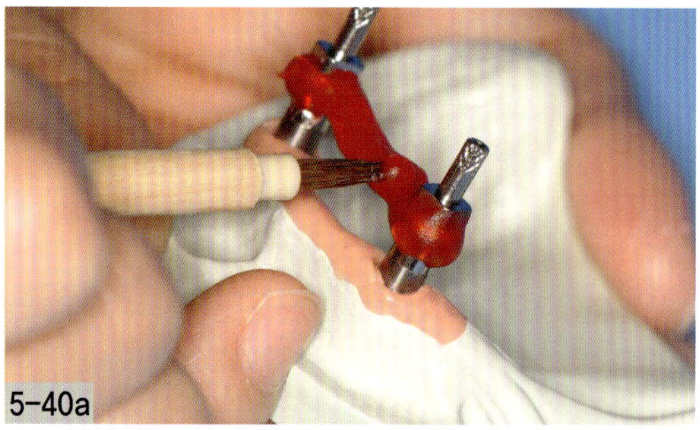
5-40a

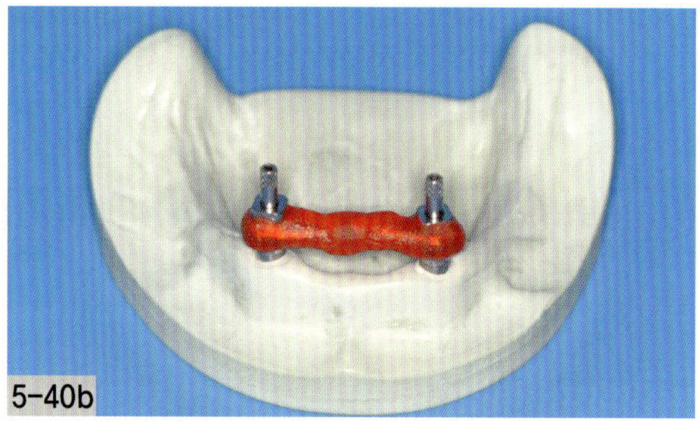
5-40b

구강내 fixture 위치와 작업모형상의 lab analog 위치가 일치하는지 확인하기 위하여 one screw test를 시행한 다음 impression coping을 자가중합레진으로 연결한다.

Step 5 One screw test & 악간관계 기록

Step 5

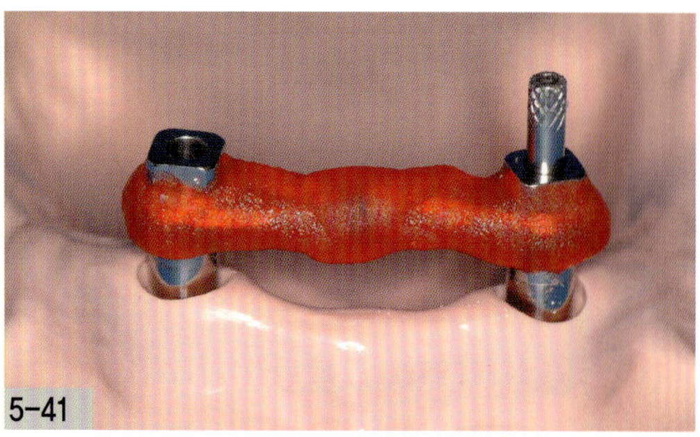
5-41

한 쪽 impression coping에만 guide pin을 잠그고 다른 쪽 접합관계를 확인한 다음 위치를 바꿔가며 반복 확인한다.

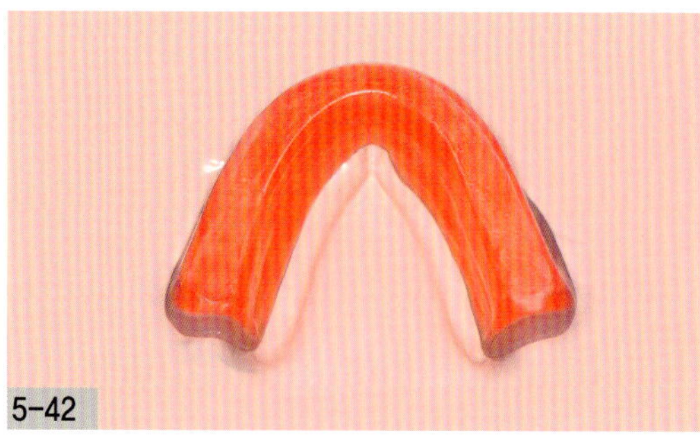
5-42

악간관계 기록

Step 6 인공치아 배열

Step 6

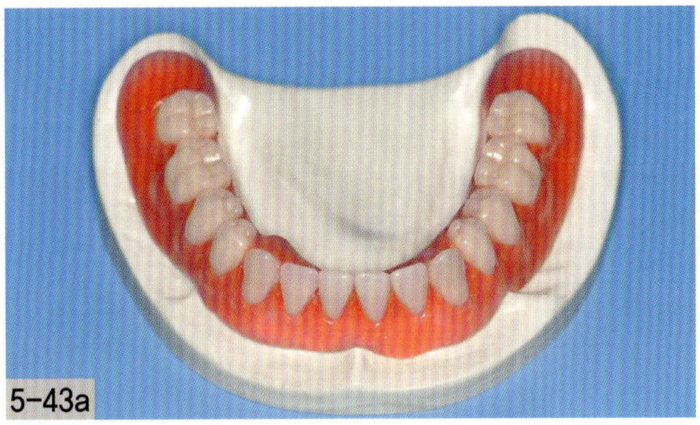
5-43a

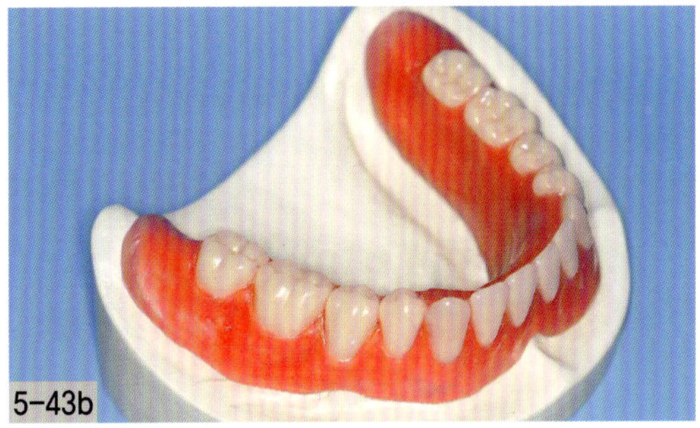
5-43b

최종보철물과 유사한 형태로 인공치아 배열

Step 7 구강내 시적

교합, 발음, 심미, 색상, 치아 크기, 형태 등을 확인한다.

Step 7

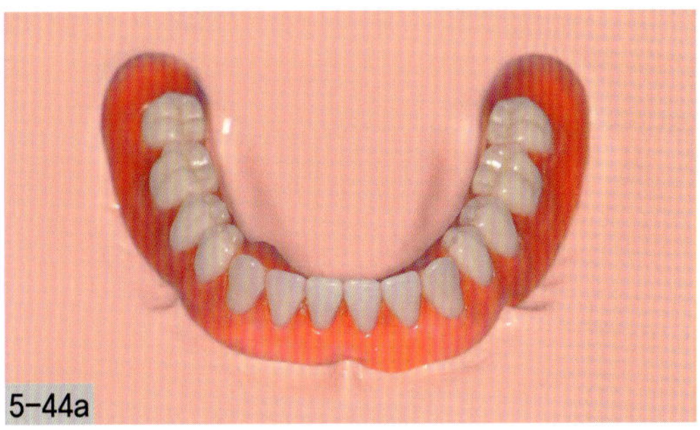
5-44a

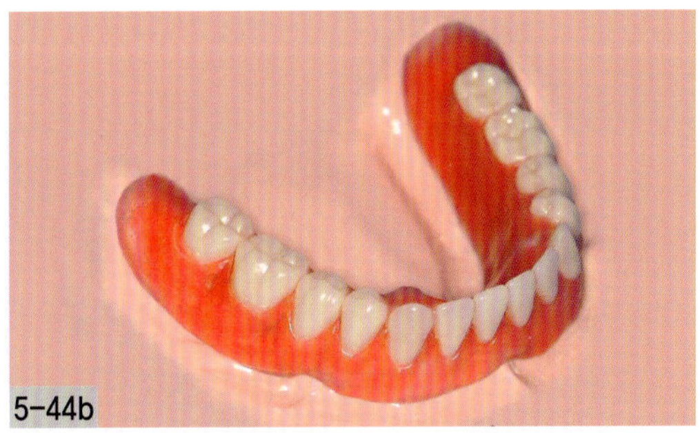
5-44b

납의치를 구강내 시적

Step 8 Bar 제작

Step 8

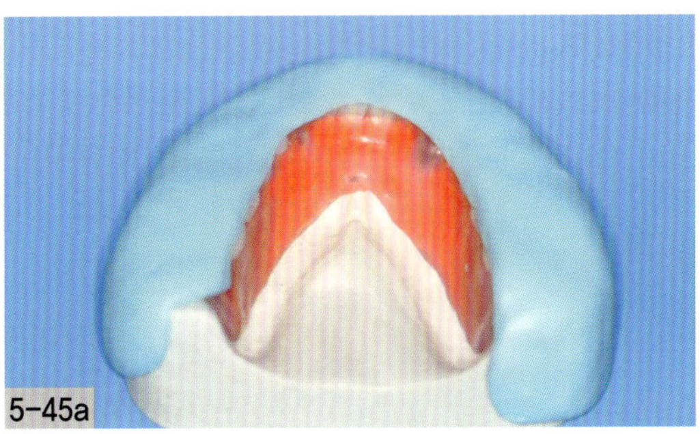
5-45a

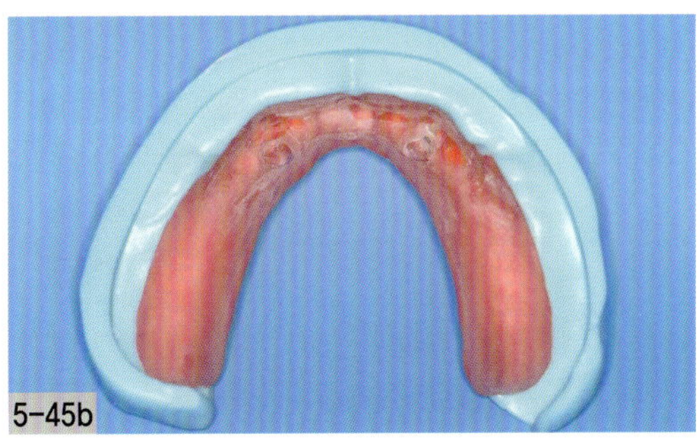
5-45b

Index 제작

Step 8

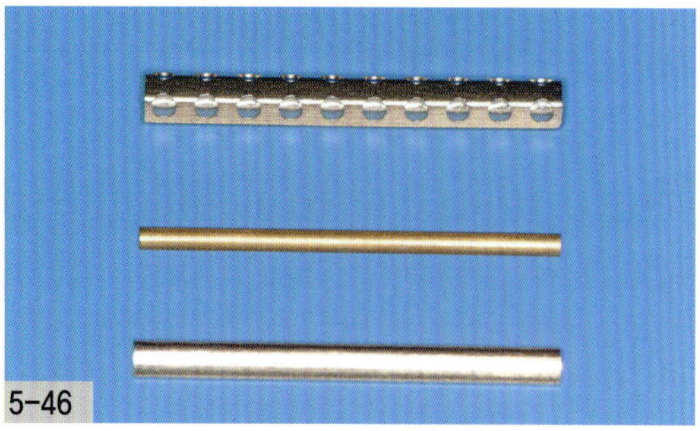

5-46 Dolder bar attachment의 부품

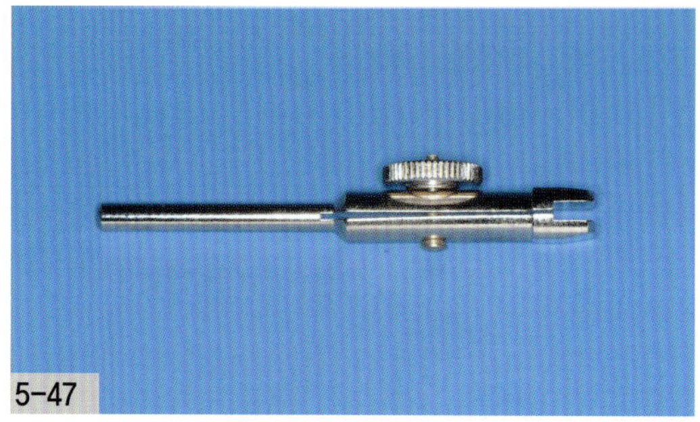

5-47 Mandrel

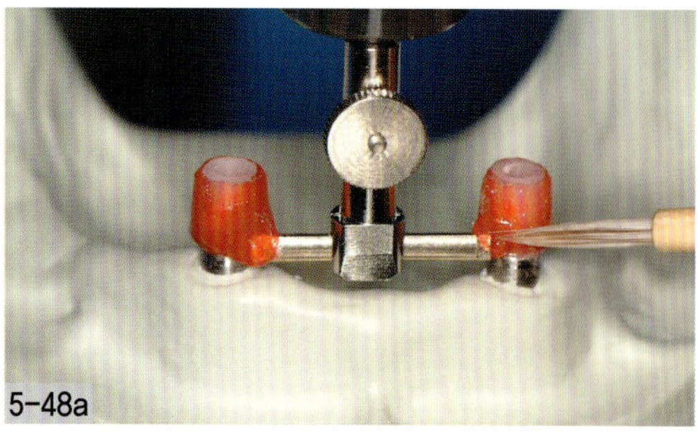

5-48a Dolder bar 부착

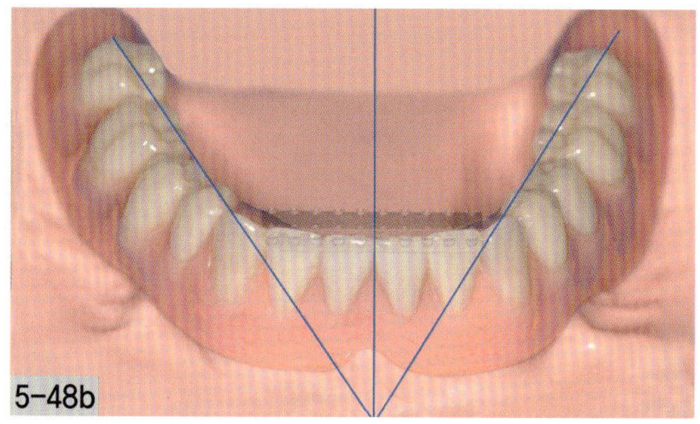

5-48b Rider는 구치부 잔존치조제 축을 연결하여 만나는 이등분선에 수직이 되도록 부착

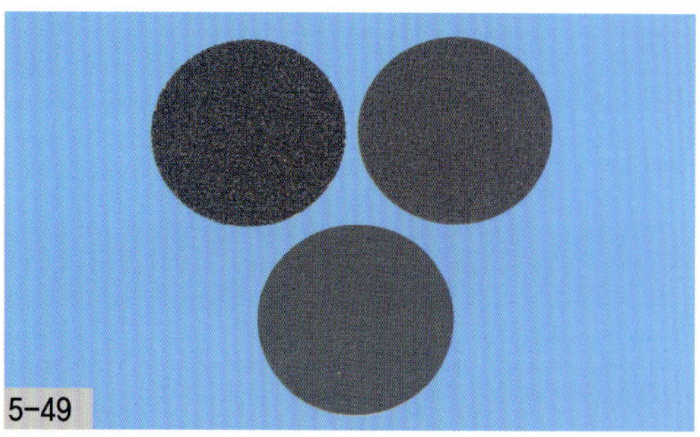

5-49 교합평면을 milling할 수 있는 sandpaper는 fine, medium, coarse 가 있다.

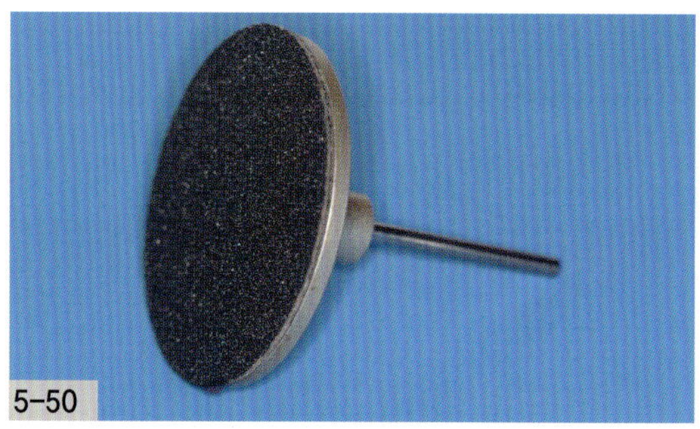

5-50 Sandpaper를 부착하는 mandrel

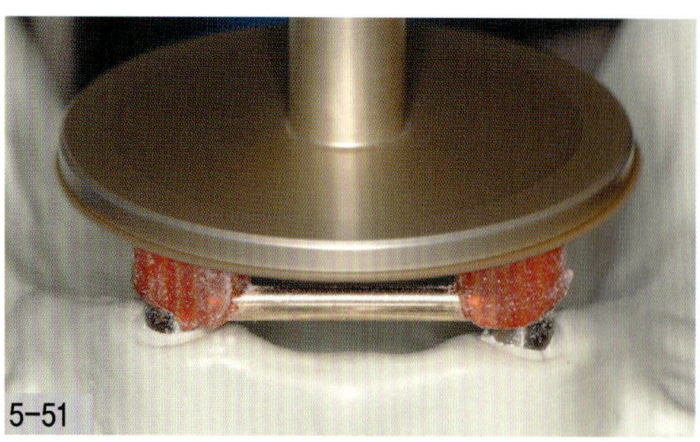

5-51 자가중합레진으로 연결된 bar의 평면 milling

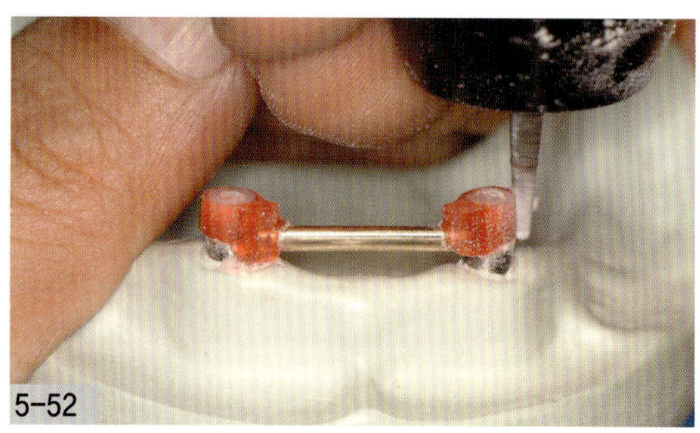

5-52 순 · 설면 milling 시에도 baseplate wax를 이용하면 제작이 쉽다.

Step 8

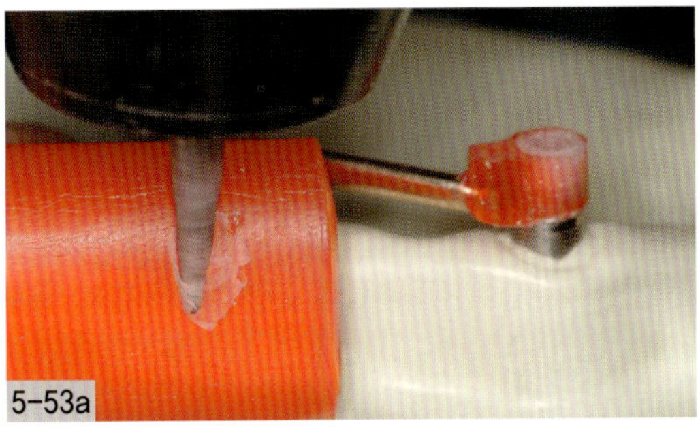
5-53a

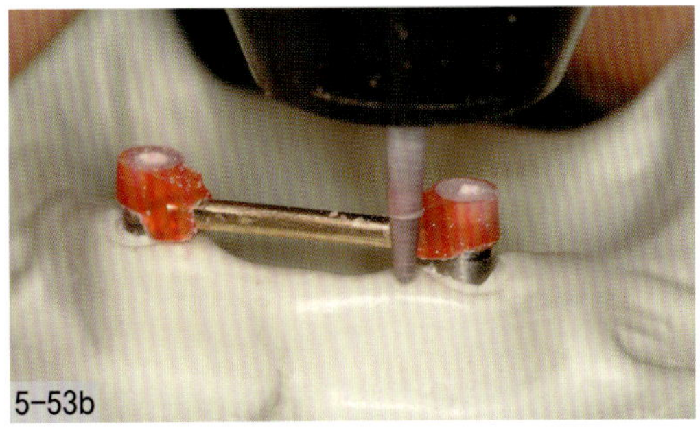
5-53b

Baseplate wax를 이용하여 표면을 활택하게 한다.

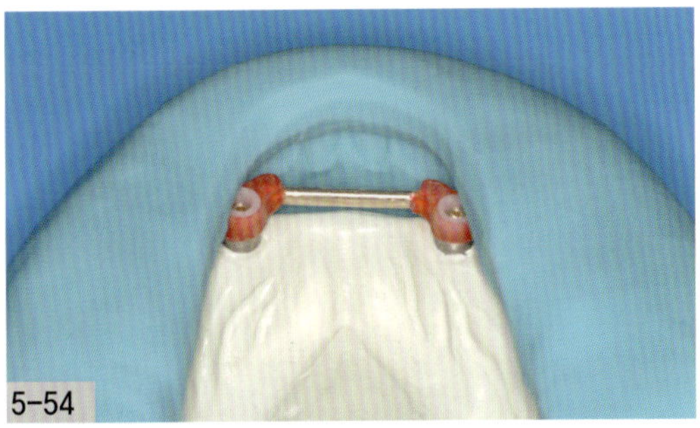
5-54

Index를 이용하여 위치, 높이 확인

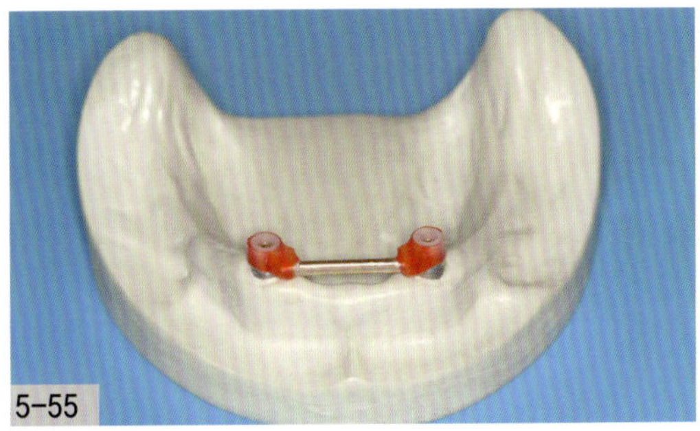
5-55

완성된 dolder bar

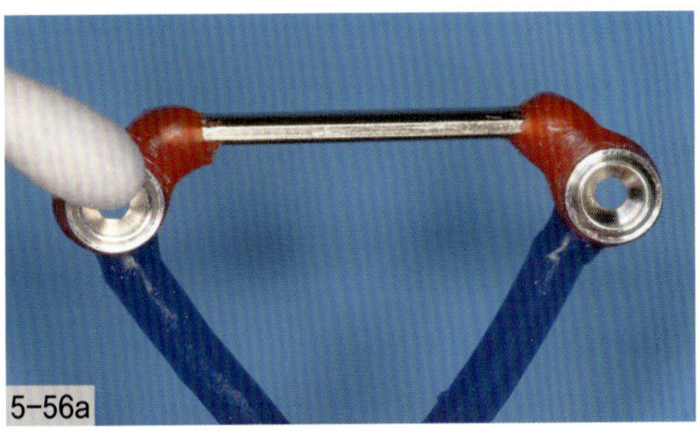
5-56a

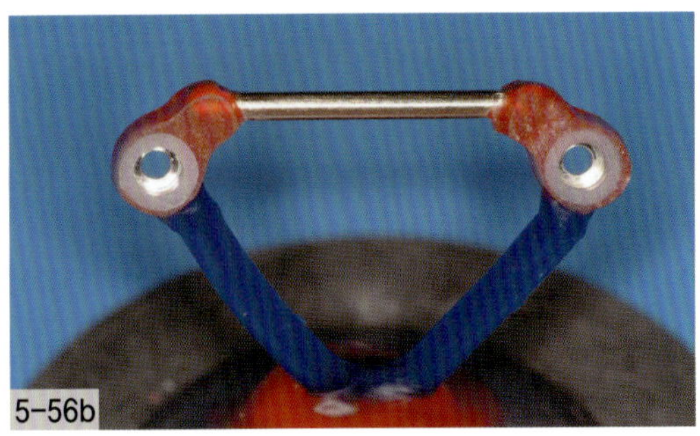
5-56b

Cylinder collar 부위의 wax 부스러기와 불순물 등을 제거한다.

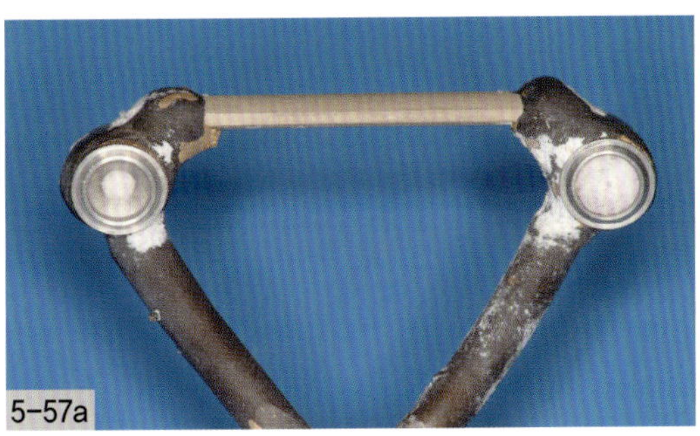
5-57a

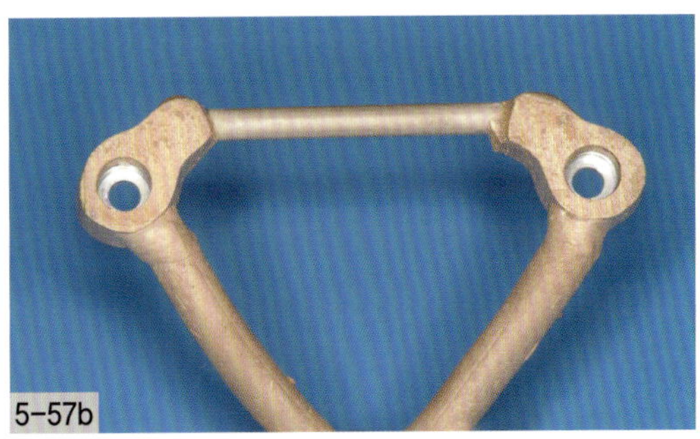
5-57b

주조체의 cylinder와 접합되는 collar부는 원래의 색상을 띄고 있어야 하며 주조금속이 over되어서는 안된다.

Step 8

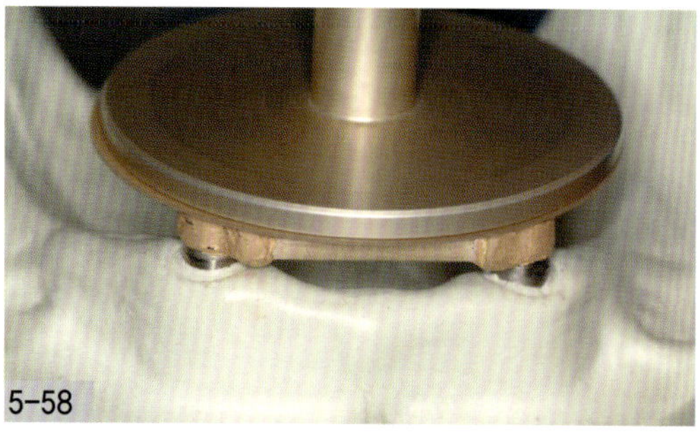

5-58

평면 형성을 위해 sandpaper wheel로 milling

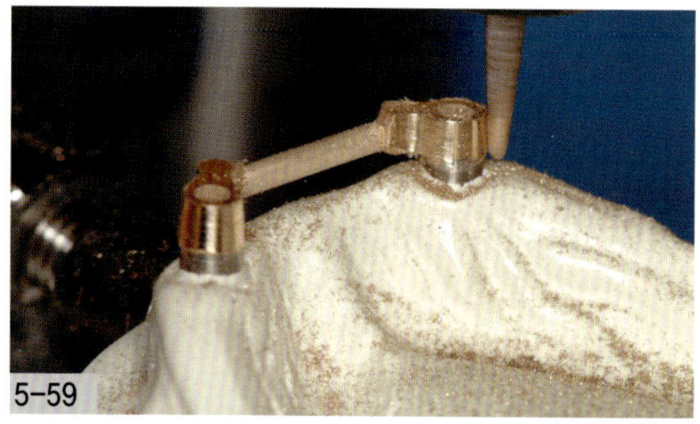

5-59

Cylinder의 설면을 2°로 milling

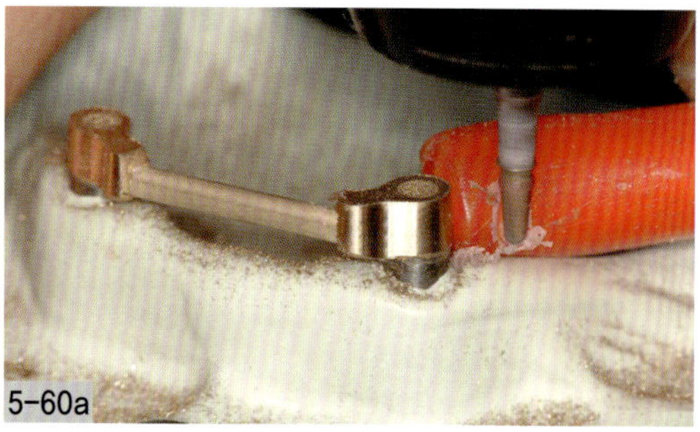

5-60a

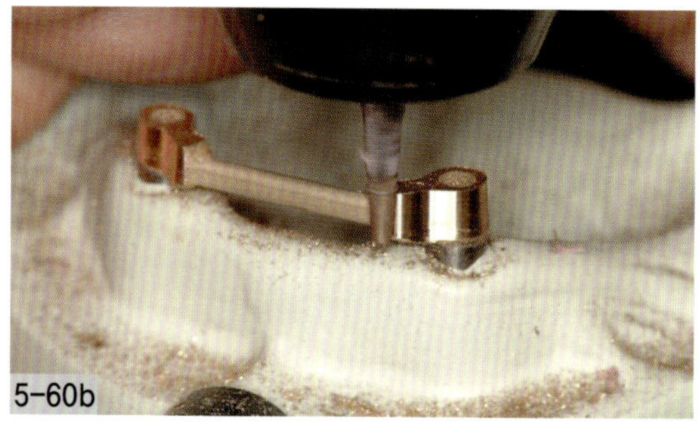

5-60b

baseplate wax를 이용하여 표면을 활택하게 한다.

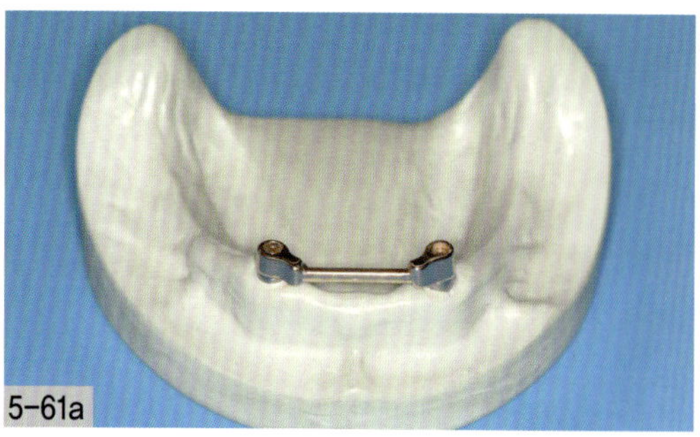

5-61a

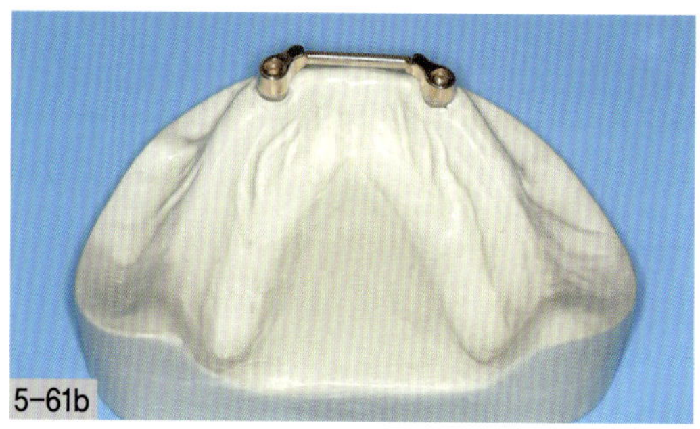

5-61b

Milling이 완성된 dolder bar의 순면과 설면

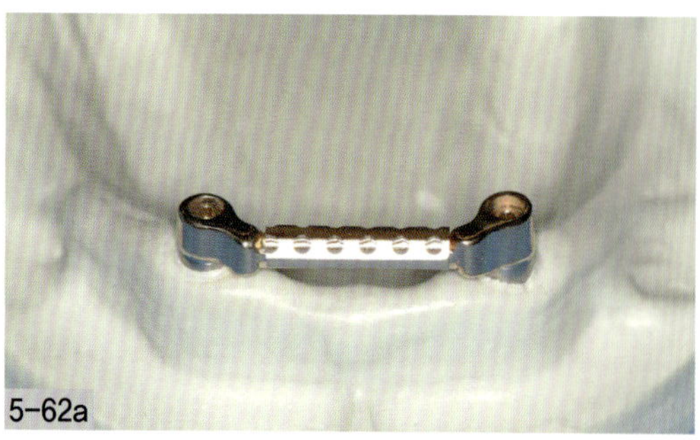

5-62a

완성된 bar joint

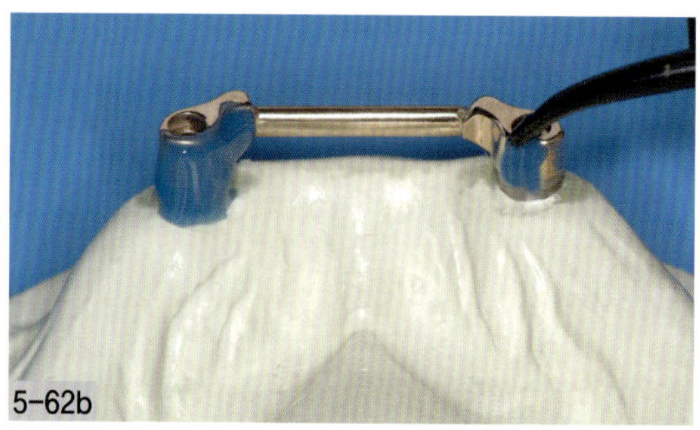

5-62b

의치가 기능운동시 fixture에 측방압이 가해지지 않도록 설면에 blockout 레진으로 약 30gauge 정도로 blockout하여 frame을 제작한다.

Step 8

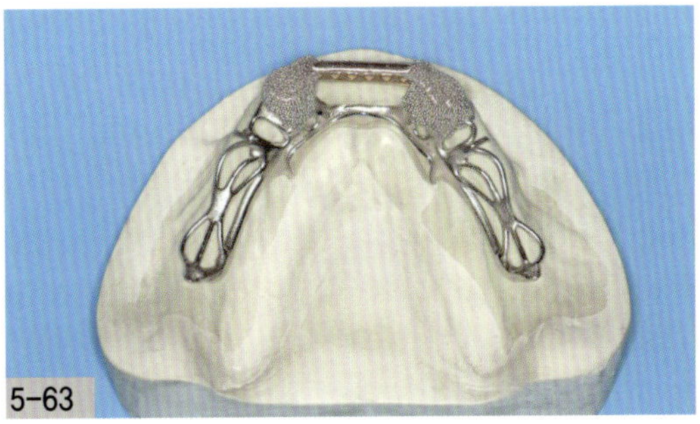
5-63

Frame 완성

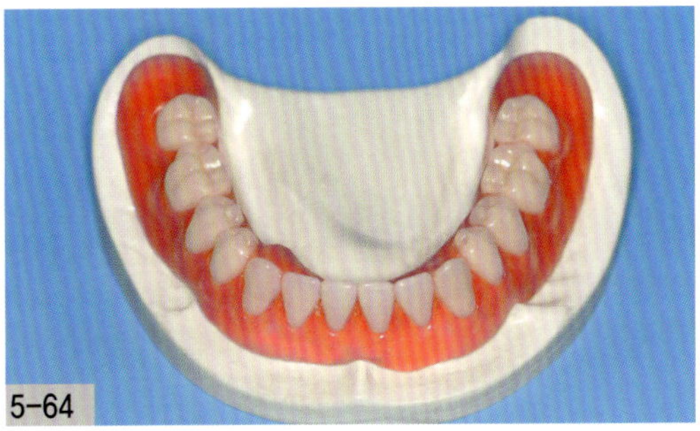
5-64

Wax denture

Step 9 구강내 시적

완성된 dolder bar를 구강내에서 one screw test를 거쳐 적합관계 등을 확인한다.

Step 9

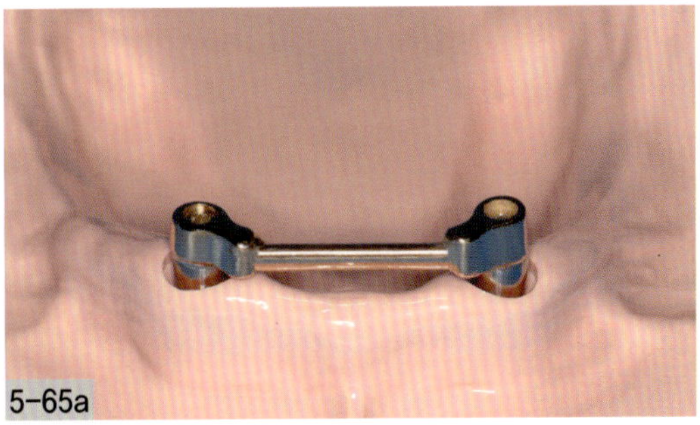
5-65a

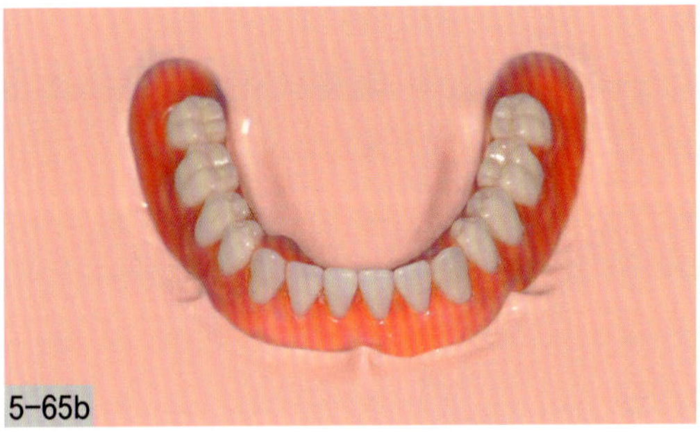
5-65b

Bar joint를 구강내 체결하고 wax denture 시적

Step 10 레진 주입

(Locking pin snap E curing system과 동일)

Step 10

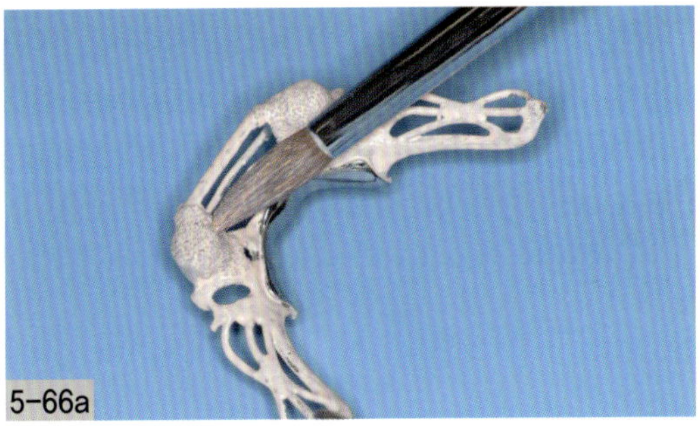
5-66a

Frame에 pink opaque 도포

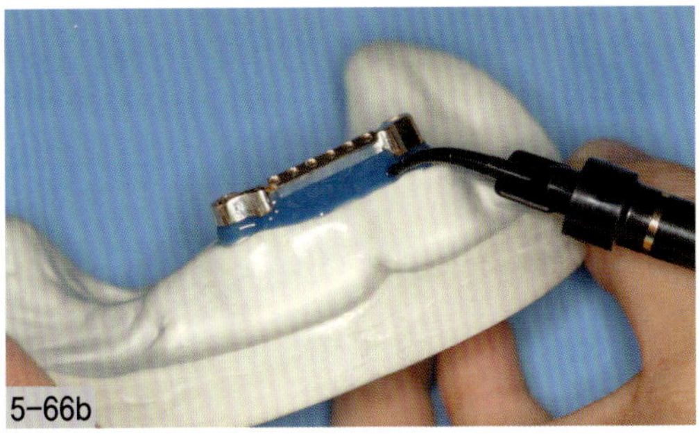
5-66b

Dolder bar 하부의 undercut 부위를 광중합 레진으로 blockout

Step 10

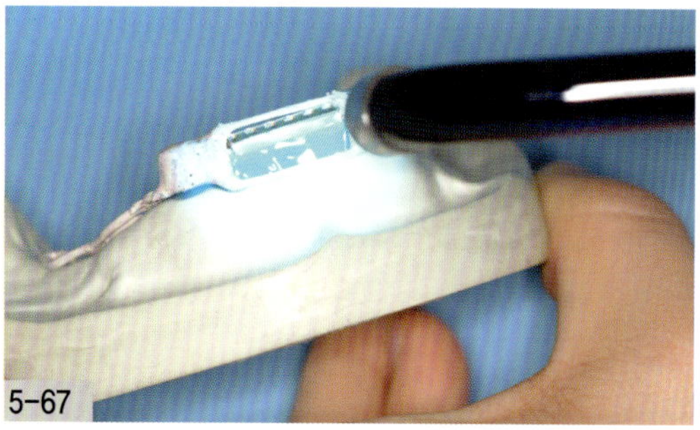
5-67

광중합

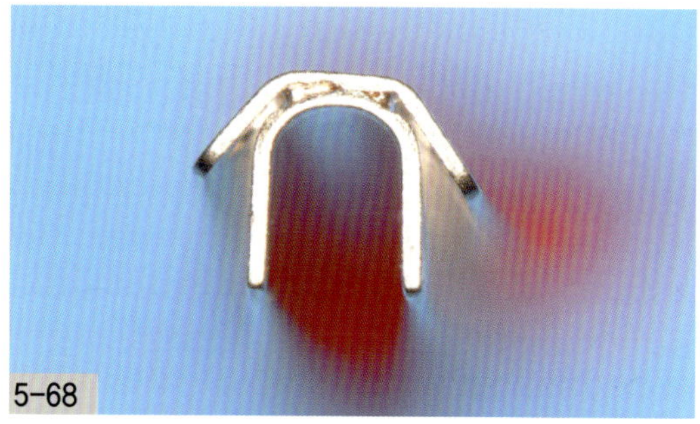
5-68

Dolder bar matrix의 단면 레진 삽입부를 제외한 유지부는 blockout

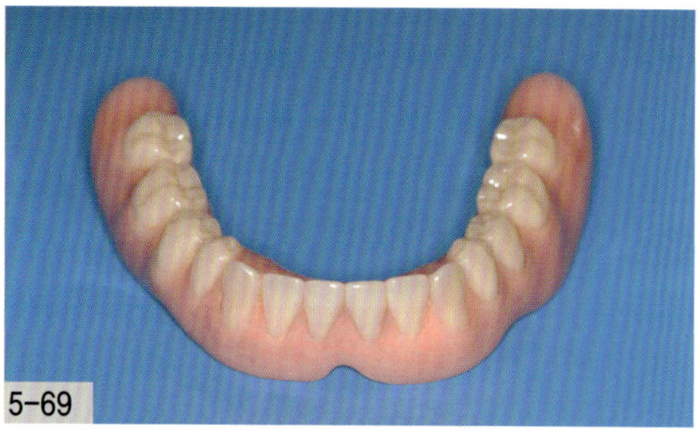
5-69

통법에 의하여 polishing

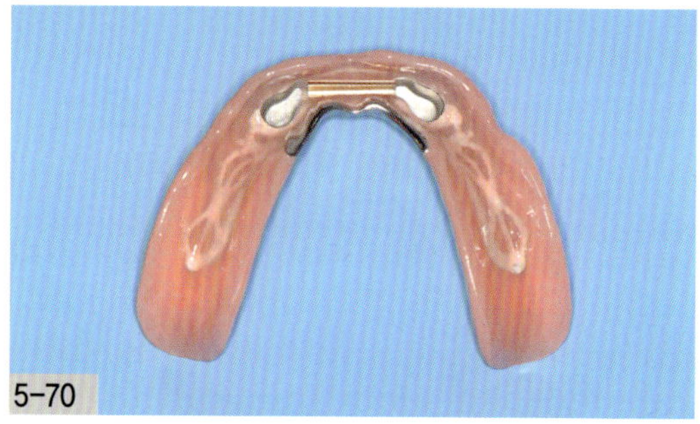
5-70

상부구조의 점막면

Step 11 Delivery

Step 11

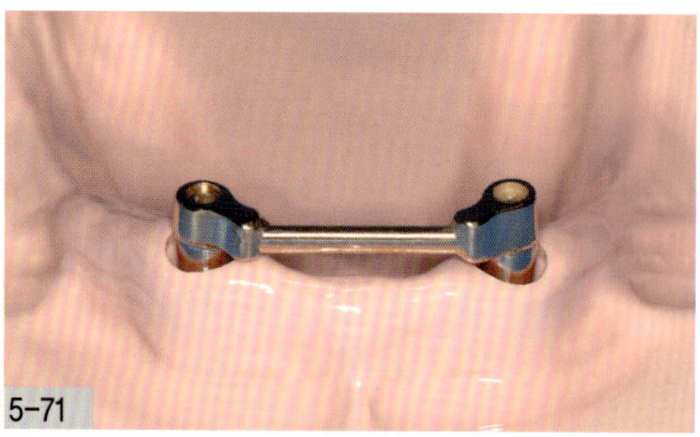
5-71

Dolder bar 체결

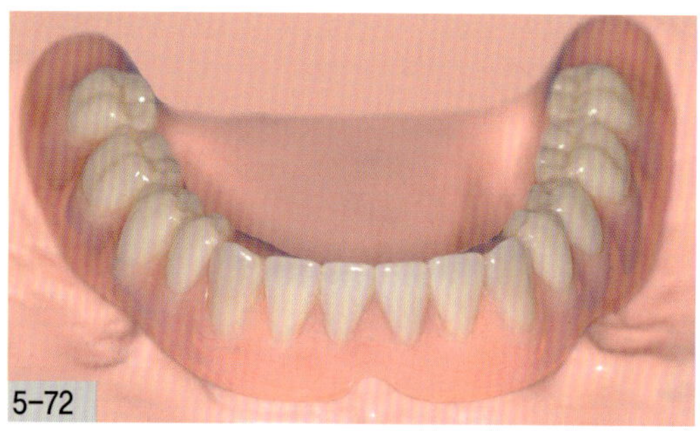
5-72

구강내 장착

6. Hader bar attachment를 이용한 가철성 피개의치

(Regular Ø4.8 external hexagon connection fixture, standard abutment, gold cylinder)

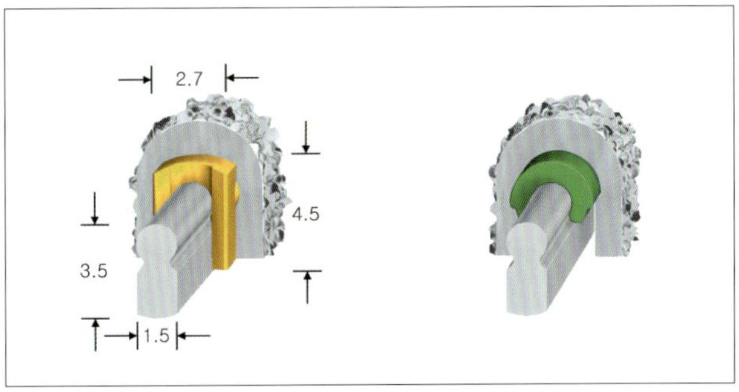

Plastic bar pattern과 nylon rider로 구성되어 있는 반정밀 attachment로서 수직 및 회전운동은 허용하지만 측방운동에 대해서는 저항성을 갖는 bar joint system이다.

Plastic clip은 유지력을 조절할 수 없으므로 유지력이 떨어지면 교체해야 한다.

Step 8 Bar 제작

(Step 7까지는 Dolder bar를 이용한 피개의치 제작과정과 동일)

Step 8

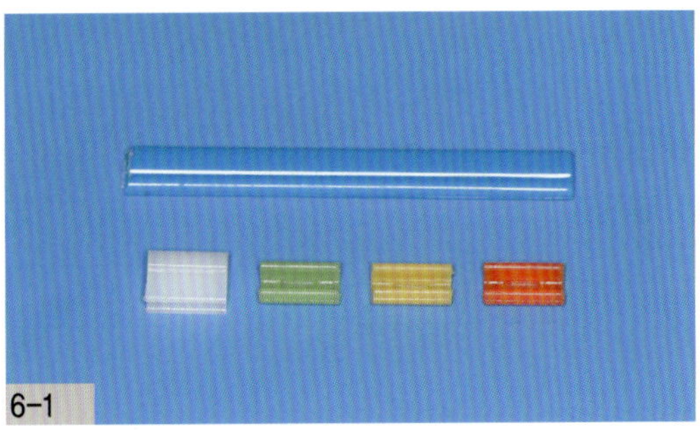
6-1

Hader bar attachment의 부품
① 긴 막대 - rider bar
② 흰색 - 기공용 rider
③ 초록 - 400N rider
④ 노랑 - 600N rider
⑤ 빨강 - 800N rider

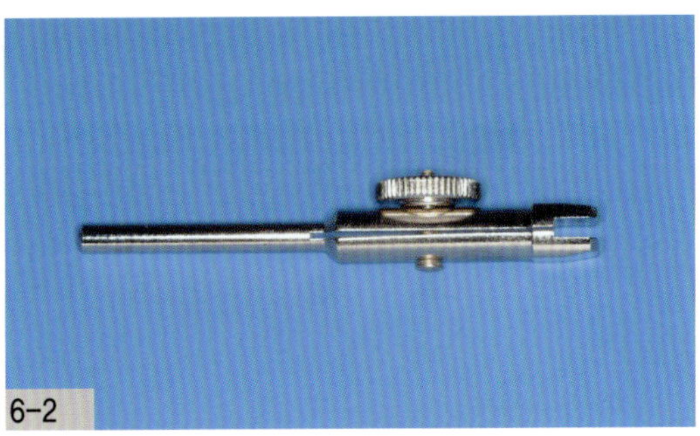
6-2

Mandrel

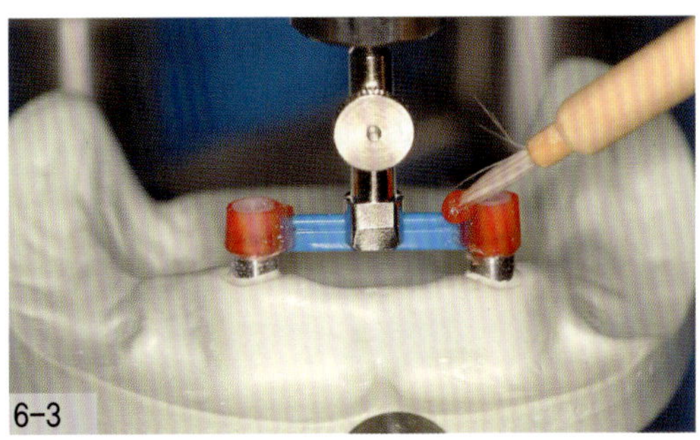
6-3

Hader bar 부착

Step 8

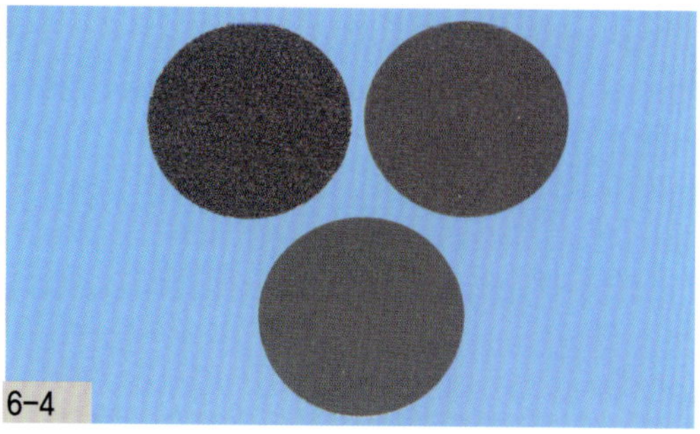
6-4

교합평면을 milling할 수 있는 sandpaper는 fine, medium, coarse가 있다.

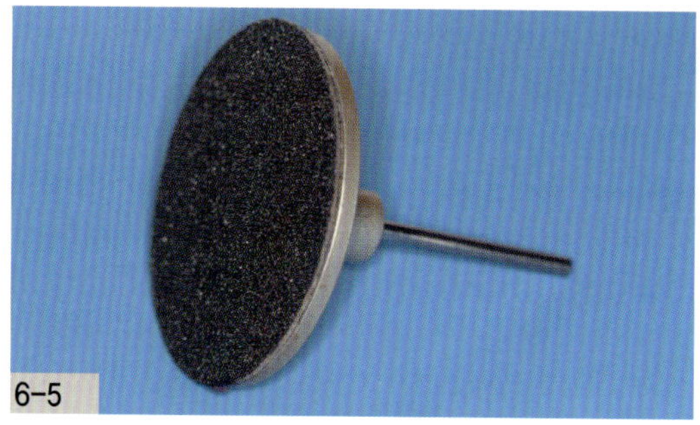
6-5

Sandpaper를 부착하는 mandrel

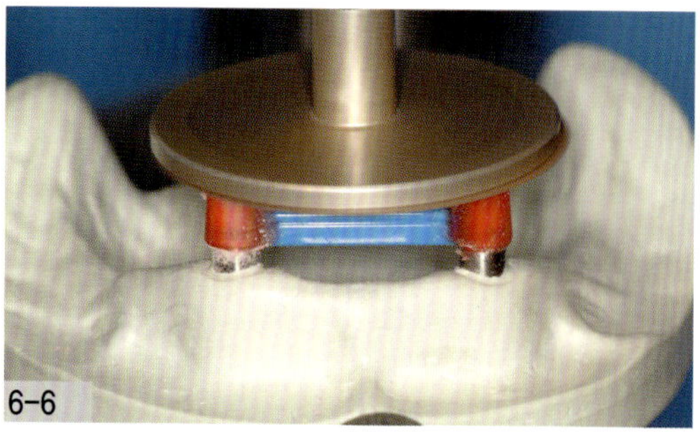
6-6

자가중합레진으로 연결된 bar의 평면 milling

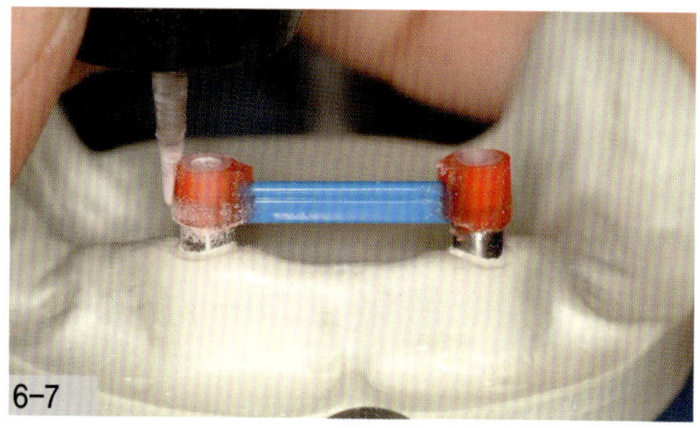
6-7

순 · 설면 milling

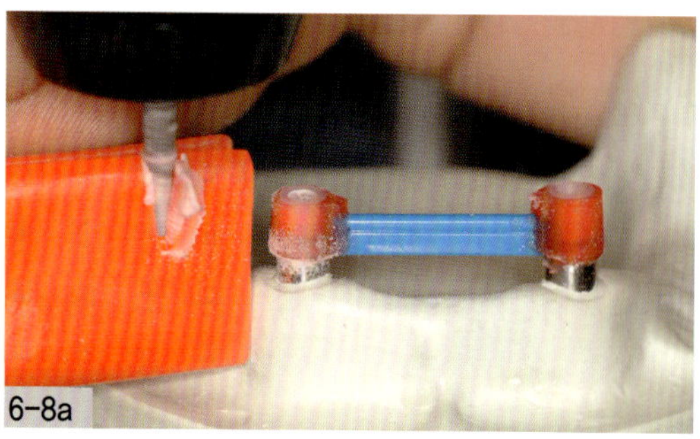
6-8a

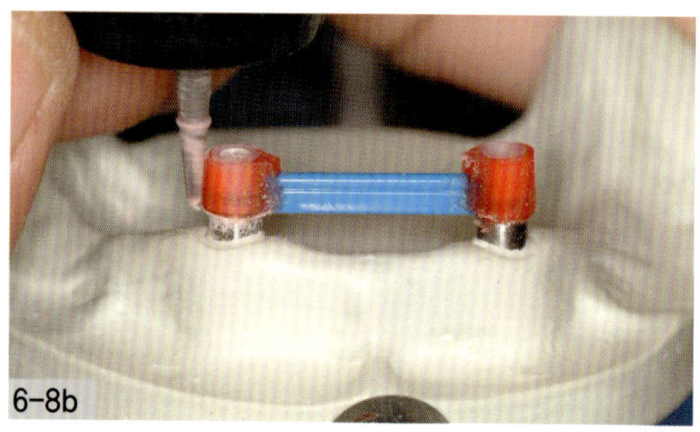
6-8b

Baseplate wax를 발라 표면을 활택하게 한다.

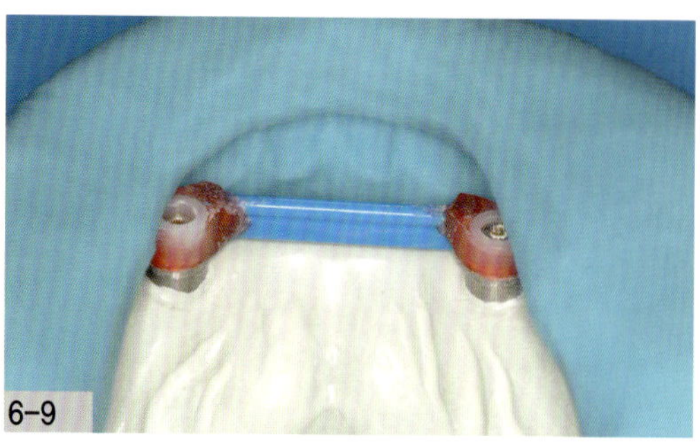
6-9

Index를 이용하여 위치, 높이 확인

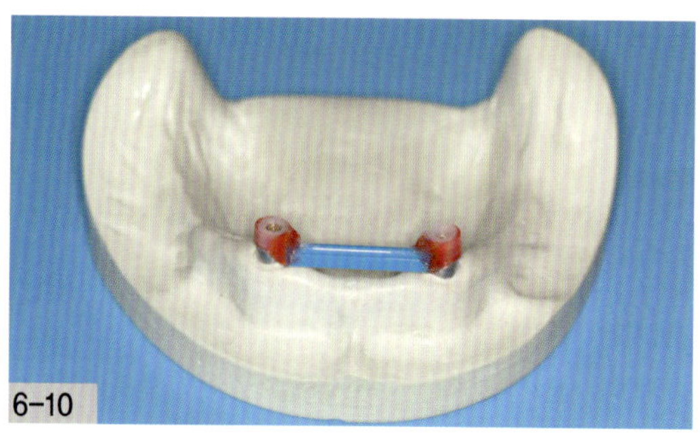
6-10

milling이 끝난 hader bar

Step 8

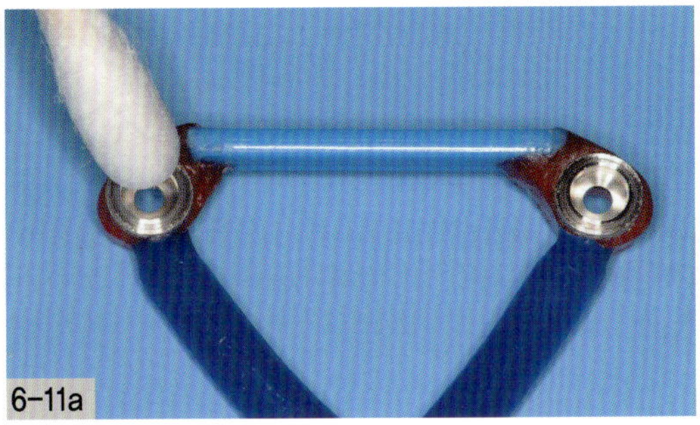
6-11a

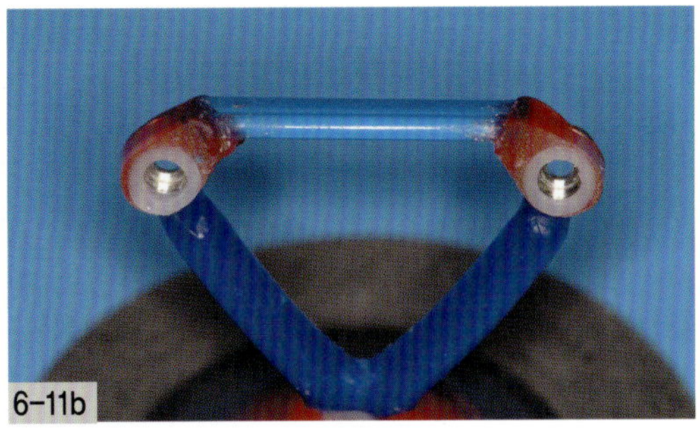
6-11b

아세톤 등을 이용하여 Cylinder collar 부위의 wax 찌거기 등 오염물 제거

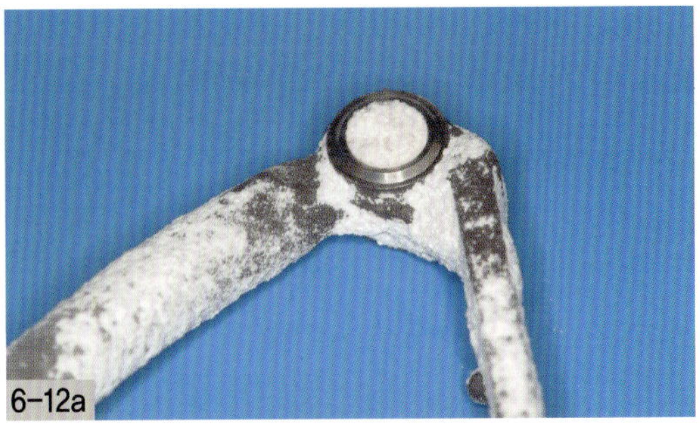
6-12a

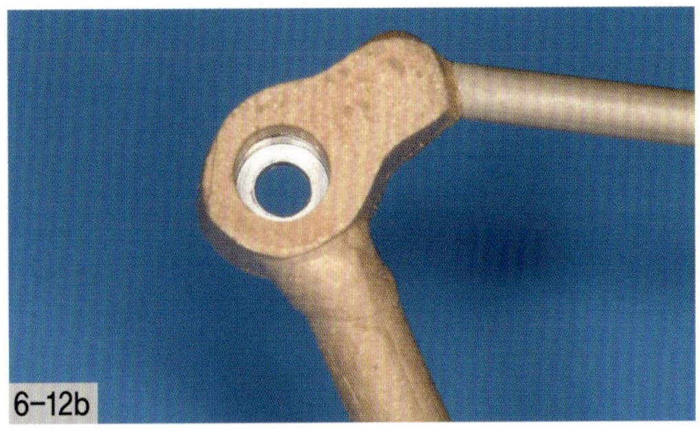
6-12b

주조체의 cylinder collar부는 원래의 색상을 띠고 있어야 하며 주조금속이 over되어서는 안된다.

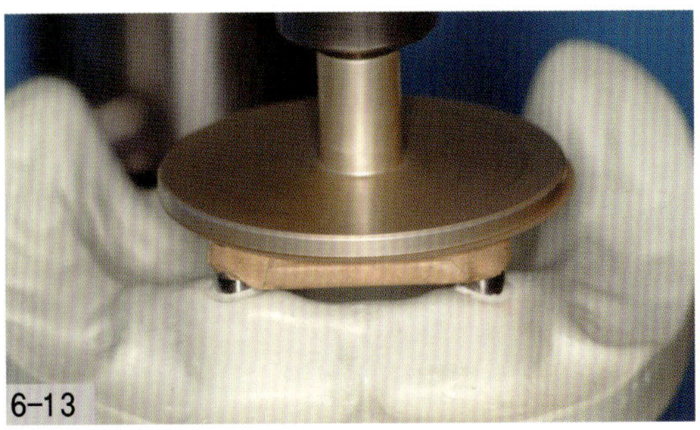
6-13

평면형성을 위해 sandpaper wheel로 milling

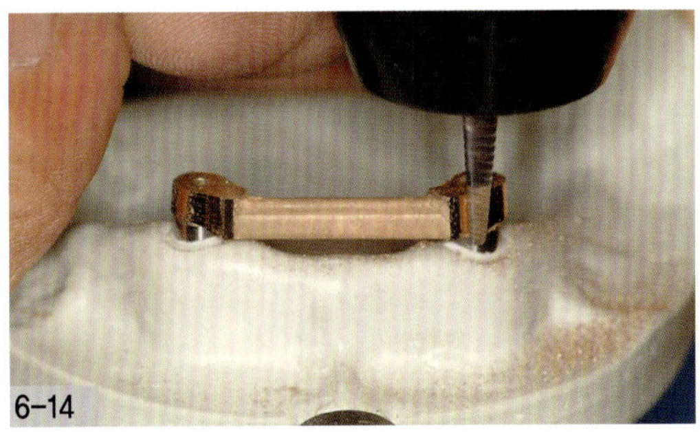
6-14

Cylinder의 순 · 설면을 2° 로 milling

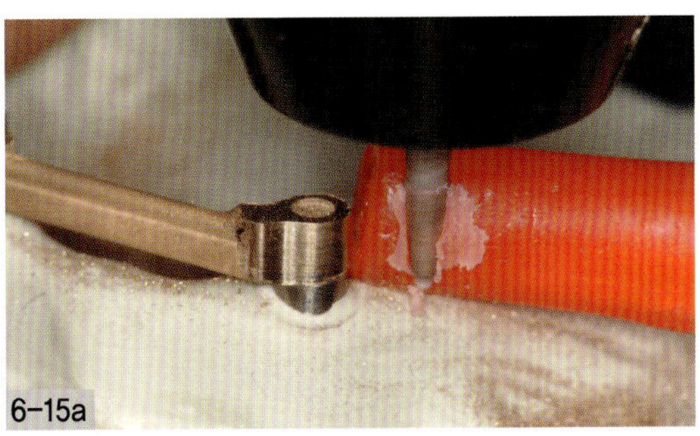
6-15a

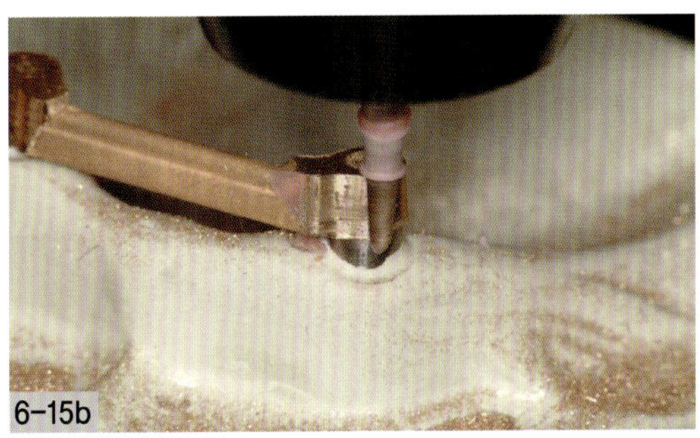
6-15b

Baseplate wax를 이용하여 표면을 활택하게 한다.

Step 8

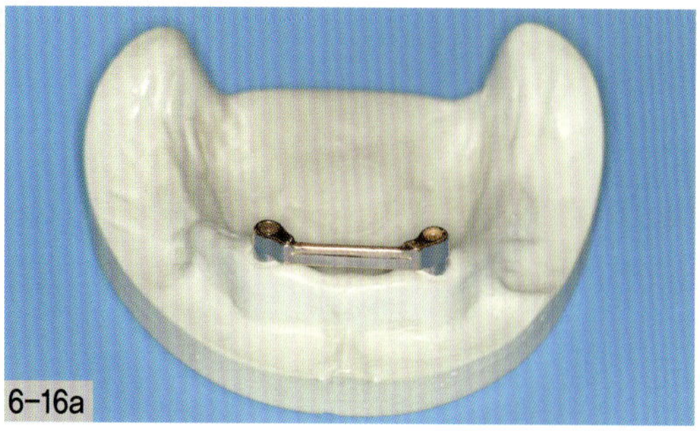
6-16a

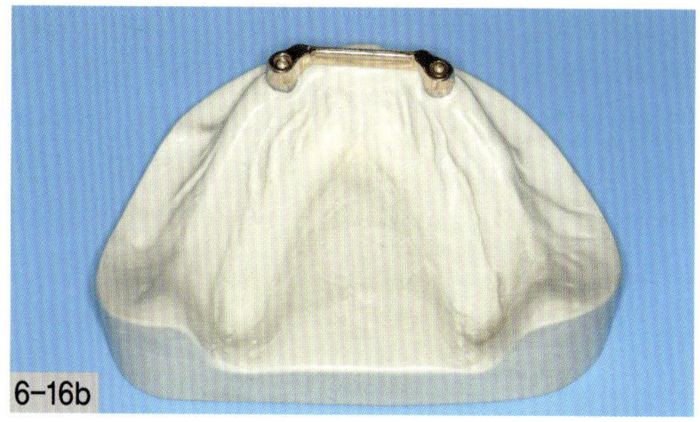
6-16b

Milling이 완성된 hader bar의 순면과 설면

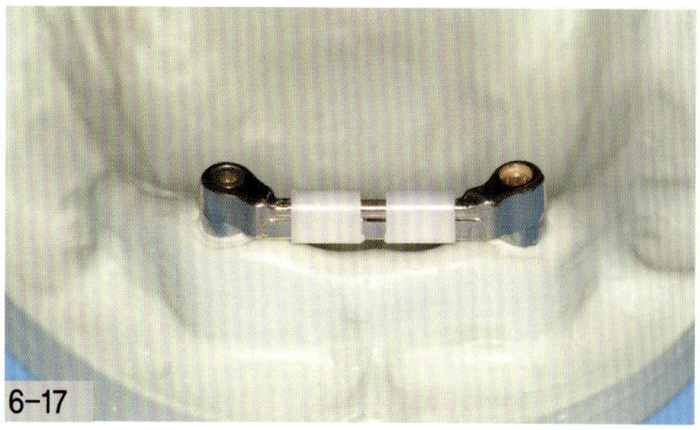
6-17

Rider 체결

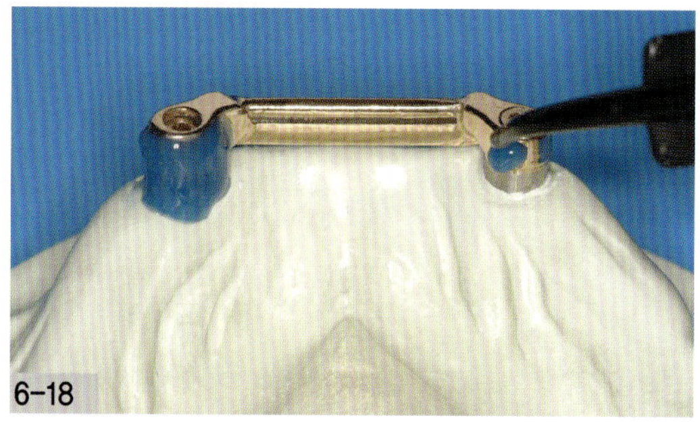
6-18

의치가 기능운동시 fixture에 측방압이 가해지지 않도록 설면에 광중합 blockout 레진으로 약 30gauge 정도 blockout하여 frame 제작

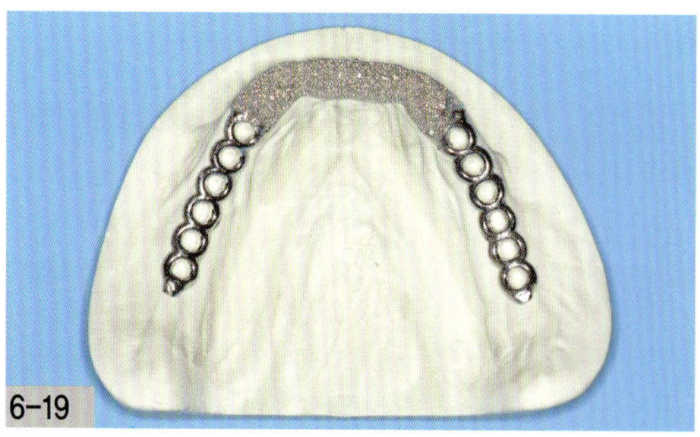
6-19

Frame

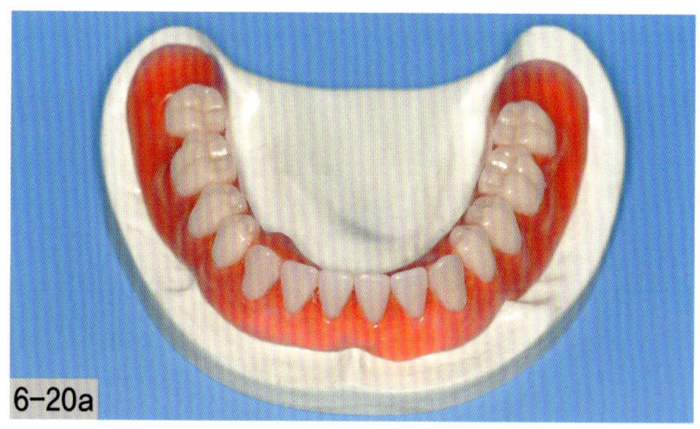
6-20a

인공치 배열

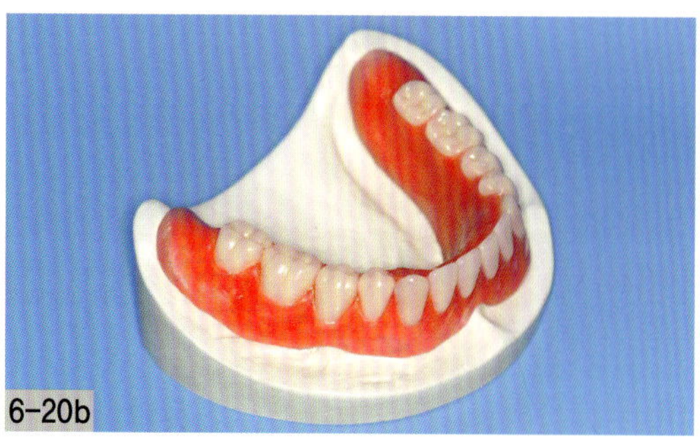
6-20b

인공치 배열

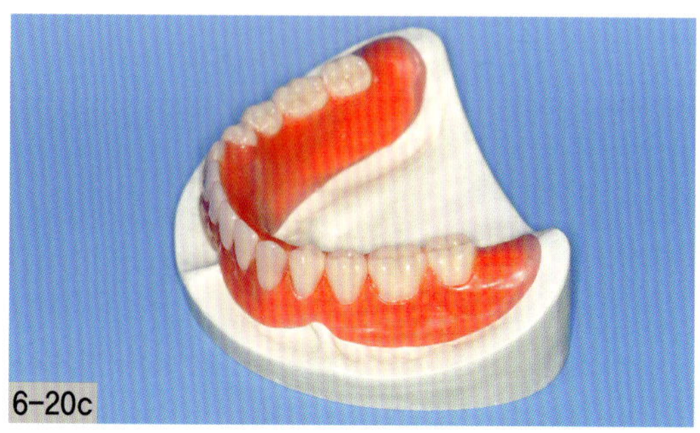
6-20c

인공치 배열

Step 9 구강내 시적

Step 9

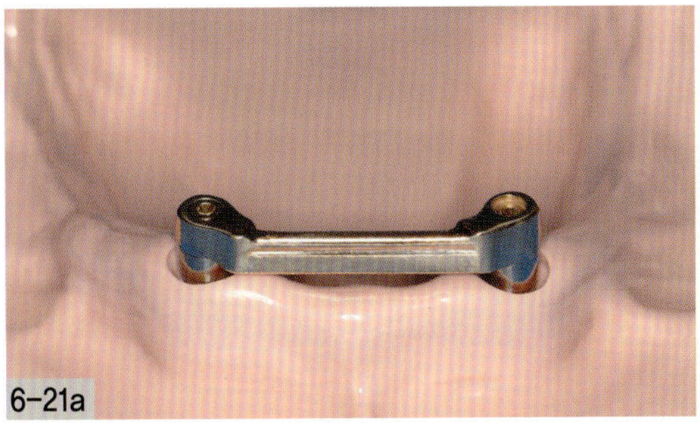
6-21a

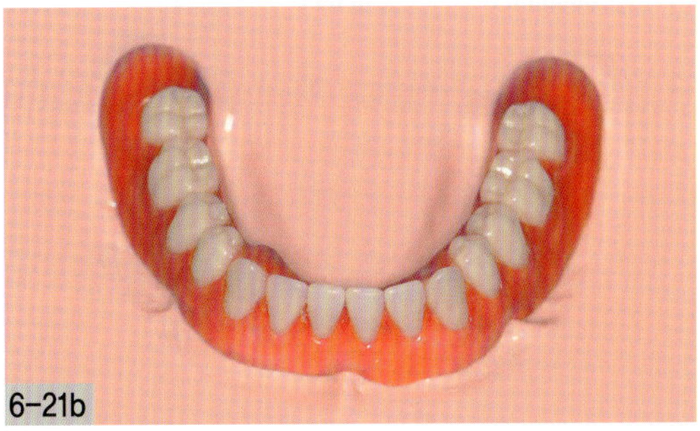
6-21b

완성된 hader bar를 구강내에서 one screw test를 거쳐 적합관계 등을 확인한다.

Step 10 레진 주입

(레진 주입은 Locking pin snap E curing system과 동일하다.)

Step 10

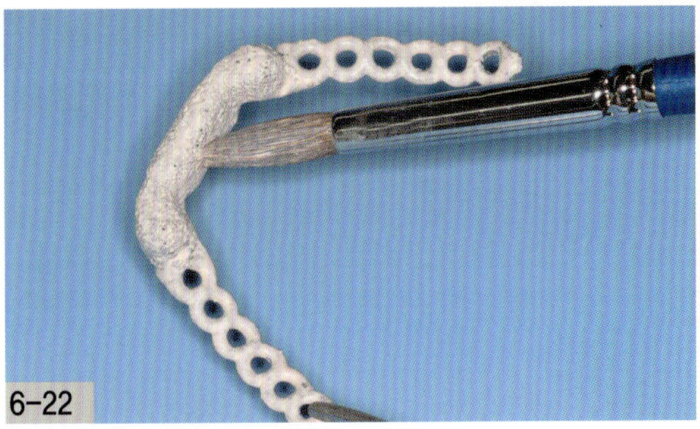
6-22

Frame에 pink opaque 도포

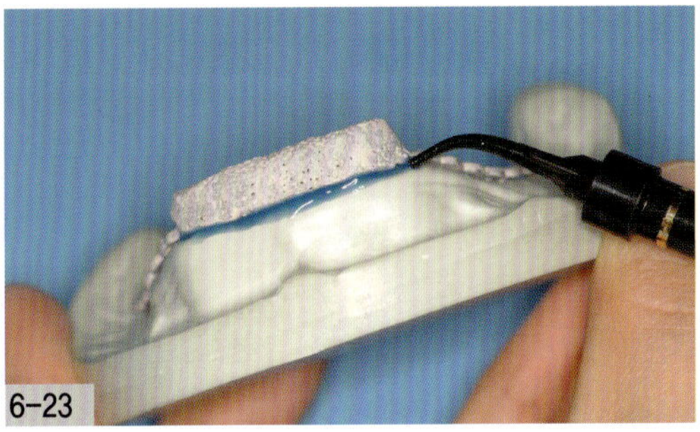
6-23

Bar하부의 undercut부위를 광중합레진으로 blockout

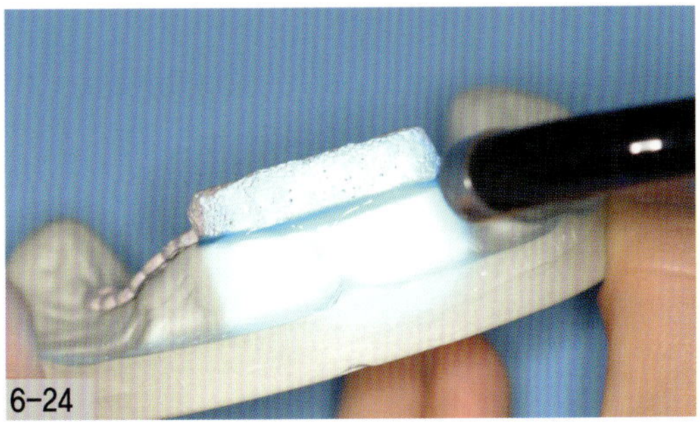
6-24

광중합

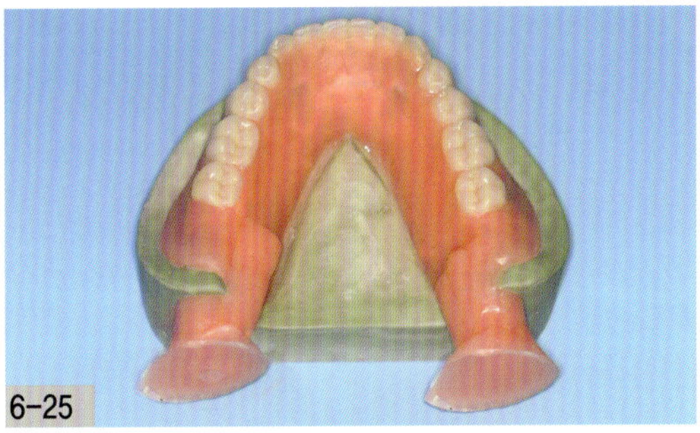
6-25

30~40℃에서 2~6 bar 유지상태의 pressure post 에서 중합 · 완료

Step 10

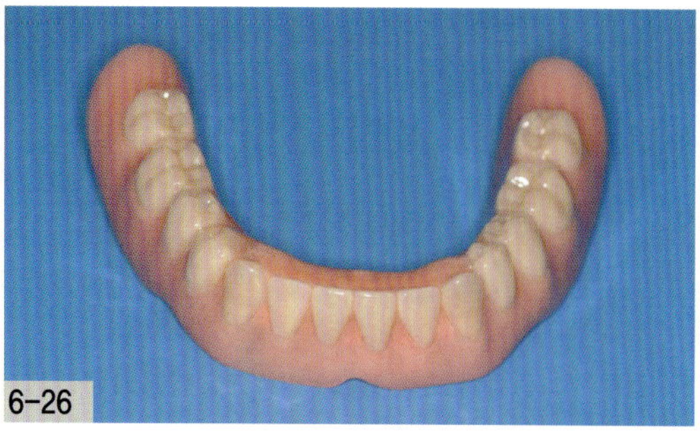
6-26

통법에 의하여 polishing

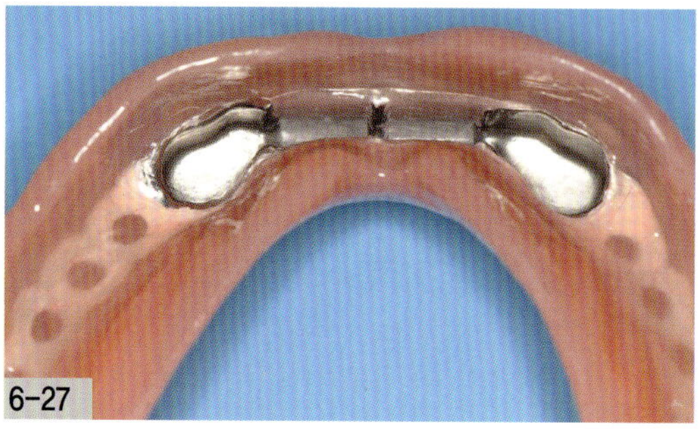
6-27

기공용 patrix를 제거한 점막면

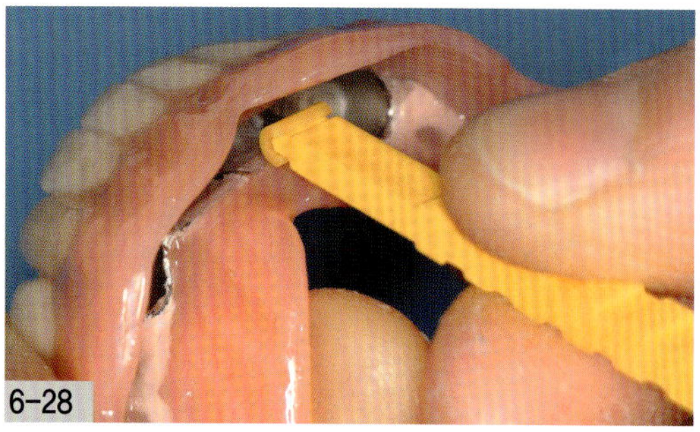
6-28

Patrix 삽입

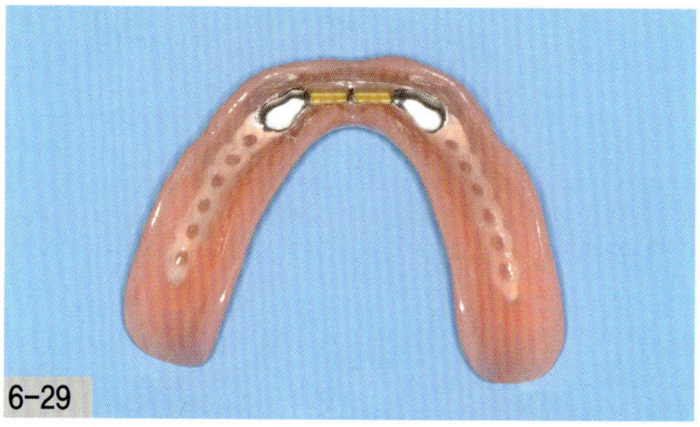
6-29

완성된 점막면

Stepll Delivery

Step ll

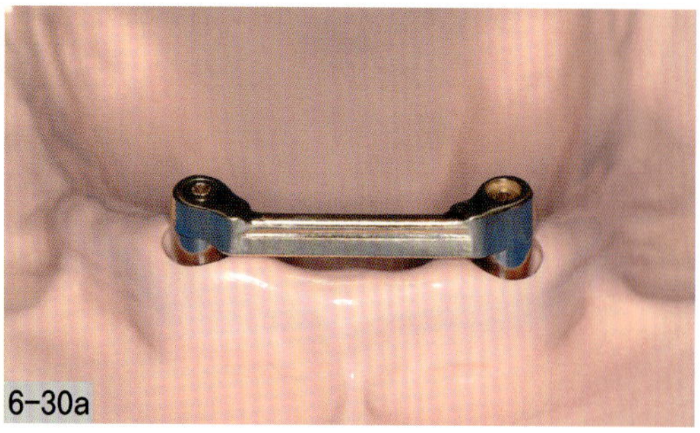
6-30a

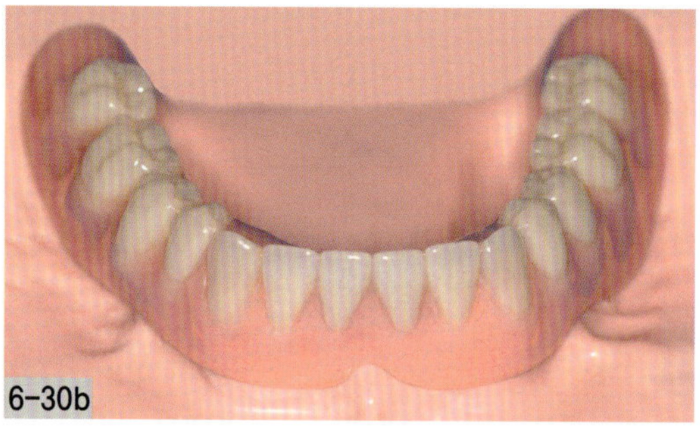
6-30b

완성된 상부구조를 구강내 장착

7. Magnetic attachment를 이용한 가철성 피개의치

(Regular Ø4.8 internal connection fixture, magnetic attachment abutment)

Magfit keeper가 abutment에 부착되어 있다. Magfit attachment는 의치상 기능운동이 허용되지 않는 비완압 attachment이다.

1) Magnetic attachment의 특징

① 마모 또는 파손이 적으며, 장기간의 사용에도 유지력 감소가 적다.
② 자성재(keeper)의 두께나 자석구조체와 자성재와의 간격을 조절하여 유지력의 조작을 용이하게 할 수 있다.
③ 힘의 방향이 엄밀하게 고정되지 않으므로 의치의 설계 또는 제작이 쉽다.
④ 심미성이 좋다.
⑤ 완성의치는 복잡한 형태가 아니기 때문에 환자 자신에 의한 유지관리가 용이하다.

2) 종 류

① Dome type – dome 형태로 되어 있으며 유지력은 600gf
② Cushion type – ball이 삽입되어 수직으로 0.2mm, 좌우6° 의 움직임을 허용하며 유지력은 700gf
③ Plate type – 평평하게 되어 있으며 유지력은 750gf

3) 적용가능한 implant

① Size : regular
② 형태 : external hexagon connection type fixture
internal hexagon connection type fixture

■ 제작과정 I

Step 1 Abutment를 체결하여 개인용 트레이 제작을 위한 impression

보철물 제작을 위해 환자 내원
1.2 hex hand driver로 healing abutment를 분리하고 keeper가 부착된 abutment를 1.2 hex hand driver로 연결한 다음 30Ncm의 torque를 주어 완전 체결한다.

Step 1

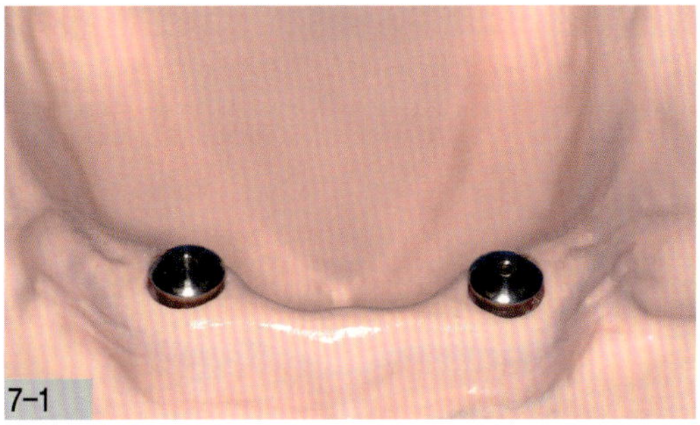

7-1

Healing abutment가 연결되어 있는 구강내

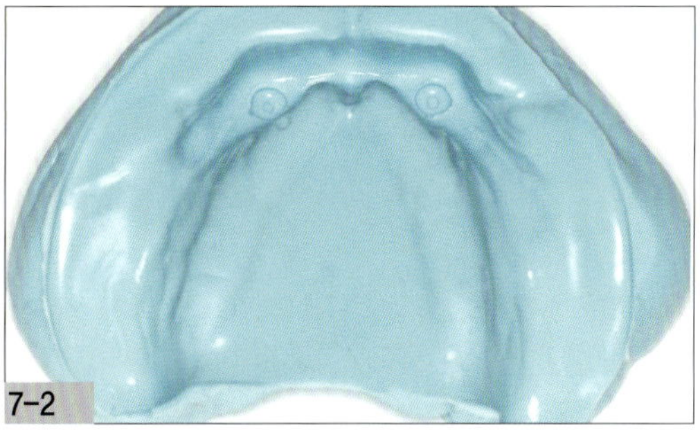

7-2

기성 트레이에 alginate 인상재로 impression

Step 1

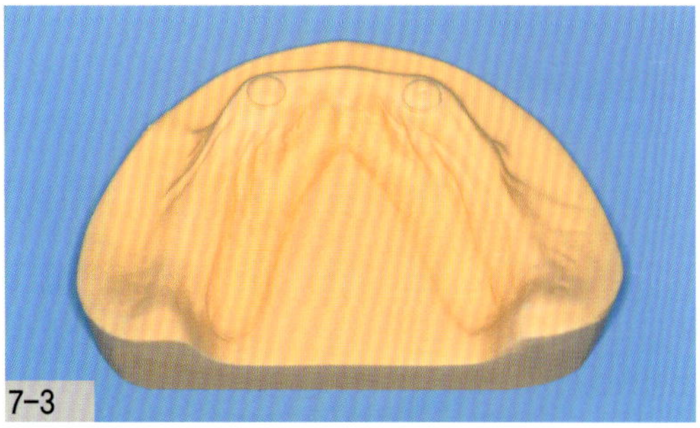

7-3

개인용 트레이 제작을 위한 모형

Step 2 개인용 트레이 제작

개인용 트레이 제작을 위해 석고모형상에 인상재가 들어갈 공간을 확보하기 위한 block out

1. 개인용 트레이의 요구조건

1) 인상재와 대조되는 색상 사용
2) 손잡이의 형태는 인상채득시 주변조직의 운동을 제한하거나 장애가 되지 않도록 해야 하며 손잡이는 상악은 45°, 하악은 90°로 제작한다. 인상채득시 파절되지 않을 만큼 일정한 강도를 가져야 한다.
3) Keeper가 부착된 abutment의 높이는 1~2mm, magfit 폭경은 4.8mm이다. 따라서 keeper 주변과 조직부는 rubber base 인상재가 들어갈 2~3mm의 공간을 확보하여 block out, 점막부는 일정한 두께의 인상재가 위치할 적절한 공간을 부여하고 기계적 유지증가를 위해 유지공을 형성하기도 한다.

Step 2

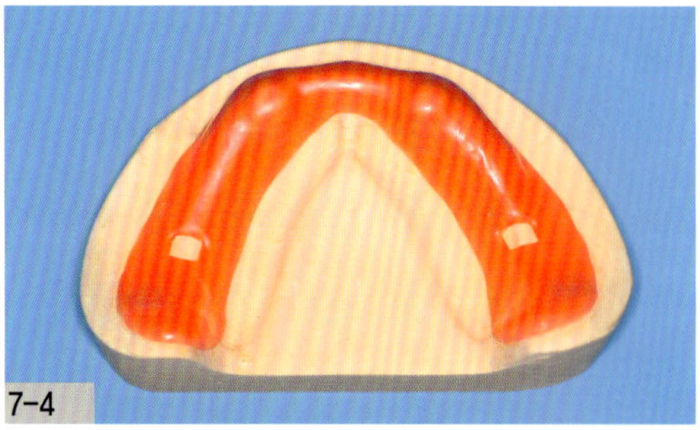

7-4

Baseplate wax로 block out

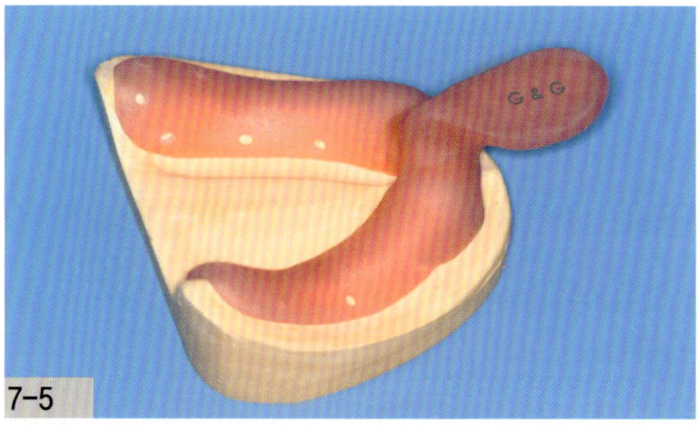

7-5

개인용 트레이를 제작하여 환자이름을 기록

Step 3 Final impression

Step 3

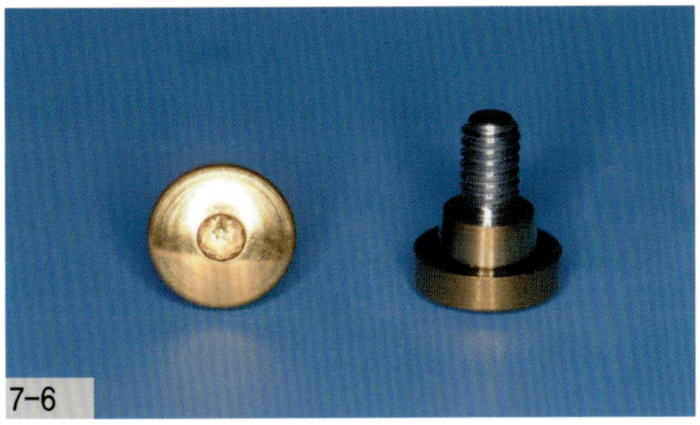

7-6

Keeper가 부착된 attachment abutment

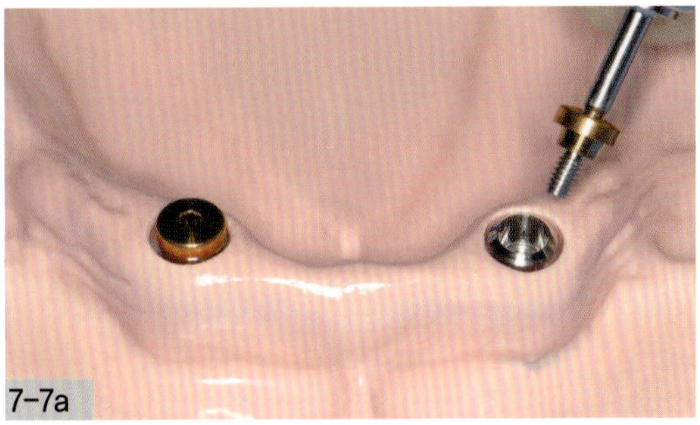

7-7a

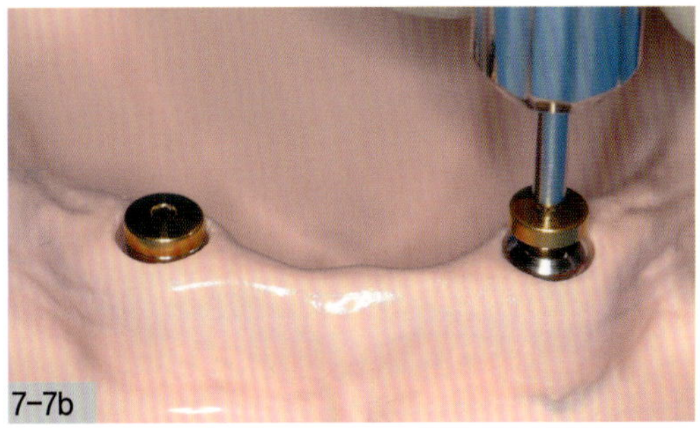

7-7b

Keeper가 부착된 attachment abutment를 internal connection type fixture 에 1.2 hex hand driver로 체결

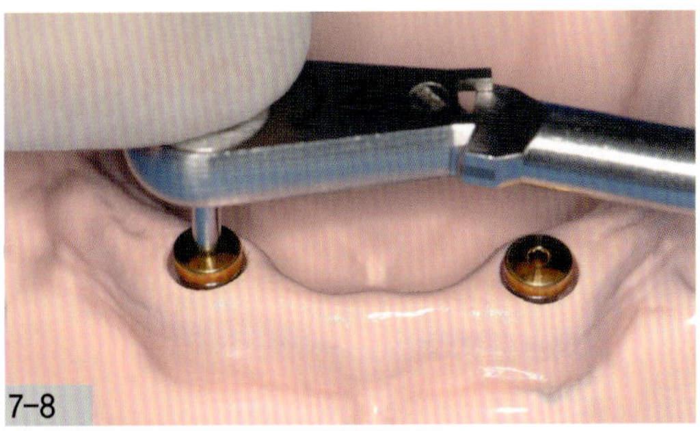

7-8

1.2 hex hand driver를 torque wrench에 연결하여 완전 체결

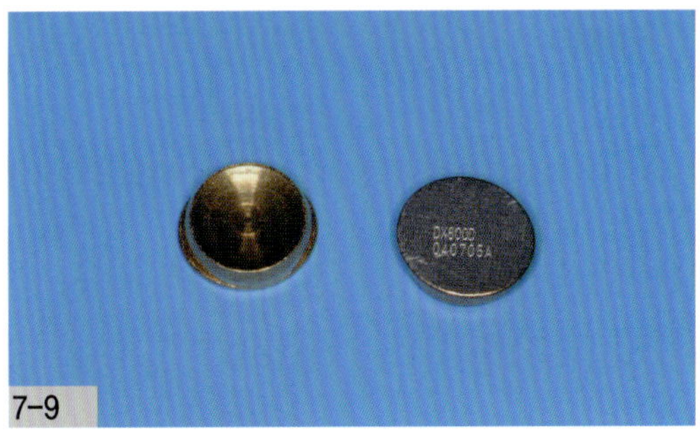

7-9

Magnetic assembly

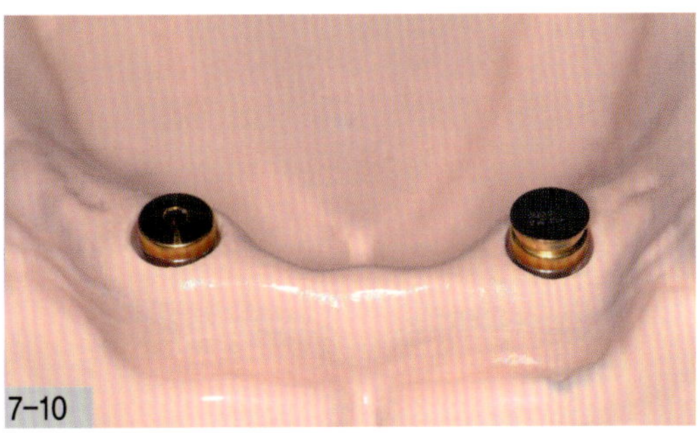

7-10

Keeper가 부착된 abutment 위에 부착

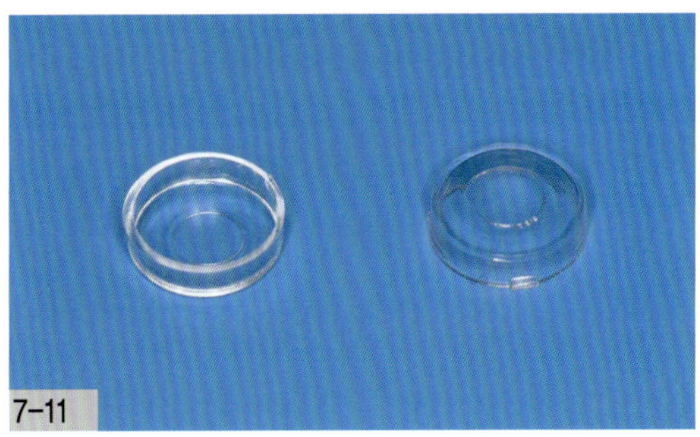

7-11

하우징 패턴(housing pattern)

Step 3

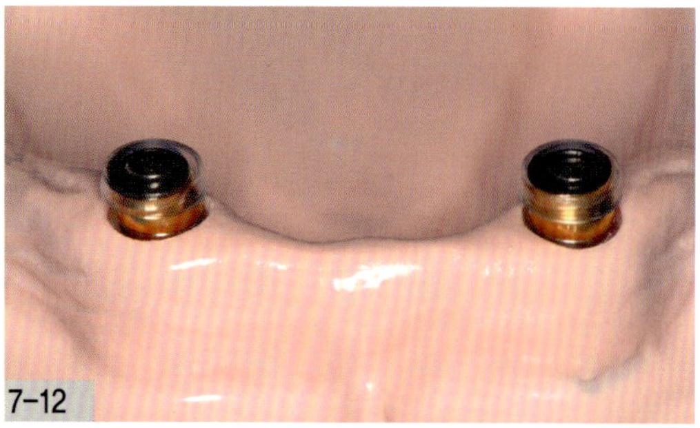

7-12

하우징 패턴을 magnetic assembly 위에 덮는다.

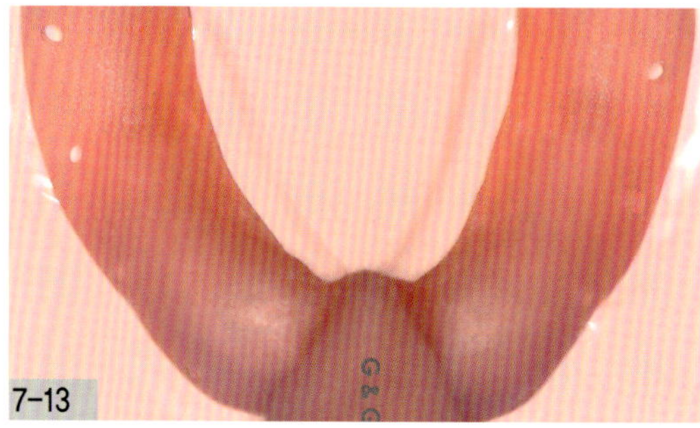

7-13

개인용 트레이를 구강내 시적

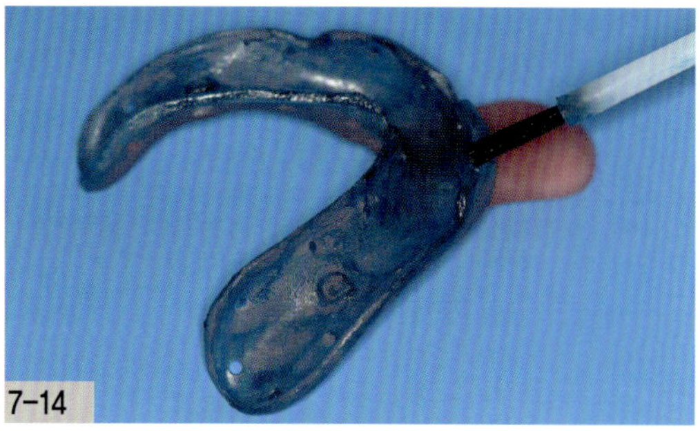

7-14

Adhesive 도포

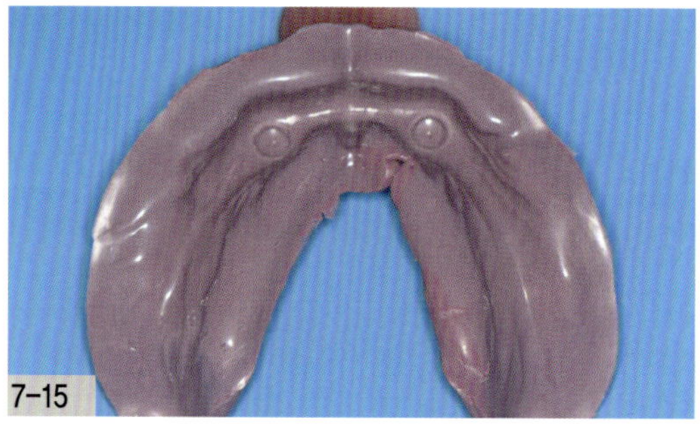

7-15

인상체 내면 모습

Step 4 작업모형 제작

Abutment가 치은연 위에 노출되어 있는 경우에는 gum gingival을 제작하지 않는다.

Step 4

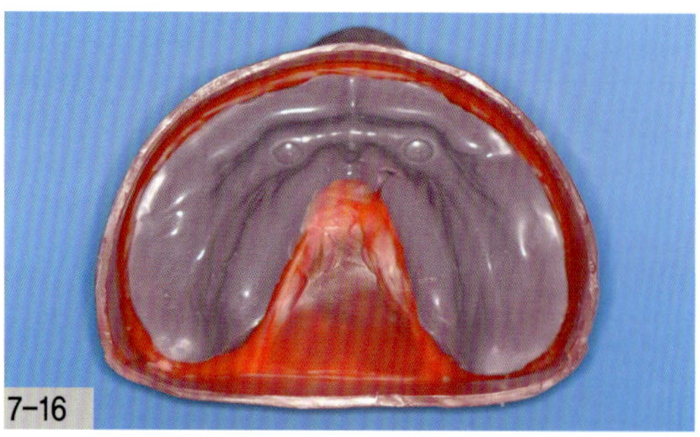

7-16

인상체 변연에서 하방으로 3~5mm 되는 부위에 폭 3~5mm가 되도록 beading wax를 고정시키고 boxing, 인상체의 가장 높은 부분에서 약 13mm 정도 높이가 되도록 boxing wax 높이를 조절하거나 wax에 표시한 후 석고 주입

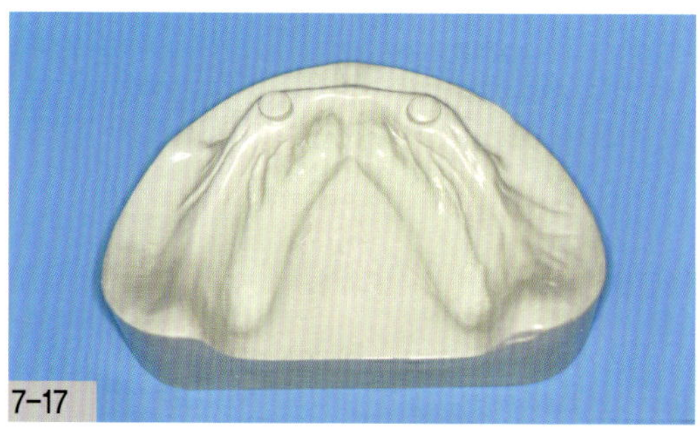

7-17

완성된 작업모형

Step 4

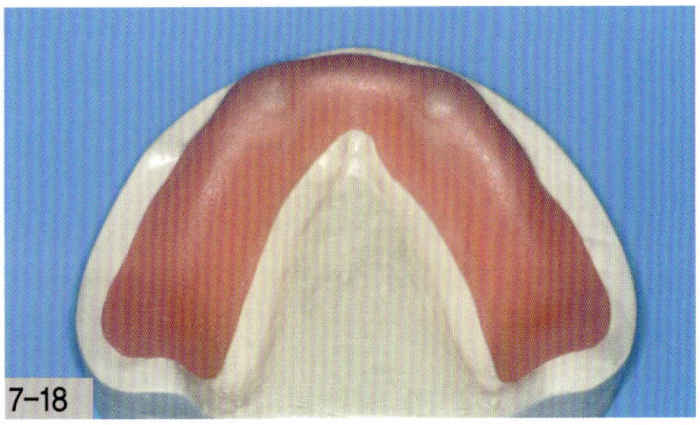
7-18

Resin base 제작

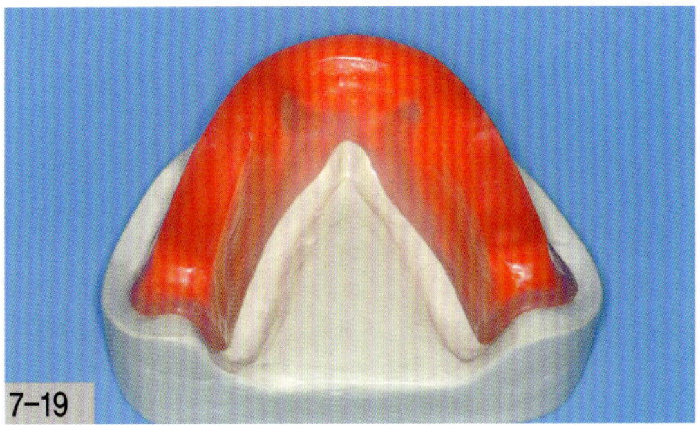
7-19

교합제 제작

일반적으로 교합제의 폭은 전치부 4~5mm, 소구치부 7~8mm, 대구치부 10~11mm로 하고 전치부 순측 border의 가장 깊은 곳에서 약 22mm, 구치부는 상악결절 부위에서 7~8mm 높이로 제작한다.

Step 5 악간관계 기록

Step 5

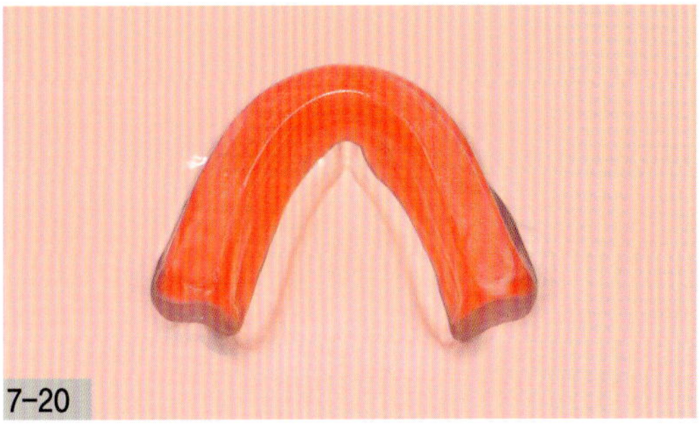
7-20

악간관계 기록

Step 6 인공치아 배열

Step 6

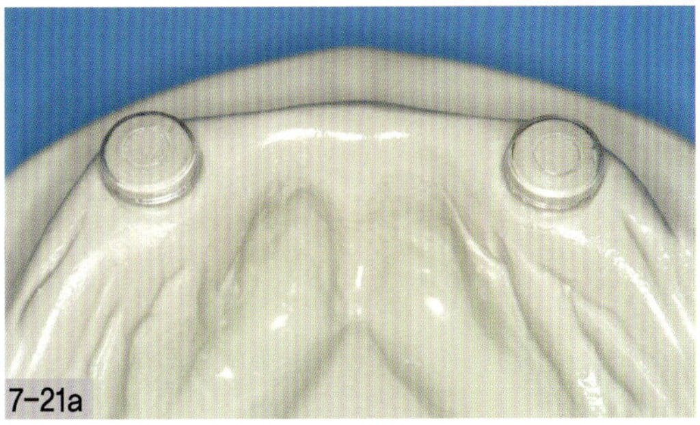
7-21a

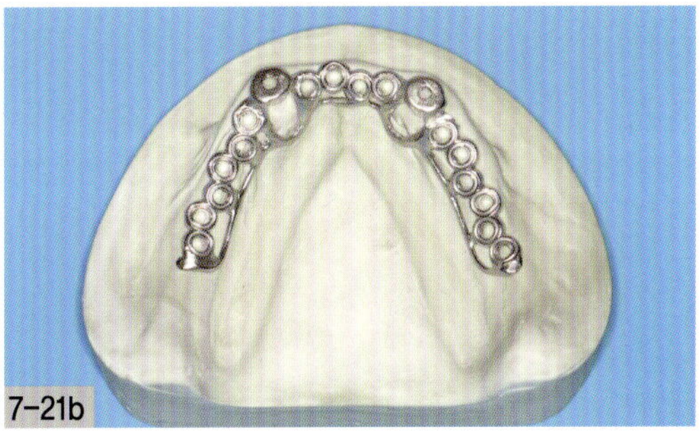
7-21b

Abutment가 위치한 부위에 housing pattern을 장착하고 frame 제작

Step 6

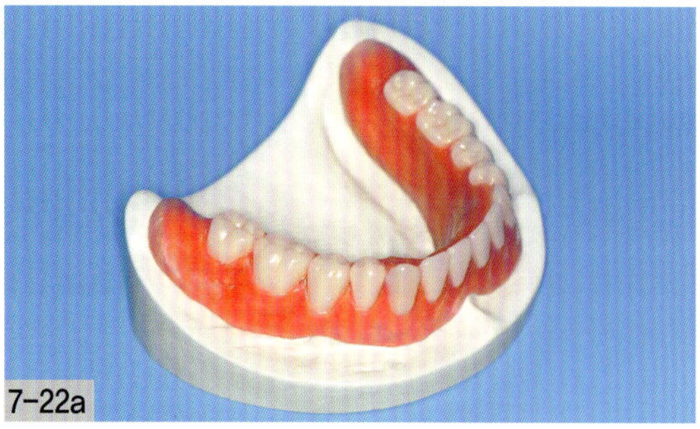
7-22a

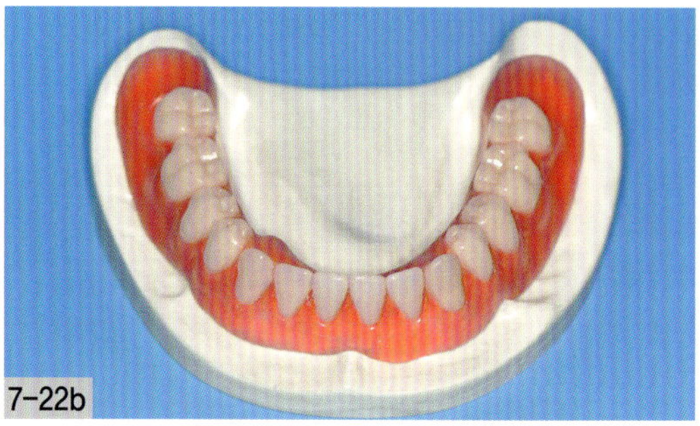
7-22b

최종보철물과 유사한 형태로 인공치아 배열 완성

Step 7 구강내 시적

교합, 발음, 심미, 색상, 치아 크기, 형태 등을 확인

Step 7

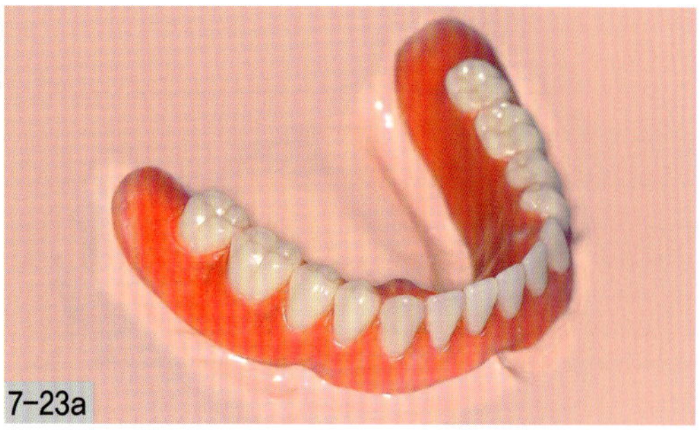
7-23a

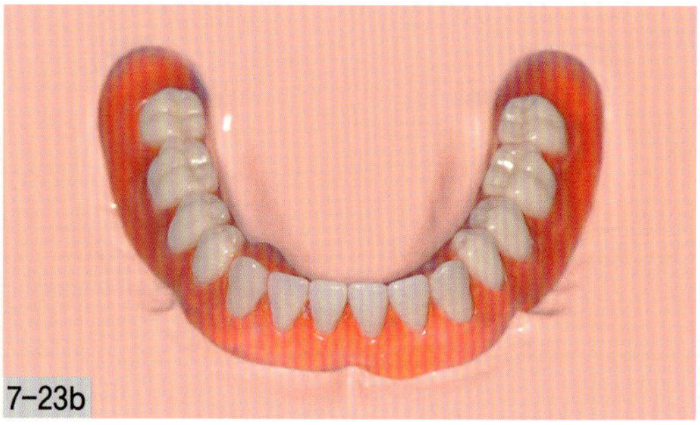
7-23b

납의치 구강내 시적

Step 8 레진 주입

(Locking pin snap E curing system과 동일)

Step 8

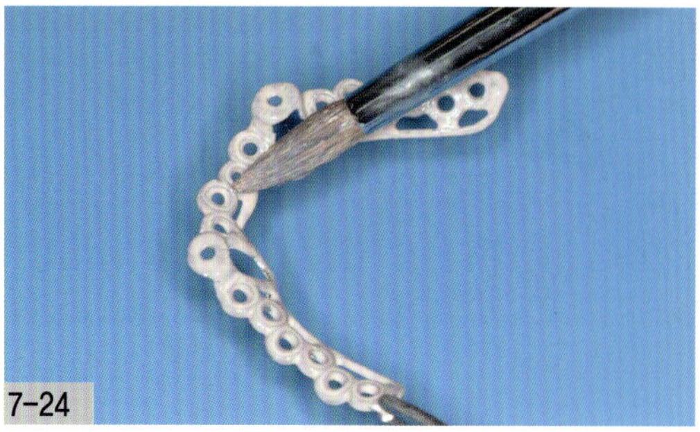
7-24

Frame에 pink opaque 도포

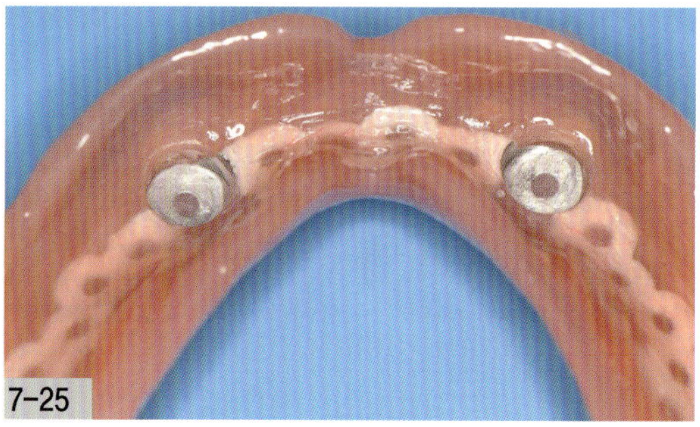
7-25

하우징 패턴(housing pattern)을 제거한 점막면

Step 8

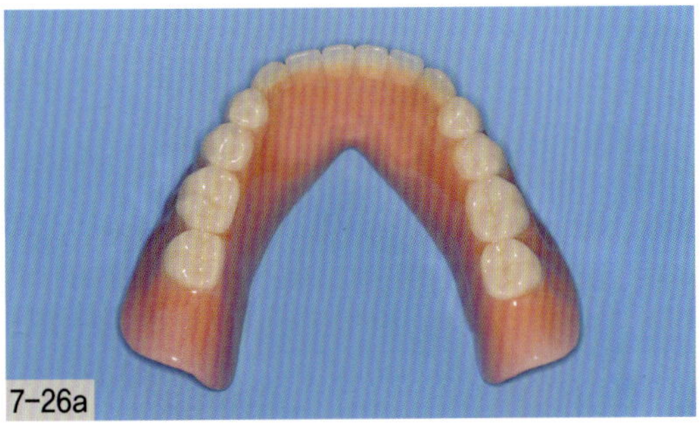
7-26a

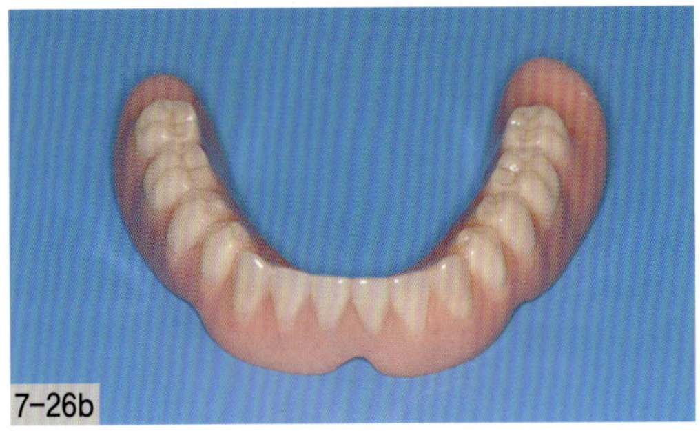
7-26b

통법에 의하여 polishing한다.

Step 9 Delivery

Step 9

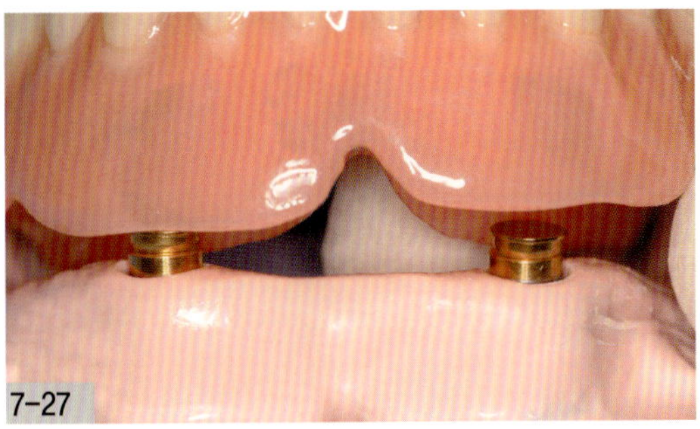
7-27

Magnetic assembly를 abutment 위에 부착한다.

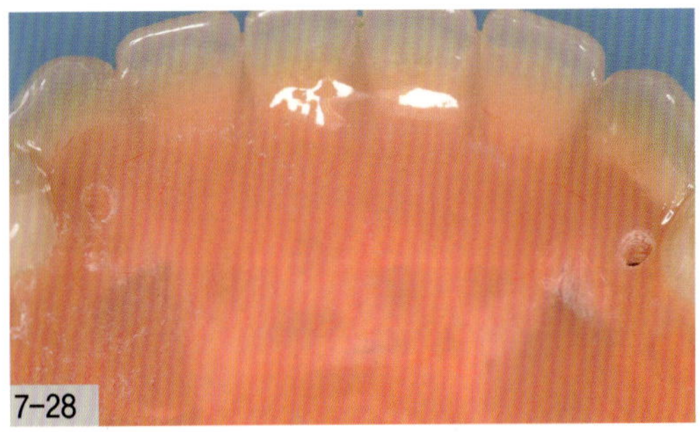
7-28

구강내에서 자가중합레진을 이용하여 부착할 때에 과잉된 레진이 빠져나올 수 있는 hole을 형성한다.

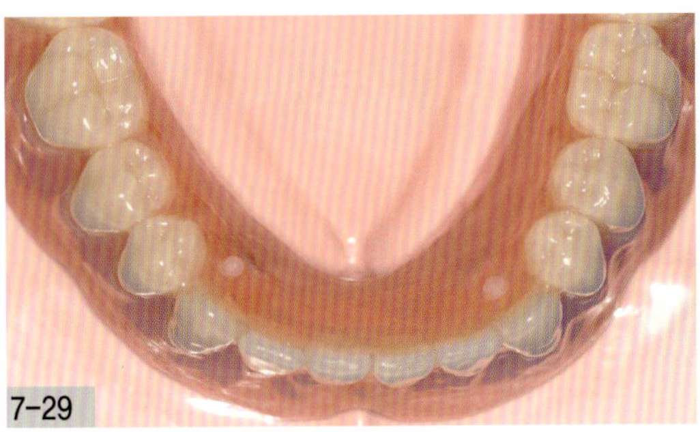
7-29

구강내에서 자가중합으로 magnetic assembly을 피개의치에 부착한다.

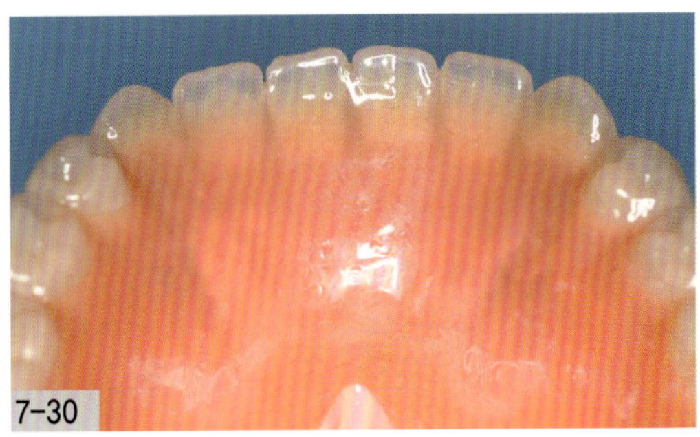
7-30

Resin 과잉부분을 제거하고 최종 polishing

Step 9

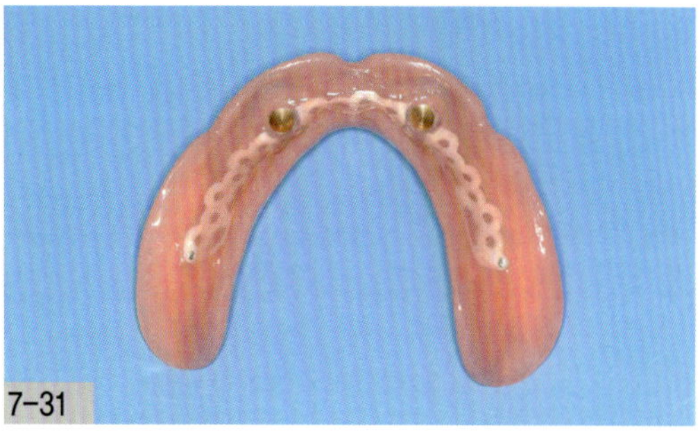
7-31

상부구조의 점막면

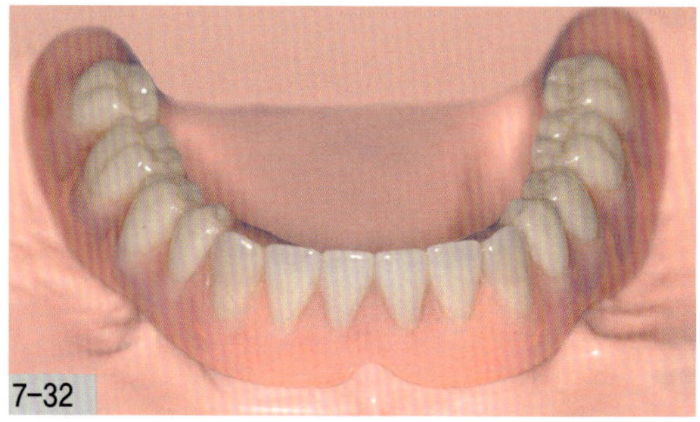
7-32

구강내 장착된 피개의치

■ 제작과정 II

Step 1 Final impression

Step 1

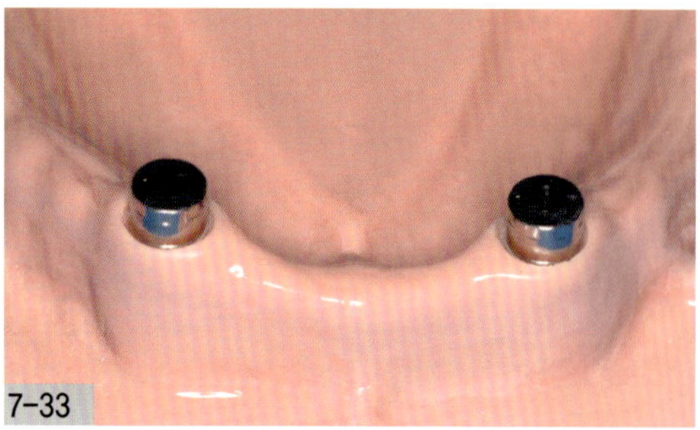
7-33

Keeper가 부착된 구강내

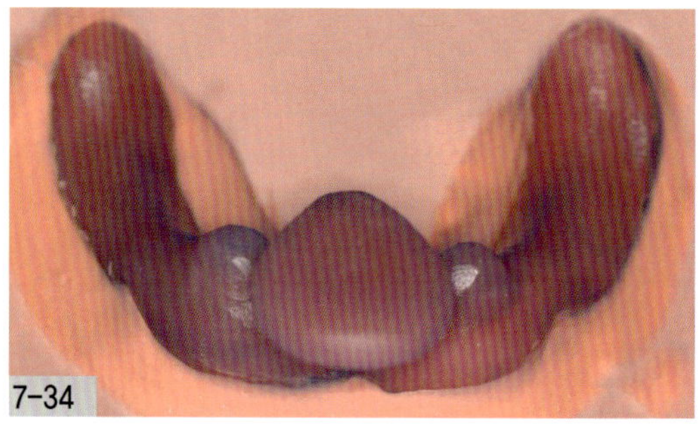
7-34

개인용 트레이를 이용해 impression

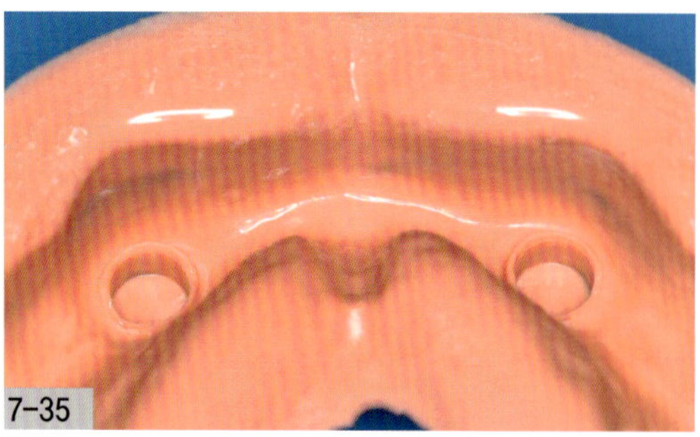
7-35

인상체 내면 모습

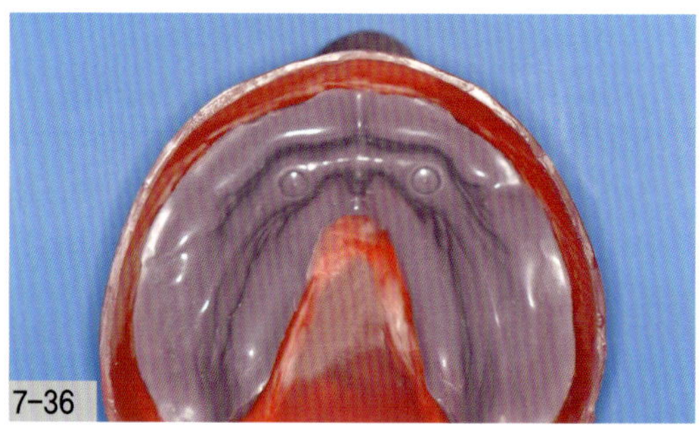
7-36

인상체 변연에서 하방으로 3~5mm되는 부위에 폭 3~5mm가 되도록 beading wax를 고정시키고 boxing 인상체의 가장 높은 부분에서 약 13mm 정도 높이가 되도록 boxing wax 높이를 조절하거나 wax에 표시한 후 석고를 주입한다.

Step 2 작업모형제작

Step 2

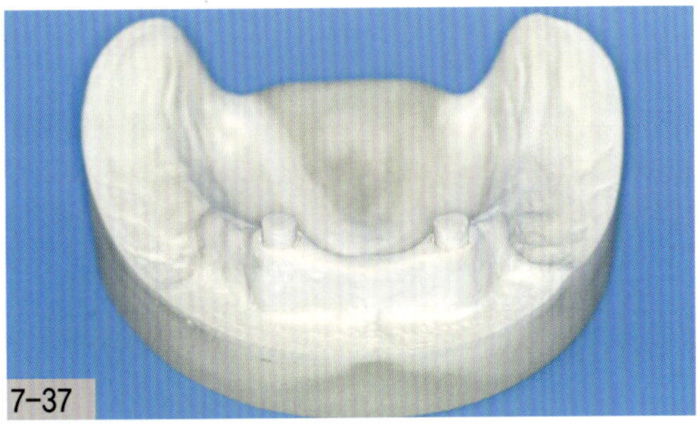

7-37

작업모형 제작

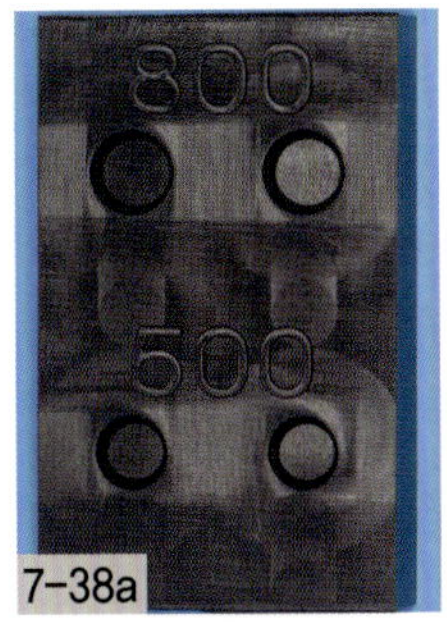

7-38a

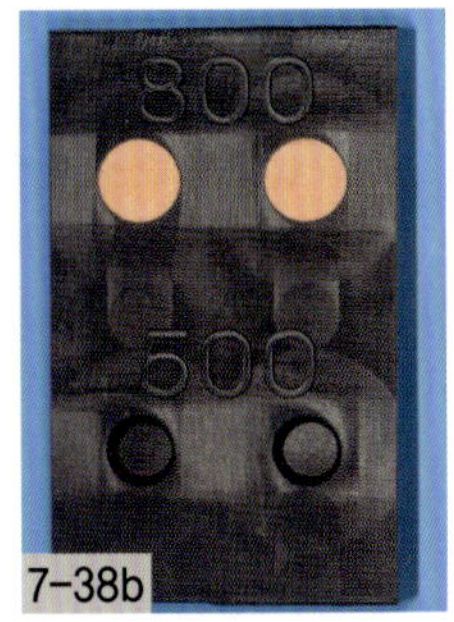

7-38b

a 석고더미(gypsum dummy) 제작용 rubber mold
b 석고더미 제작용 rubber mold에 경석고로 더미 제작

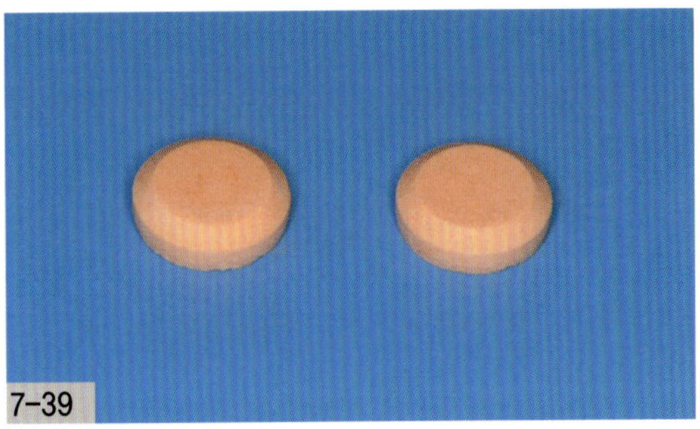

7-39

석고더미

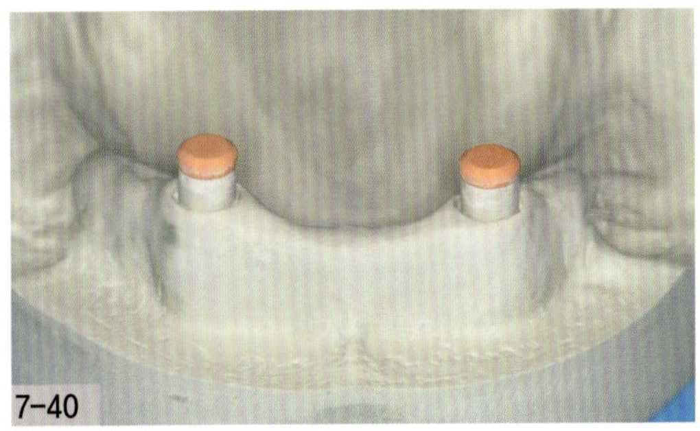

7-40

석고더미가 부착된 작업모형

(Regular 4.8 internal connection fixture, magnetic attachment abutment)

Magfit keeper가 abutment에 부착되어 있다.
Magfit attachment는 의치상 기능운동이 허용되지 않는 비완압 attachment이다.

Step 1 Abutment를 체결하여 개인용 트레이 제작을 위한 impression

보철물 제작을 위해 환자 내원

1.2 hex hand driver로 healing abutment를 분리하고 keeper가 부착된 abutment를 전용 driver로 연결한 다음 30Ncm의 torque를 주어 완전 체결한다.

Step 1

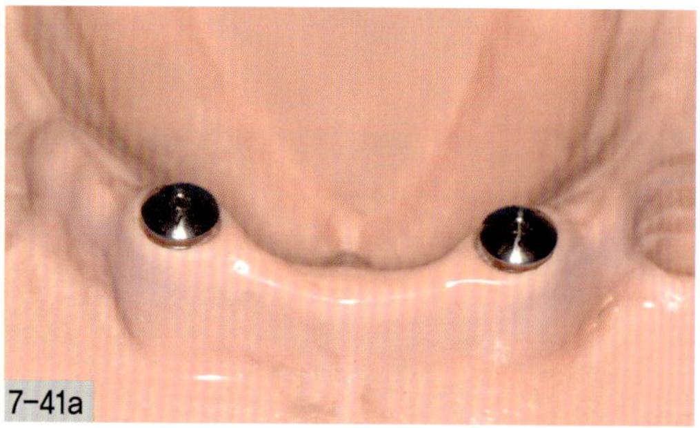
7-41a

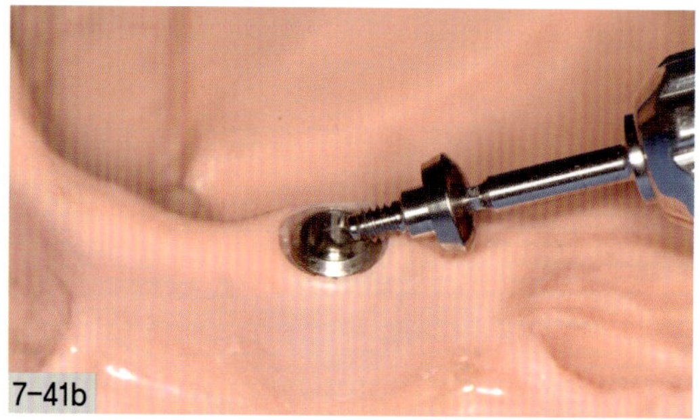
7-41b

구강내 체결되어 있는 healing abutment를 분리

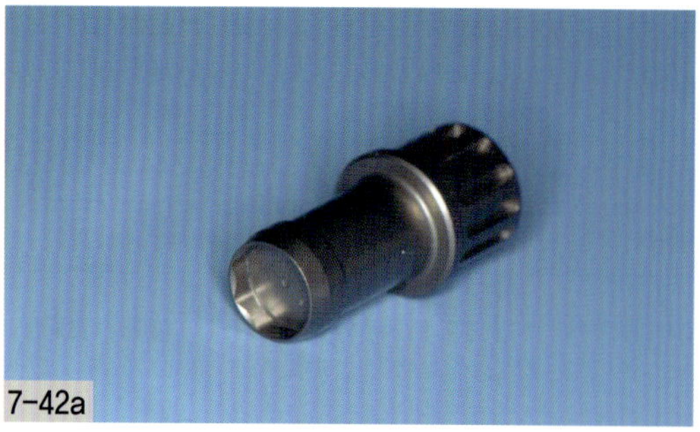
7-42a

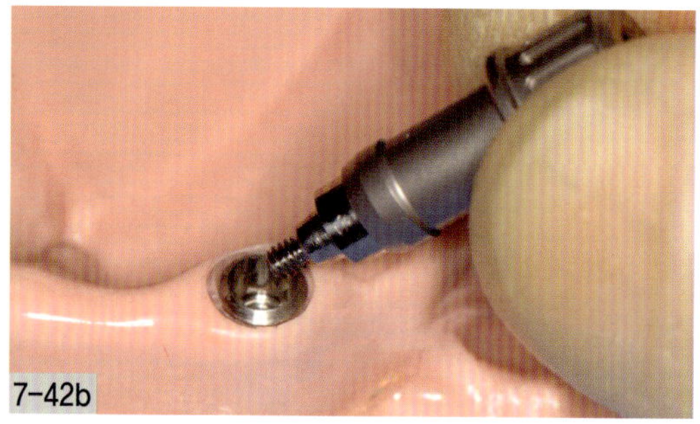
7-42b

전용 driver를 이용하여 30Ncm로 abutment 체결

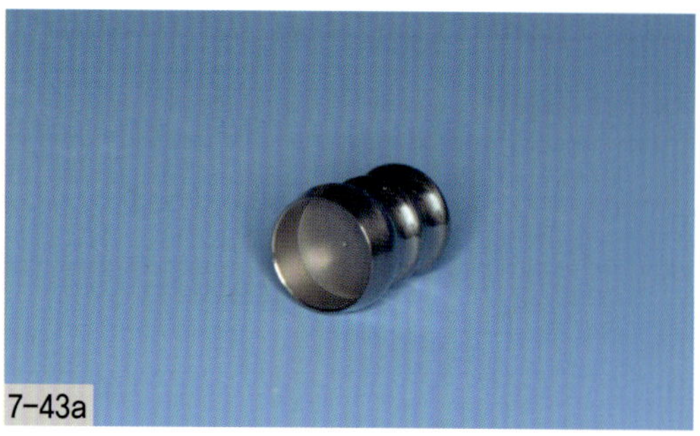
7-43a

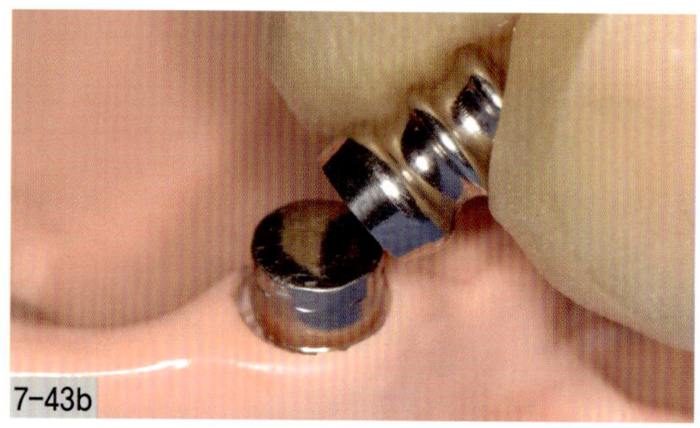
7-43b

Impression coping을 abutment에 결합. 자력에 의해서 결합되므로 나사가 없다.

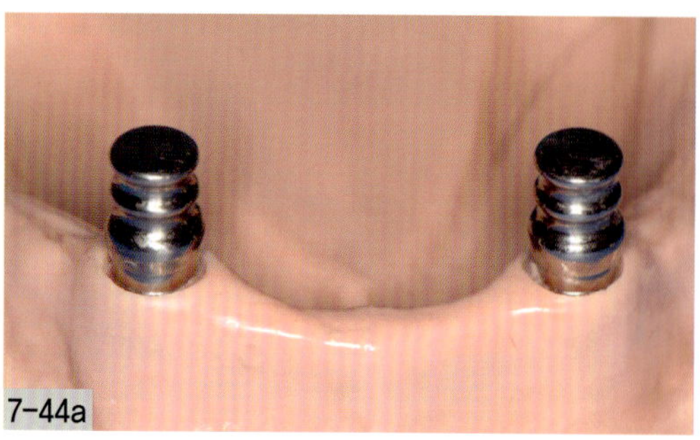
7-44a

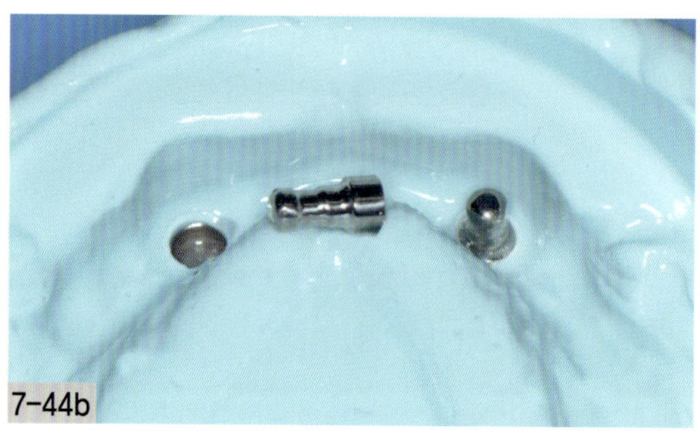
7-44b

Impression coping을 이용하여 alginate 인상을 채득한다.

Step 1

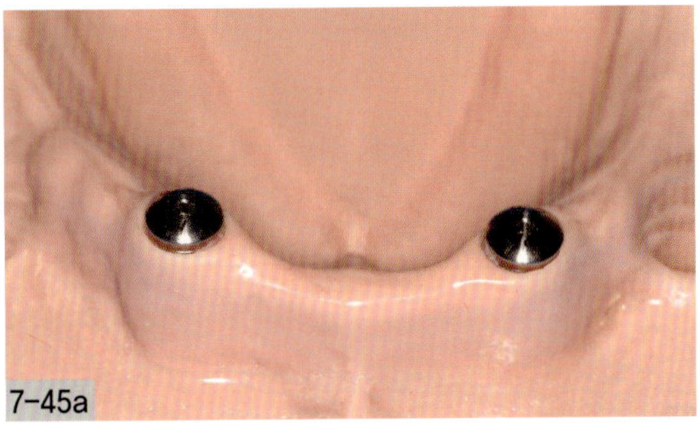
7-45a

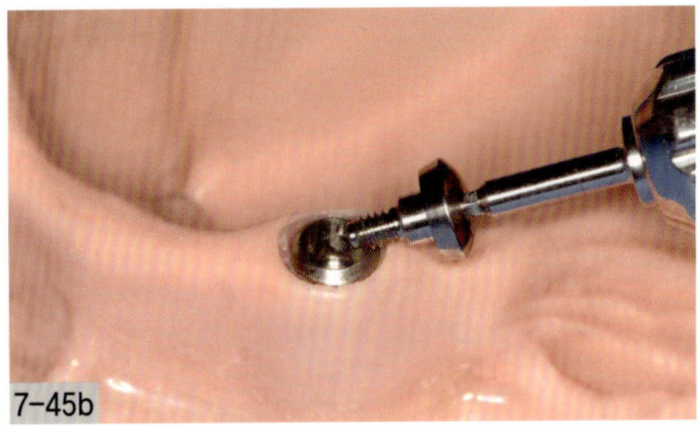
7-45b

Lab analog를 인상체에 넣고 개인용 트레이 제작을 위한 모형 제작

Step 2 Final impression

Step 2

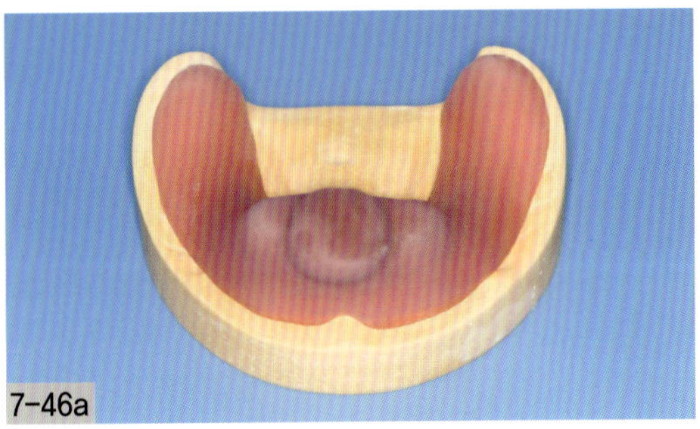
7-46a

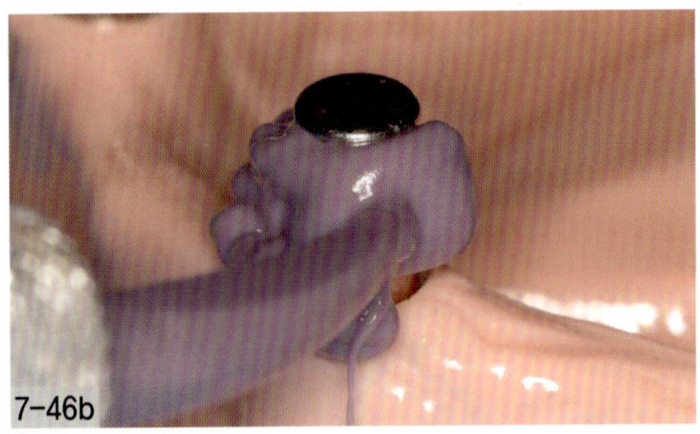
7-46b

개인용 트레이를 이용하여 인상 채득

Step 3 작업모형 제작

Step 3

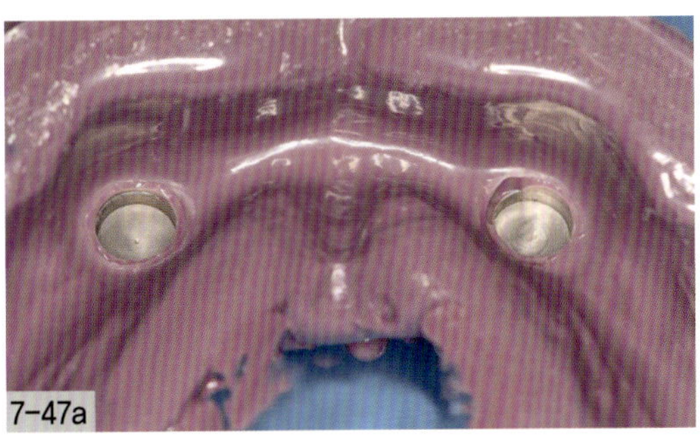
7-47a

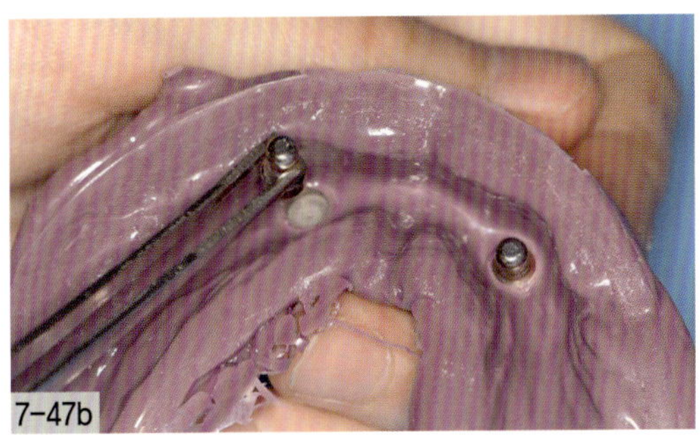
7-47b

Magnetic lab analog를 인상체에 체결

Step 3

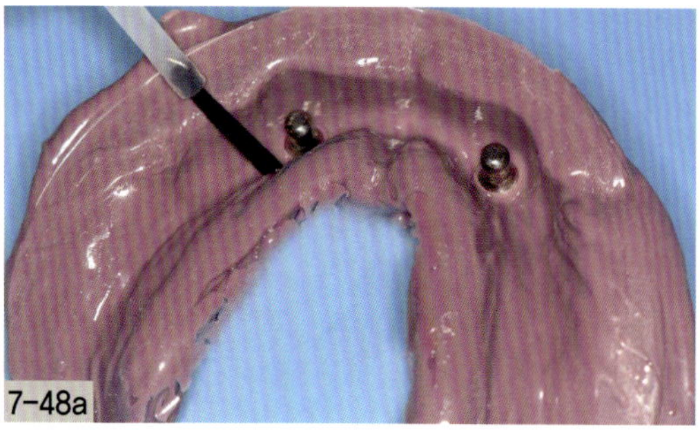
7-48a

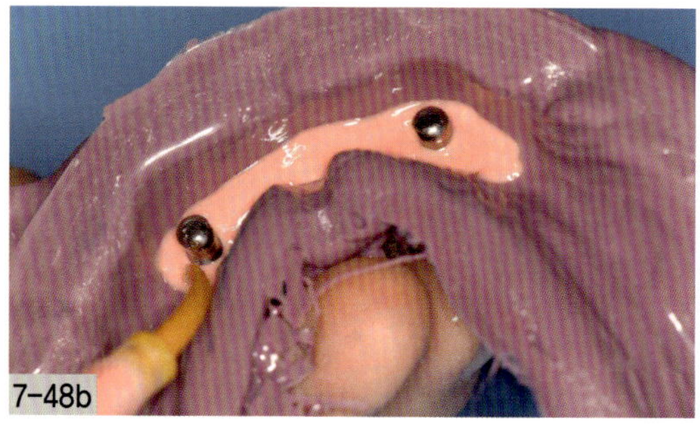
7-48b

Gum gingival 제작

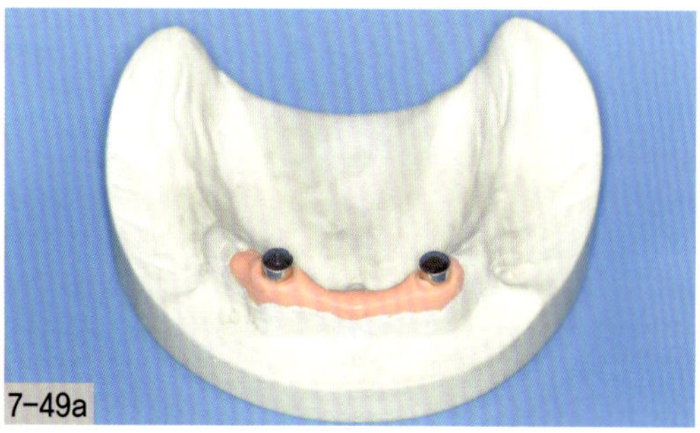
7-49a

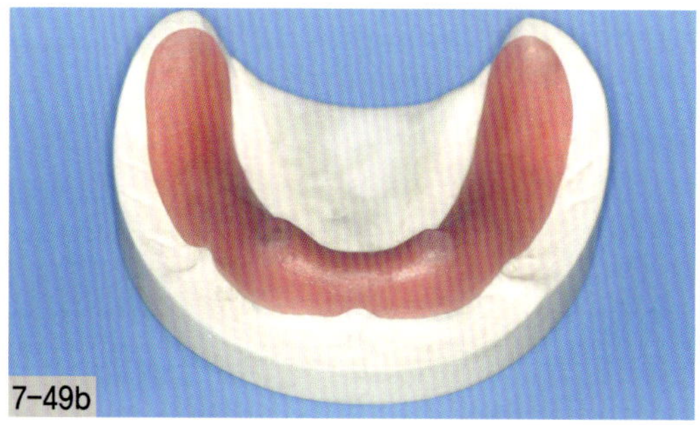
7-49b

Resin base 제작

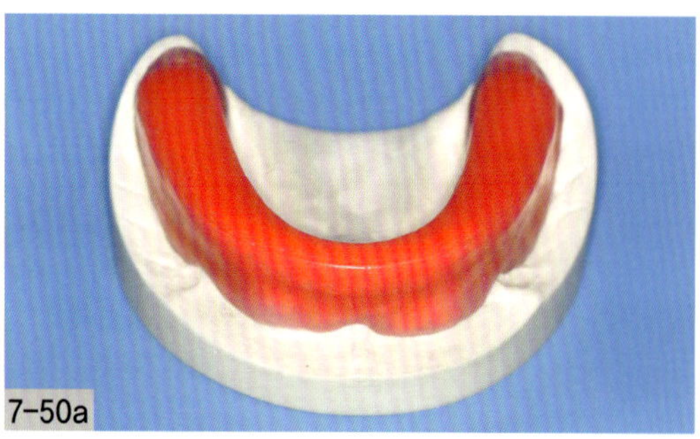
7-50a

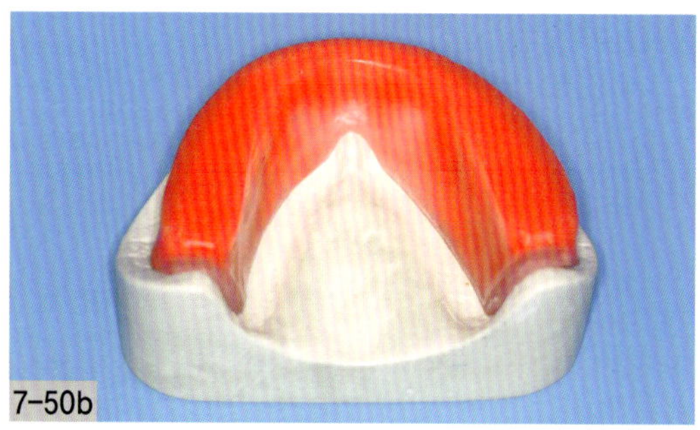
7-50b

기초상 제작

Step 4 악간관계 기록

Step 4

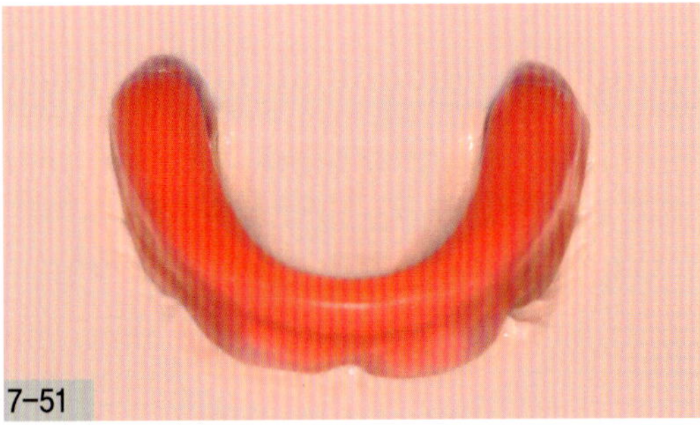
7-51

구강내에서 상하악 악간관계 기록

Step 5 Frame 제작

Step 5

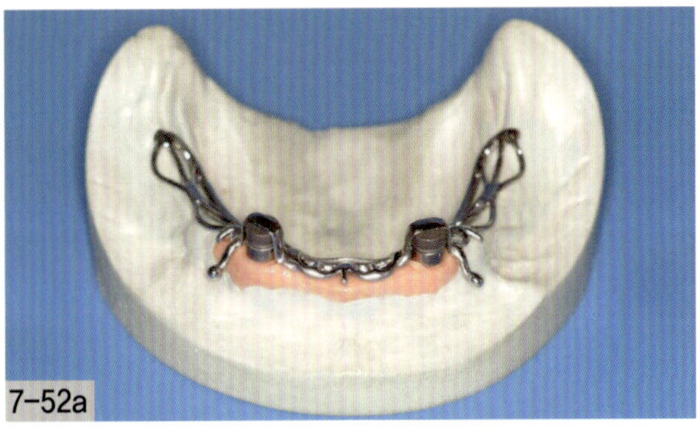
7-52a

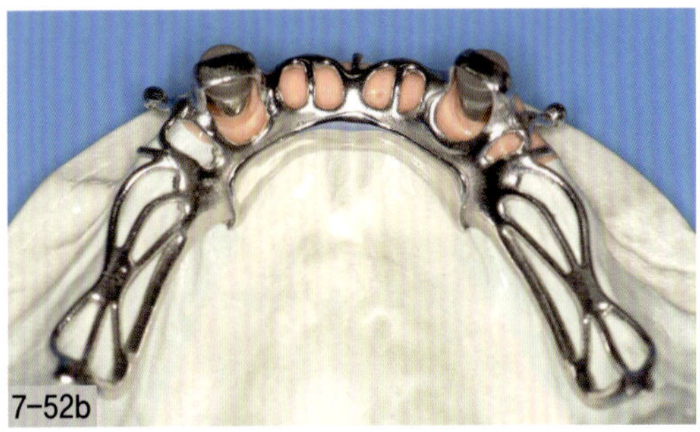
7-52b

Frame 제작

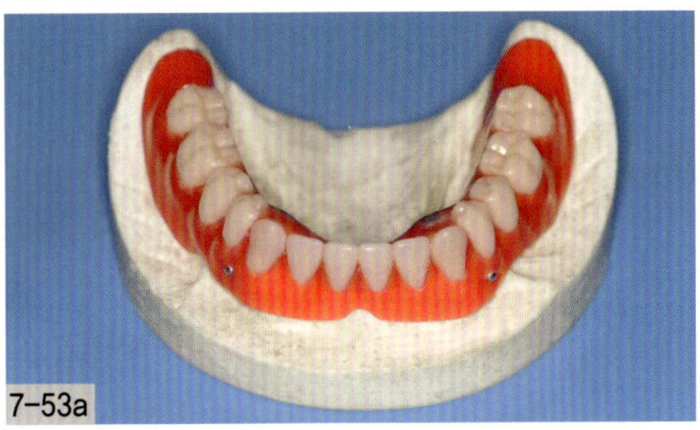
7-53a

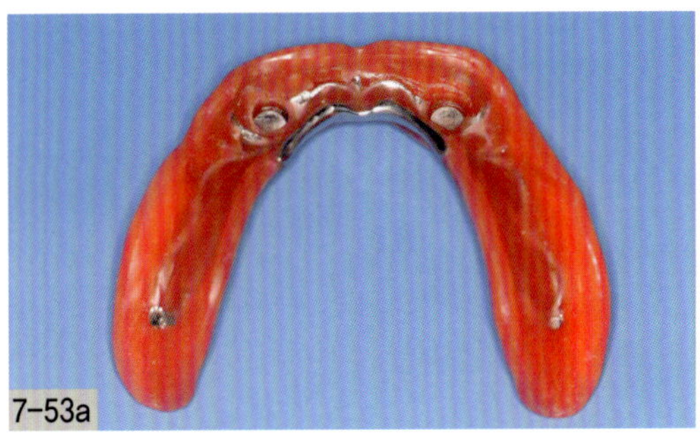
7-53a

인공치아 배열

Step 5

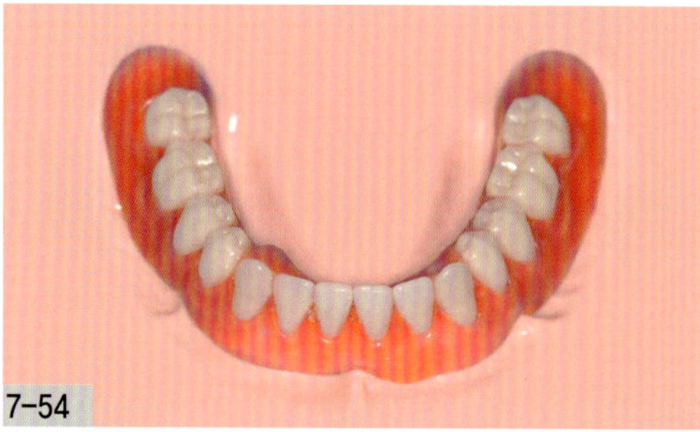

7-54

구강내 시적

Step 6 레진 주입

(Locking pin snap E curing system과 동일)

Step 6

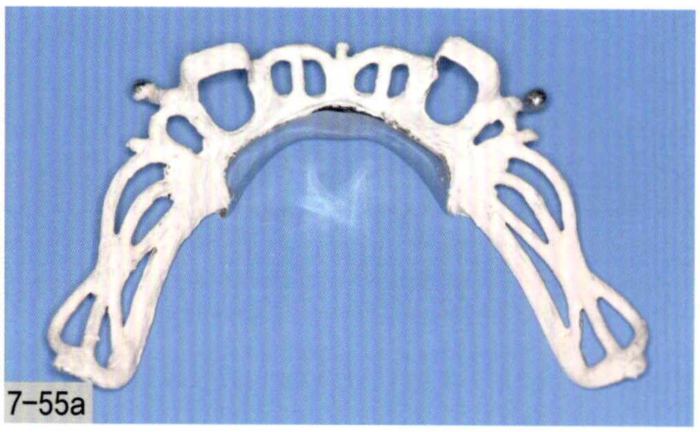

7-55a

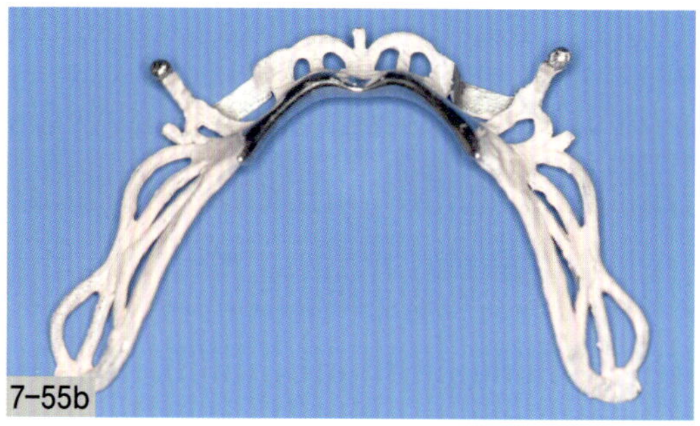

7-55b

Pink opaque 도포

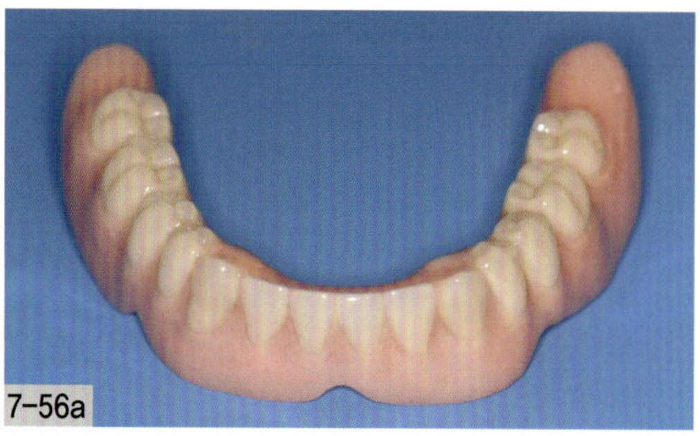

7-56a

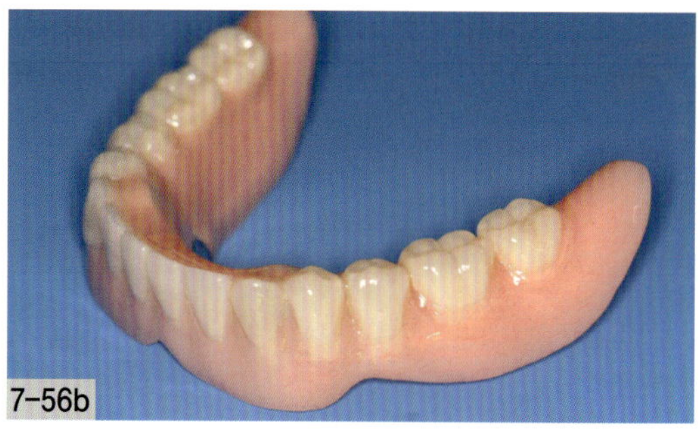

7-56b

Polishing이 끝난 피개의치

Step 7 Delivery

Step 7

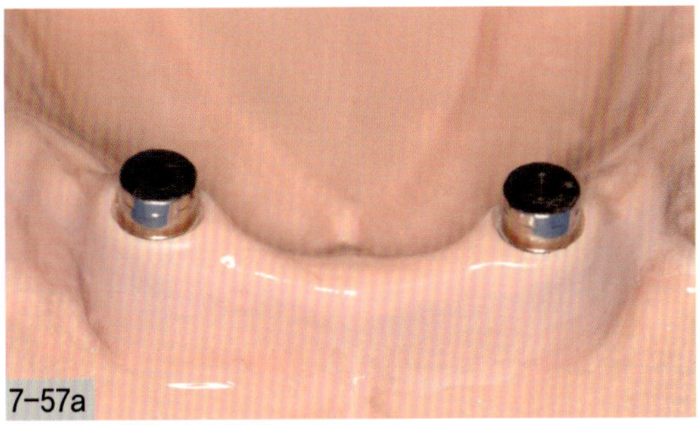
7-57a

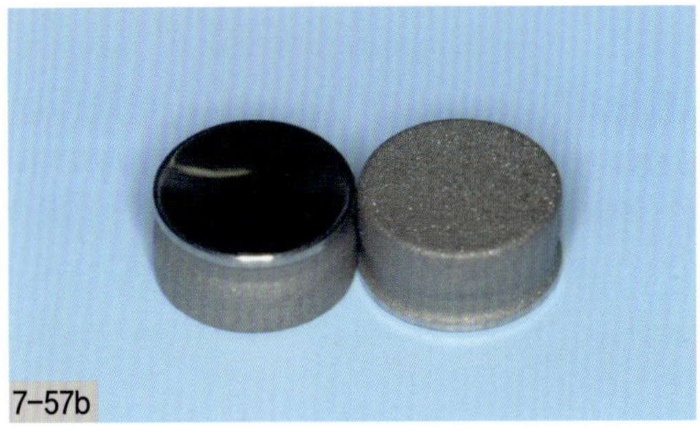
7-57b

Magnetic attachment를 구강내의 abutment에 부착

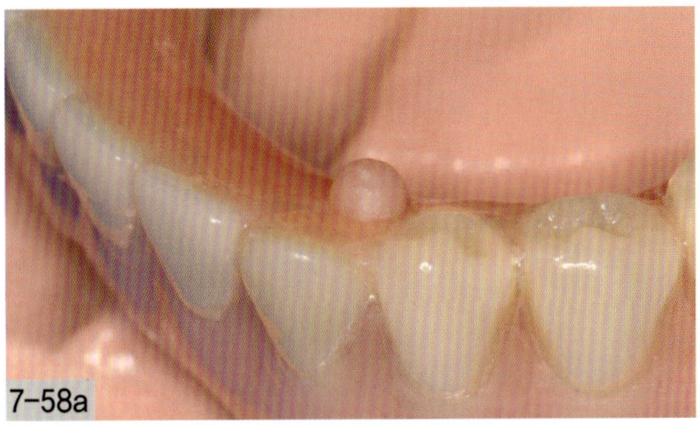
7-58a

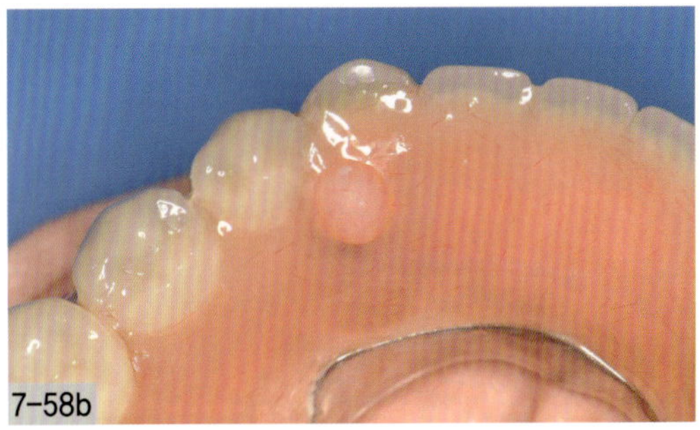
7-58b

구강내에서 자가중합레진으로 magnetic assembly을 denture에 부착

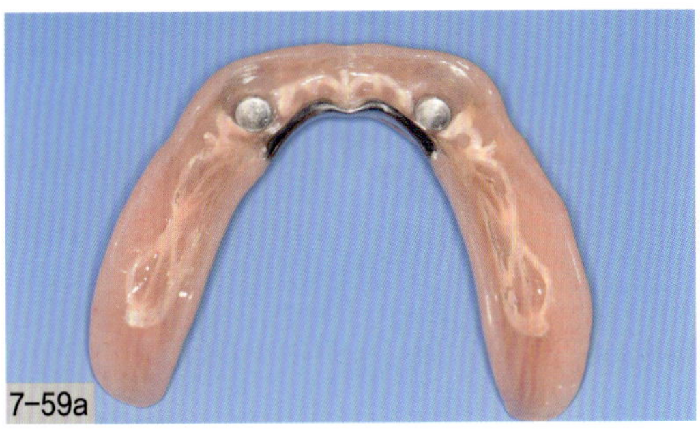
7-59a

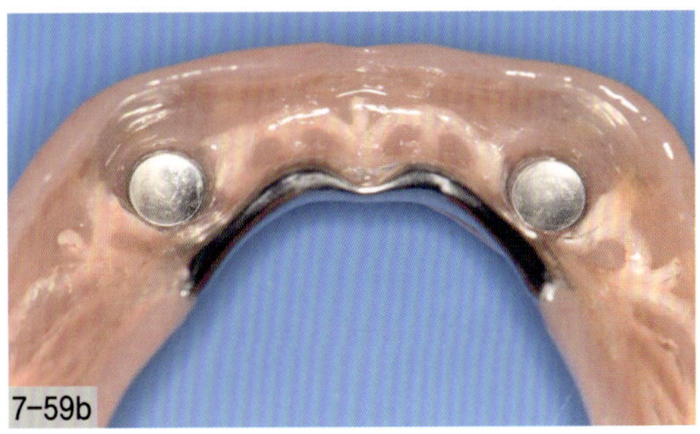
7-59b

완성된 피개의치의 점막면

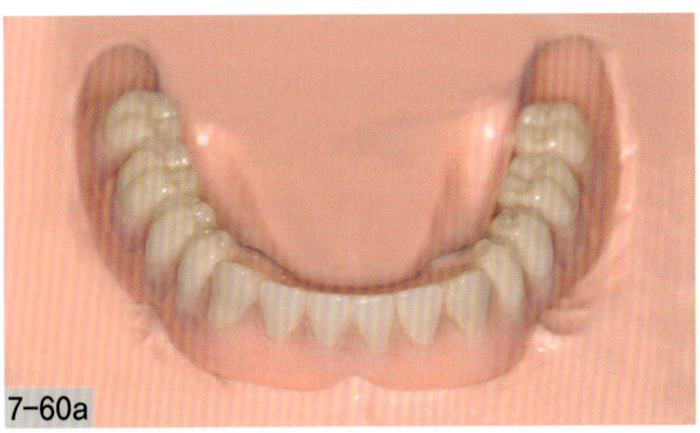
7-60a

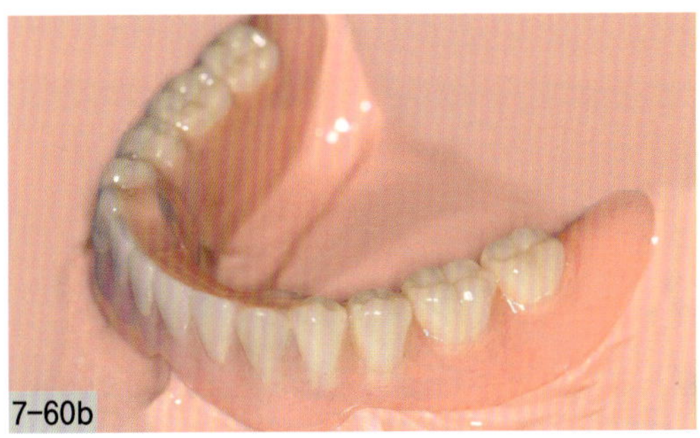
7-60b

구강내에 장착된 피개의치

8. Ball attachment를 이용한 피개의치

(Regular φ 4.8 external hexagon connection fixture, o-ring attachment abutment)

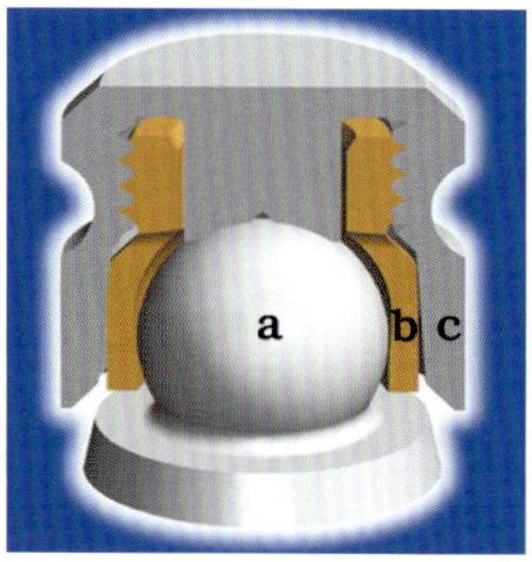

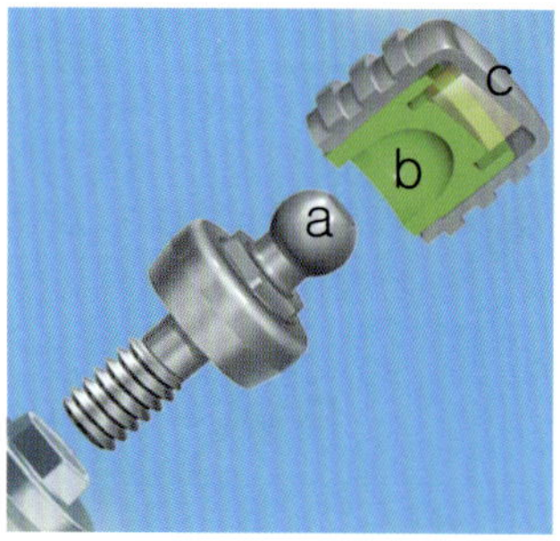

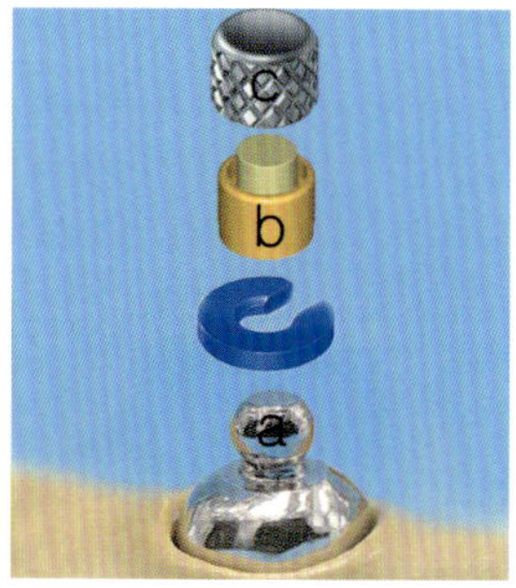

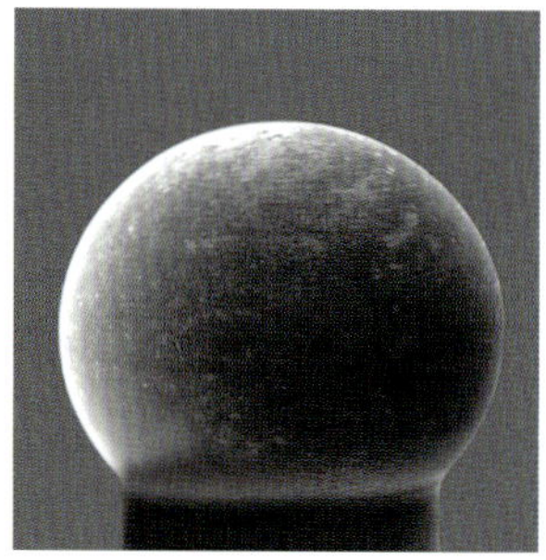

a. 지지부(patrix)　b. 유지부(matrix)　c. 보호캡(housing)

Healing abutment를 분리하고 o-ring attachment abutment를 torque wrench를 이용하여 30Ncm의 torque를 주어 체결한다.

Step 1 개인용 트레이 제작을 위한 모형제작

Step 1

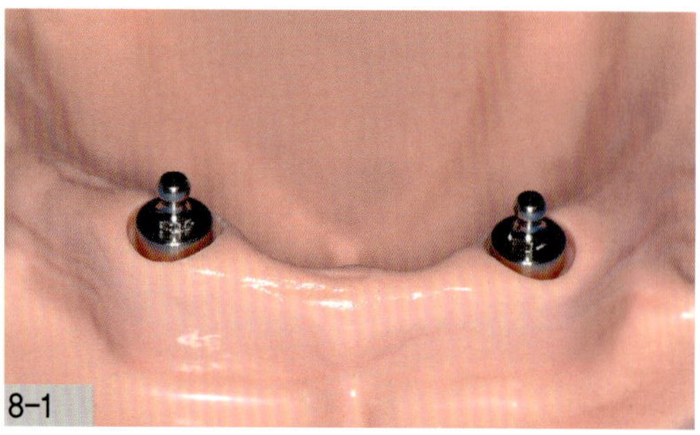

8-1

O-ring attachment abutment가 체결된 구강내 모습

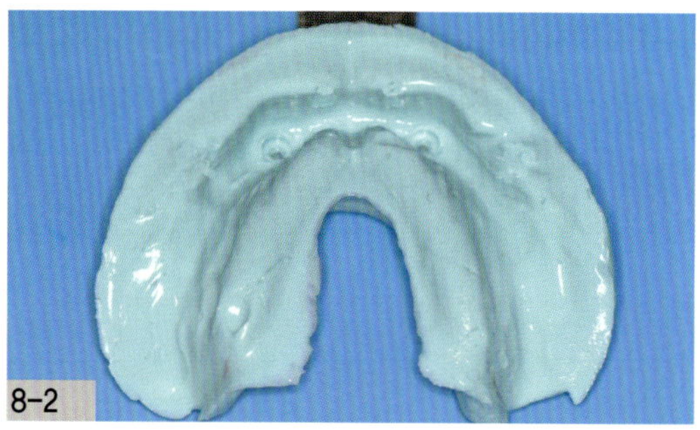

8-2

개인용 트레이 제작을 위한 alginate impression

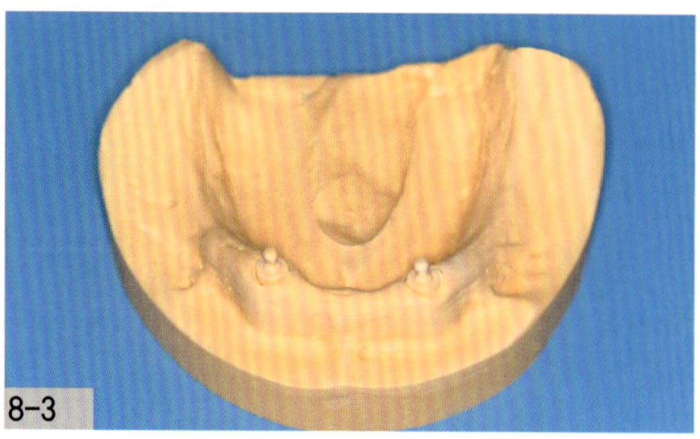

8-3

개인용 트레이 제작을 위한 모형

Step 2 개인용 트레이 제작

인상재가 균일하게 들어갈 공간확보를 위해 abutment가 위치한 부분과 점막부위를 2~3mm 두께의 baseplate wax로 blockout한다.

Step 2

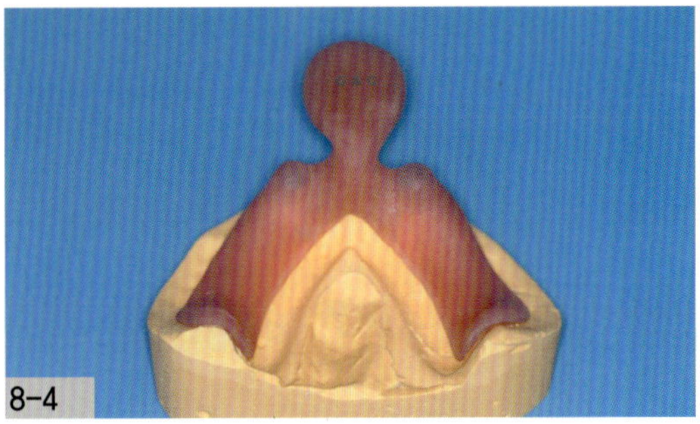

8-4

개인용 트레이를 제작하여 환자이름을 기록한다.

Step 3 Impression

Step 3

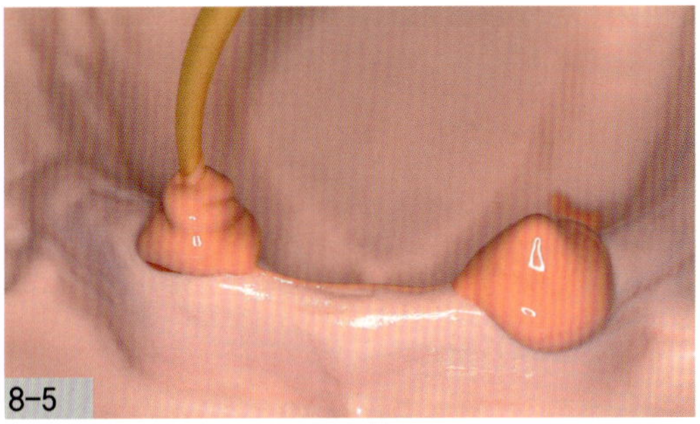

8-5

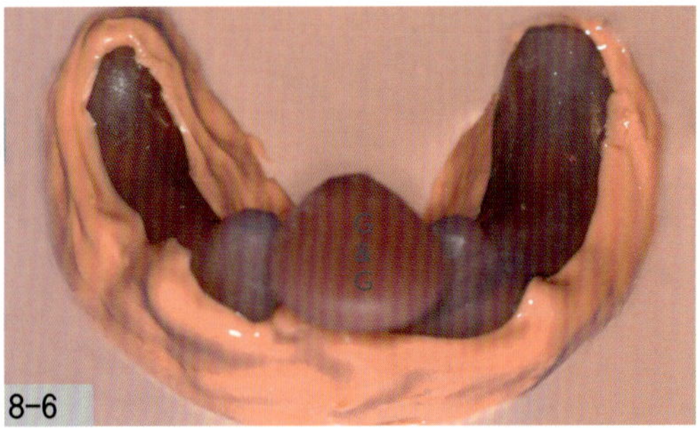

8-6

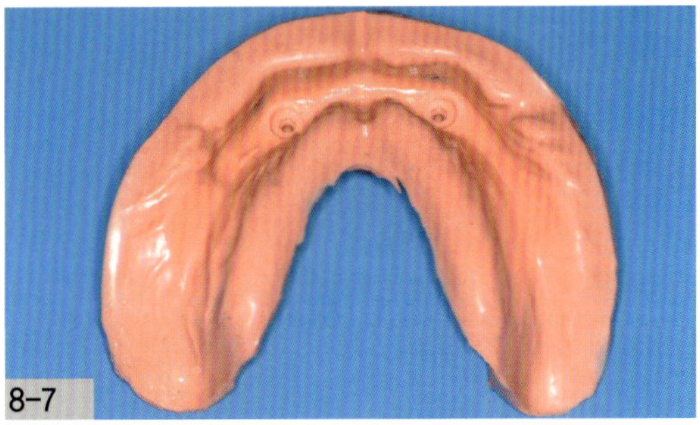

8-7

8-5,6,7 Pick up impression 점막에서 지지를 받아야 하므로 기능인상을 채득해야 한다. 따라서 트레이에 유지공은 뚫지 않아야 한다.

Step 4 작업모형 제작

Step 4

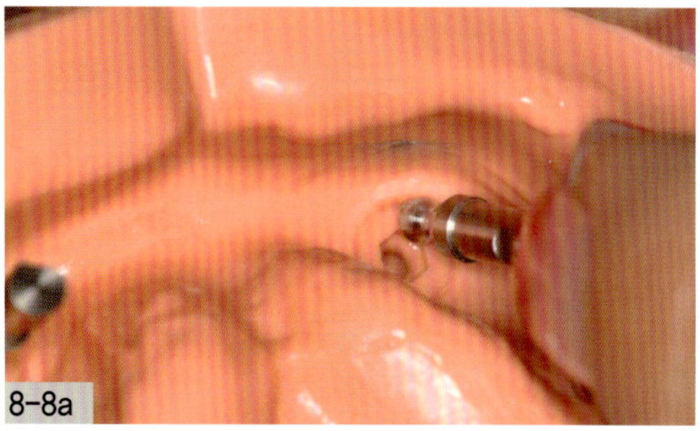
8-8a

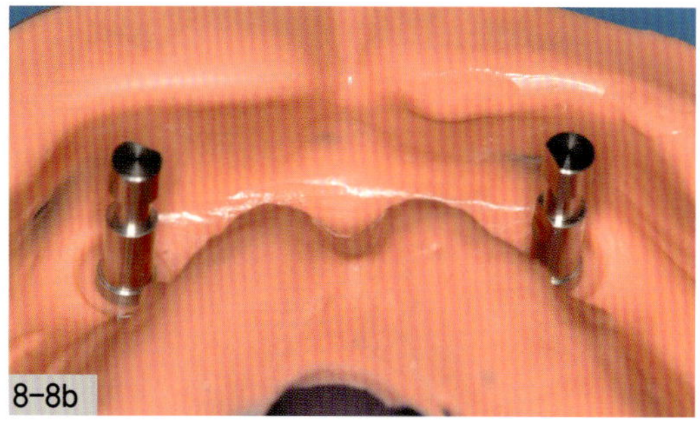
8-8b

O-ring lab analog를 인상체에 위치시킨다.

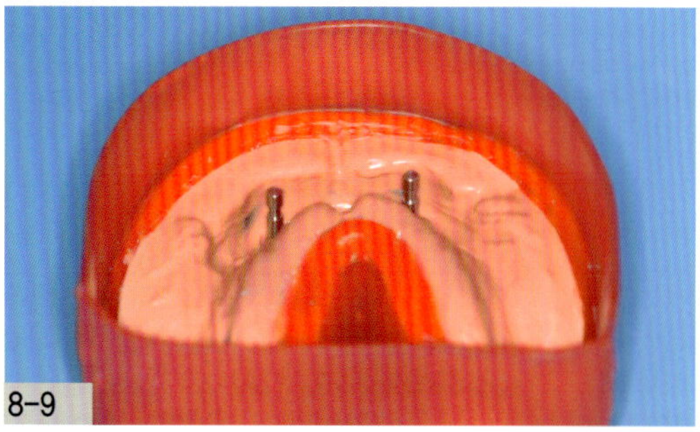
8-9

인상체 변연에서 하방으로 3~5mm되는 부위에 폭 3~5mm가 되도록 beading wax를 고정시키고 boxing한 후 인상체의 가장 높은 부분에서 약13mm 정도 높이가 되도록 boxing wax 높이를 조절하거나 wax에 표시 후 석고를 주입한다.

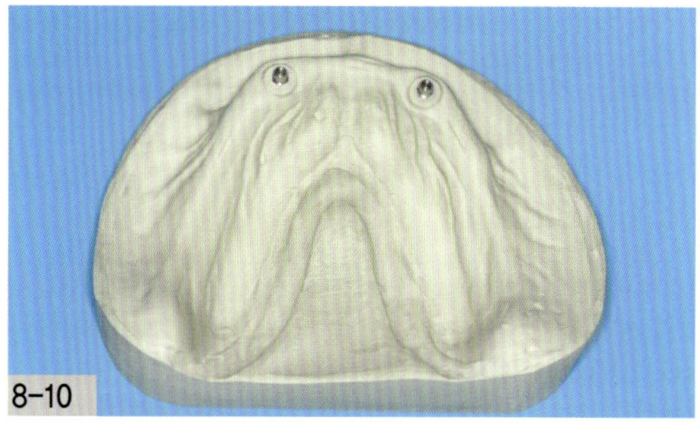
8-10

완성된 작업모형

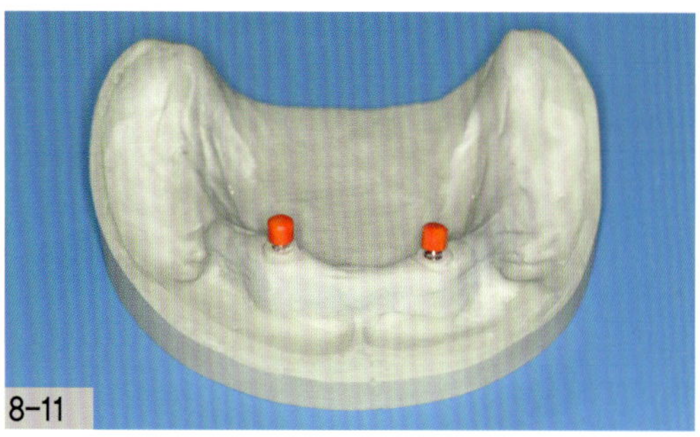
8-11

Lab analog에 기공용 retainer assembly 체결

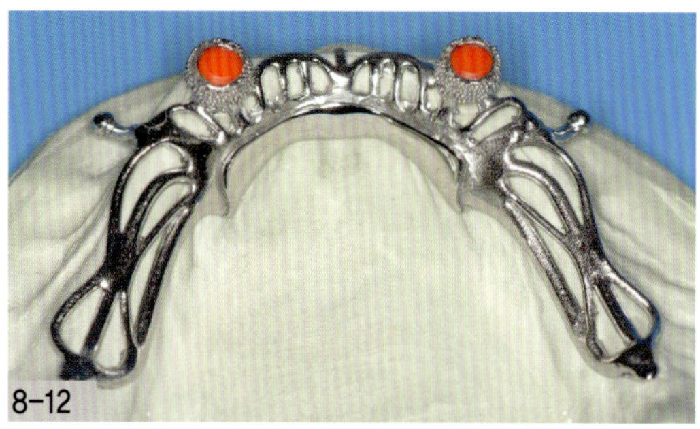
8-12

Frame 제작

Step 5 악간관계기록

Step 6 인공치아 배열

Step 6

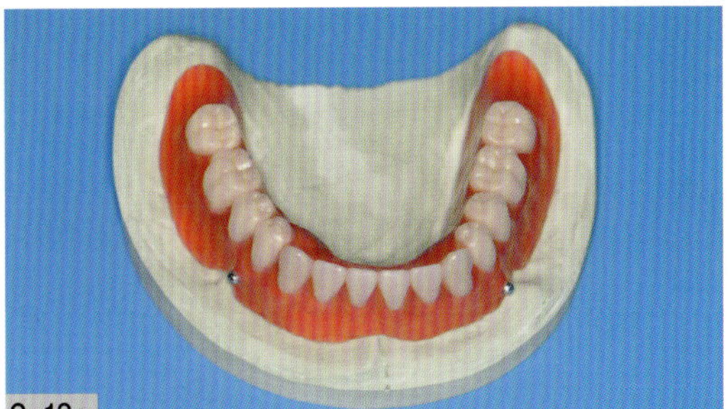
8-13a

인공치아 배열된 순측면

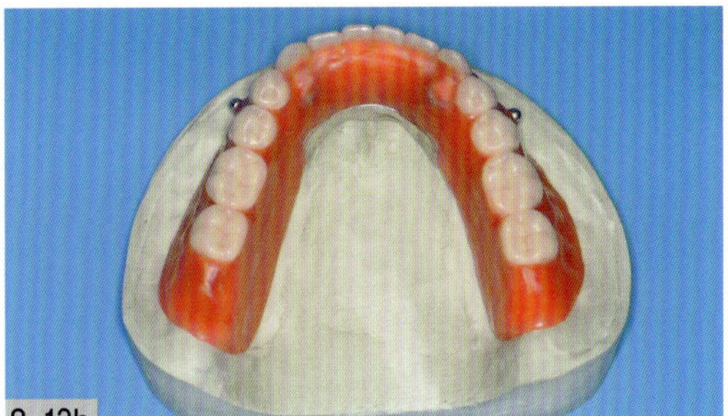
8-13b

인공치아 배열된 설측면

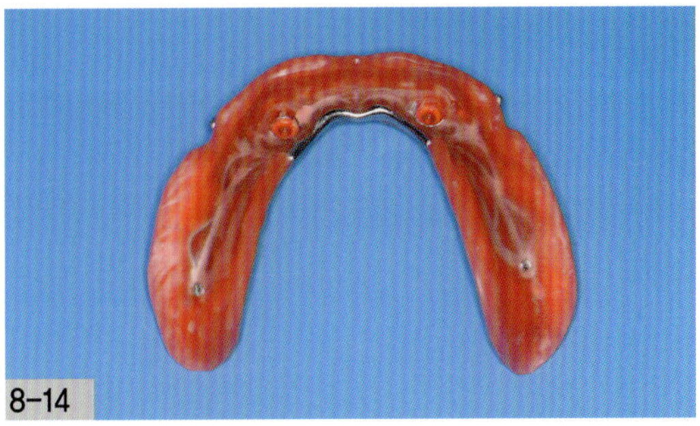
8-14

Wax denture 점막면

Step 7 구강내 시적

Step 7

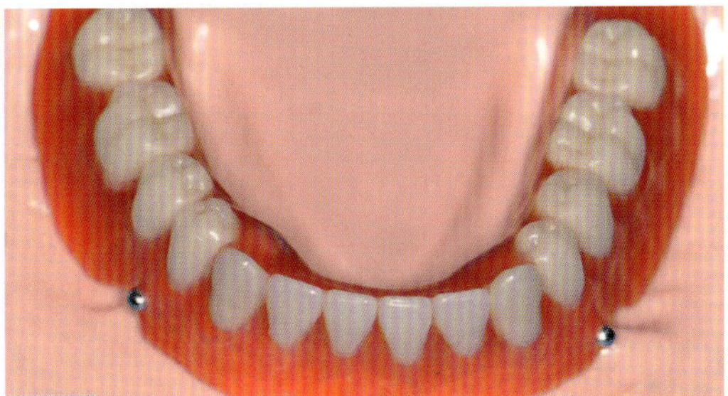
8-15

구강내 wax denture 시적

Step 8 레진 주입

(Locking pin snap E curing system과 동일)

Step 8

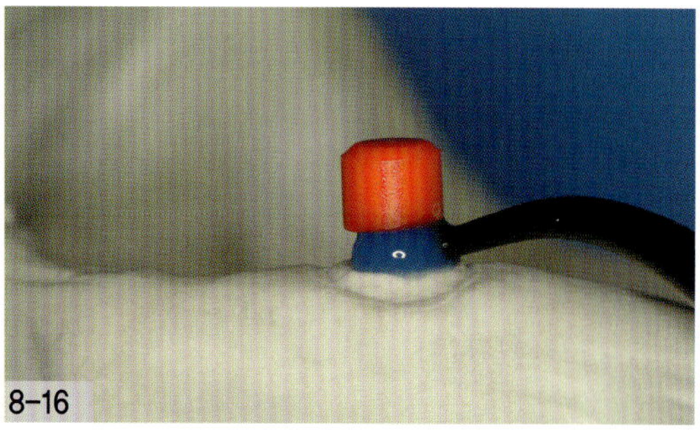

8-16

LC block out resin을 이용하여 기공용 retainer assembly 하방을 blockout한다.

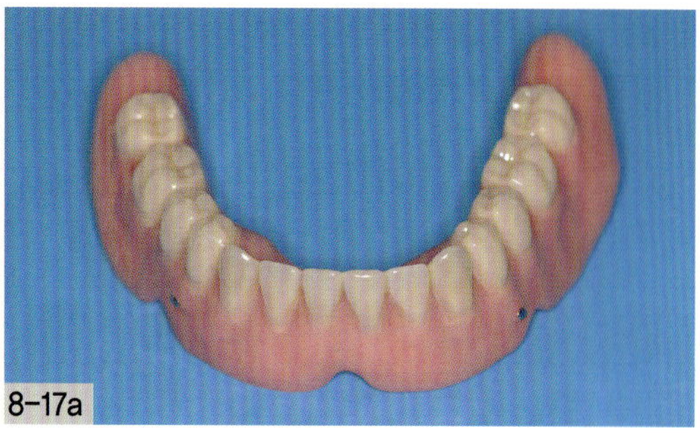

8-17a

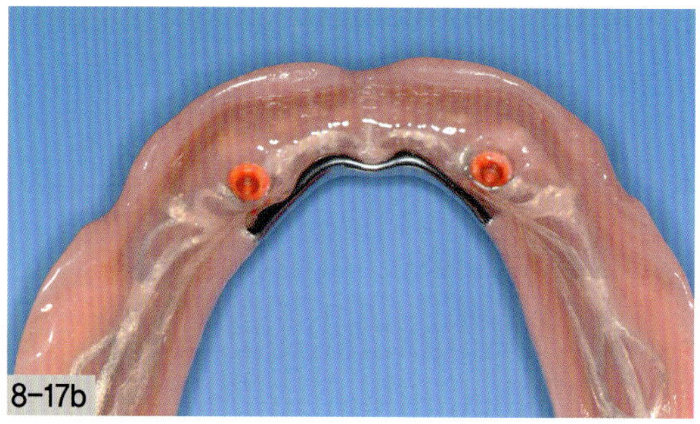

8-17b

완성된 의치의 교합면과 점막면

Step 9 Delivery

Step 9

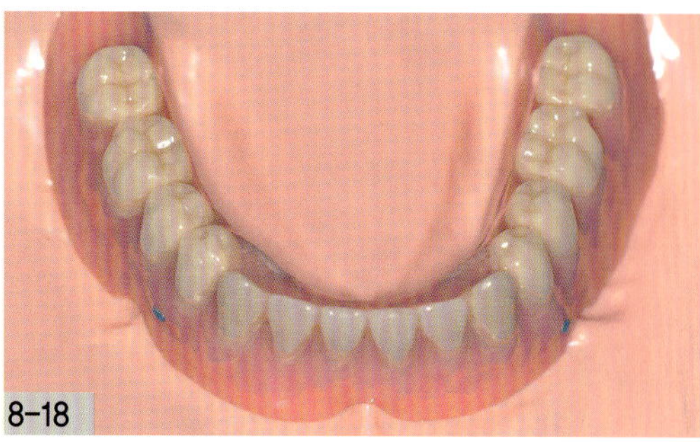

8-18

구강내 시적

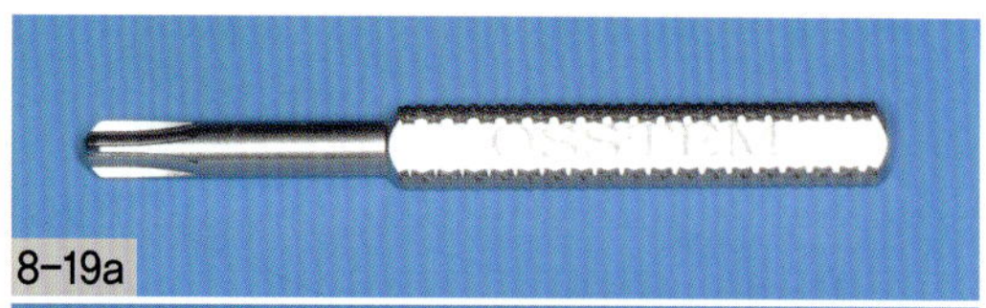

8-19a

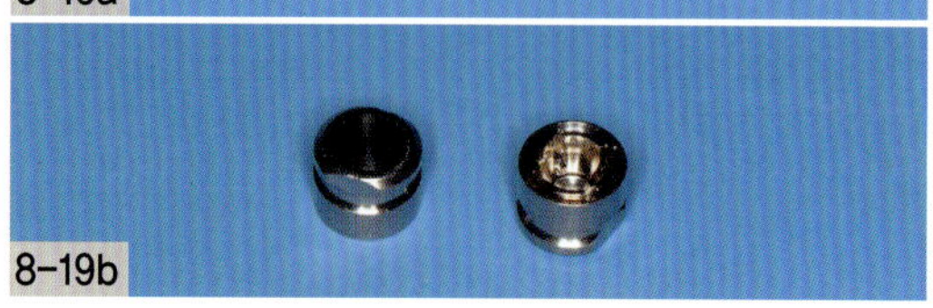

8-19b

a. 유지부 조정 mandrel
b. Ball attachment retainer assembly

Step 9

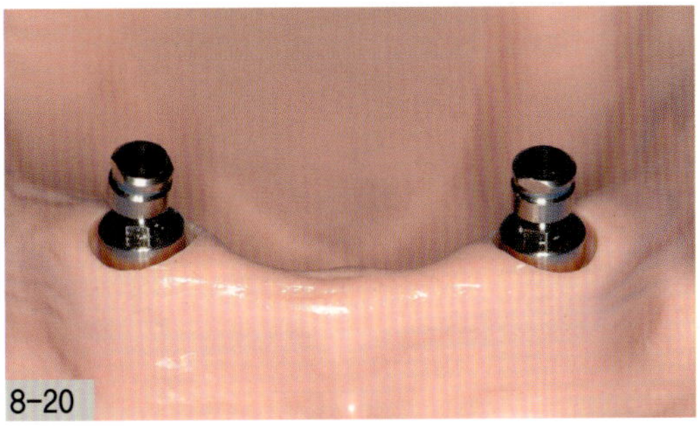
8-20

Abutment에 ball attachment retainer assembly를 체결한다.

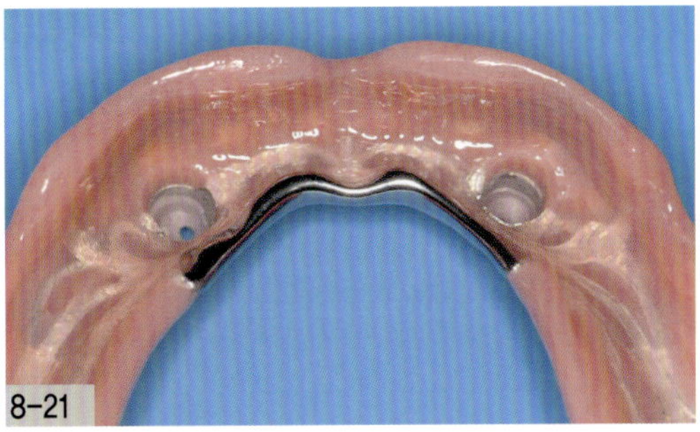
8-21

기공용 matrix를 제거하고 자가중합레진으로 matrix를 고정하기 위한 준비

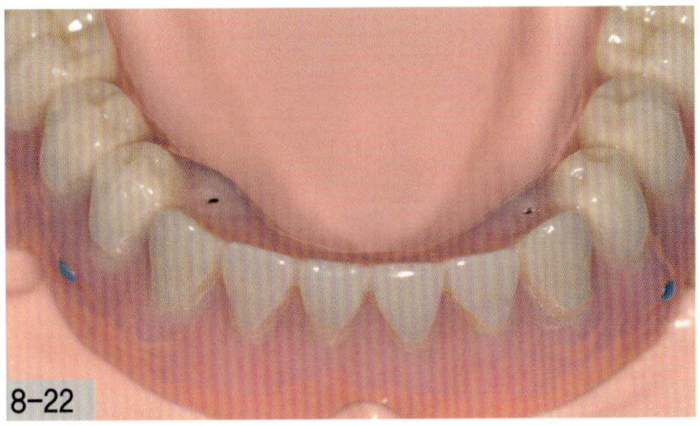
8-22

구강내 삽입하여 적합여부를 확인한다.

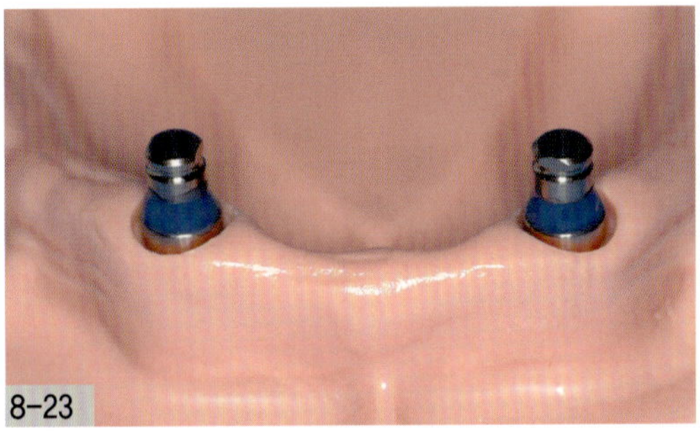
8-23

Retainer assembly를 위치시킨 후 blockout용 광중합 레진으로 blockout한다.

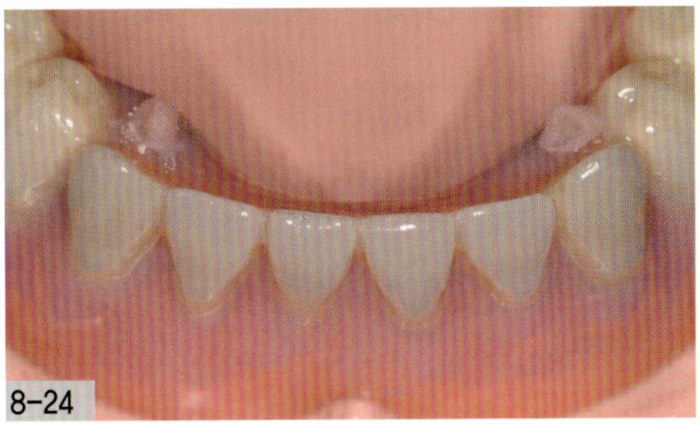
8-24

레진 주입

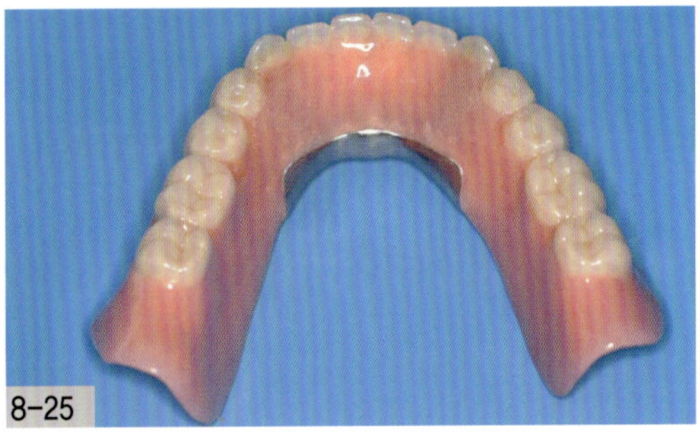
8-25

Polishing

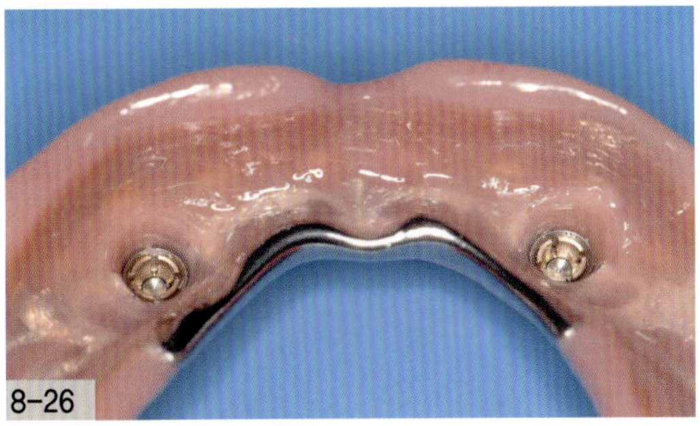
8-26

완성된 의치의 점막면

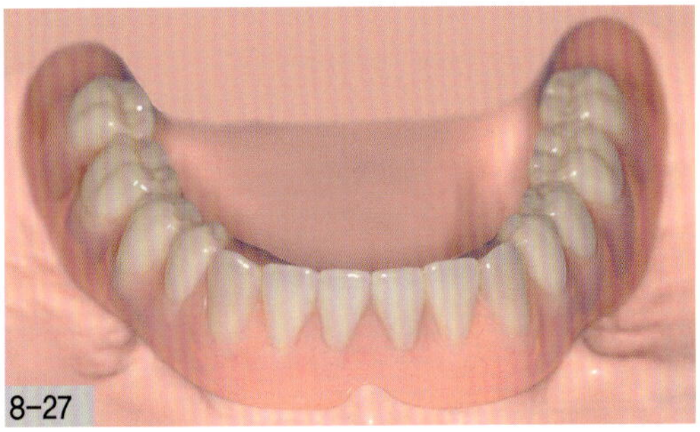
8-27

구강내 장착

9. Electroforming system을 이용한 가철성 피개의치

(Regular Ø4.8 internal connection fixture, gold cast abutment)

장점

① Secondary splinting으로 응력을 개개의 implant에 적절한 힘으로 분배
② Fixture의 deflection의 변화가 균일하여 fixture의 뒤틀림이 적다.
③ 1차적으로 연결된 bar joint attachment보다 안정적이다.

Step 1 개인용 트레이 제작을 위한 impression

Step 1

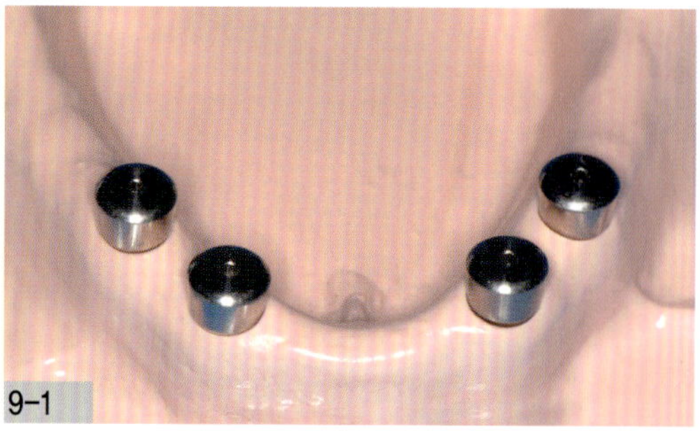

9-1

Healing abutment가 연결되어 있는 구강내

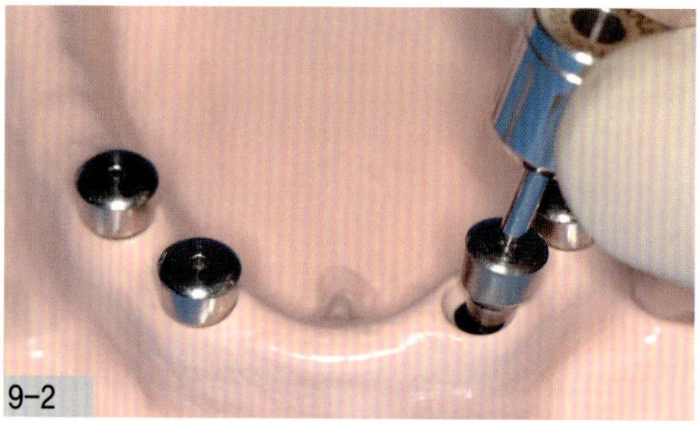

9-2

1.2 hex hand driver를 이용하여 분리

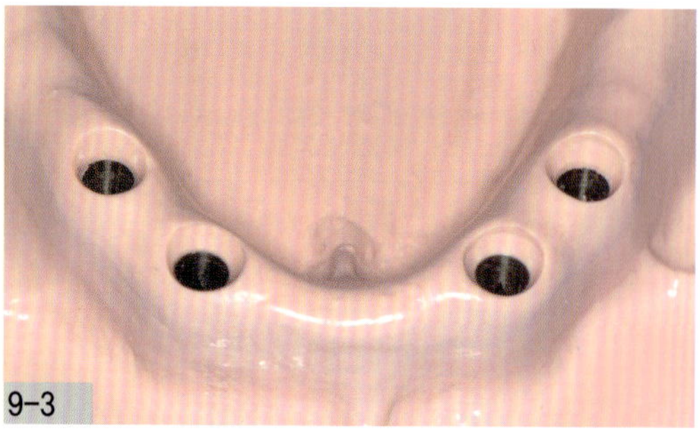

9-3

Healing abutment가 분리된 internal connection type fixture

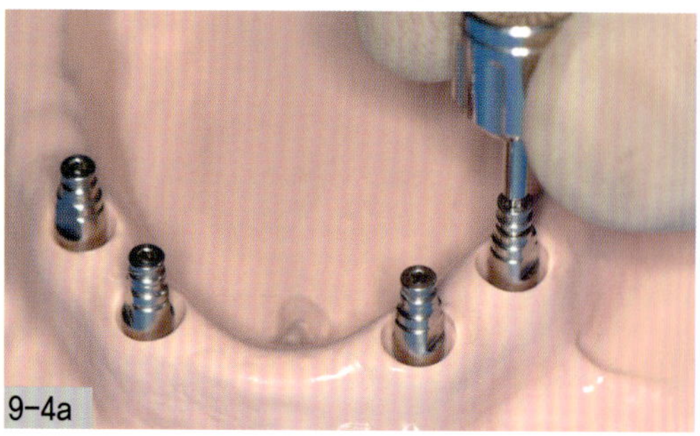

9-4a

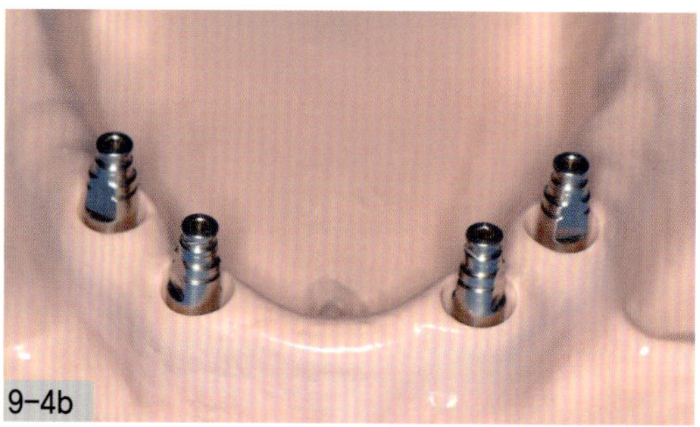

9-4b

1.2 hex driver을 이용하여 transfer impression coping을 체결

Step 1

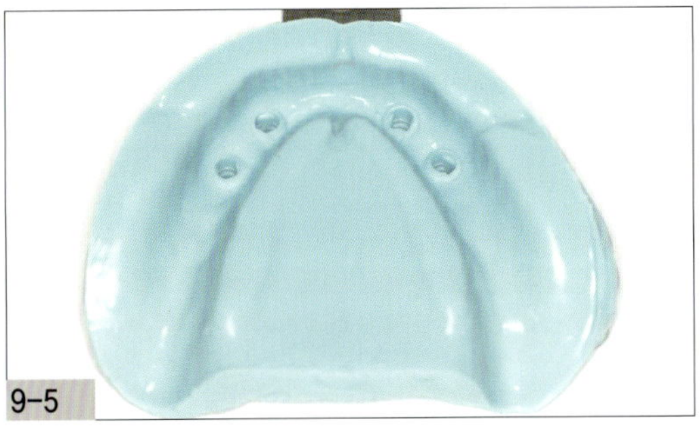

9-5

Alginate 인상체

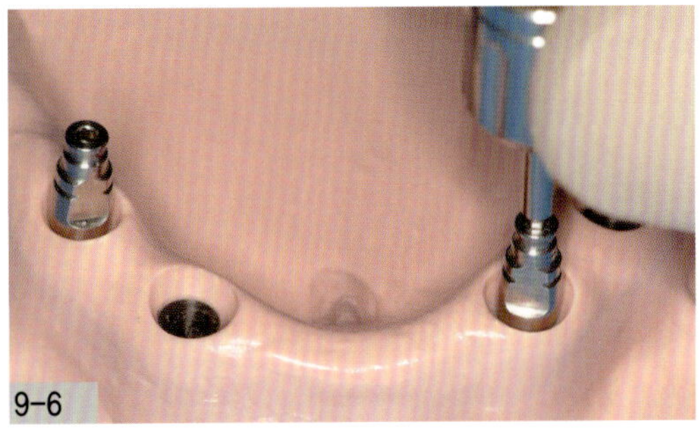

9-6

Transfer impression coping 분리

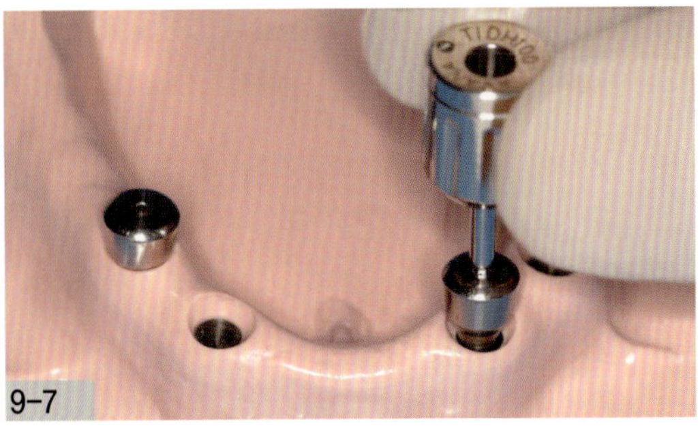

9-7

Healing abutment 체결

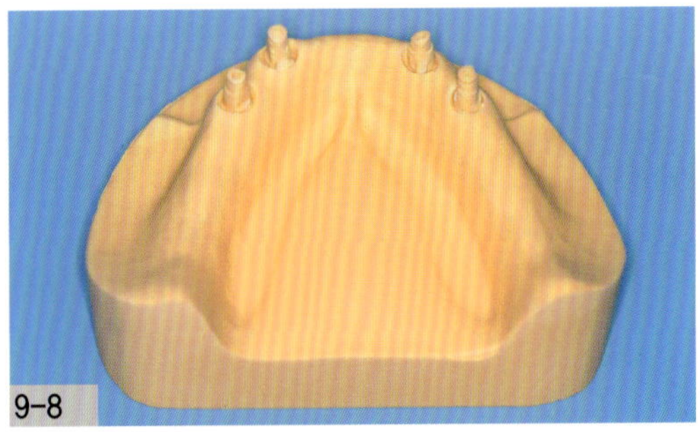

9-8

개인용 트레이 제작을 위한 모형

Step 2 개인용 트레이 제작

개인용 트레이 제작을 위해 석고모형상에 impression coping이 들어갈 공간과 인상재가 들어갈 공간을 확보하기 위해 wax로 blockout한다.

1. 개인용 트레이의 요구조건

1) 인상재와 대조되는 색상 사용
2) 손잡이의 형태는 인상채득시 주변조직의 운동을 제한하거나 장애가 되지 않도록 해야 하며
   손잡이의 각도는 상악은 45°, 하악은 90°로 제작한다.
   인상채득시 변형되거나 파절되지 않을 만큼 일정한 강도를 가져야 한다.
3) GSⅡ impression coping의 높이는 11mm이고 유지부 폭경은 5.5mm이다.
   따라서 coping 주변과 점막부는 rubber base 인상재가 들어갈 2~3mm의 공간을 확보하여 blockout하고 기계적 유지 증가를 위해 유지공을 형성해야 한다.

Step 2

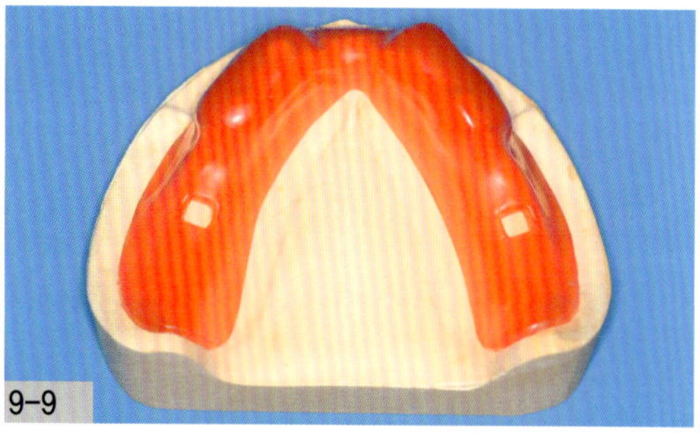

9-9

Baseplate wax로 blockout

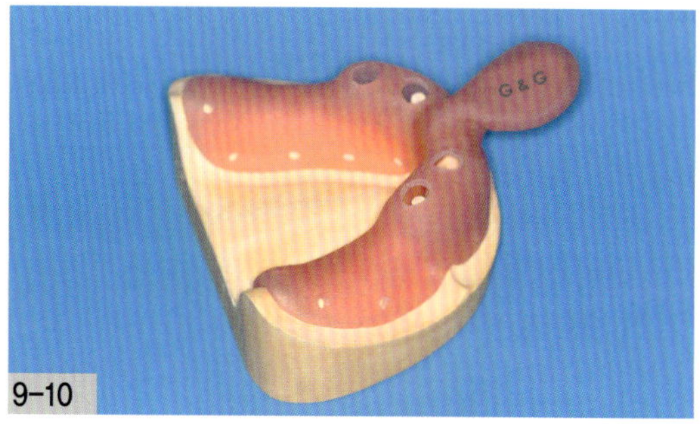

9-10

Guide pin이 위치할 hole을 형성하고 환자이름을 기록한다.

Step 3 Impression

Step 3

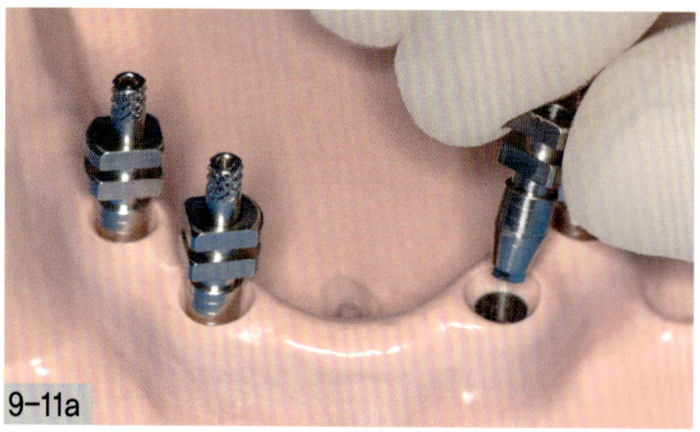

9-11a

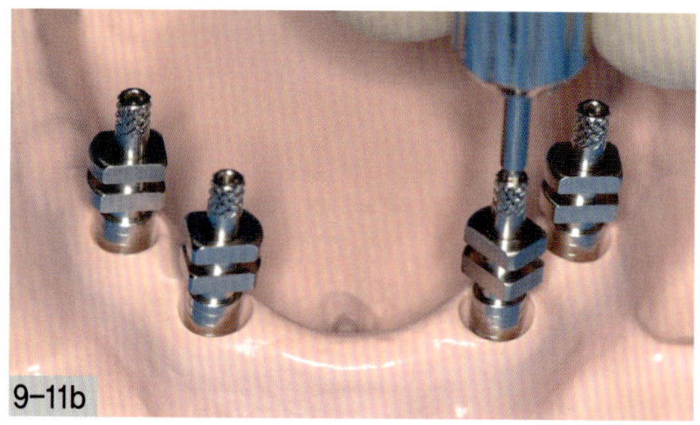

9-11b

Impression coping 체결

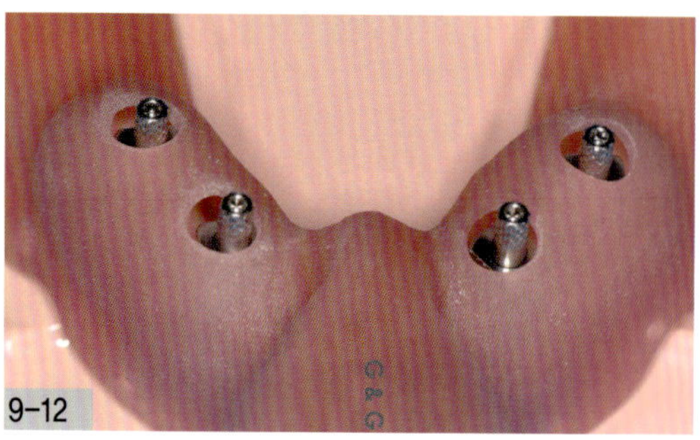

9-12

개인용 트레이를 구강내에 시적

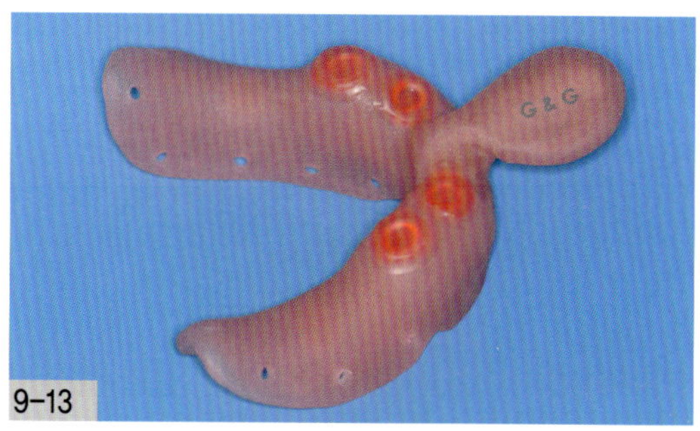

9-13

Baseplate wax로 guide pin이 위치할 hole 폐쇄. Hole을 폐쇄하지 않을 경우 인상재가 흘러나오게 되어 coping 유지부에 기포가 형성될 수도 있다.

Step 3

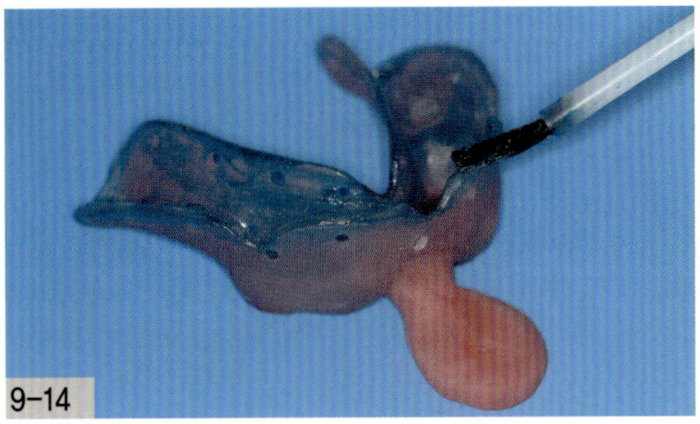

Adhesive 도포

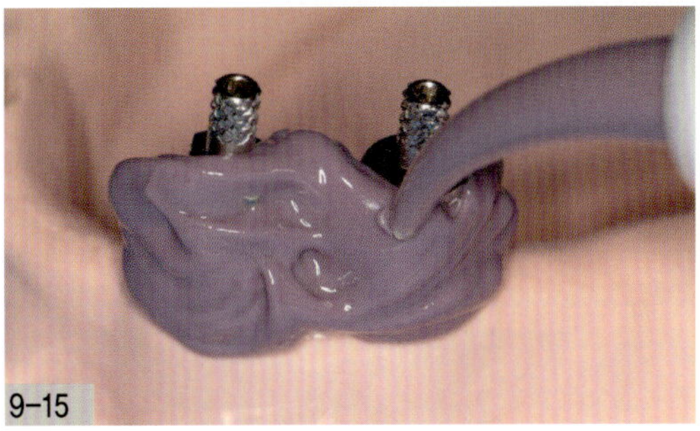

인상채득

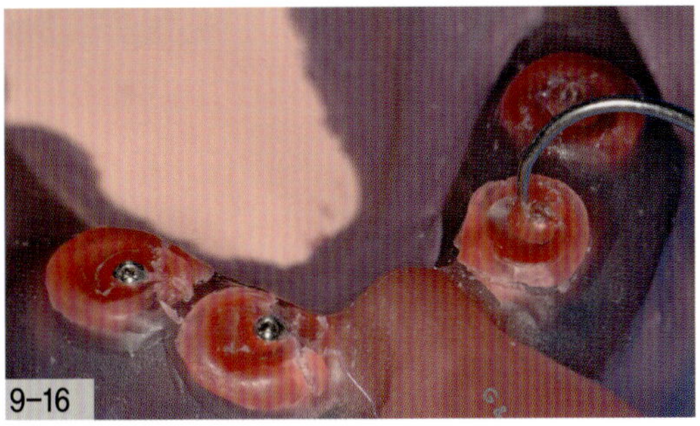

Guide pin의 driver hole에 들어가 있는 wax와 인상재 제거

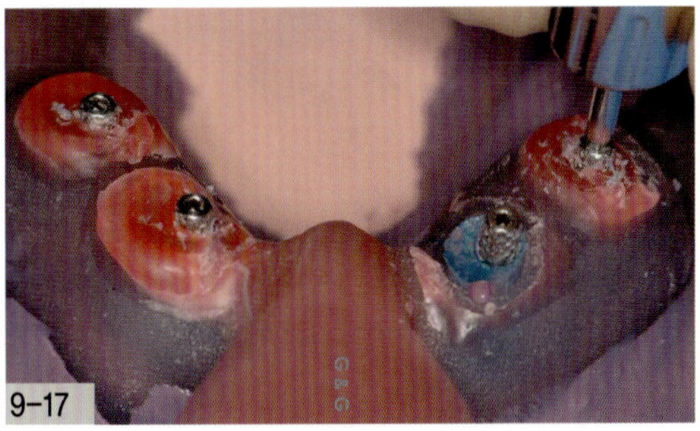

1.2 hex driver를 이용하여 guide pin을 푼다. Pin이 다 풀리게 되면 "딸깍 딸깍"하는 소리와 느낌을 느낄 수 있다. Pin을 약간 들어올린 다음 트레이를 구강내에서 분리한다.

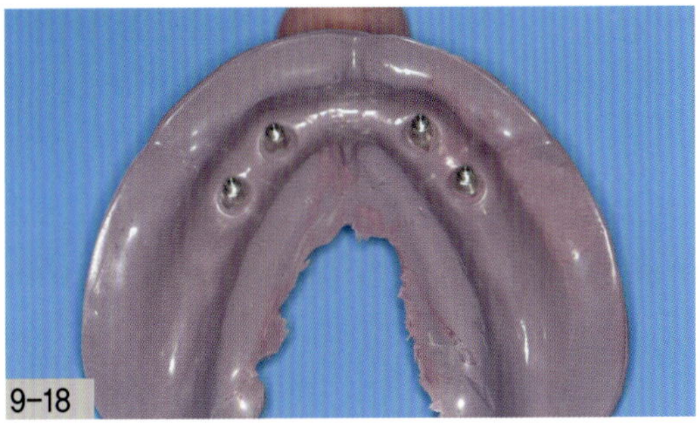

인상체 내면

Step 4 작업모형 제작

1) Lab analog를 impression coping에 체결 시 한손으로 lab analog를 잡고 다른 손으로 guide pin을 잠근다.
2) Gum gingival 제작
   치은을 표현해 주는 탄력과 색상을 지닌 silicone계통의 재료로 작업모형 제작시 implant fixture 치은부위의 석고를 대신하는 작업으로 상부구조제작 시 접합부 확인 후 점막 내에 위치할 그라운의 형테재현 등을 위해 필요하다.
Gum gingival의 두께는 약 3mm가 적합하며 너무 두꺼울 경우 lab analog가 석고에 묻히는 부분이 적어 모형상에서 lab analog가 움직일 수 있고 너무 얇으면 그 효과를 낼 수 없다.
전용 gum gingival재료는 색상이 pink색을 띄고 있으며 이는 작업모형상에서 ceramic을 이용한 build up, contouring, shade조정 시 구강내와 유사한 시각적 효과를 주어 정확한 보철물을 제작하기 위해서 제작한다.

Step 4

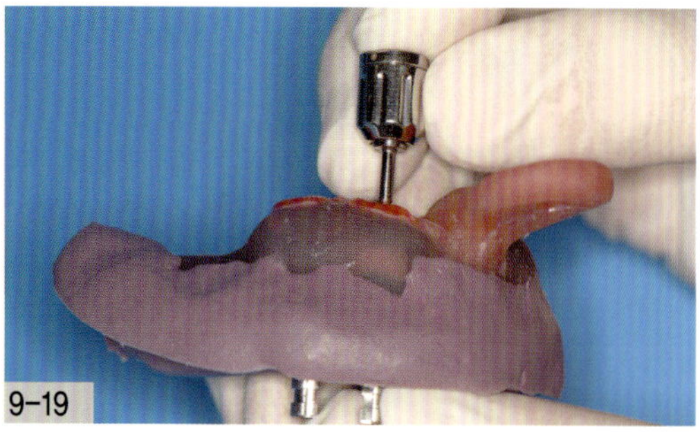
9-19
Lab analog를 impression coping과 결합

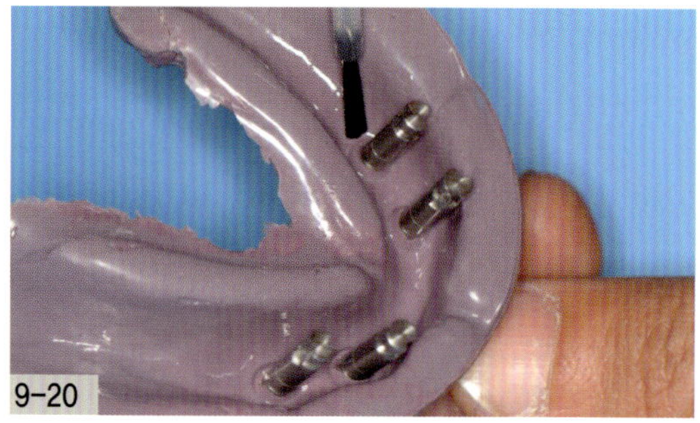
9-20
분리제 도포

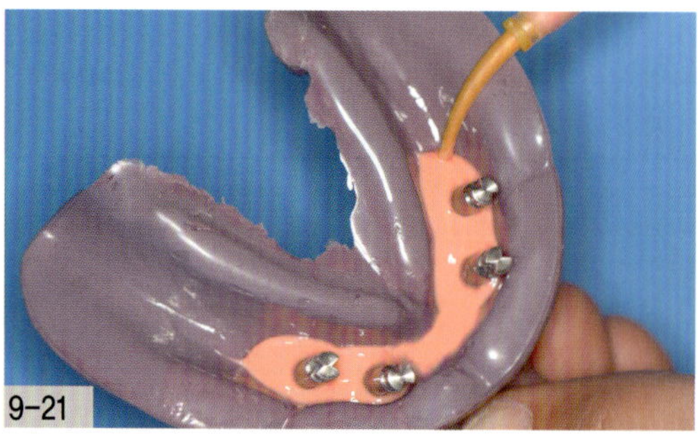
9-21
Gum gingival 주입

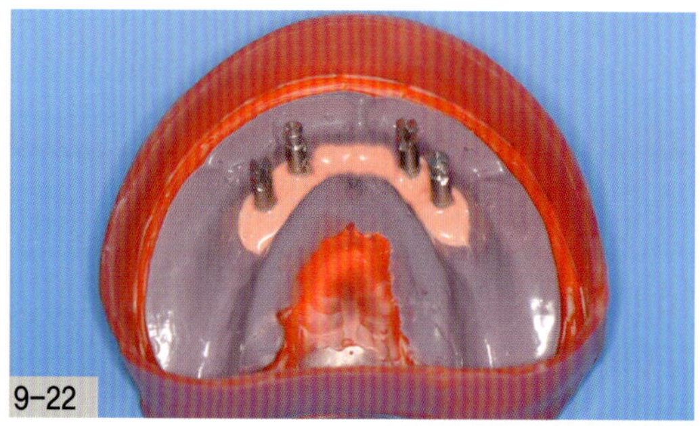
9-22
인상체 변연에서 하방으로 3~5mm되는 부위에 폭 3~5mm가 되도록 beading wax를 고정시키고 boxing 인상체의 가장 높은 부분에서 약13mm 정도 높이가 되도록 boxing wax 높이를 조절하거나 wax에 표시 후 석고를 주입한다.

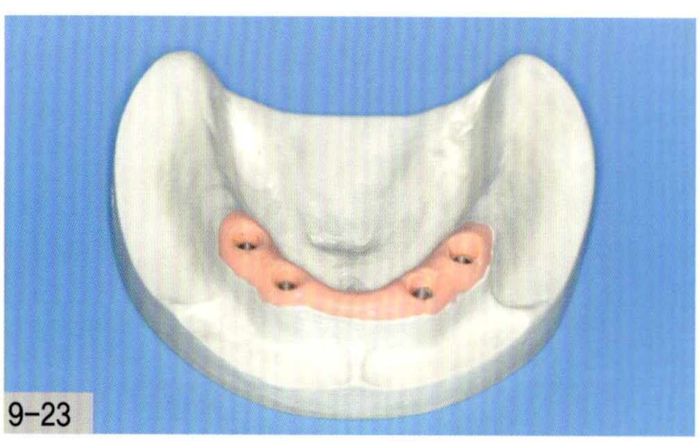
9-23
완성된 작업모형

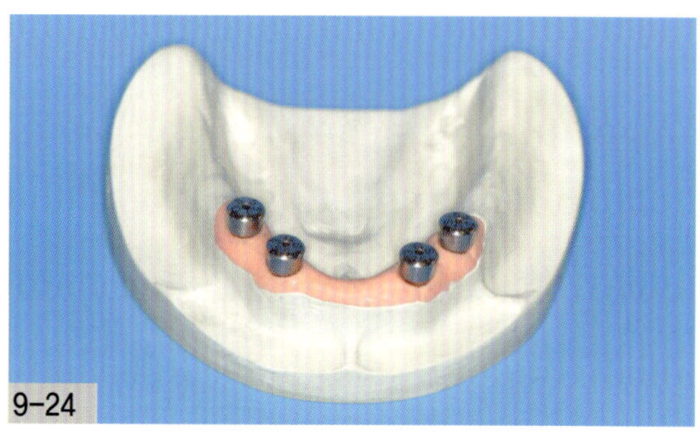
9-24
기초상 제작을 위해 구강내에 체결되어 있는 것과 같은 healing abutment를 체결하고 resin base를 제작한다. 구강내에서 악간관계를 기록할 때 healing abutment에 의해 적절한 유지와 지지를 얻을 수 있다.

Step 4

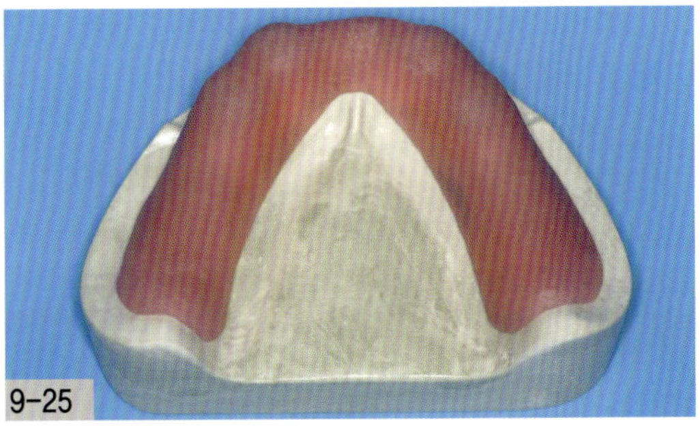

9-25

광중합 레진 기초상 제작

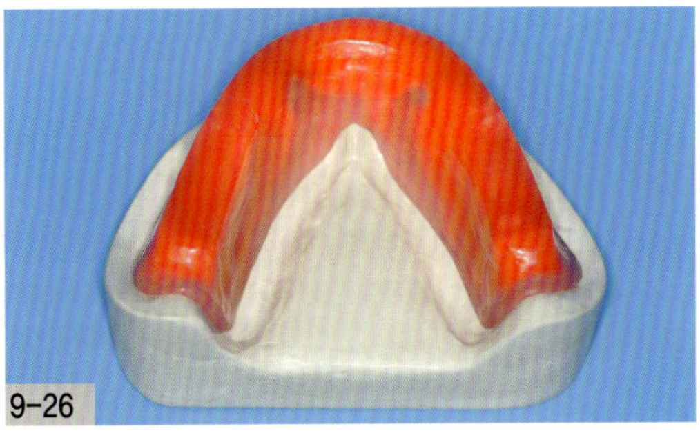

9-26

교합제 제작 형성

Step 5 악간관계 기록

Step 5

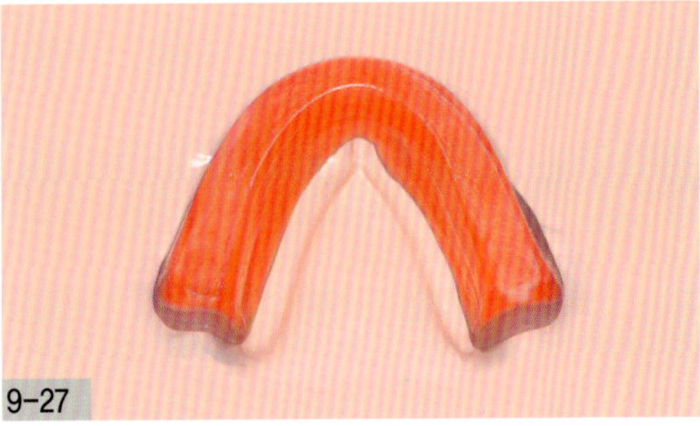

9-27

악간관계 기록

Step 6 인공치아 배열

Step 6

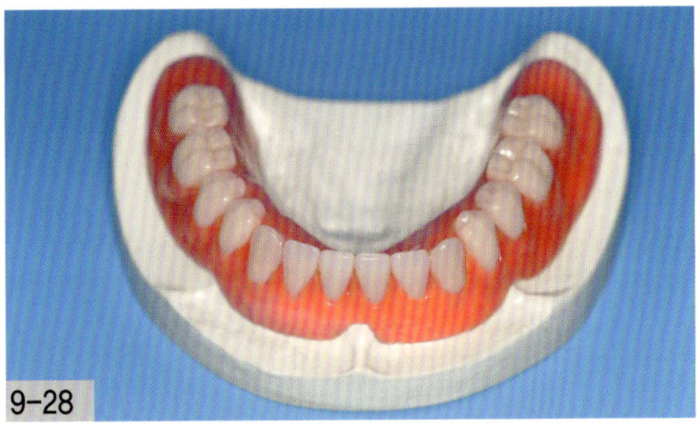

9-28

최종보철물과 유사한 형태로 인공치아 배열

Step 7 구강내 시적

Step 7

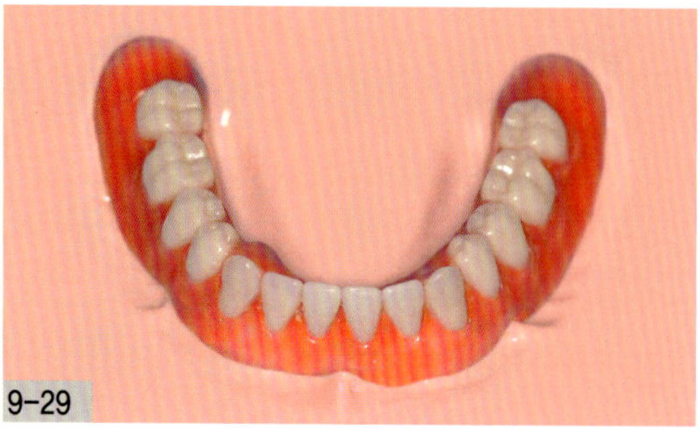

9-29

납의치 구강내 시적

Step 8 Inner coping 제작

Step 8

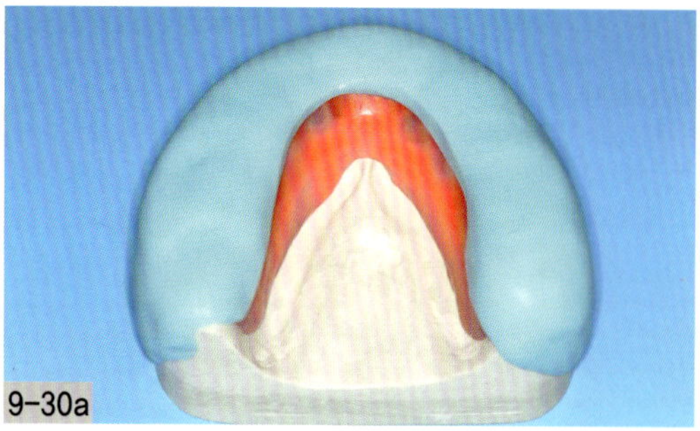

9-30a

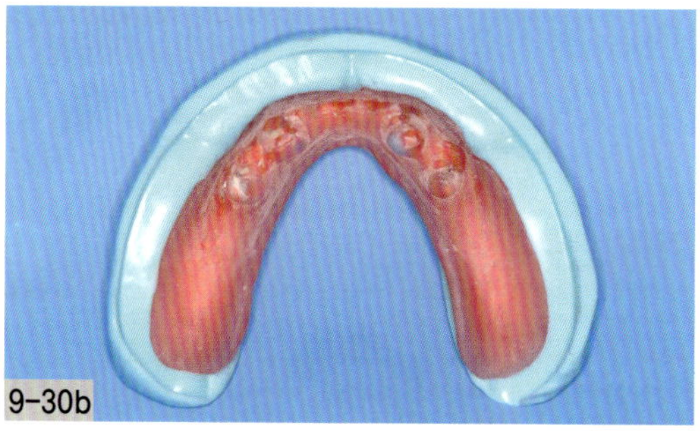

9-30b

Index 제작

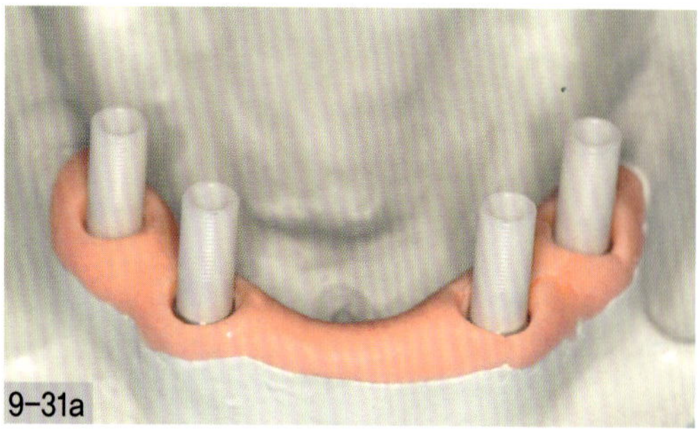

9-31a

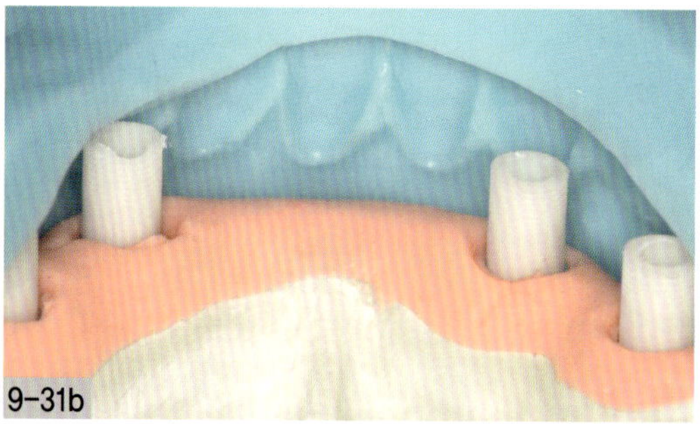

9-31b

Index를 맞추어가며 plastic abutment의 높이, 크기, 형태 등을 설정

Step 8

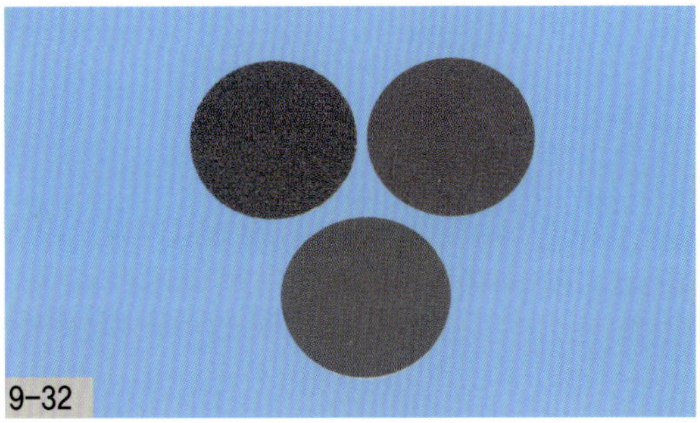
9-32

교합평면을 milling 할 수 있는 sandpaper의 종류는 fine, medium, coarse가 있다.

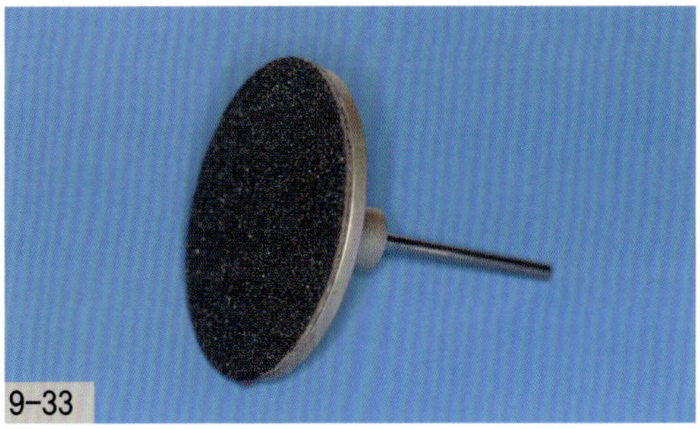
9-33

Sandpaper를 부착하는 mandrel

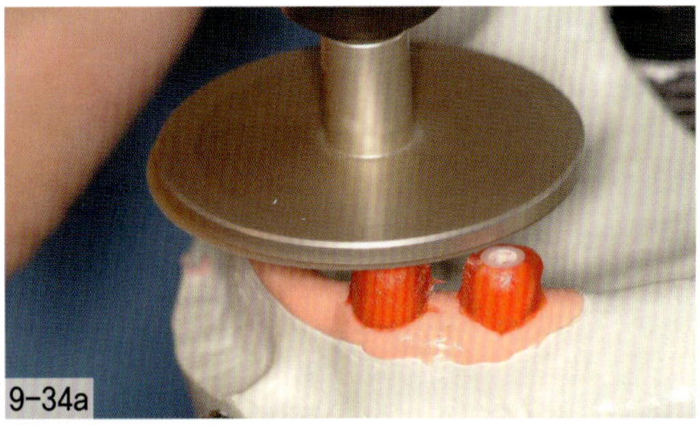
9-34a

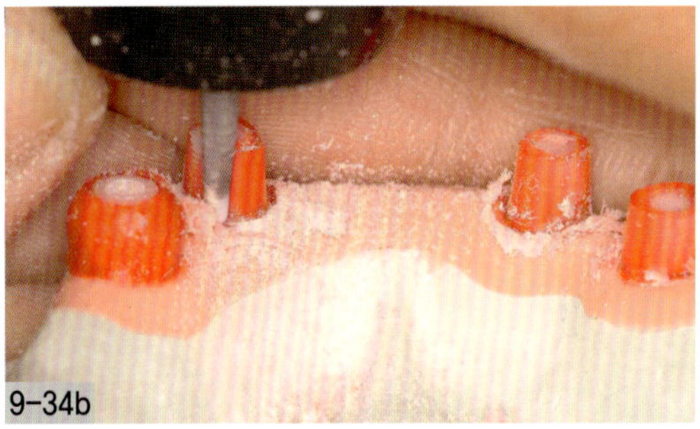
9-34b

자가중합레진으로 제작된 inner을 2˚로 crown milling한다.

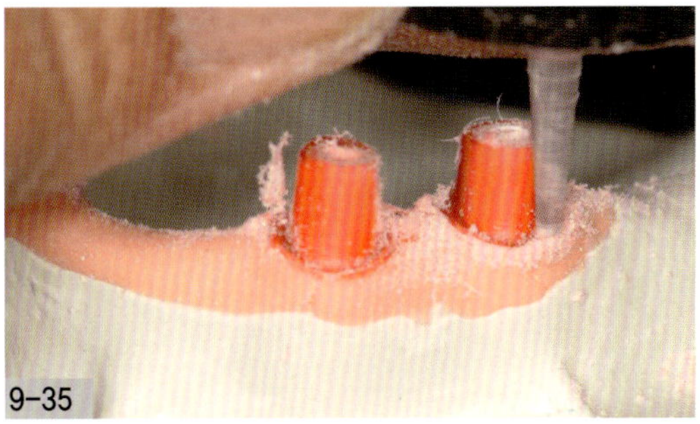
9-35

Baseplate wax를 발라 표면을 활택하게 milling한다.

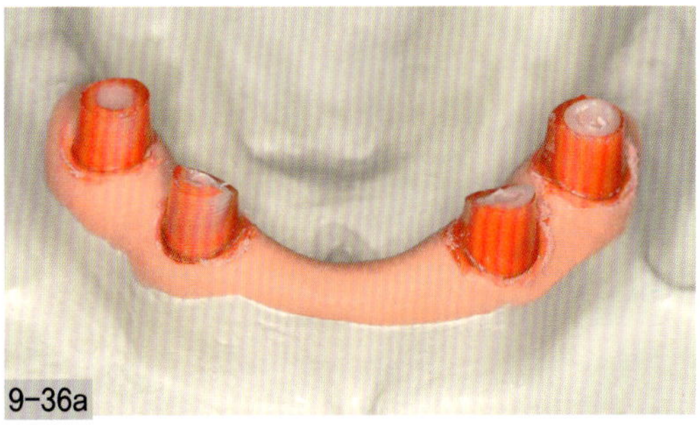
9-36a

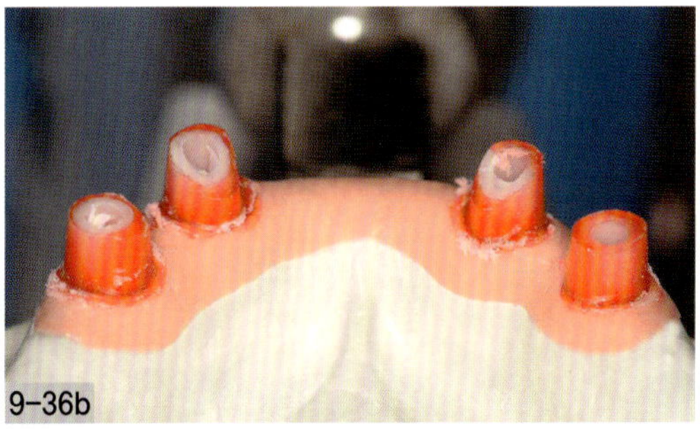
9-36b

Milling이 완성된 순면과 설면

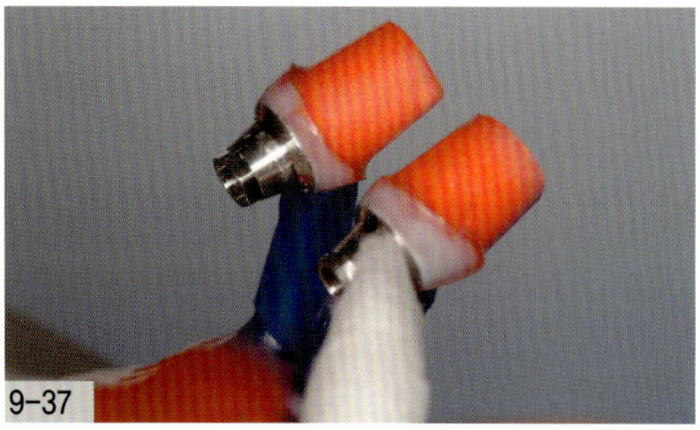
9-37

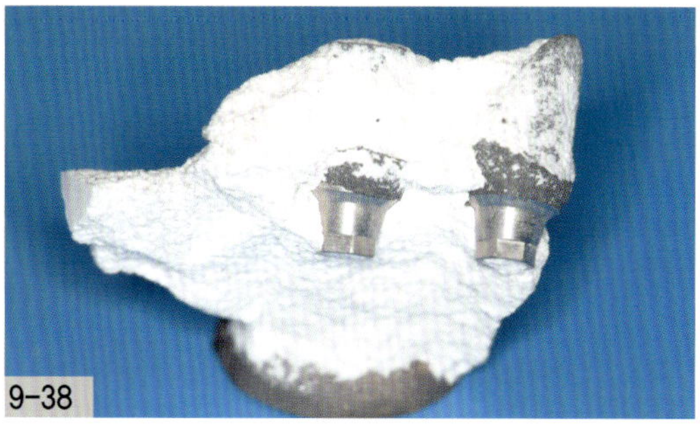
9-38

Abutment collar 부위의 불순물 제거

주조체의 abutment collar부위는 원래의 색상을 띄고 있어야 하며 주조금속이 over 되어서는 안된다.

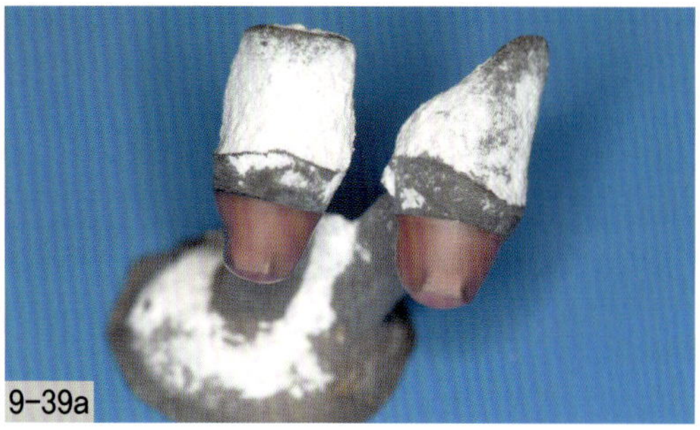
9-39a

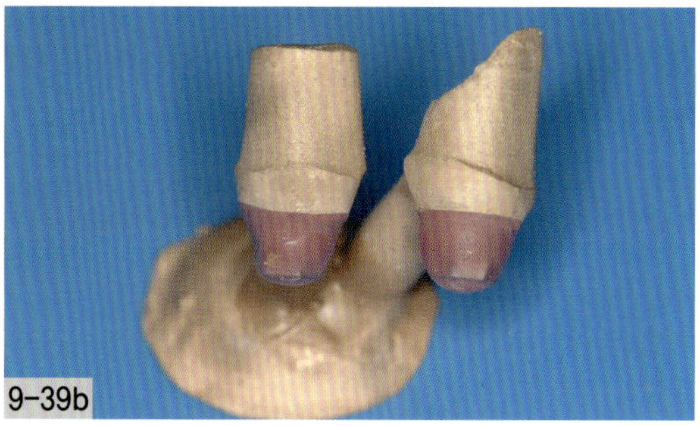
9-39b

Abutment 주위를 wax로 blockout한 후 pickling

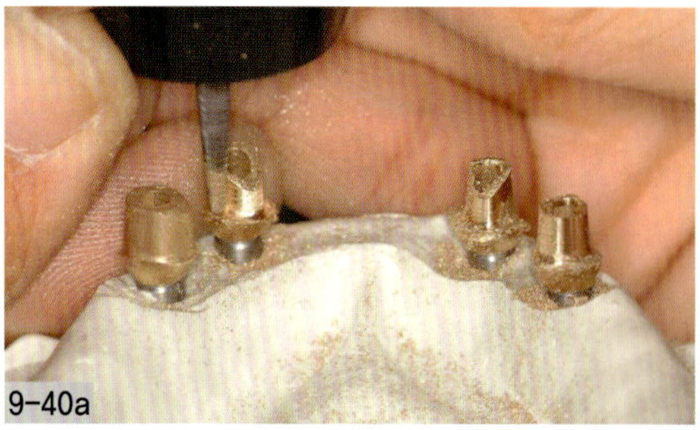
9-40a

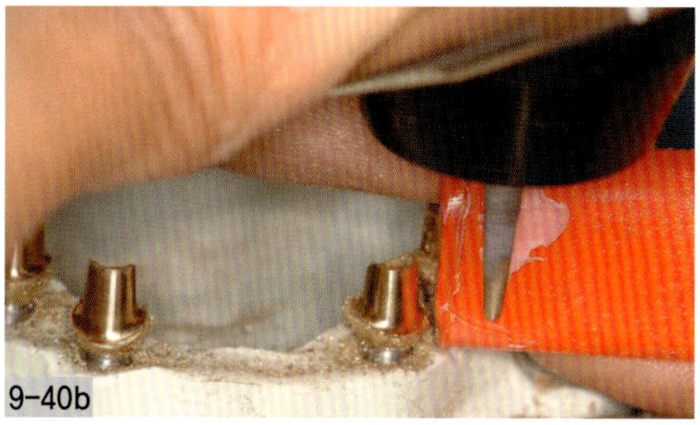
9-40b

Inner crown의 외면을 2°로 milling한다. 귀금속 : 2 ° 이하 milling 비귀금속 : 2° milling

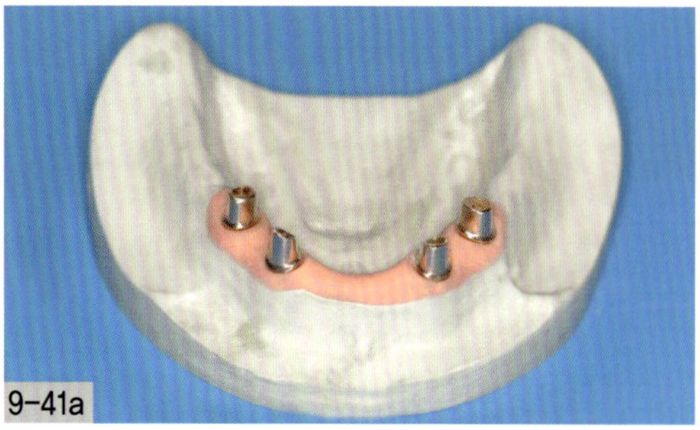
9-41a

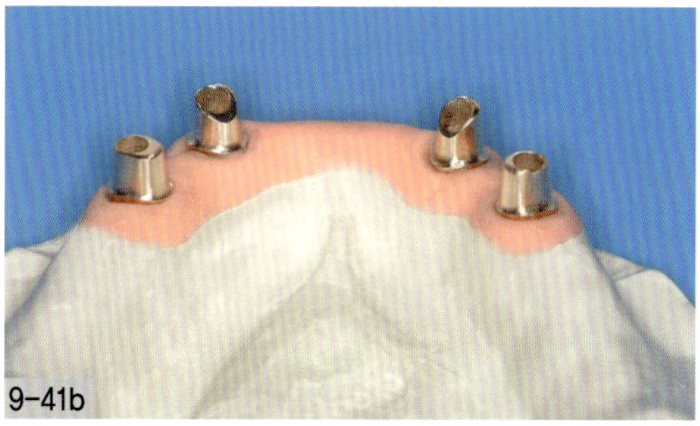
9-41b

Milling이 완성된 순면과 설면

Step 8

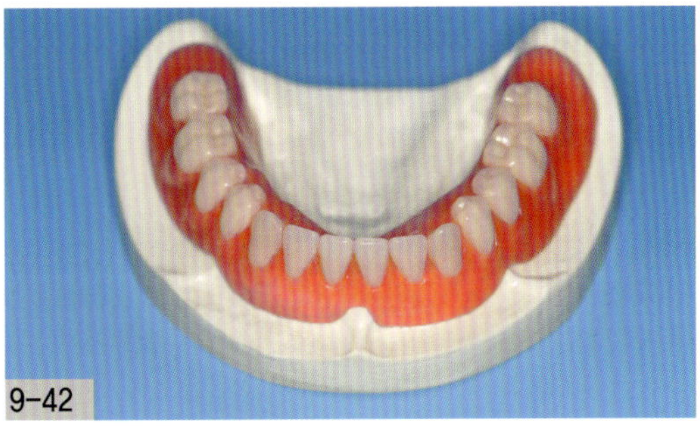

9-42

Transfer key 제작

작업모형상에서 inner crown을 구강내의 fixture로 옮기는 과정을 쉽게 하기 위하여 transfer key를 제작한다. 그러나 각도가 매우 다른 internal connection fixture에서는 transfer key 사용이 불가능 할 수도 있다.

Step 9 Electroforming system

Electroforming system의 원리

명칭을 구분해 보면, 영어로는 "electroforming", 독일어로는 "galvanoforming", 국문으로는 "전기주조"라고 부르고 있다. 두께로 구분하여 보면 1~50㎛ 까지를 도금이라고 하며, 100㎛ 이상을 전기주조라고 한다.

전기주조는 통전된 전착량이 전기량에 비례하는 이론을 이용하고 있다. 비이커에 gold가 녹아 있는 gold용액은 전해액으로 +, -극으로 되어 있지만 전류를 통하면 silver가 발라진 die 위에 +극인 gold가 전기 전착되면서 치밀하고 균일한 gold coping을 얻게 된다.

Step 9

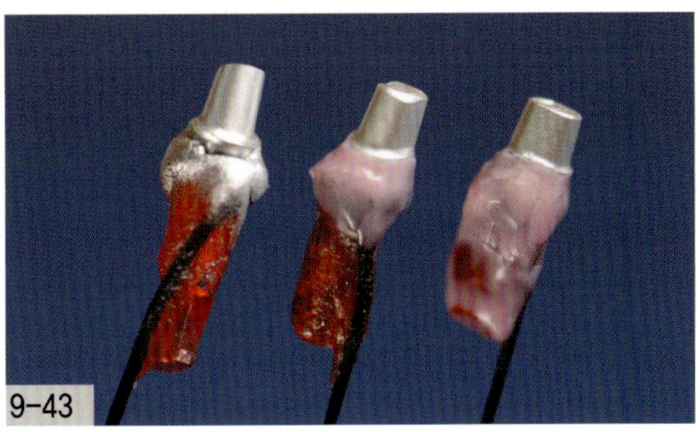

9-43

Lab analog에 동선을 연결하고 전용 wax로 blockout하여 silver lacquer를 도포한다.
귀금속 : silver lacquer 도포
비귀금속 : 도포하지 않음

비귀금속은 silver lacquer를 도포하지 않아도 전기전착이 이루어지나 귀금속은 silver lacquer가 도포된 부분에만 전류가 통하여 전기전착이 이루어진다.

Step 9

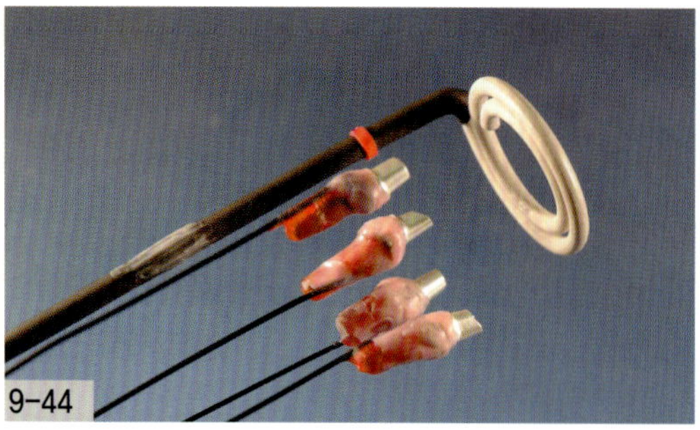

9-44

GES(gold electroforming system) plating head에 장착

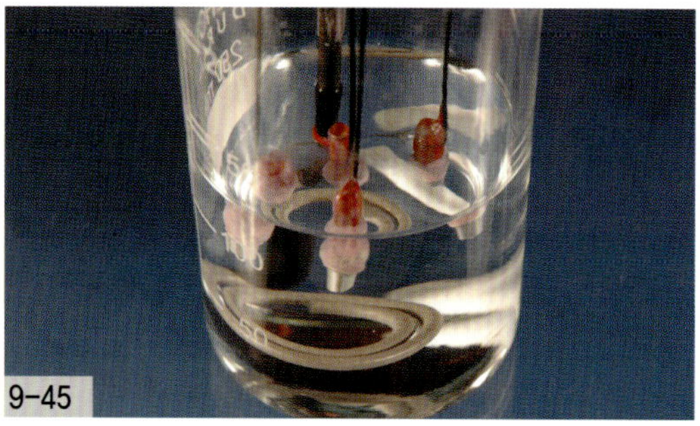

9-45

비이커 내에서 6시간 동안 electroforming

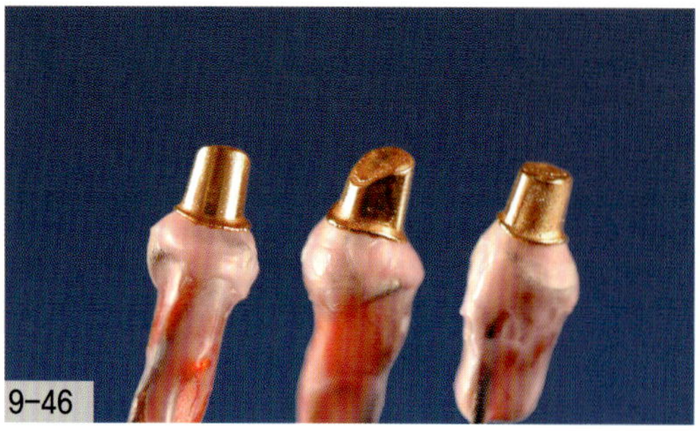

9-46

Electroforming 완료

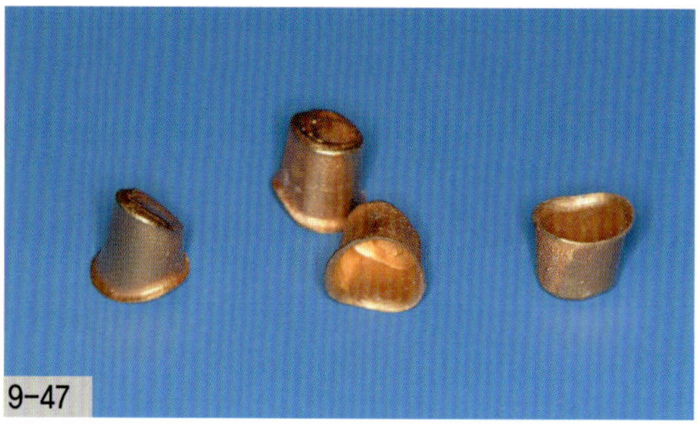

9-47

Electroforming으로 제작된 inner crown

Abutment에서 inner crown을 분리할 때 abutment를 포셉으로 잡고 밑면을 작은 망치로 "탁탁"치면 outer crown을 쉽게 분리할 수 있다.

분리된 crown을 질산에 넣어 약 20분간 초음파 세척기를 작동시키면 crown내면의 silver가 세척된다.

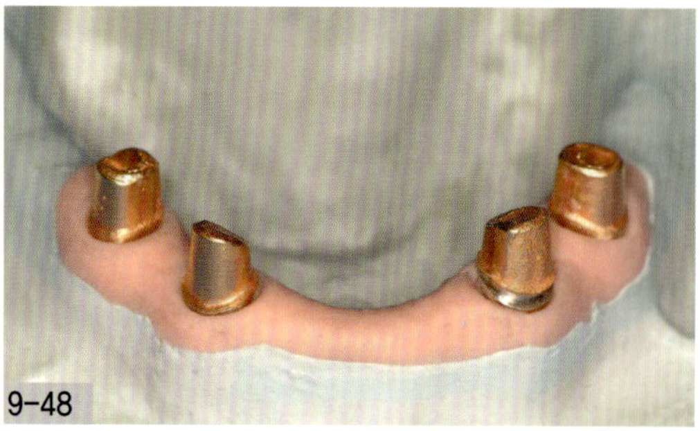

9-48

작업모형에 시적

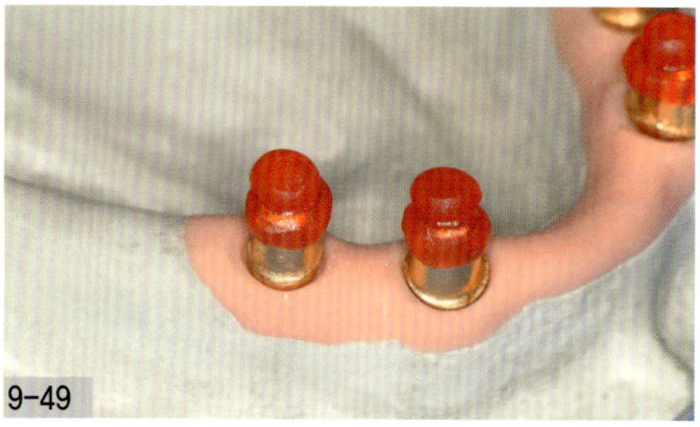

9-49

Transfer key 제작

Step 10 Inner crown 체결 및 final impression

Step 10

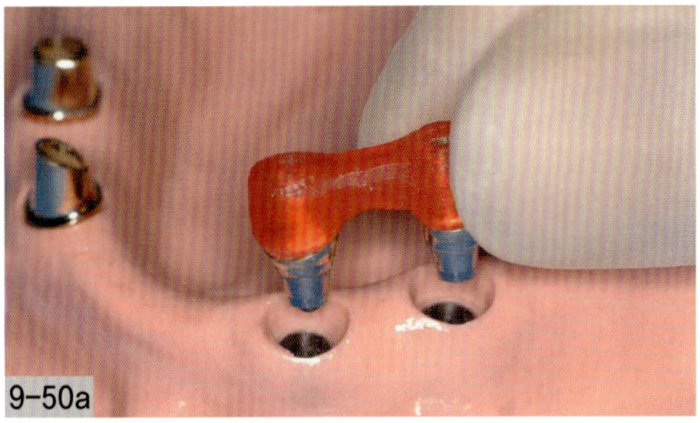
9-50a

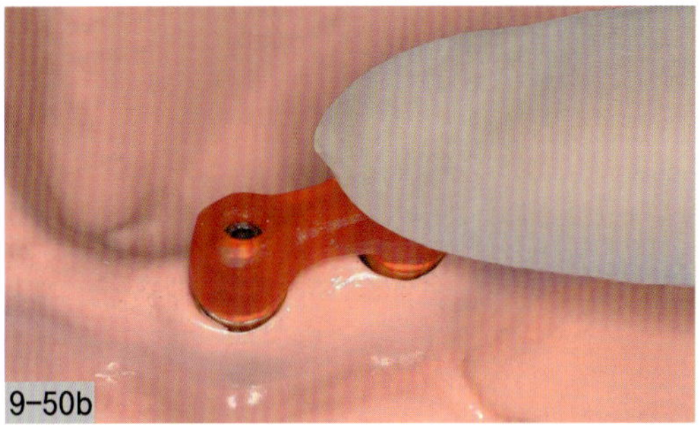
9-50b

Customized Transfer key to inner crown을 이용하여 fixture에 결합시킨다.

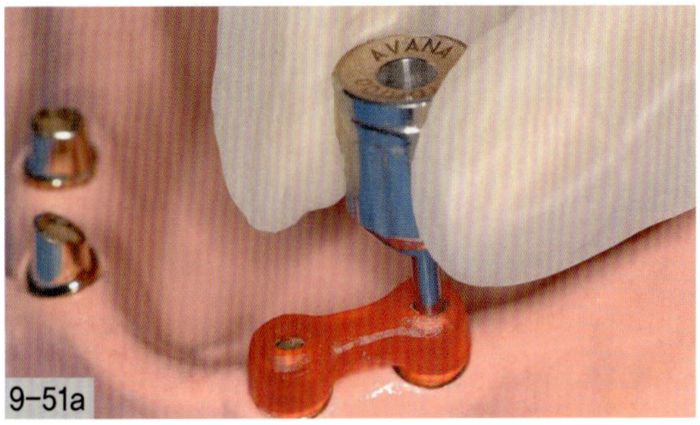

9-51a

1.2 Hex hand driver로 체결

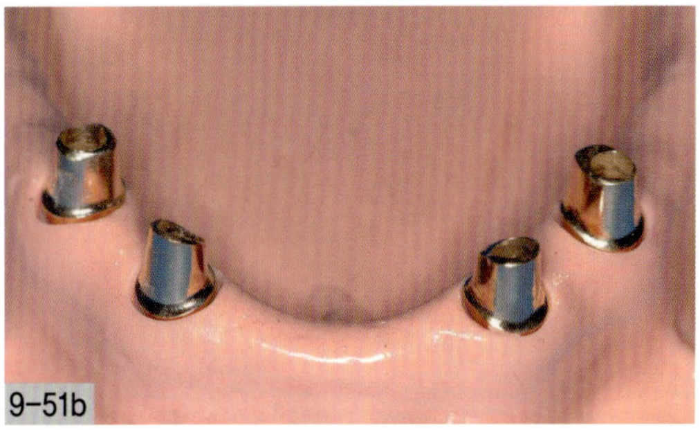
9-51b

Inner crown이 체결된 구강내 상태

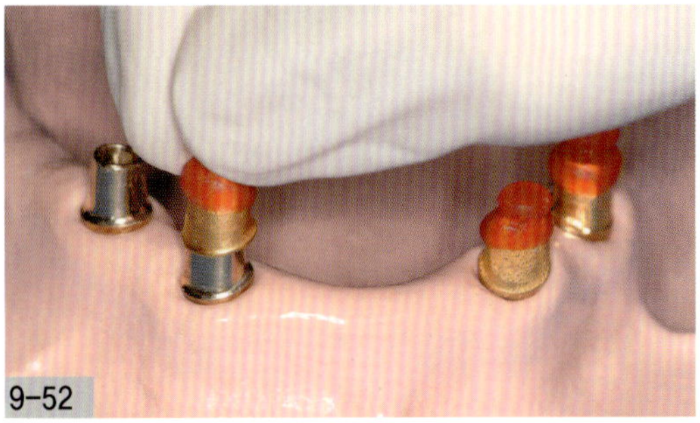
9-52

Customized transfer impression cap을 이용하여 outer crown 시적

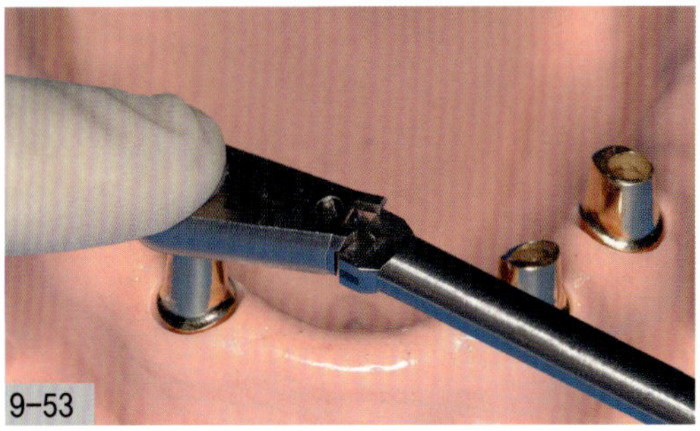
9-53

Torque wrench를 이용하여 30Ncm로 완전 체결

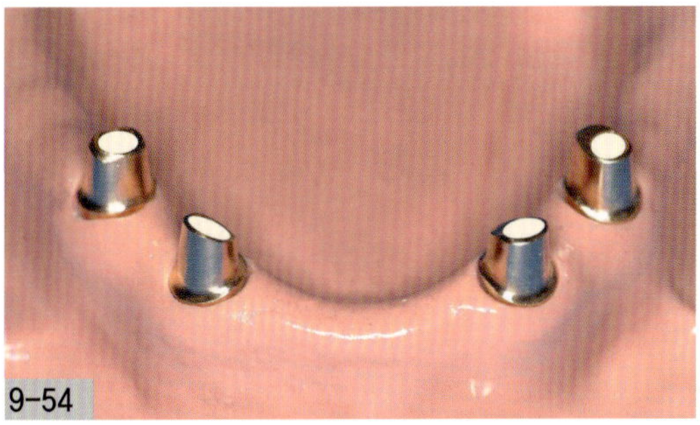
9-54

Screw access hole closing

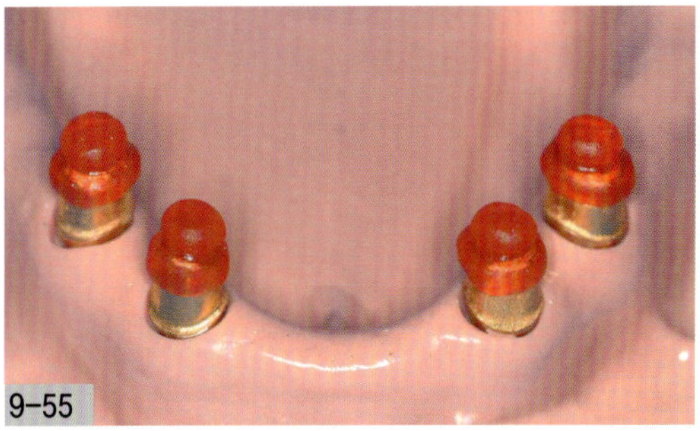
9-55

Customized transfer impression cap이 부착된 outer crown 삽입

Step 10

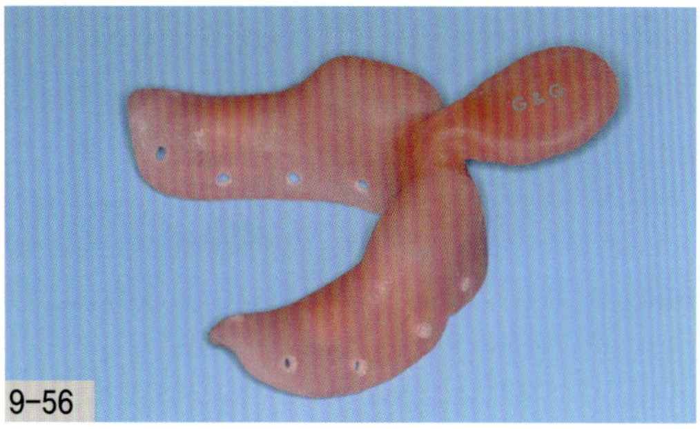
9-56

개인용 트레이

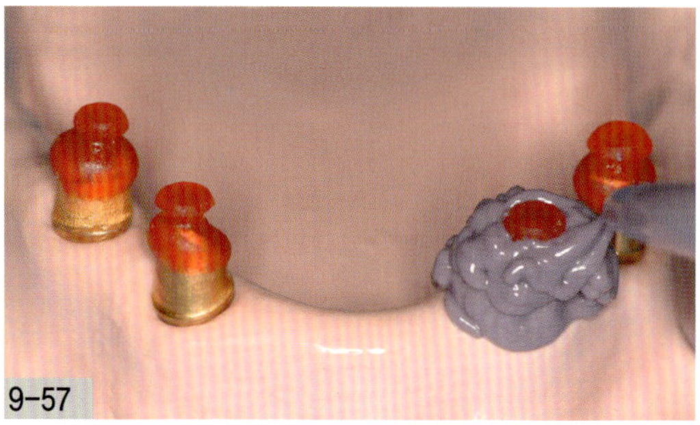
9-57

Final impression

Step 11 Inner crown 체결 및 final impression

Step 11

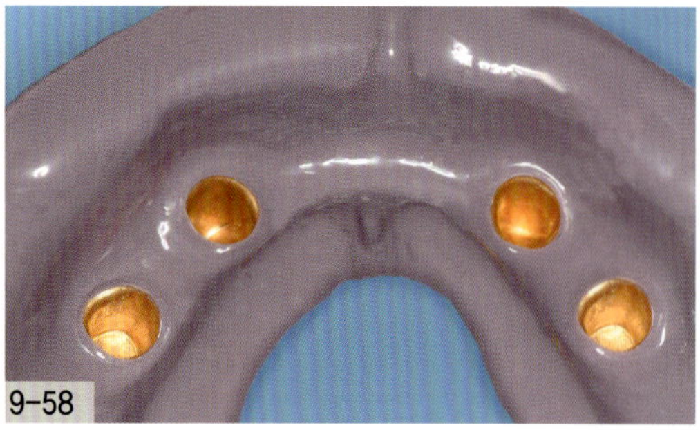
9-58

인상체 내면

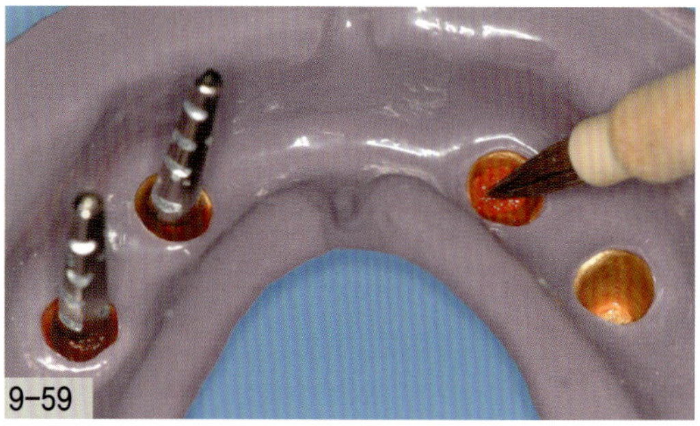
9-59

자가중합레진을 outer crown 내면에 넣고 유지 확보를 위해 pin 삽입

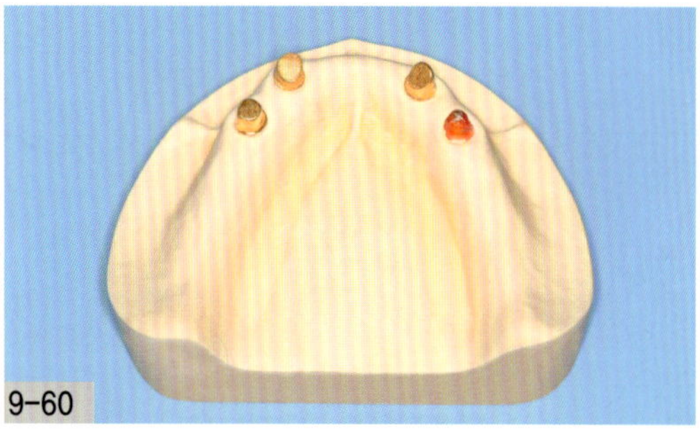
9-60

작업모형

Step 11

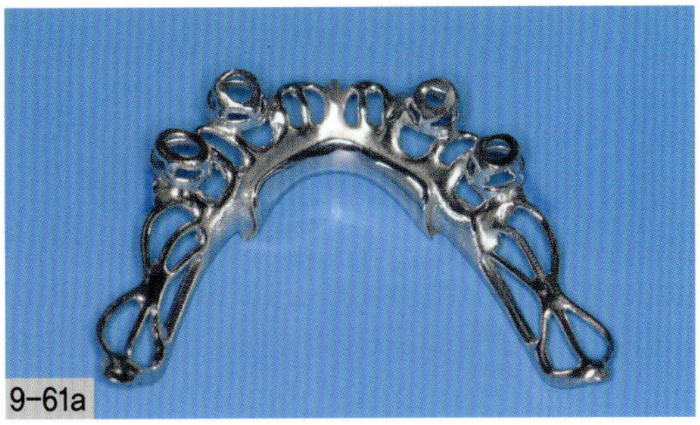
9-61a

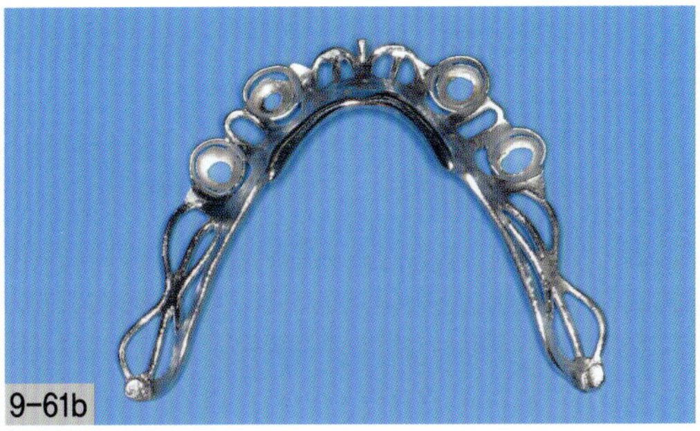
9-61b

Framework의 교합면과 점막면

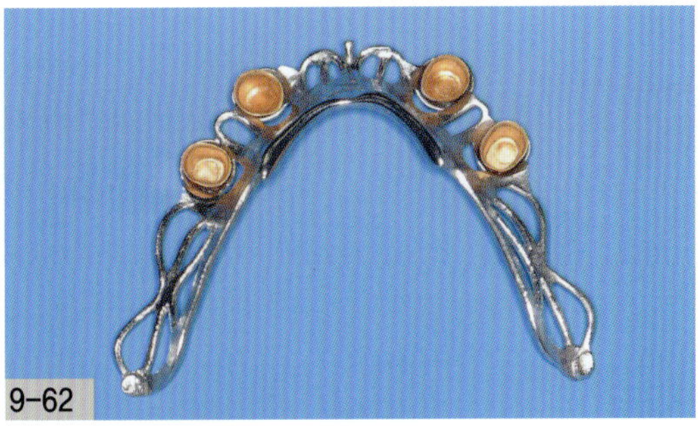
9-62

Outer crown을 frame에 부착

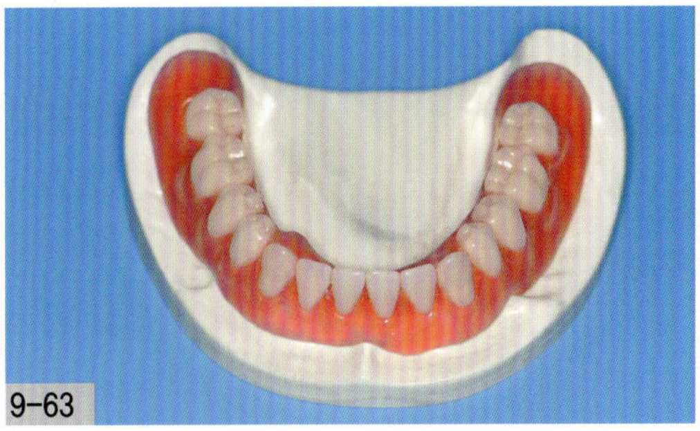
9-63

인공치아 배열

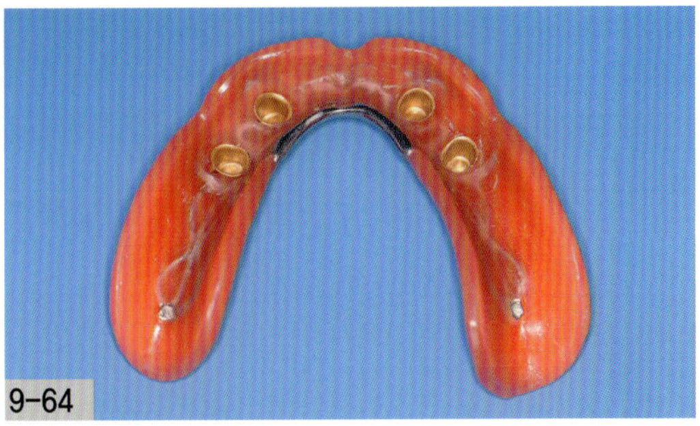
9-64

납의치의 점막면

Step 12 납의치(wax denture) 구강내 시적

Step 12

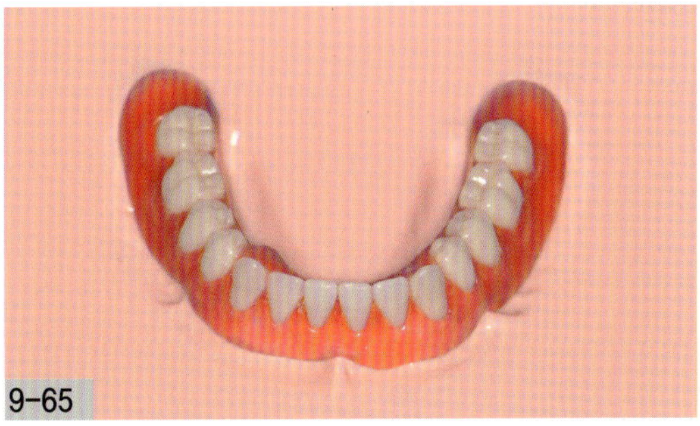
9-65

교합, 발음, 심미, 치아 크기, 색상 등을 최종확인

Step 13 레진 주입

(Locking pin snap E curing system의 과정과 동일하다.)

Step 13

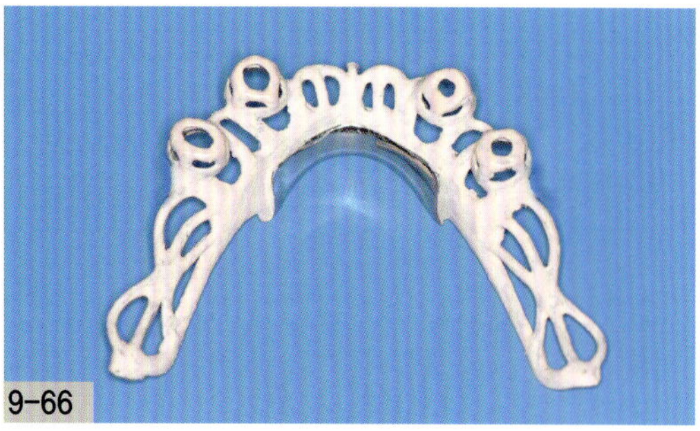

9-66

Frame에 pink opaque도포

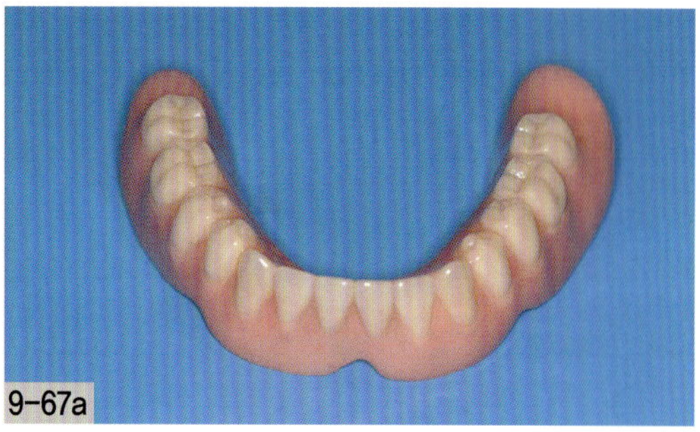

9-67a

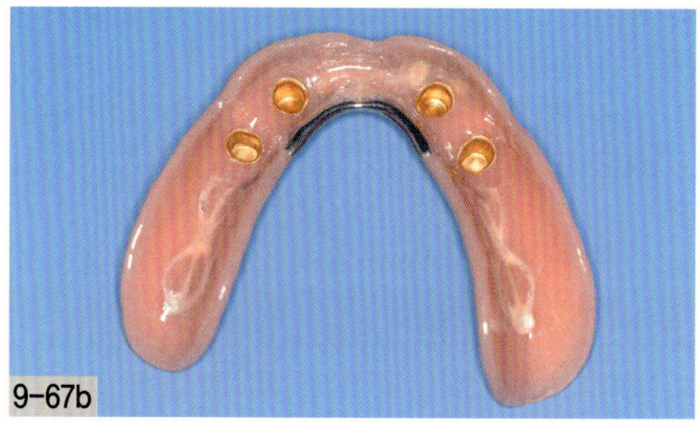

9-67b

Polishing이 완료된 교합면과 점막면

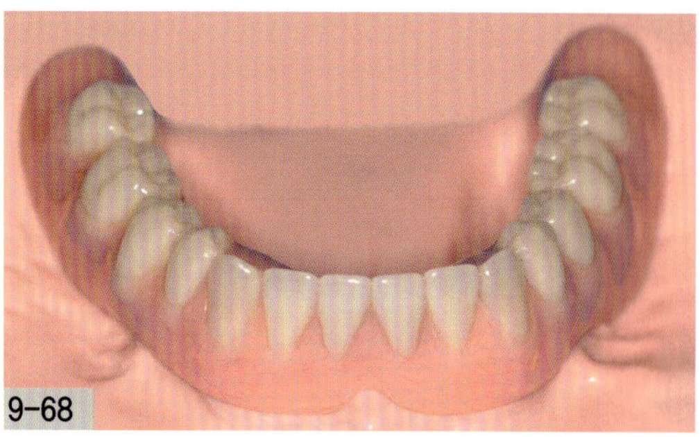

9-68

구강내에 denture 장착

10. Electroforming system을 이용한 가철성 피개의치

(Regular Ø 4.0 external hexagon connection fixture, plastic abutment non hex)

하악 전치부 치조골의 소실이 큰 증례이다.
Bar joint를 제작하여 electroforming system을 이용한 overdenture를 제작하였다.

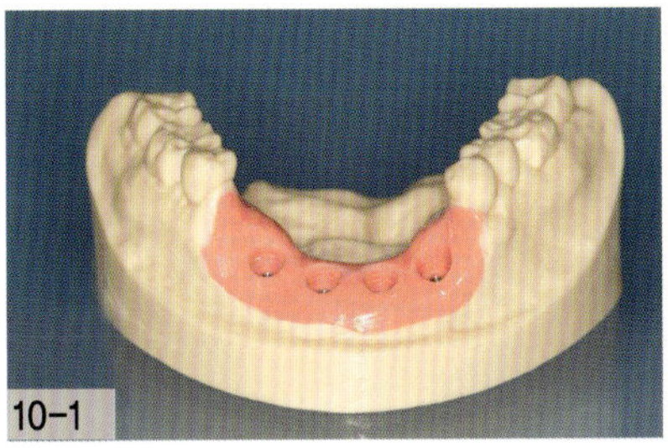
10-1

작업모형의 순측

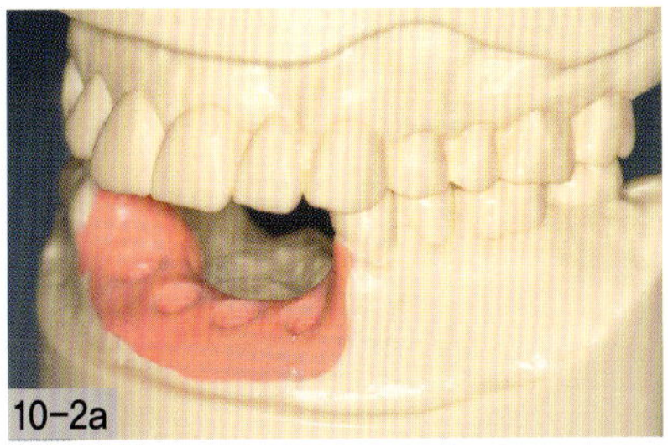
10-2a

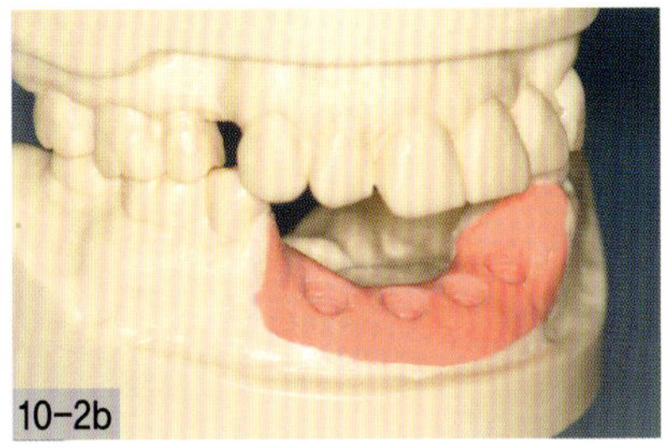
10-2b

a,b. 교합기에 부착하여 악간거리, 순설위치 등을 확인한다.

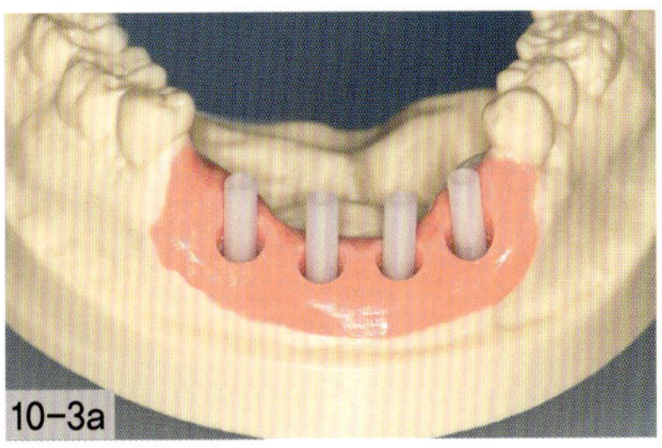
10-3a

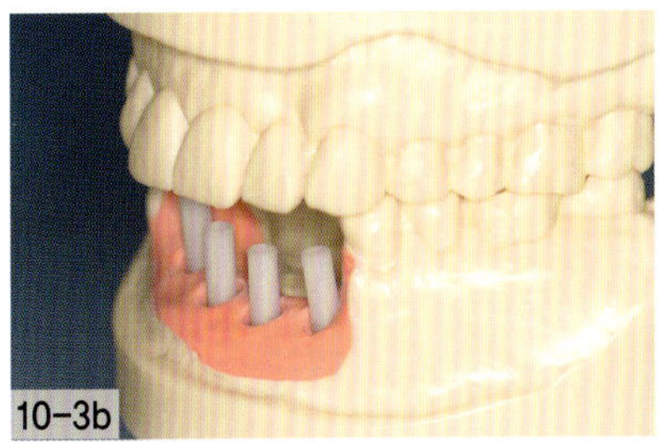
10-3b

Plastic abutment를 체결하고 bar의 높이, 형태 등을 설계한다.

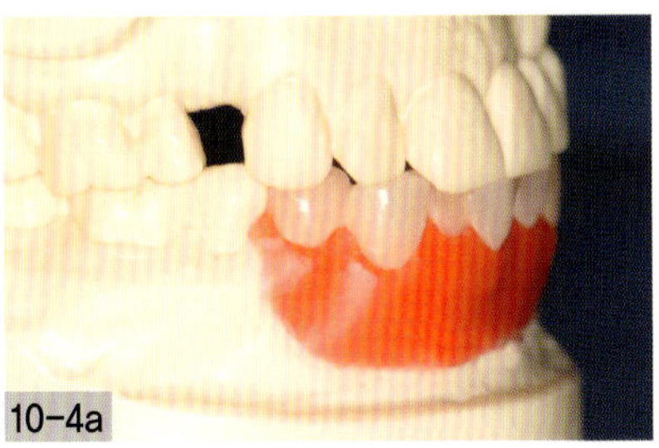
10-4a

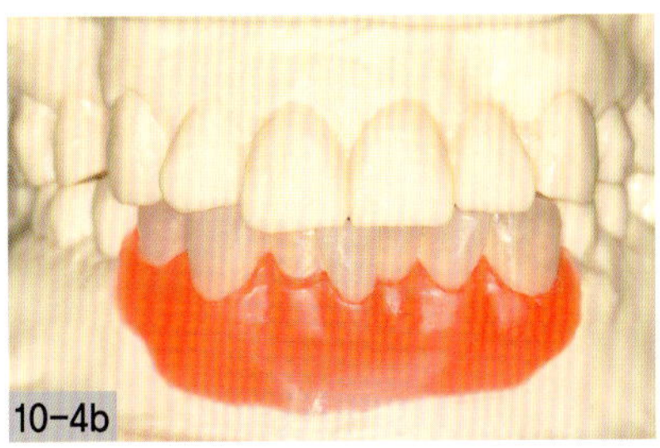
10-4b

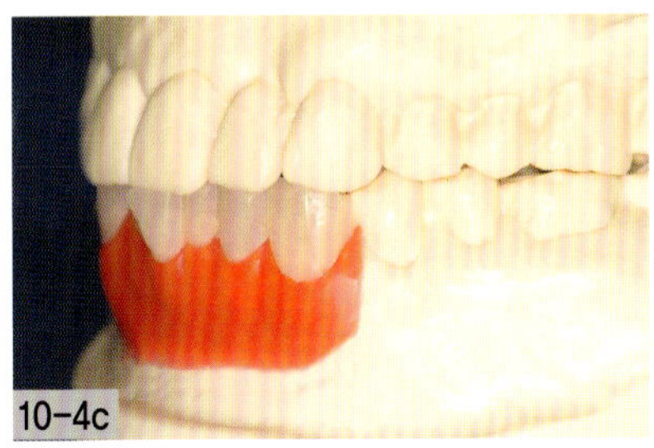
10-4c

환자의 요구에 맞추어 diagnostic wax up을 실시한다.

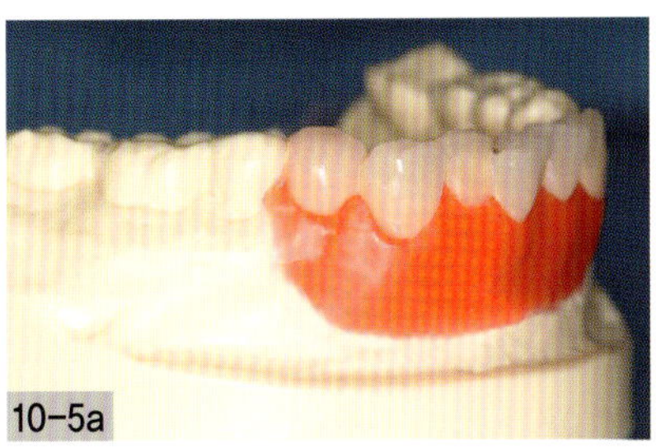
10-5a

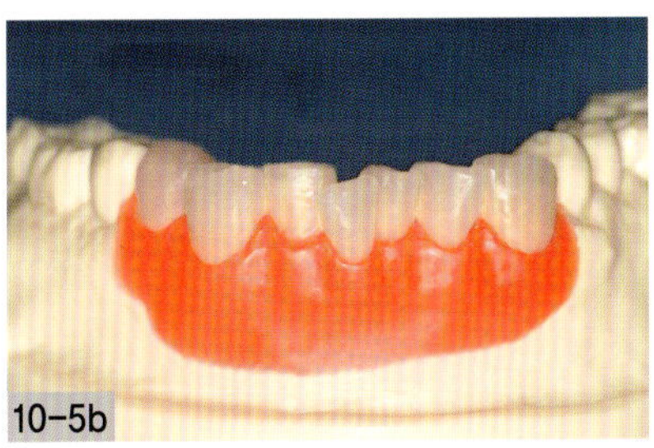
10-5b

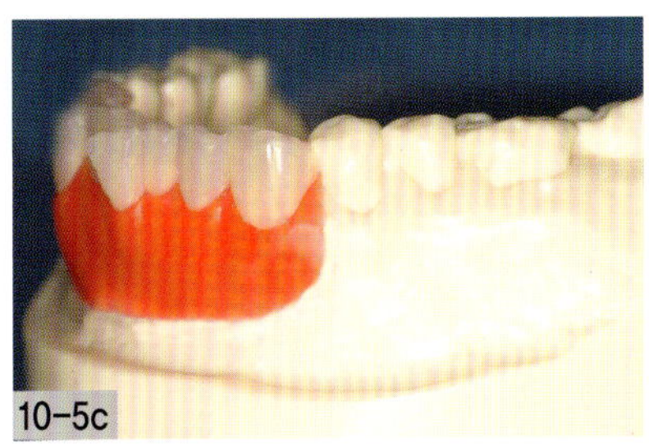
10-5c

순면및 협측면의 모습

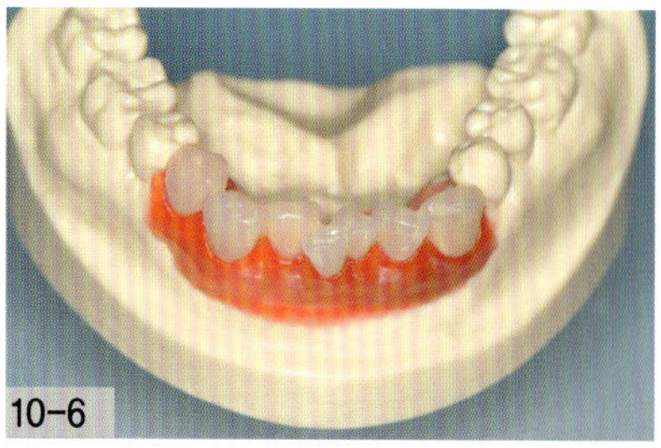
10-6

절단연

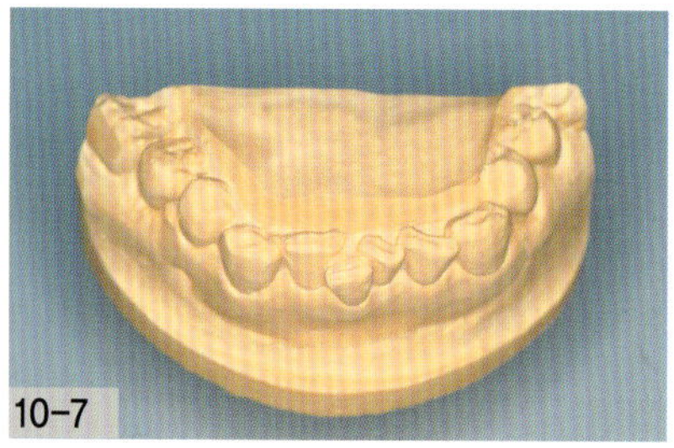
10-7

인상채득하여 석고모형을 제작

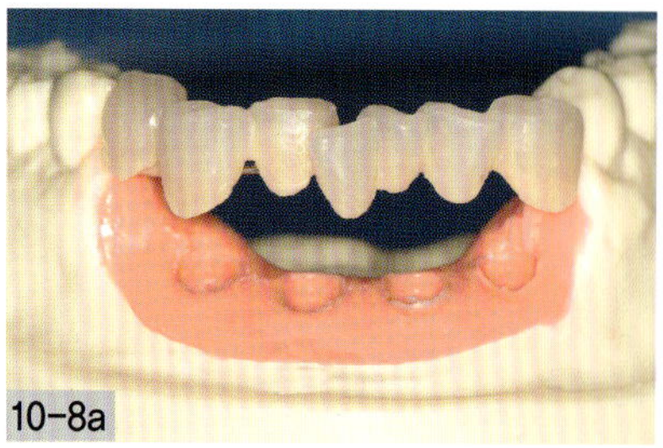
10-8a

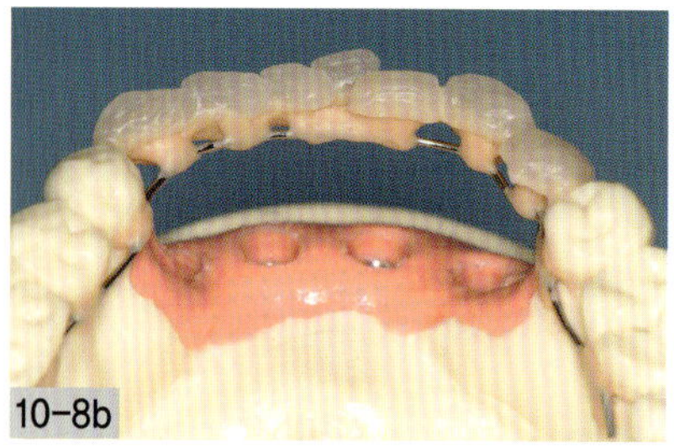
10-8b

최종보철물의 형태에서 치아부분만 남겨두고 중간구조물인 bar를 설계

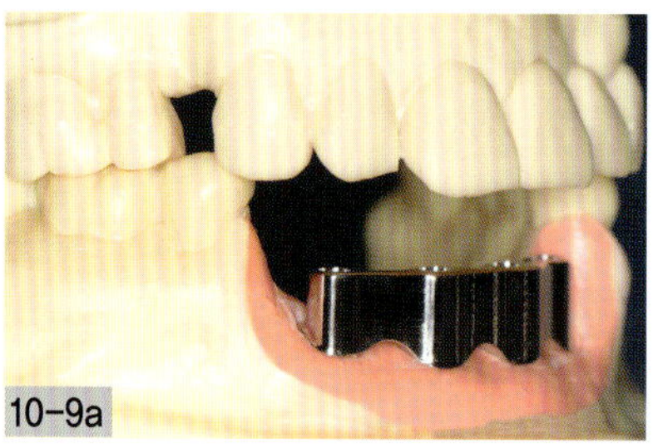
10-9a

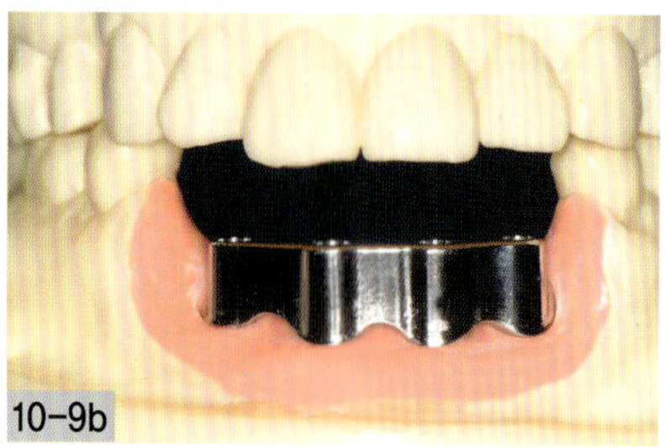
10-9b

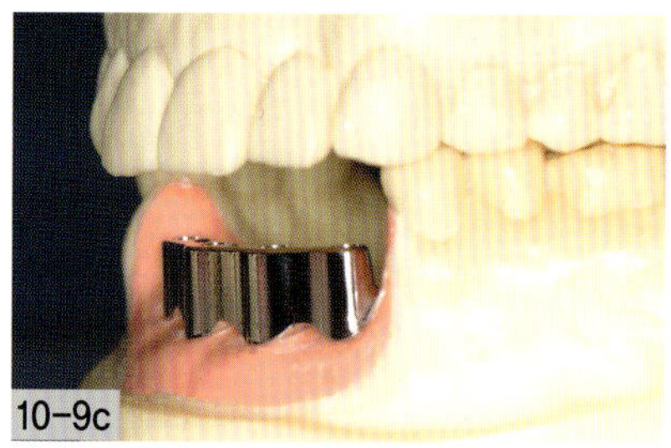
10-9c

2° milling이 끝난 bar joint

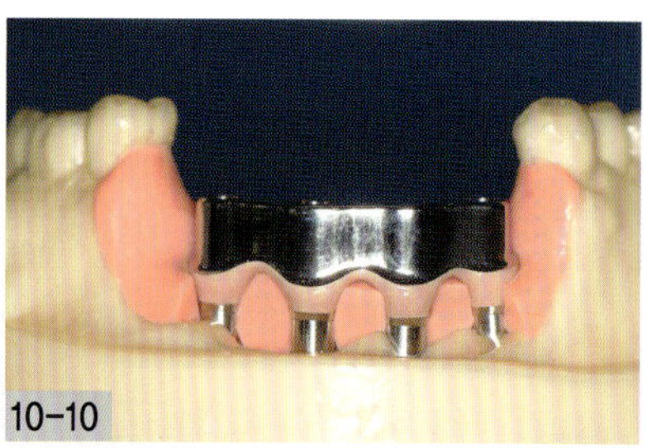
10-10

점막속에 위치하게 되는 금속부위의 청소성과 심미성을 향상시키기 위하여 pink ceramic으로 build up한다.

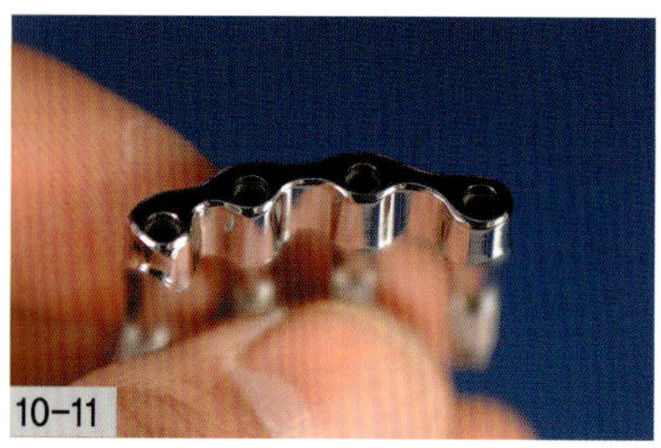
10-11

Electroforming을 위한 bar joint

Electroforming system을 이용한 제작과정

Electroforming의 원리를 토대로 실제 보철물을 제작하는 과정을 단계별로 살펴본다.

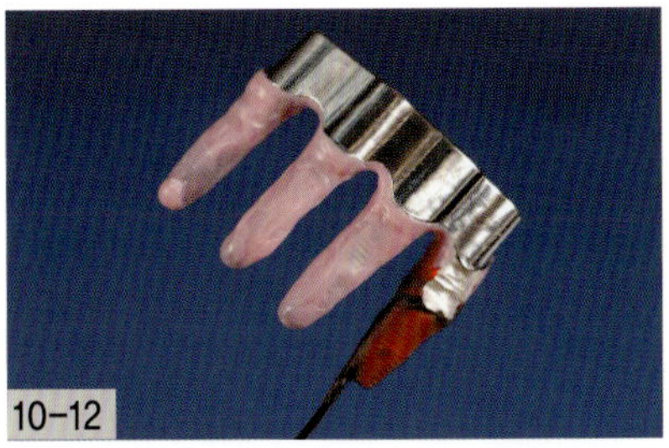

10-12

동선을 전기가 통할 수 있도록 lab analog에 감아 자가중합레진으로 고정하고 bar와 동선을 silver로 연결한다.

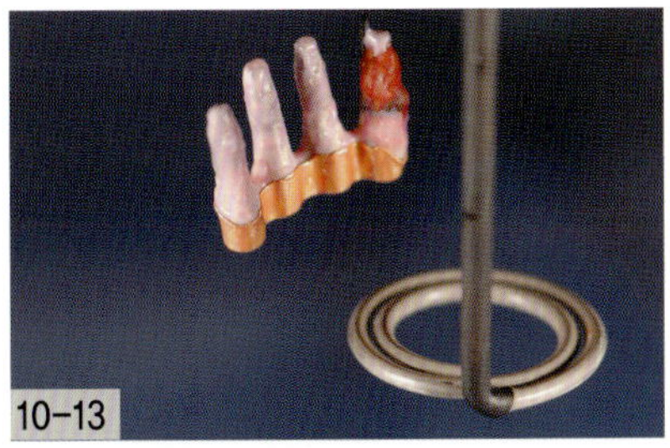

10-13

Plating head에 동선을 끼워 넣는다.

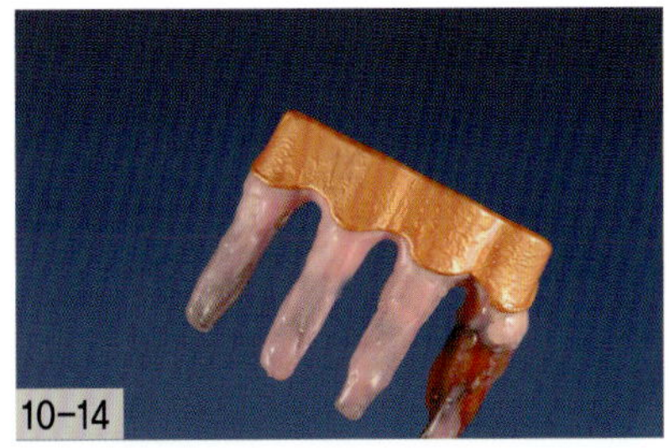

10-14

Electroforming이 끝난 상태로 약 6시간 정도 소요된다.
Abutment마다 lab analog를 부착하는 이유는 electroforming이 끝난 후 outer crown분리시 작은 망치로 lab analog 끝면에 충격을 가하면 쉽게 제거할 수 있기 때문이다.

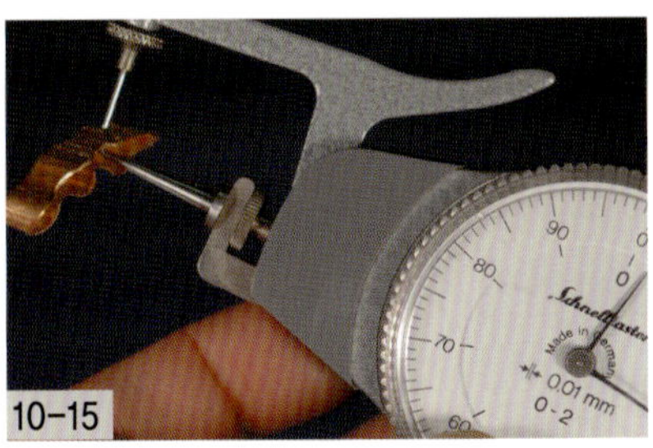

10-15

0.5mm 정도의 일률적인 두께로 제작된 rider

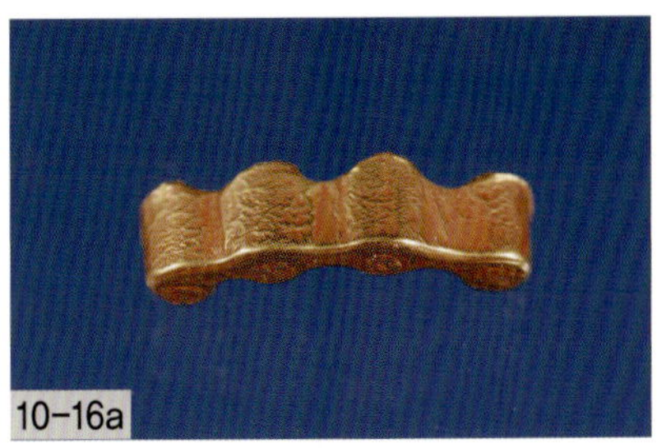

10-16a

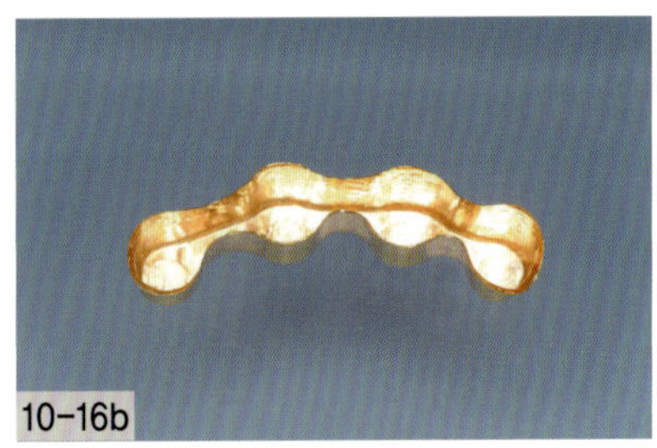

10-16b

완성된 rider의 외면과 내면

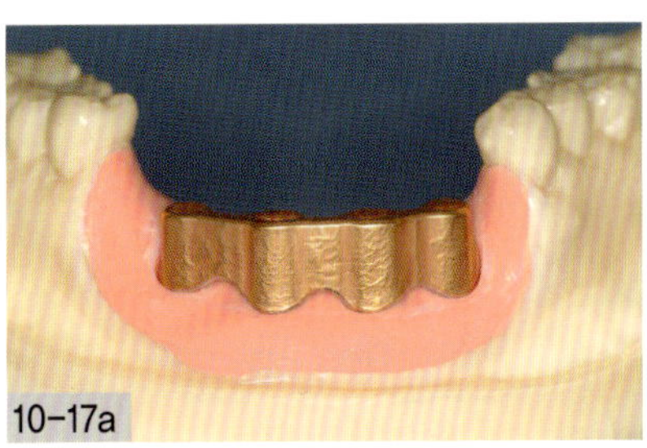

10-17a

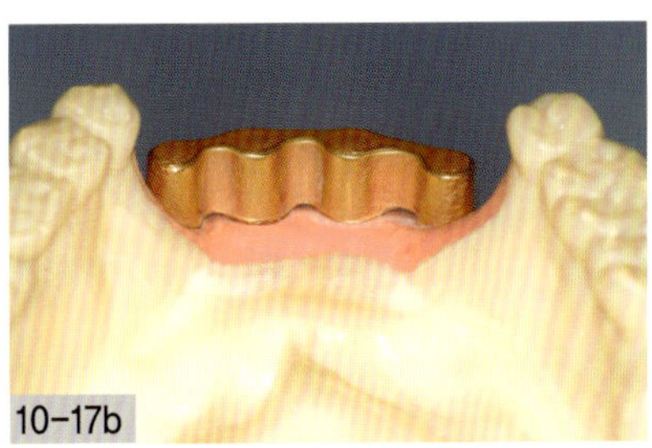

10-17b

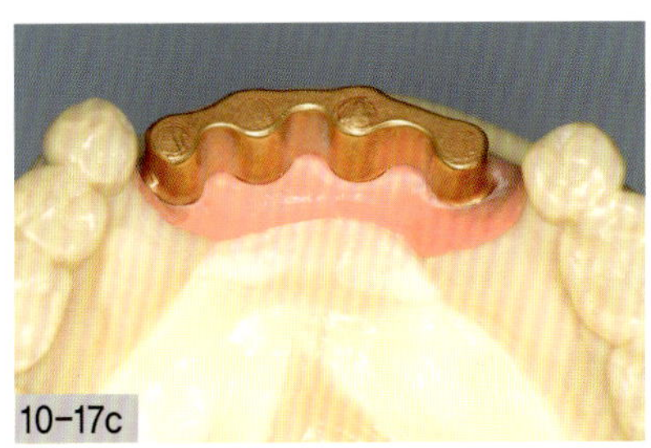

10-17c

작업모형에 체결

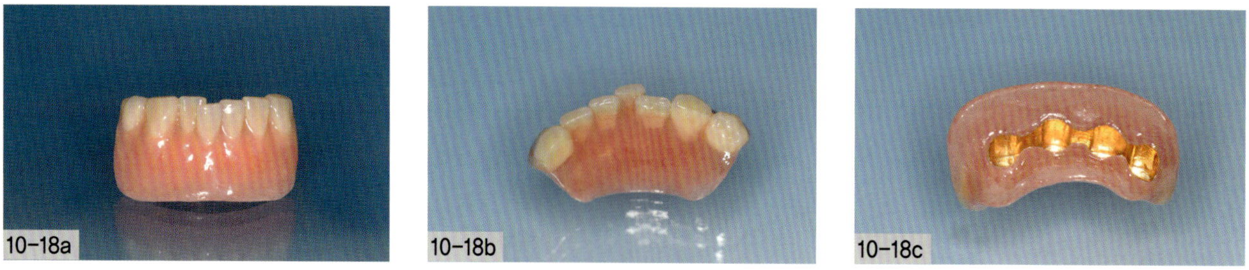

10-18a 10-18b 10-18c

완성된 상부구조의 순면, 설면

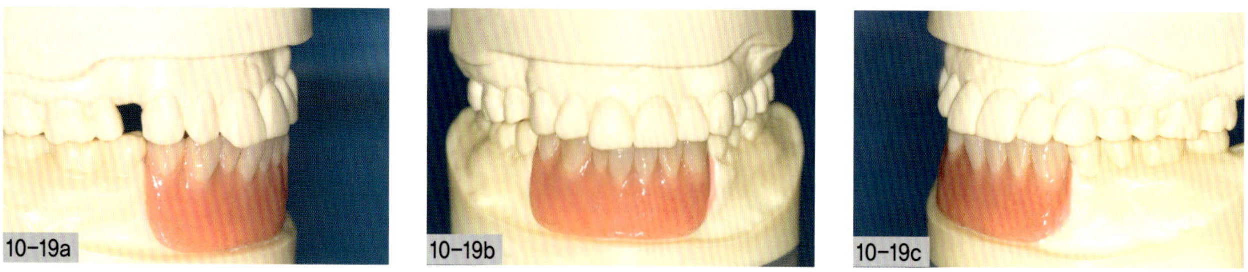

10-19a 10-19b 10-19c

교합기상의 가철성 상부구조

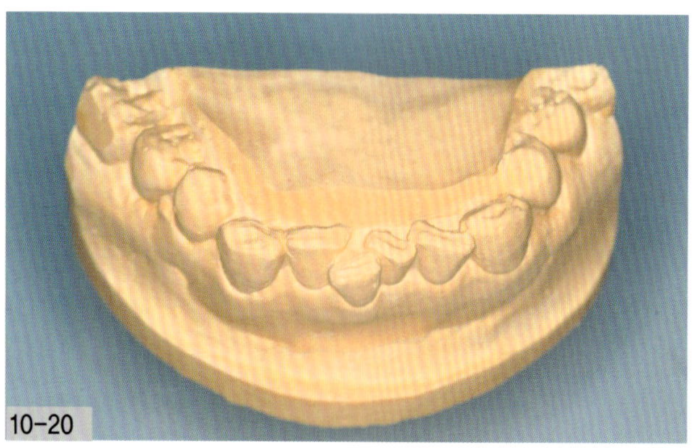

10-20

Wax up을 하여 impression한 석고모형

11. Key slider attachment를 이용한 가철성 피개의치

(External hexagon connection fixture, standard abutment, esthetic low abutment, low gold cylinder non hex)

＊ 골(bone)손실이 많은 하악 전치부와 구치부 결손증례

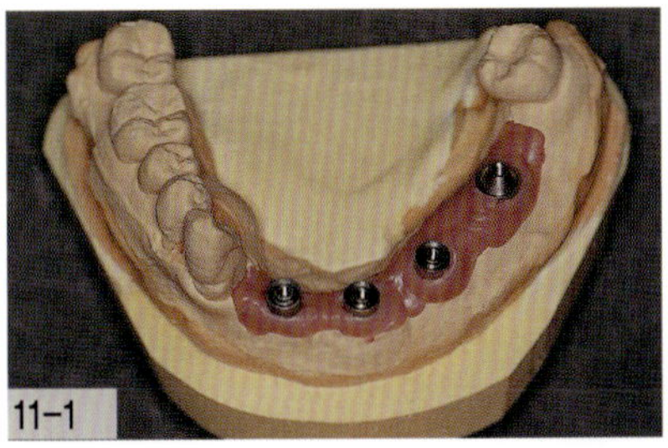

11-1

작업모형

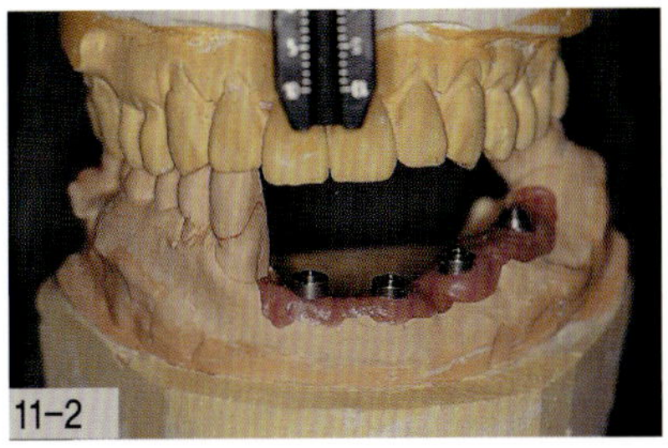

11-2

교합기에 mounting

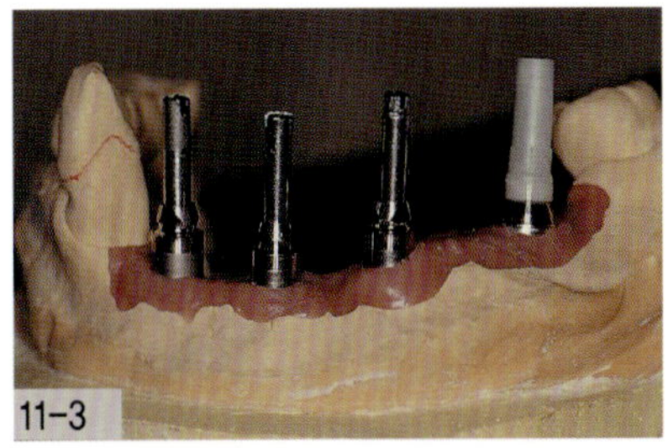

11-3

인접치아와 치경선을 비교할 때 골이 많이 손실되어 있음을 알 수 있다.
심미성을 고려한 가철성 상부구조 설계

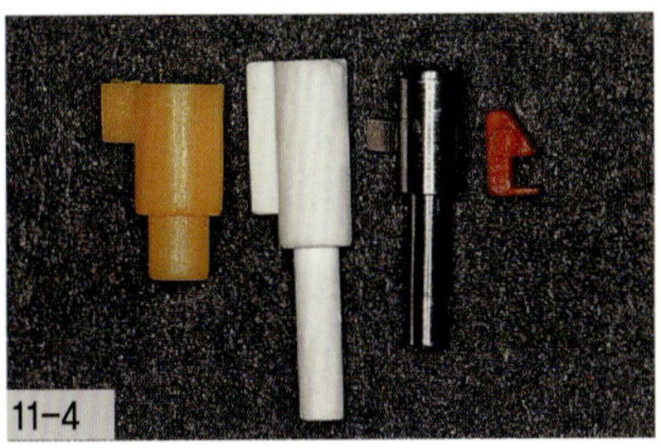

11-4

Key slider attachment

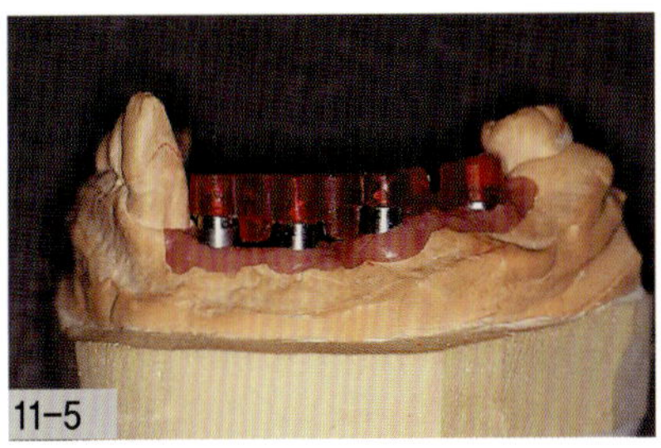

11-5

자가중합레진으로 bar를 형성하고 2°로 milling

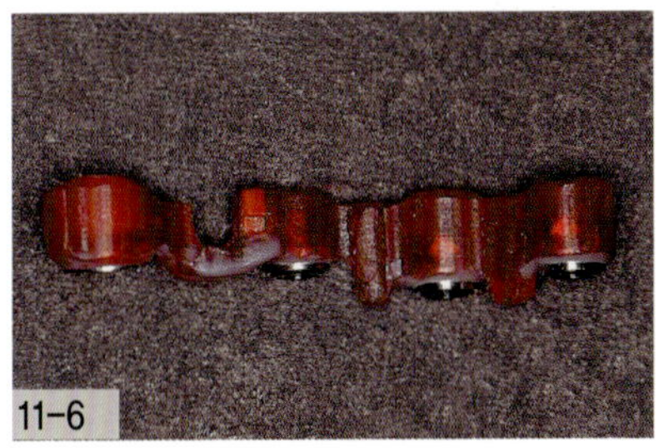

11-6

자가중합레진으로 제작한 중간구조

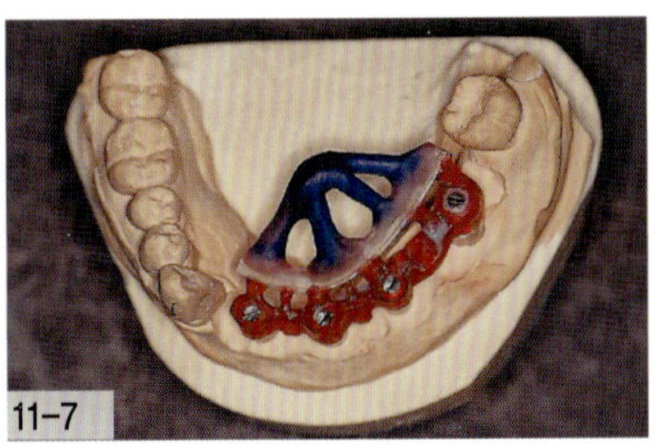

11-7

Spruing

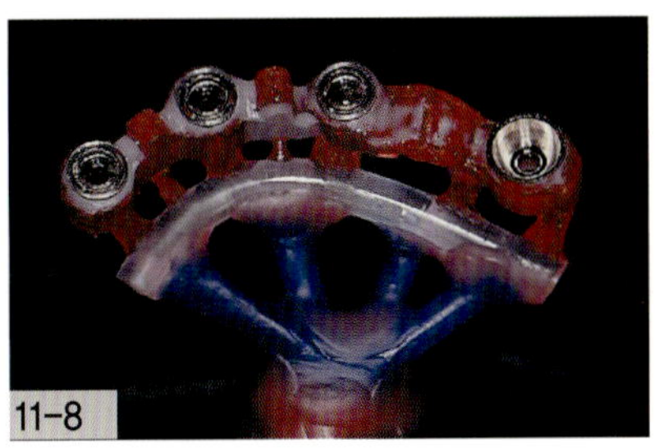

11-8

Cylinder collar 부위와 screw access hole에 wax 부스러기나 오염물질 제거를 위해 아세톤이나 알코올 등으로 청소한다.

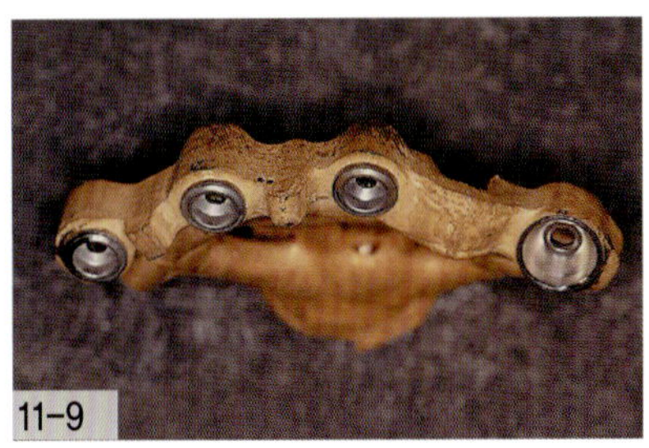

11-9

주조체(casting body)

매몰재 선택

Implant 상부구조 mold는 대부분 레진으로 제작한다.

Wax mold인 경우 burn out시 초기 가열된 wax가 녹아 sprue hole로 흘러 내려가거나 매몰재로 흡수되지만 레진은 팽창하며 부풀어 오르게 된다.

내구성이 약한 매몰재를 사용하게 되면 작업과정에서 crack이 발생하거나 gold cylinder와 매몰재 사이에 gap이 형성될 수 있으며 collar부위에 주조금속이 over되는 원인이 될 수도 있다.

따라서 내구성이 강한 인산염계 매몰재는 약 18~20%의 증류수(liquid)를 혼합하여 팽창을 조절함으로써 정확도가 좋은 주조체를 얻을 수 있다.

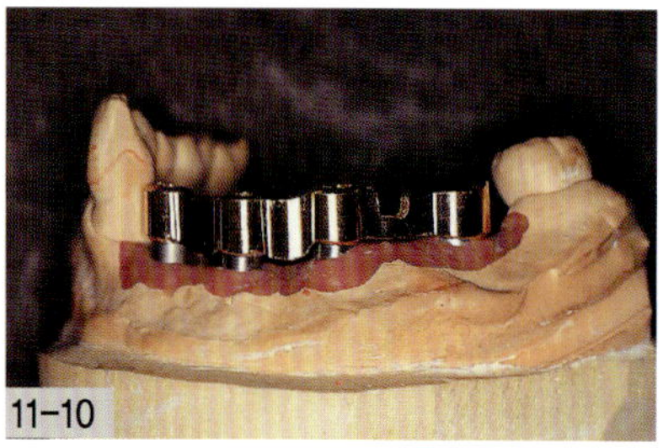
11-10
중간구조물을 2° 로 milling

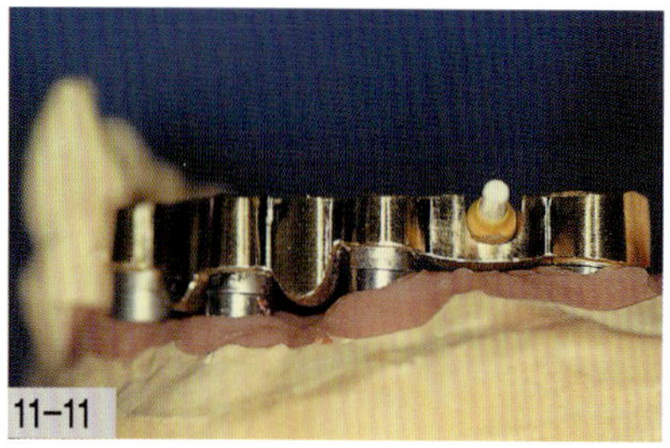
11-11
Key slider attachment의 부착, 철거를 자유롭게 하기 위해 협면으로 약 3° 정도 경사지게 부착

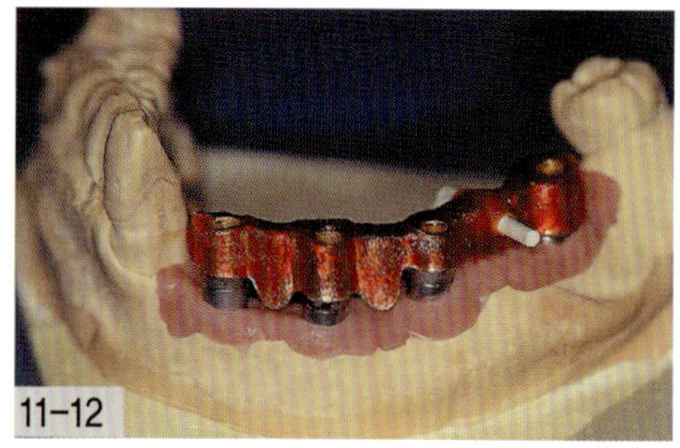
11-12
자가중합레진으로 rider 제작

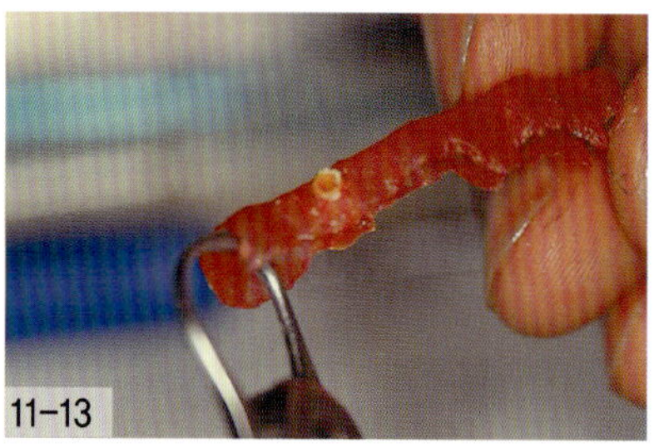
11-13
두께는 0.5mm로 균일하게 한다.

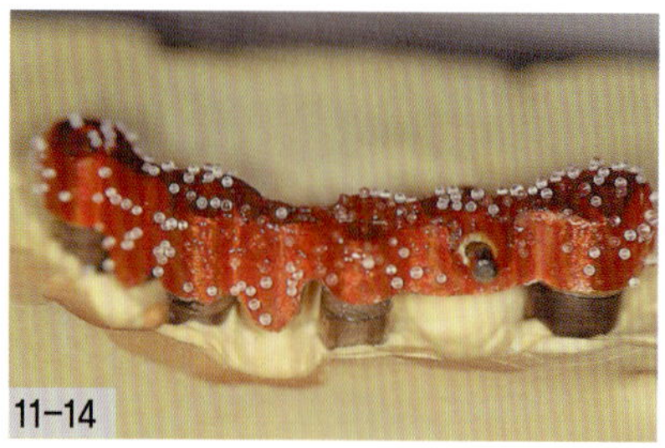
11-14
Retention bead 형성

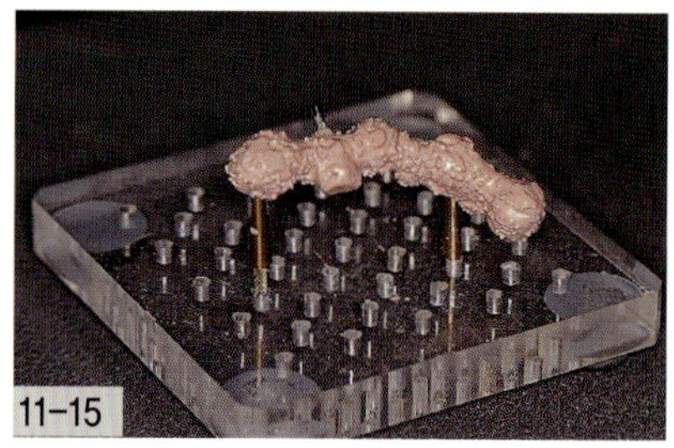
11-15
금속 노출 방지를 위해 rider에 pink opaque 도포

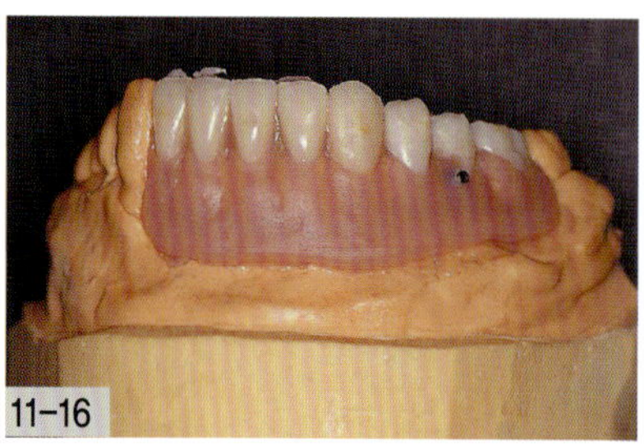
11-16
Wax denture 완성

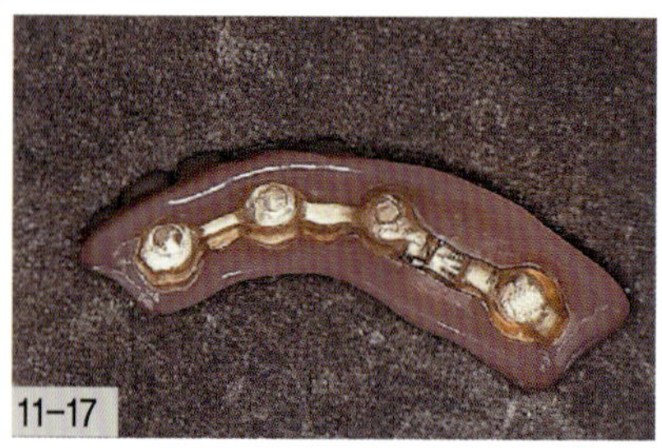
11-17
완성된 상부구조 점막면

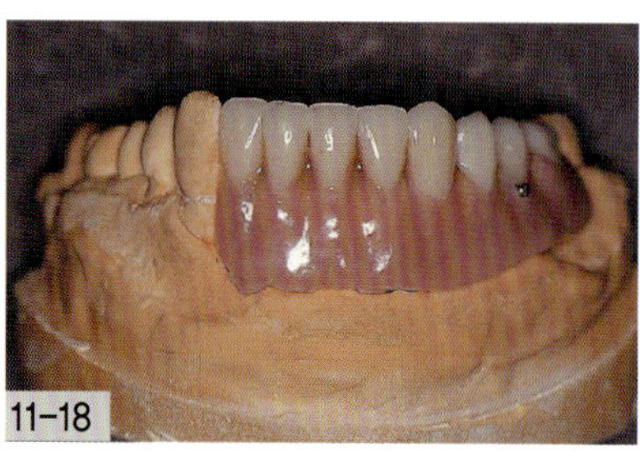
11-18
완성된 상부구조 순면

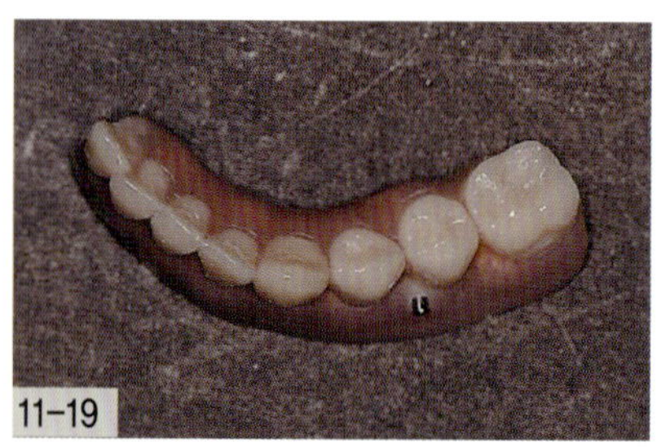
11-19
완성된 가철성 상부구조

Attachment를 이용한 상부구조 retainer 부착

가철성 의치 Kennedy 분류법 Class I, II나 complete denture는 의치를 구강내에 처음 장착하고 약 1주일 정도가 지나면 의치의 완충작용에 의하여 점막면이 인상체의 점막면보다 낮아지게 된다. 의치를 처음 장착할 때 정확한 교합관계를 조정했다면 약 일주일정도가 지나면 구치부 쪽에는 open bite가 된다.

전방영역에 attachment가 부착된 피개의치에서는 기능시 완충작용에 의해 구치부 점막면과 의치상 점막면이 서로 접촉되지만 비기능시에는 전방영역의 유지력에 의하여 gap이 존재하게 된다.

따라서 의치가 완성되면 retainer 부위에 tissue conditioner 등 탄력성을 유지할 수 있는 재료를 넣어 일정기간 사용하게 하면서 교합조정, 변연부의 길이나 두께, 점막부의 조기접촉부 등을 조정한 후 retainer를 부착하면 더 큰 유지와 안정감을 얻을 수 있다.

찾아보기

참고문헌

Brånemark, P-I., Zarb. G.A., Albektsson, T.: Tissue-Integrated Prostheses. Osseointegration in Clinical Dentistry. Chicago: Quintessence Publishing Co., Inc., pp. 47, 53, 253, 1985.

Beumer, J.: Contiuning Education Course. International Dental Academy, Tokyo, Japan, January, 1987.

Cox, J.F., Zarb, G.A.: Alternative prosthodontic superstucture designs in prosthetic reconstructions on osseointegrated implants. Swed Dent J(Suppl 28), 1985.

Henry, P.J.: Comparative surface analysis of two osseointegrated implant system. Int J Oral & Matillofac Imp, 2:23-27, 1987.

Laney, W.R., Tolman, D.E., Keller, E.E., Desjardins, R.P., Van Rokel, N.B., Branemark, P.-I.: Dental implants: Tissue integrated prosthesis utilizing the osseointegration concept. Mayo Clin Proc, 61:91-97, 1986.

Leung, N., Zarc, G.A., Pilliar R.M.: Casting of prosthetic superstructures in tissue-integrated dental prostheses. J Dent Res (Abstr no. 1112), 62 (Special issue): 293, 1983.

Loos, L.G.: A fixed prosthodontic techique for mandibular osseointegrated titanium implants. J Prosthet Dent, 55:232-242, 1986.

Lundqvist S., Carlsson, G.: Maxillary fixed prostheses on osseointegrated dental implants. J Prosthet, Dent, 50:262-270, 1983.

Parel, S.M.: Continuing Education Course: Osseointegration. University of Texas Health Science Ceter at San Antonio, 1986.

Parel, S.M.: Implants and overdentures: The osseointegrated approach with conventional and compromised applications. Int J Oral & Maxillofac Imp, 1:93-99, 1986

Parel, S.M:., Balshi, T.J., Sullivan, D.Y.: Modifications of existing prosthesis with osseointegrated implants. J Prosthet Dent, 57:61-75, 1986.

Rasmussen, E.J.: Alternative prosthodontic technique for tissue-integrated prostheses. J Prosthet Dent, 57:198-204, 1987.

Rudd, K.D., Morrow, R.M., Thoads, J.E.: Volume Ⅲ: Dental Laboratory Procedures. Removable Partial Dentures, 2nd Ed. St. Louis: C.V. Mosby Company, p. 250, 1986.

Siirila, H.S., Nordberg, L., Oikarinen, V.J.: Technique for converting an existing complete denture to a tissue-integrated prosthesis. J Prosthet Dent, 59:463-467, 1988.

Zarb, G.A., Symington, J.M.: Osseointegrated dental implants: Preliminary report on a replication study. J Prosthet Dent, 50:271-276, 1983.

Zarb, G.A., Jansson, T: Laboratory procedures and protocol. In Brånemark, P.-I., Zarb, G.A., Albrektsson, T., (eds.): Tissue-integrated Prostheses. Chicago: Quintessence Publishing Co., Inc., pp. 93-315, 1985.

Zarb. G.A., Jansson, T., Prosthodontic procedures. In Brånemark, P.-I., Zarb, G.A., Albrektsson, T., (eds): Tissue-Integrated Prostheses. Chicago: Quintessence Publishing Co., Inc.m pp. 241-282, 1985.

Zarb. G.A., Schmitt, A., Baker, B.: Tissue-integrated prosthesis: Osseointegration research in Toronto. Int J Perio & Restor Dent, 1:26-51, 1987.

Beumer, J.: Continuing Education Lecture: Osseointegration. International Dental Academy, Tokyo, Japan, January, 1988.

Ericsson, I., Lekholm, U., Brånemark, P.-I Lindhe, J., Gantz, P.-O., Nyman S.: A clinical evaluation of fixed bridge restorations supported by the combination of teeth and osseointegrated titanium implants. J Clin Periodontol, 13:307-312, 1986.

Gould, T.R.I., Brunette, C.M., Westbury, L.: The attachment mechanism of epithelial cells to titanium in vitro. J Periodont Res, 16:611-616, 1981.

Jemt, T.: Modifed single and short-span restrations supported by osseointegrated fixtures in the partially edentulous jaw. J Prosthet Dent, 55:243-248, 1986.

Laney, W.R., Tolman, D.E., Keller, E.E., Desjardins, R.P., Van Rokel, N.B., Brånemark, P.-I.: Dental implants: Tissue integrated prosthesis utilizing the osseointegration concept. Mayo Clin Proc, 61:91-97, 1986.

Lewis, S.G., Beumer, J., Perri, G.R., Hornburg, W.P.: Single tooth implant supported restorations. Int J Oral Maxillofac Imp, 3:25-30, 1988.

Rudd, K.D., Morrow, R.M., Brown, C.E., Powell, J.M., Rahe, A.J.: Comparison of effects of tap water and slurry water on gypsum casts. J Prosthet Dent, 24:563-570., 1970.

Shillingburg, H.T., Hobo, S., Whitestt, L.D.: Fundamentals of Fixed Prosthodontics 2nd Ed. Chicago: Quintessence Publishing Co., Inc., pp. 25-37, 1981.

Sullivan, D.Y.: Prosthetic considerations for the utilization of osseointegrated fixtures in the partially edentulous arch. Int J Oral & Maxillofac Imp, 1:39-45, 1986.

Sullivan, D.Y., Stiglitz, M.P., Krogh, P.H.J.: A solution for the prosthetic problem of the hemidentate arch tissue intearated prosthesis. Int J Perio & Restor Dent. 4:67-81, 1986.

Zarb, G.A., Jansson, T., Jemt, T.: Other prosthodontic applications. In Brånemark, P.-I., Zarb, G.A., Albrektsson, T., (eds.): Tissue-Integrated Prostheses. Chicago: Quintessence Publishing Co., Inc., pp. 283-292, 1985.

Zarb, G.A., Schmitt, A., Baker, B.: Tissue-integrated prosthesis : Ossointegration research in Toronto. Int J Perio & Restor Dent, 1:26-51. 1987.

Zarb, G.A., Zarb, F.L., Schmitt, A.: Osseointegrated implants for partially edentulous patients. Dent Clin North Am, 31:457-472, 1987.

Adrms, S.H., Zander, H.: Functional tooth contacts in lateral and centric occlusion. J Am Dent Asso, 69:465-473, 1964

Capp, N.J., Clayton, J.A.: technique for evaluation of centric relation tooth contacts. Part Ⅰ: During normal thempro-mandibular joint function. J Prosthet Dent, 54:569-574, 1985.

Carlsson, G.E., Ingrval. B., Kocakm, G.: Ettc inceasin vertical dimension the masticatory masystem in subjects with natural teeth, J Prosthet Dent, 41:284-289, 1979.

Flocken, J: Continuing education lecture: The fourth dimension of occlusion. University of California School of Dentistry, Los Angeles, 1984.

Hobo, S.:Encyclopedia of Occlusion. Tokyo: Shorin Lta., 1978.

Itoh, H., Kawahara, M., Kobayashi, K., lwata, T., Hobo, S.: Occlusal diagnosis using the K-6 Diagnostic System. J Jpn Gnath. 8:1-12, 1987.

Jankelson, B., Swain, C.W., Radke, J.C.: Kinesiograph operations manual. Myo-Tronics Research Inc., 1974.

Lemmer, J., Lewinm, A., van Rensburg, J.B.: The measurement of jaw movement. Part Ⅰ. J Prosthet Dent, 36:211-218, 1976.

Lemmer, J., Lewinm, J., van Rensburg, J.B.: The measurement of jaw movement. Part Ⅱ. J Prosthet Dent, 36:312-318, 1976.

Manns, A., Miralles, R., Palazzi, C.: EMG, bite force, and elongation of the masseter muscle under isometric voluntary contractions and variations of vertical dimension. J Prosthet Dent, 42:685-682, 1979.

Manns, A., Miralles, R., Guerrero, F: The changes in electrical activity of the postural muscles of the mandible upon varying the vertical dimension. J Prosthet Dent, 45:438-445, 1981.

McHorris, W.H.: Centric relation. defined. J Gnath. 5:5-21, 1986.

Mitani, H., Yamashita, A., Ueno, H.: Prophylactic and therapeutic prosthodontics. Tokyo: lshiyaku Publishing Co., p. 244-249, 1979.

Niswonger, M.E.: The rest position of the mandible and the centric relation, J Am Dent Asso, 21:1572-1582, 1934.

Ramfjord, S.P., Blankenship, J.R.: Increased occlusal vertical dimension in adult monkeys. J Prosthet Dent, 45:74-83, 1981.

Rugh, J.D., Drago, C.J.: Vertical dimension: a study of clinical rest position and jaw muscle activity. J Prosthet Dent, 45:670-675, 1981.

Shrry, J.J.: Complete Denture Prosthodontics. 3rd Ed. New York: McGraw-Hill Book Co., pp. 212-213, 235, 1974.

Kamimura, Y.: The ettect of the central bearing plate form on the Fischer angle. J Gnathol, 2:45-54, 1983.

Knap, F.J., Richardson, B.L., Bogstad, J.: Motions of the mandible related to modem gnathological concepts. J Prosthe Dent, 24:148-158,1970.

Knap, F.J., Richardson, B.L., Bogstad, J.: Study of mandibular motion in six degrees of freedom. J Dent Ress, 49:289- 292, 1970.

Knap, F.J., Richardson, B.L.: Computerized analysis and duplication of mandibular motion. J. Prosthet Dent, 33:535-541, 1975.

Kohno, S., Nakano, M.: The measuremnent and development of anterior guidance. J Prosthet Dent, 57:620-6258, 1987.

Kubein-Meesenburg, D .,Naegerl, H., Meyer, G., Buecking. W.: Individual reconstruction of palatal concarities. J Prosthet. Jprosthet, 60:662-672, 1988.

Kurth, L.E.: Mandibular movements in mastication. J Am Dent Asso, 29:1769-1790, 1972.

Lee, R.L.: Anterior guidance. In Lundeen, H.C., Gibbs, C.H. (eds.): Advances in Occlusion, Postgraduate Dental Handbook Series, Volume 14. Boston: John Wright PSG Inc., pp. 51-80, 1982.

Gysi, A., Kohler, L.: Handbuch der Zahnheilkunde, IV, Scheff, Berlin u. Wien, Urban u. Schwarzenbrg, 1929.

Hobo, S.: The Color Atlas of Oral Rehabilitation. Tokyo: Shorin Ltd., pp. 562-603, 1974.

Hobo, s., Takayama, H.: Three dimensional study of correlation between condylar path and incisal path, Part Ⅰ. Kinematical analysis. J Jpn Prosth Soc, 29:204-221, 1985.

Kubein-Meesenburg, D .,Naegerl, H., Meyer, G., Buecking. W.: Individual reconstruction of palatal concarities. J Prosthet. Jprosthet, 60:662-672, 1988.

Riise, C., Ericsson, S.G.: A clinical study of the distribution of occlusal tooth contacts in the intercuspal position at light and hard pressures in adults. J Oral Rehab, 10:473-480, 1983

Shaw, D.M.: Forms and functions in teeth. Int J Orthdont, 10:703-718, 1924.

Thomas, P.K.: Syllabus full mouth waxing technique for rehabilitation, Tooth-to-tooth cusp fossa concept of organic occlusion, 2nd Ed. San Francisco: University of California School of Dentistry, Los Angeles, 1967.

Thomas, P.K., Tateno J.: Gnathological Occlusion. Tokyo: Shorin Ltd., 1980.

Gunter Rubeling: New Techniques in spark erosion QDT. 2000.

박종윤: Spark Erosion을 이용한 implant 보철의 해법 implantologist 2001.

이승원, 손영석: Studies on oral rehabilitation of compromised dentitions 2001.

손영석: 치과 implant 상부구조 제작 Dental Division 1999.

손영석: 치과 implant 상부구조 제작 Denfoline 2001.

손영석: 치과 implant 상부구조 제작 Implantologist 2001.

손영석: 치과 implant 상부구조 제작 Implantologist 2002.

이동한외 : 골유착성 임플란트, 신흥인터내셔날 2002.

대한구강악안면 임프란트 학회: 임프란트 용어도해집, 대한나래출판사 2003.

신종우: 고급 심미보철의 세계, 참윤퍼블리싱 2004.

Dr.M.Lang(이승호 역): SINUS Lift, 참윤퍼블리싱 2005.

판	권
소	유

최신 치과 IMPLANT 보철기공
The Principles of Dental Implant Prosthetics

인 쇄 일 2021년 9월 1일(제6쇄)
발 행 일 2005년 3월 2일
2021년 9월 15일(제6쇄)
저 자 손 영 석 외
발 행 인 윤 미 용
발 행 처 참윤퍼블리싱
등록번호 제 302-2005-00002호
ISBN No. 89-91668-08-9 93510

서울시 용산구 청파로 45길 19, 3F(우.04313)
전화 02)3789-3670, 팩스 02)3789-3671
홈페이지 http://www.charmyun.com
이메일 charmyun@charmyun.com

정가 45,000원